長寿の要因
―沖縄社会のライフスタイルと疾病―

琉球大学教授 柊山 幸志郎 編

九州大学出版会

執筆者(執筆順，所属は執筆時)

(第1章)
崎原　盛造	琉球大学医学部保健学科保健社会学教室
當銘貴世美	埼玉県春日部秀和病院
芳賀　　博	東北文化学園大学医療福祉学部
安村　誠司	山形大学医学部公衆衛生学講座
新野　直明	国立長寿医療研究センター疫学研究部
尾尻　義彦	琉球大学医学部保健学科生体機能学教室
鈴木　隆雄	東京都老人総合研究所疫学部門
藺牟田洋美	山形大学医学部公衆衛生学講座
土井　　徹	国立公衆衛生院・保健統計人口学部
加藤　種一	琉球大学医学部保健学科疫学教室
吉田　英世	東京都老人総合研究所疫学部門
石崎　達郎	東京都老人総合研究所疫学部門
秋坂　真史	琉球大学医学部附属地域医療研究センター
鈴木　征男	ライフデザイン研究所
柏木　繁男	城西国際大学
俞　　　今	琉球大学大学院医学研究科博士課程
林　　聡子	ライフデザイン研究所
Matthew Allen	オークランド大学・琉球大学医学部客員研究員
名嘉　幸一	琉球大学医学部保健学科臨床心理学教室
近藤　功行	川崎医療福祉大学医療福祉学部医療福祉学科

(第2章)
柊山幸志郎	琉球大学医学部医学科内科学第三講座
井関　邦敏	琉球大学医学部附属病院血液浄化療法部
砂川　長彦	琉球大学医学部医学科内科学第三講座
等々力英美	琉球大学医学部医学科保健医学講座
有泉　　誠	琉球大学医学部医学科保健医学講座
安次富郁也	琉球大学医学部附属病院地域医療部
鈴木　　信	琉球大学医学部附属沖縄・アジア医学研究センター
川﨑　晃一	九州大学健康科学センター
山村　　卓	国立循環器病センター研究所病因部
緒方　　絢	国立循環器病センター集団検診部

(第3章)
田中　平三	東京医科歯科大学難治疾患研究所
池田　正之	京都工場保健会
新保慎一郎	京都女子大学

渡辺　孝男	宮城教育大学
川村　　孝	京都大学保健管理センター
若井　建志	名古屋大学医学部予防医学教室
大野　良之	名古屋大学医学部予防医学教室
柴田　　博	東京都老人総合研究所
熊谷　　修	東京都老人総合研究所
渡辺修一郎	東京都老人総合研究所
髙橋　正侑	ノートルダム清心女子大学
山本　　茂	琉球大学医学部
新城　澄枝	琉球大学医学部
吉川　和江	ノートルダム清心女子大学
大藤　高志	国立郡山病院
佐藤　　洋	東北大学医学部
伊達ちぐさ	大阪市立大学医学部
津金昌一郎	国立がんセンター研究所支所臨床疫学研究部
長谷川恭子	女子栄養大学基礎栄養学研究室
川端　輝江	女子栄養大学基礎栄養学研究室
松村　康弘	国立健康栄養研究所成人健康栄養部
水嶋　春朔	横浜市立大学医学部公衆衛生学教室
吉池　信男	国立健康栄養研究所成人健康栄養部
比嘉　政昭	沖縄県中央保健所
城田　知子	中村学園短期大学部
安藤富士子	長寿医療研究センター疫学研究部

(第4章)

佐藤　秩子	愛知医科大学加齢医科学研究所
石川由起雄	東邦大学医学部第二病理学
石井　壽晴	東邦大学医学部第二病理学
伊藤　悦男	琉球大学医学部医学科病理学第一講座
森岡　孝満	琉球大学医学部医学科病理学第一講座
嘉陽　清美	琉球大学医学部医学科病理学第一講座
道勇　　学	名古屋大学医学部神経内科学
若井　正一	名古屋大学医学部神経内科学
出井　里佳	名古屋大学医学部神経内科学
武田　章敬	名古屋大学医学部神経内科学
祖父江　元	名古屋大学医学部神経内科学
宮田　敏男	東海大学総合医学研究所
渡辺　　務	愛知医科大学内科学第三
脇田　康志	愛知医科大学薬理学
米本　貴行	愛知医科大学内科学第三
垣花　将史	愛知医科大学内科学第三

柳生　聖子	愛知医科大学公衆衛生学
稲福　徹也	琉球大学医学部附属病院地域医療部
伊藤　　隆	愛知医科大学公衆衛生学
岡本　和士	愛知県立看護大学
伊藤　美武	愛知医科大学加齢医科学研究所

(第5章)

岩政　輝男	琉球大学医学部医学科病理学第二講座
津波古京子	琉球大学医学部医学科病理学第二講座
金城　貴夫	琉球大学医学部医学科病理学第二講座
宮城　　淳	琉球大学医学部医学科病理学第二講座

はじめに

　沖縄には長寿者が多く，平均寿命も日本で最も長い。一般に世界の長寿地は気候の寒い地方であるが，沖縄は亜熱帯に属する。沖縄は食生活など生活様式が本土とはやや異なる趣を持つ土地であるが，生活様式の違いが長寿に連なるのか検証する必要がある。

　平成8年度から厚生省長寿科学総合研究事業をうけて沖縄の長寿の要因について研究が開始された。この本は沖縄の長寿を生活，風土，食生活，疾病の面からそれぞれの専門家が独自に研究を進めた3年間の研究成果をまとめたものである。

　2020年までには，わが国の人口の約24%が65歳以上の高齢者によって占められると予想されている。寝たきりや呆けた人の少ない健康な高齢社会を願わずにはおられない。いまや地域社会は介護保健制度の導入で揺れ動いているが，介護を受ける必要のない人生を送ることも可能である。やがて到達するであろう死の瞬間まで人々が年齢相応の健康を維持できればこれに優るものはない。このような観点から強力な社会施策が推進されることも必要である。この本が社会病理を考える資料として役立つことができれば幸いである。

編　者

目　次

はじめに ……………………………………………………………………………………… v

第1章　沖縄の気候・風土と長寿に関する研究

第1章概説 ……………………………………………………………… 崎原盛造 … 2

第1節　在宅高齢者の居住形態と生活満足度の関連について
　　　　──沖縄県と秋田県の比較──
　　　　………………………… 崎原盛造, 當銘貴世美, 芳賀　博, 安村誠司, 新野直明 … 3
　　要　約
　　　I. 研究目的
　　　II. 研究方法
　　　III. 研究結果
　　　IV. 考　察
　　　V. 結　論

第2節　長寿地域における高齢者のライフスタイルと健康
　　　　………… 芳賀　博, 崎原盛造, 尾尻義彦, 當銘貴世美, 安村誠司, 新野直明, 鈴木隆雄 … 10
　　要　約
　　はじめに
　　　I. 対象と方法
　　　II. 研究結果
　　　III. 考　察
　　　IV. 結　論

第3節　沖縄の在宅高齢者における身体的健康度に関する研究
　　　　………………………… 安村誠司, 藺牟田洋美, 新野直明, 芳賀　博, 鈴木隆雄, 崎原盛造 … 18
　　要　約
　　はじめに
　　　I. 対　象
　　　II. 方法および分析
　　　III. 研究結果
　　　IV. 考　察
　　　V. 結　論

第4節　死亡現象に及ぼす気象の影響
　　　　——沖縄県と秋田県の比較より——
　　　　……………………新野直明, 土井　徹, 加藤種一, 當銘貴世美, 崎原盛造…27
　　緒　言
　　　I．研究方法
　　　II．研究結果
　　　III．考　察
　　　IV．結　論

第5節　沖縄における地域高齢者の前腕骨密度とその関連要因について
　　　　……………………鈴木隆雄, 吉田英世, 石崎達郎, 尾尻義彦, 秋坂真史, 崎原盛造…34
　　はじめに
　　　I．対　象　者
　　　II．研究方法
　　　III．研究結果
　　　IV．考　察

第6節　沖縄の高齢者の心理的特性に関する研究
　　　　鈴木征男, 崎原盛造, 柏木繁男, 芳賀　博, 兪　今, 秋坂真史, 當銘貴世美, 林　聡子…44
　　　I．研究目的
　　　II．研究方法
　　　III．研究結果
　　　IV．考　察
　　　V．結　論

第7節　沖縄の地域在住高齢者における運動能力と骨密度
　　　　…………尾尻義彦, 當銘貴世美, 崎原盛造, 秋坂真史, 吉田英世, 石崎達郎, 鈴木隆雄…52
　　要　旨
　　　I．研究目的
　　　II．研究方法
　　　III．研究結果
　　　IV．考　察

第8節　沖縄県における高齢女性の踵骨骨密度に関する疫学的研究
　　　　………………………………………秋坂真史, 尾尻義彦, 崎原盛造, 鈴木隆雄…59
　　はじめに
　　　I．対象と方法
　　　II．研究結果
　　　III．考　察
　　　IV．結　語

第 9 節　沖縄県における老化と自殺に関する考察
　　　　　　　　………………………………Matthew Allen, 名嘉幸一, 崎原盛造… 67
　　　要　旨
　　　はじめに
　　　　I.　研究目的
　　　　II.　精神病と自殺
　　　　III.　自殺と家族
　　　　IV.　自殺と階層
　　　　V.　性と自殺
　　　　VI.　考　察

第 10 節　高齢女性の社会的役割 ……………近藤功行, 當銘貴世美, 崎原盛造… 74
　　　　I.　研究目的
　　　　II.　研究方式
　　　　III.　研究結果
　　　　IV.　考　察
　　　　V.　結　論

第 2 章　沖縄県における長寿要因
―― 生活習慣病と食生活との関連 ――

第 2 章概説 …………………………………………………………柊山幸志郎… 82

第 1 節　沖縄地域住民の脳卒中, 心筋梗塞と食生活との関係
　　　　　　　　………………………………柊山幸志郎, 井関邦敏, 砂川長彦… 83
　　　概　略
　　　　I.　背　景
　　　　II.　研究方法
　　　　III.　脳卒中, 急性心筋梗塞発症者
　　　　IV.　一般住民の検診受診者
　　　　V.　循環器疾患の発症予測因子
　　　　VI.　まとめ
　　　　VII.　考　察
　　　　VIII.　結　論

第 2 節　沖縄地域住民の末期腎不全発症予測因子と予後規定因子
　　　　　　　　………………………………………………………井関邦敏… 97
　　　概　略
　　　　I.　背　景
　　　　II.　末期腎不全患者
　　　　III.　集団検診受診者
　　　　IV.　検診からみた末期腎不全の予測因子

- V. 腎不全の予防対策
- VI. 末期腎不全患者の予後について
- VII. 結語

第3節 沖縄の食事調査の変遷と沖縄版食事調査票の開発
………………… 等々力英美, 有泉 誠, 安次富郁也, 鈴木 信… 111

はじめに
- I. 沖縄の長寿性
- II. 沖縄における食事調査
- III. 久米島における食事調査
- IV. まとめ

第4節 沖縄県住民の食塩摂取量と血圧値
……………………………………………………………………… 川﨑晃一… 125

はじめに
- I. 24時間尿中 Na ならびに K 排泄量の推定法
- II. 沖縄県住民の調査
- III. 考察
- IV. まとめ

第5節 血清脂質と動脈硬化の地域差………………………… 山村 卓… 140
- I. 研究目的
- II. 研究方法
- III. 研究結果
- IV. 考察
- V. 結論

第6節 脳内出血の原因と血清コレステロール値との関連
——151剖検例の臨床病理学的分析—— …………………………… 緒方 絢… 152
- I. 研究目的
- II. 研究方法
- III. 研究結果
- IV. 考察
- V. 結論

第3章 沖縄の疾病と疫学

第3章概説…………………………………………………………… 田中平三… 160

はじめに
- I. 緒言
- II. 研究方法
- III. 研究結果
- IV. 考察

第1節　陰膳方式による琉球弧における食生活の特色の解明
　　　　　………………………………………………… 池田正之，新保慎一郎，渡辺孝男… 163
　　はじめに
　　　I.　緒　　言
　　　II.　研　究　方　法
　　　III.　研　究　結　果
　　　IV.　考　　察

第2節　沖縄県在住中高年者の食品摂取状況 …………… 川村　孝，若井建志，大野良之… 171
　　はじめに
　　　I.　緒　　言
　　　II.　研　究　方　法
　　　III.　研　究　結　果
　　　IV.　考　　察

第3節　沖縄の長寿への食生活の寄与 ……………… 柴田　博，熊谷　修，渡辺修一郎… 177
　　はじめに
　　　I.　緒　　言
　　　II.　対象と方法
　　　III.　研　究　結　果
　　　IV.　考　　察

第4節　沖縄県民のミネラル摂取量と健康に関する研究
　　　　　………………………………………………… 高橋正侑，山本　茂，新城澄枝，吉川和江… 185
　　はじめに
　　　I.　緒　　言
　　　II.　研　究　方　法
　　　III.　研　究　結　果
　　　IV.　考　　察
　　　V.　結　　語

第5節　ライフスタイルの地域差と長寿並びに健康……………… 大藤高志，佐藤　洋… 211
　　──沖縄の食生活を中心とした文献的考察──
　　はじめに
　　　I.　研　究　方　法
　　　II.　研　究　結　果
　　　III.　考　　察

第6節　沖縄の民俗学的資料・文献による過去の食生活……………… 伊達ちぐさ… 215
　　はじめに
　　　I.　緒　　言
　　　II.　研　究　方　法

III. 研究結果
IV. 考察
V. 結論

第7節　沖縄の食生活
　　　——国内および南米に居住する中年期男女に関する比較研究——
　　　……………………………………………………………………………… 津金昌一郎… 225
はじめに
I. 緒言
II. 研究方法
III. 研究結果
IV. 考察
V. まとめ

第8節　沖縄県内の地域集団における食事摂取の特性 ………… 長谷川恭子, 川端輝江… 244
I. 緒言
II. 研究方法
III. 研究結果
IV. 考察
V. 結語

第9節　国民栄養調査法による食事摂取量の沖縄と全国の比較および経年推移
　　　……………………………………………………………………………… 松村康弘… 254
I. 緒言
II. 研究方法
III. 研究結果
IV. 考察

第10節　生物学的マーカーによる他の国内集団との比較研究 ……………… 水嶋春朔… 260
I. 緒言
II. 研究方法
III. 研究結果
IV. 考察
V. 結語

第11節　沖縄の特徴的な食生活, 身体活動, 保健行動に関する多施設共同疫学調査
　　　…… 吉池信男, 伊達ちぐさ, 比嘉政昭, 長谷川恭子, 城田知子, 安藤富士子, 田中平三… 266
I. 緒言
II. 研究方法
III. 研究結果
IV. 考察
V. 結語

第4章 沖縄における長寿背景要因
——疾病構造とライフスタイルを中心に——

第4章概説 ………………………………………………………………… 佐藤秩子… 294

第1節 動脈硬化症の自然史に関する病理学的考察 ………… 石川由起雄, 石井壽晴… 300
  はじめに
    I. 動脈硬化症の加齢性変化
    II. 動脈硬化症と危険因子
    III. 危険因子の組織学的修飾
    IV. 内膜硬化性病変の進展と動脈壁内脂質沈着の関連
    V. 血行力学と動脈硬化症
    VI. 動脈壁自身の持つ防御因子
    VII. まとめ

第2節 沖縄を中心としたヒト腎組織加齢変化についての地理病理学的検討
   ………………………………………………………………………… 佐藤秩子… 310
  はじめに
    I. 琉球大学剖検例腎内動脈硬化像
    II. 動脈硬化と栄養環境その他の諸因子
    III. 腎における細動脈・糸球体・尿細管の病変
    IV. まとめ

第3節 沖縄住人の肺疾患の原因と土壌粒子吸引との関連について
   ——動物実験肺と剖検例の検索—— ………………… 伊藤悦男, 森岡孝満, 嘉陽清美… 316
  要 旨
  はじめに
    I. 研究の材料および方式
    II. 研 究 結 果
    III. 考 察
    IV. 結 論

第4節 沖縄地方および東海地方の脳組織における advanced glycation end products
   およびその受容体 RAGE の発現と加齢との関連についての検討
   ………… 道勇 学, 若井正一, 出井里佳, 武田章敬, 祖父江元, 伊藤悦男, 宮田敏男… 325
  要 旨
    I. 研 究 目 的
    II. 研 究 方 法
    III. 研 究 結 果
    IV. 考 察
    V. 結 論

第5節　沖縄における長寿背景要因に関する研究
　　　　――特に循環器機能と血液生化学的危険因子の面からの検討――
　　　　………………………………渡辺　務，脇田康志，米本貴行，垣花将史，柳生聖子… 330
　　はじめに
　　　　I. 対象ならびに方法
　　　　II. 研究結果
　　　　III. 考　察
　　　　IV. まとめ

第6節　沖縄における長寿背景要因に関する研究
　　　　――特に長寿者の疾病構造とライフスタイル――
　　　　………………………………………………………稲福徹也，安次富郁哉，鈴木　信… 340
　　はじめに
　　　　I. 百寿者の血漿総遊離アミノ酸に関する研究
　　　　　　――ハイドロキシプロリン・プロリン・シスチン・3メチルヒスチジンについて――
　　　　II. 沖縄県超高齢者の生活と意義に関する研究
　　　　III. 沖縄一離島における長寿関連要因に関する研究
　　　　　　――85歳達成に関する医学的縦断研究――

第7節　長寿関連要因の疫学的分析
　　　　――愛知県と沖縄県の比較――
　　　　……………………………………………………………伊藤　隆，岡本和士，柳生聖子… 353
　　　　I. 研究目的
　　　　II. 対象および方法
　　　　III. 研究結果
　　　　IV. 考　察
　　　　V. 結　論

第8節　制限給餌ラットにおける主要な疾病の発現様相と寿命への影響
　　　　……………………………………………………………………………………伊藤美武… 358
　　はじめに
　　　　I. 研究方法
　　　　II. 研究結果
　　　　III. 考　察
　　　　IV. まとめ

第5章　沖縄県の疾病とその特徴……………岩政輝男, 津波古京子, 金城貴夫, 宮城　淳… 373
　　はじめに
　　　I. ウイルス感染との関連が考えられている腫瘍
　　　II. その他のウイルス感染症
　　　III. 遺伝性疾患
　　　IV. おわりに

第1章　沖縄の気候・風土と長寿に関する研究

第1章概説

崎原盛造

　本研究は，平均寿命ならびに百寿者出現率において日本の他地域をはるかに凌駕している沖縄県の気候・風土と長寿の関連について横断的に検討した研究成果の一部であるが，きわめて独創性の高い研究成果も含まれている。

　気候・風土と長寿の関連について明確な結論はまだ報告されていない。まず，第1に気候・風土という概念が説明変数としては広すぎるという問題点がある。その中で気候は気温，湿度，日照時間，降水量，風速等の明確な現象として取り扱うことが可能である。しかし，風土は気候から文化まで含むかなり抽象的で広範な概念であり，長寿との関連性を検討するためには明確で客観的な分析単位が存在しないという欠点がある。

　そこで本研究では，気候の中で最も中心的な要素である気温と死亡現象との分析をまず試みた。従来沖縄の長寿要因の一つに温暖な気候がしばしば挙げられたが，科学的な根拠を欠いた観想的な意見に過ぎなかった。今回は気温と死亡率の関係について秋田県との比較検討を試み，沖縄県が長寿地域である理由を気温の差で説明できるのか否かを検討した。また，温暖な気候を有する自然環境の中では，人びとが年中屋外で活動できるという条件があり，高齢者の身体的な健康度の維持に寄与している可能性については，つとに示唆されていた。そこで高齢者の骨密度や転倒・骨折頻度をとおして検証を試みた。

　つぎに風土は，文化や社会環境をも包含する概念であると規定して，沖縄の社会環境と長寿の関連を分析するという方法をとった。その中で，居住形態は人びとの生活様態を示す指標であり，ライフスタイルは文化の一部を形成している重要な要素である。また，自殺は精神的健康問題と社会的問題をよく反映した現象であり，比較文化的アプローチでより明確な説明が可能となろう。高齢女性の社会的役割は，精神的健康度や長寿に関する性差との関連が示唆される課題である。最後に，長寿との関連で最も遅れている分野は心理学的側面であるが，今回，沖縄高齢者の心理的特性を明らかにすることができた。

　本研究の成果は，まだ沖縄の長寿要因に関する仮説探究段階にとどまっており，この仮説を検証するため，今後長期にわたる追跡研究と多角的解析が不可欠である。

在宅高齢者の居住形態と生活満足度の関連について
――沖縄県と秋田県の比較――

崎原盛造，當銘貴世美，芳賀　博，安村誠司，新野直明

[キーワード：　沖縄県，秋田県，高齢者，生活満足度，居住形態]

要　約

　本研究は長寿地域である沖縄県と逆に平均寿命が比較的低い東北地方の秋田県における在宅高齢者を取り巻く居住環境，とくに居住形態の実態を明らかにするとともに，その居住形態と高齢者の生活満足度との間に関連がみられるのか否かを明らかにすることを目的として行われた。同居者(子)のいる者が沖縄県で5割あるいはそれ以下であるのに対し，秋田県は8割以上で有意な差が認められた。また，生活満足度と同居子の有無や世帯構成の有意な関連性は秋田県の高齢者にのみ認められ，沖縄県では認められなかった。このことは秋田県の高齢者の生活満足度は居住形態に大きく影響されるけれども，沖縄県の高齢者のそれは居住形態に左右されず，子供との同居率が低くても，生活満足度に影響を及ぼしていないことが示唆された。

I.　研　究　目　的

　核家族化の進行にともない高齢者を取り巻く居住形態の変化も近年著しい。厚生省の国民生活基礎調査において，わが国における高齢者の子との同居率は1980年には69.0%であったが，1985年には64.6%，1990年には59.7%と次第に減少してきており，高齢者の「一人暮らし」や「夫婦のみの世帯」が増加している。この居住形態の変化は，高齢期における生活水準の維持と健康の保持に少なからぬ影響を与えるであろう。一方，沖縄県の高齢者は伝統的な門中制度や大家族に支えられた強い血縁関係の絆があるから長寿なのであろうという一般的なイメージがあるが，他の地域と比較して核家族率はむしろ高い方であり，家族や親族関係と長寿との関連に関する実証的な研究報告は皆無である。

　従来の沖縄県の長寿要因に関する研究は，主として医学的研究と食生活研究を中心に推進されてきたが，従来ほとんど積極的な取り組みがなかった心理社会的側面から長寿要因を解明すべく，われわれは高齢者の社会関係や生活満足度に関する研究を進めてきた[1,2,3,4]。とくに長寿を単なる生命の量ではなくその質を考慮した現象としてとらえるならば，従来の医学的側面や食生活中心の研究を超えて，心身共に健康で，社会的に適応し，満足感が高く，生きがいのある高齢期のあり様を探究しなければならない。換言すれば，サクセスフル・エイジング (successful aging) の探究ということになる。それは「(生きる)目標を有し，その目標を達成するために，次第に低下する予備力と増加する虚弱性に備えて努力すること」を意味するが[5]，その重要な指標の一つとして高齢期における満足感が挙げられる[6]。

高齢者の生活満足度を規定する要因は多様であるが[7]，われわれは今回，高齢者の生活満足度とその関連要因について，とくに居住形態との関連に注目し，沖縄県の浦添市および伊是名村(島)と秋田県の一農村である南外村の高齢者を比較検討した結果興味ある知見が得られた。

II. 研究方法

1. 対象

調査対象地域は沖縄県の浦添市と伊是名村および秋田県の南外村である。平成2年の65歳以上人口の割合は浦添市は全国でも7番目に低率の6.1%であり，伊是名村は24.8%，南外村は18.3%であった。浦添市は沖縄県の県庁所在地那覇市に隣接する比較的都市化が進んでいる地域であり，伊是名村(島)は沖縄県本島の北に位置し，フェリーで1時間半を要する離島農村である。南外村は秋田県の南部に位置し，稲作を中心とする農村である。

対象者は65歳以上の施設入居者などを除く全高齢者で，浦添市8地区に在住する1996年4月現在の1,364人，伊是名村は1993年3月現在の472人であった。南外村は東京都老人総合研究所が1991年から実施している長期プロジェクト「中年からの老化予防総合的長期追跡研究」の一環となる調査の対象者であり，1992年6月現在の65歳以上の施設入居者などを除く全高齢940人のうち，1993年に死亡が確認されなかった899人を1994年に3〜9月にかけて調査が行われた。今回の分析に使用した項目に回答のあった者は，浦添市で837人(61.4%)，伊是名村は397人(84.1%)，南外村は717人(76.3%)であった。

調査方法は浦添市および伊是名村においては戸別訪問面接調査を，南外村は主として会場において質問紙を用いた面接調査を実施した。

2. 方法および分析

分析に用いた調査項目は性，年齢，居住形態として配偶者の有無，同居子の有無，世帯構成(一人暮らし，夫婦のみ，その他)，健康度自己評価，老研式社会活動能力指標および生活満足度である。生活満足度尺度(LSIK)は古谷野[8]が既存の測定尺度(カットナー・モラール・スケール，生活満足度尺度A，PGC・モラール・スケール)の質問項目を組み合わせて開発したものであり，主観的幸福感を測定する尺度としての構造概念の妥当性および内的一貫性も十分検証された信頼性の高い尺度である。生活満足度尺度Kは9項目より成り，肯定的回答を1点，他を0点とし量的データとして扱う。したがって，ここでは主観的幸福感を測定する一つの尺度として生活満足度を取り扱うので，本報の表現上は同義語として使用する。解析には統計パッケージSPSS6.1を使用した。

III. 研究結果

対象者の地域・性・年齢別構成を表1に示した。対象者の平均年齢は浦添市73.98歳，伊是名村73.0歳，南外村73.54歳と伊是名村の平均年齢が有意に低かった。

1. 居住形態

表2に地域別の性別居住形態を示した。配偶者の有無では，男性は3地域とも8割以上が有配偶

表1 対象者の性別年齢構成

年齢構成	浦添市 男性 (n=340)	浦添市 女性 (n=497)	伊是名村(島) 男性 (n=149)	伊是名村(島) 女性 (n=248)	南外村 男性 (n=297)	南外村 女性 (n=420)
65～69歳	124 (36.5%)	137 (27.6%)	49 (32.9%)	87 (35.1%)	90 (30.3%)	113 (26.9%)
70～74歳	87 (25.6%)	136 (27.4%)	48 (32.2%)	76 (30.6%)	109 (36.7%)	149 (35.5%)
75～79歳	63 (18.5%)	117 (23.5%)	28 (18.8%)	47 (19.0%)	66 (22.2%)	81 (19.3%)
80～84歳	46 (18.5%)	70 (14.1%)	16 (10.7%)	26 (10.5%)	18 (6.1%)	56 (13.3%)
85歳以上	20 (5.9%)	37 (7.4%)	8 (5.4%)	12 (4.8%)	14 (4.7%)	21 (5.0%)

表2 対象者の性別居住形態

		浦添市 男性	浦添市 女性	伊是名村 男性	伊是名村 女性	南外村 男性	南外村 女性
配偶者	1. いる	302 (88.8%)	231 (46.5%)	126 (84.6%)	114 (46.0%)	256 (86.2%)	153 (36.4%)
	2. いない	38 (11.2%)	266 (53.5%)	23 (15.4%)	134 (54.0%)	41 (13.8%)	267 (63.6%)
同居子	1. いる	187 (55.0%)	300 (60.4%)	44 (29.5%)	93 (37.5%)	240 (80.8%)	349 (83.1%)
	2. いない	153 (45.0%)	197 (39.6%)	105 (70.5%)	155 (62.5%)	57 (19.2%)	71 (16.9%)
世帯構成	1. 独居	15 (4.4%)	78 (15.7%)	14 (9.4%)	73 (29.4%)	4 (1.3%)	33 (7.9%)
	2. 夫婦のみ	137 (40.3%)	113 (22.7%)	83 (55.7%)	74 (29.8%)	50 (16.8%)	33 (7.9%)
	3. その他	188 (55.3%)	306 (61.6%)	52 (34.9%)	101 (40.7%)	243 (81.8%)	354 (84.3%)

男性の配偶者の有無のみ有意な差は認められなかった
その他では男女とも地域による有意な差が認められた

者であり、有意な差は認められなかったが、女性では配偶者のいない者が南外村で6割を超えており、浦添市、伊是名村の5割に比べ有意に高率であった。

同居子の有無では、男性に比べ女性の方が同居子のいる割合がどの地域も高くなっているが、南外村が男女とも同居子がいる割合は8割以上であるのに比べて、浦添市は5～6割、伊是名村は3割程度であった。男女とも有意な地域差が認められた。

世帯構成は伊是名村は独居、夫婦のみの世帯が他の地域に比べて有意に多く、逆に南外村では独

表3 年齢構成別生活満足度合計得点(平均±標準偏差)

	浦添市		伊是名村		南外村	
	男性	女性	男性	女性	男性	女性
65〜69歳	5.5±2.2	5.5±1.9	5.0±2.0	4.3±2.2	5.6±1.8	5.4±2.0
70〜74歳	5.8±1.7	5.5±2.0	5.3±2.2	4.1±2.2	5.3±2.2	4.9±2.0
75〜79歳	5.6±1.8	5.8±2.1	4.8±1.8	4.0±2.1	5.4±2.1	5.6±2.1
80〜84歳	6.0±2.1	5.8±2.0	4.8±1.7	4.1±2.4	5.8±1.7	5.3±1.9
80歳以上	6.3±2.3	6.1±1.9	5.3±2.0	5.1±2.4	6.1±2.2	6.1±1.8
計	5.7±2.0	5.6±2.0	5.0±2.0	4.2±2.2	5.5±2.0	5.3±2.0

地域差(p<.01)：女65〜69歳, 70〜74歳, 75〜79歳, 80〜84歳

表4 居住形態別生活満足度合計得点(平均±標準偏差)

		浦添市		伊是名村		南外村	
		男性	女性	男性	女性	男性	女性
配偶者	1. いる	5.7±2.0	5.6±2.0	5.1±2.0	4.3±2.1	5.5±2.0	5.1±2.0
	2. いない	5.9±2.2	5.7±2.0	4.4±1.9	4.1±2.3	5.4±2.1	5.4±2.0
同居子	1. いる	5.8±2.2	5.6±2.0	4.9±2.2	4.1±2.2	5.7±1.9	5.4±1.9
	2. いない	5.5±1.7	5.7±2.0	5.1±1.9	4.3±2.2	4.6±2.3	4.7±2.2
世帯構成	1. 独居	6.1±1.4	5.5±2.2	4.4±1.8	4.2±2.4	6.0±2.2	4.7±2.3
	2. 夫婦のみ	5.5±1.8	5.7±2.0	5.1±2.0	4.4±2.1	4.6±2.3	4.7±2.1
	3. その他	5.8±2.2	5.7±2.0	5.0±2.1	4.1±2.2	5.6±1.9	5.4±1.9

男女とも配偶者の有無, 同居子の有無, 世帯構成すべてに地域差(p<.05)があった

居や夫婦のみの世帯は極端に少なかった。男女とも，どの世帯構成でも有意な地域差が認められた。

2. 生活満足度得点の比較

年齢構成別に生活満足度の合計得点を表3に示した。生活満足度の平均得点は男女とも浦添市が最も高く，ついで南外村，伊是名村の順となっており，男女とも有意な地域差が認められた。年齢構成別に見ると男性では有意な地域差は認められなかったが，女性では65〜69歳，70〜74歳，75〜79歳，80〜84歳で伊是名村の平均得点が有意に低くなっており，地域差が認められた。

居住形態別に生活満足度の合計得点を表4に示した。男女とも配偶者の有無，同居子の有無および世帯構成のそれぞれにおいて浦添市の平均得点が有意に高く，地域差が認められた。

3. 生活満足度との関連要因

生活満足度得点と居住形態，健康度自己評価，老研式社会活動能力指標との関連をみるため年齢をコントロールし，偏相関係数を求めた。その結果(表5)，3地域に共通して生活満足度と有意な相関が認められた変数は，健康度自己評価と老研式社会活動能力指標であった。居住形態と関連のあった地域は南外村のみであり，男女とも同居子と世帯構成で有意な正の相関が認められた。浦添市と伊是名村では居住形態による関連性は認められなかった。

表5　生活満足度と関連要因との偏相関係数（年齢をコントロール）

		浦添市		伊是名村（島）		南外村	
		男性	女性	男性	女性	男性	女性
配偶者	（→あり）	−.0097	.0330	.1287	−.0434	.0212	−.0682
同居子	（→あり）	.0657	−.0204	−.0290	−.0382	.1991**	.1281**
世帯構成		.0364	.0096	.0466	−.0191	.1569**	.1147*
健康度自己評価	（→高い）	.4047**	.3905**	.4782**	−.0847	.3699**	.3351**
老研式社会活動能力	（→高い）	.2192**	.2851**	.2732**	.2464**	.1762**	.1739**

* p < .05, ** p < .01, *** p < .001

IV.　考　察

　今回の調査結果より子と同居している者の割合は，南外村は全国平均および秋田県平均を上回っており，浦添市はほぼ全国平均，伊是名村は全国平均を大幅に下回っていた。

　同じ生活満足度尺度を用いた調査報告は少ないが，古谷野[9]による全国データは沖縄県を除く140地点合計1,810名を層化多段無作為抽出法により抽出した在宅高齢者65歳以上のサンプル結果で平均4.6±2.2であった。このことから，本研究の浦添市と南外村は全国より満足度得点は高く，伊是名村はほぼ全国並みであるといえよう。

　主観的幸福感と居住形態の関連性については同居子の有無[10]，同居家族数[11]，世代数[12]の正の影響があることが報告されており，既婚子との同居と主観的幸福感の正の関連性は対象集団の違いを超えて一般に認められている[6]が，沖縄県の在宅高齢者では有意な関連が認められず，南外村でのみ認められた。これは地域的特性が反映している可能性があり，居住形態以外の要因が影響していることが示唆された。

　居住形態以外の要因の一つとして沖縄県の高齢者の社会関係が関与している可能性がある。この社会関係について沖縄県大宜味村と秋田県南外村の高齢者を比較した結果については崎原ほかが報告[2]している。南外村の高齢者は親族中心の社会関係を形成し，日常生活は家族にサポートされているが，とくに85歳以上の高齢者の場合，急激に交流頻度が低下することが特徴であった。一方，大宜味村の高齢者の社会関係は親族だけではなく，近隣との頻繁な交流があり，その社会的交流は85歳以上ではさらに上昇し，日常生活では自立的であることが確認された。この両地域のかなり異なる高齢者の社会関係が生活満足度に影響していることが考えられる。すなわち，南外村の高齢者は東北社会に残る伝統的な強固な親族関係は維持しているが，85歳以上の高齢者で社会的交流の著しい低下は，いわゆる閉じこもり症候群を有する高齢者の増大となり，生活満足度の低下をもたらしていると考えられる[14]。さらに雪国における長い積雪期の生活では子ども世代との同居が重要であり，高齢者のみの世帯を余儀なくされる場合には，生活への不安が増大し，生活満足度の低下をもたらすものと推測される。また，ソーシャル・サポートの多寡と生活満足度や主観的幸福感との関連性も多数報告されているが[15]，南外村では日常生活における他者の手段的サポートが高く，依存的であることが示されているが，藺牟田らの山形県の高齢者に関する報告[14]でも閉じこもり症候群は依存的であることが明らかにされている。一方，沖縄県の農村においては，高齢者の独居や高

齢者のみの世帯が少なくないが，社会的交流頻度は高く，とくに近隣との交流はほとんど毎日という高齢者が多く，85歳以上では南外村とは逆に交流頻度が高くなる。ここでは閉じこもり症候群はほとんどないと言ってもよいであろう。日常生活では84歳まで自立的であり，85歳以上になってはじめて他者のサポートを受ける率が高くなるが，それでも南外村より低い。以上の社会関係の比較から沖縄の高齢者が広い社会関係の中で，かなり高齢になるまで自立的な生活を維持し，緊急な場合はサポートされているということが沖縄県の人々の長寿に関連している可能性が示唆された。このような社会関係の相違が生活満足度の関連要因にも違いをもたらしていると考えられる。

また，主観的幸福感と配偶者の有無との関連については正の影響があった[11]という結果と認められなかった[10]という報告があり，一致した見解は得られていないが，本研究では3地域とも有意な関連は認められなかった。沖縄県の場合，現在の高齢者は太平洋戦争で夫を亡くした女性が多く，戦後27年間という長期にわたる米国統治下で多くの未亡人がきびしい生活を余儀なくされたが，それでも忍耐強くたくましく生きてきた沖縄女性の生活満足度を規定する要因は多様であろう。しかし，昭和47年の本土復帰後も巨大な米軍基地はそのまま存続するという異常な政治的，経済的状況下で生きる沖縄県の人々をとりまく社会環境を無視して，単純に他地域と比較して考察することには慎重でなければならないと考えるゆえに，ここではこれ以上の考察は控えたい。

一方，他の研究同様3地域においても一定以上の社会活動能力が主観的幸福感を高めるためには不可欠であるという結果が得られた。

V. 結　論

(1) 沖縄県浦添市，沖縄県伊是名村および秋田県南外村の地域高齢者の生活満足度を年齢階級別に比較したところ，どの年齢階級でも男女とも浦添市の高齢者が平均得点が高く，次いで南外村，伊是名村の順であった。とくに伊是名村の女性は他の2地域と比較して有意に低かった。

(2) 性別に配偶者の有無，同居子の有無，および世帯構成別に生活満足度を比較すると，伊是名村は男女とも有意に低かった。

(3) 偏相関係数を用いて比較検討した結果，配偶者の有無はいずれの地域においても生活満足度との関連は認められなかった。

(4) 生活満足度と同居子の有無との関連については，秋田県南外村では同居子の有無によって高齢者の生活満足度が影響され，同居する子どもがいる方の生活満足度が有意に高いが，沖縄県の高齢者の場合は浦添市でも，離島の伊是名村でも同居子の有無は生活満足度に関連しているとは言えないことが明らかになった。

(5) 健康度自己評価は，伊是名村の女性を除いて，生活満足度と正の強い偏相関が認められた。

(6) 老研式社会活動能力指標と生活満足度との間には，3地域とも正の相関が認められた。

以上のことから，沖縄県の離島における高齢者のきびしい生活環境が伺えるとともに，高齢者の生活満足度に関連する要因に地域特性が関与していることが示唆された。

文　献

1) Sakihara, S., Taira, K., Miyagi, S., Sato, H., Matsuzaki, T., Ueno, M., Shibata, H., Haga, H., Nagai, H., and Suyama, Y.: Social Networks of the Elderly of Two Areas in Japan, 14th International Congress of Gerontology, June 19–23, Acapulco, Mexico, 1989.

2) 崎原盛造　松崎俊久　芳賀　博　柴田　博：地域老人のソーシャルサポートパタン，民族衛生 56 (Suppl), 92–93, 1990.
3) Sakihara, S., Haga, H., and Shibata, H.: Relationships of Social Support with Health and Morale among the rural elderly in northern Japan, 4th Asia/Oceania Regional Congress of Gerontology, Yokohama, 1991.
4) Nishi, K. and Sakihara, S.: A Comparison of Life Satisfaction of the Elderly in Okinawa and Okinawans in Hawaii, in SOCIOLOGY OF AGING. International Perspectives, by V. Minichiello, N. Chappell, H. Kendig, and A. Walker (Eds.), International Sociological Association, pp. 482–487, THOTH Design & Promotion, Melbourne, Australia, 1996.
5) Margret M Baltes, Successful ageing, in Epidemiology of Old Age, by Ebtahim, S and Kalache, A (Eds.), pp. 162–168, BMJ Publishing Group, London, 1996.
6) Vaillant, G. E., Avoiding negative life outcomes: Evidence from a forty-five year study, in Successful Aging. Perspectives from the Behavioral Sciences, by Bales, P. B. and Baltes, M. M. (Eds.), pp. 332–358, Cambridge University Press, Cambridge, 1993.
7) Rudinger, G. and Thomae, H., The Bonn Longitudinal Study of Aging: Coping, life adjustment, and life satisfaction, in Successful Aging. Perspectives from the Behavioral Sciences, by Baltes, P.B. and Baltes, M.M. (Eds.), pp. 265–295, Cambridge University Press, Cambridge, 1993.
8) 古谷野　亘：生活満足度尺度の構造―主観的幸福感の多次元性とその測定―，社会老年学 20, 59–64, 1989.
9) 古谷野　亘：高齢者の自立に関する調査研究報告書，住友生命総合研所, 1992.
10) 杉山善郎　竹川忠男　佐藤　豪ほか：老人の「生きがい」意識の測定尺度としての日本番 PGM の作成 (2) ―実証的妥当性の検討―，老年社会科学 3, 70–82, 1981.
11) 古谷野　亘：モラールに対する社会的活動の影響―活動理論と離脱理論の検証―，社会老年学 17, 36–49, 1983.
12) 藤田利治　大塚俊男　谷口幸一：老人の主観的幸福感とその関連要因，社会老年学 29, 75–85, 1989.
13) 古谷野亘　岡村清子　安藤孝敏　長谷川万希子　浅川達人　横山博子　松田智子：都市中高年の主観的幸福感と社会関係に関連する要因　老年社会科学 16 (2), 115–124, 1995.
14) 藺牟田洋美：地域高齢者の閉じこもり症候群に関する研究―パーソナリテイとの関連を中心に―，平成 6 年度ジェロントロジー研究報告 No. 2, 44–49, 財団法人日本火災福祉財団, 1996.
15) Antonucci, T. C.: Social Supports and Social Relationships, in Handbook of Aging and the Social Sciences. Third Edition, by Binstock, R. H. and George, L. K. (Eds.), pp. 205–226, Academic Press, San Diego, California, 1990.

長寿地域における高齢者のライフスタイルと健康

芳賀　博，崎原盛造，尾尻義彦，當銘貴世美，安村誠司，新野直明，鈴木隆雄

[キーワード: 長寿地域，高齢者，ライフスタイル，健康度]

要　約

　高齢期のライフスタイルを社会，心理，身体の3領域22項目でとらえ，長寿地域に住む65歳以上の女性398名を対象に健康的なライフスタイルの実態を明らかにするとともに健康度との関連性について検討した。高齢者ほどライフスタイル得点は低くなる傾向にあったが，有意な差を認めなかった。一方，教育歴は高いほど3領域ともライフスタイル得点が高くなる傾向を示し，社会的領域と心理的領域のライフスタイル得点では教育歴の違いによる有意差が認められた。社会，心理，身体3領域のライフスタイル得点は，いずれも客観的健康度を示す生活機能および握力と正の有意な相関を示した。なかでも社会的ライフスタイル得点は他の2領域と比べて客観的健康と強い関連を有しており，主観的な健康度との関連も強いことが示された。これらのことから，高齢者の生活の質の確保や健康の維持，向上にとって，とくに社会的領域のライフスタイルが重要であることが示唆された。今後の取組みとしては，男性も対象に加える，ライフスタイル項目の見直しを行う，健康度の指標として生活満足度，精神的健康度，ソーシャルサポートなどについても考慮するなどが課題としてあげられる。

はじめに

　生活習慣(ライフスタイル)が病気の予防や死亡率の改善をもたらすことはよく知られている[1-2]。当初，健康的なライフスタイルに関する研究の多くは，主に中年期の生活習慣病の予防に焦点を当てたものであったが，その後ライフスタイルと健康とのポジティブな関連については，高齢者においても確認されるにいたっている。たとえば，Carrollら[3]によるライフスタイルの改善が高齢慢性疾患患者のリスクを減ずることに効果的であったとする報告や，Kaplanら[4]による健康的なライフスタイルを有する高齢者はその後の生命予後が良好であったとする報告などはその一例である。しかし，人口の高齢化が進んだわが国のような社会では高齢期の人々の望む健康像は，病気の予防というよりはむしろ生活機能の維持や主観的健康感あるいは生きがいなどの精神的充実へと広がりをみせている。その意味でこれまでの疾病予防のためのライフスタイルに関する研究の成果を高齢期の人々にそのまま当てはめることは困難である。
　本研究は，このような高齢期の人々の健康の維持・向上に寄与すると思われるライフスタイルを身体(身体的自立，疾病予防，一般的健康増進のための行動など)，心理(心の安寧をもたらす行動，ストレス対処行動など)，社会(対人関係，社会参加に関する行動など)の3側面から幅広くとらえ

検討しようとすることにその特色がある。本研究は，その一環として行われたものであり，長寿地域における健康的なライフスタイルの実態を明らかにし，高齢者の健康度とライフスタイルの関連性について明らかにすることを目的としている。

I. 対象と方法

沖縄県今帰仁村に住む65歳以上の女性で骨密度検診のために会場を訪れた745名のうち，無作為に割り当てられた398名を分析の対象とした。調査地区は，本島北西部に位置し，人口1万人程の花き園芸，スイカ，さとうきび作りが盛んな農村地域である。平成9年10月1日現在の65歳以上人口の割合は総人口の23.1%であり，高齢者に占める後期高齢者人口の割合は，約半数の49.6%である。ちなみに，全国の65歳以上人口の割合および高齢者の中の後期高齢者の割合は，それぞれ15.1%，39.3%である。また，本対象地区の65歳以上人口に占める90歳以上人口の割合は，県内第2位で長寿者の多い地域として知られている。

調査は，1997年12月15日～21日に面接聞き取りにより行われた。協力の得られた398名の年齢構成は，65–74歳が220名(55%)，75–84歳が148名(37%)，85歳以上が30名(8%)であった。ライフスタイルに関する質問は，社会的健康にともなう8項目，心理的健康にともなう6項目，身体的健康にともなう8項目の計22項目をとりあげた(表1)。この22項目の選択にあたっては，これまでの文献等の検討から43項目を抽出し，そのプレテストを通じて無回答の多かった項目や通過率の極めて高い項目，あるいは酒，タバコの習慣のように明らかに性差が見られたものは質問項目から除外した。回答の選択肢は，「よくする」「たまにする」「ほとんどしない」の3段階を用い，この中から該当するもの一つを選んでもらった。分析にあたっては，「よくする」を「する」に，「たまにする」と「ほとんどしない」を「しない」に再分類し，「する」に1点，「しない」に0点を与え，各領域別にライフスタイル合計得点を求めた。

基本属性要因として年齢，配偶者，世帯構成，教育歴，暮らし向き，健康状態を表わす指標として健康度自己評価[5]，生活機能(老研式活動能力)[6]，握力，開眼片足立ち，転倒経験(過去1年間)をとりあげた。機能は，「手段的ADL」「知的能動性」「社会的役割」の能力から構成されているが，「手段的自立」は，日用品の買い物，食事の準備，預貯金の管理など高齢者が独立して生活するうえに最低限必要な能力を指し，「知的能動性」は一般的な知的興味や関心に関わる機能，「社会的役割」は社会的存在である人間の，より"人間らしい"生活を保証する機能を表わしており，高齢者の総合的な健康指標といえる。

II. 研 究 結 果

1. 長寿地域におけるライフスタイルの実態

表1は，社会，心理，身体の3領域ごとに各ライフスタイル項目の実施率すなわち「よくするまたは いつもする」と回答した者の割合を示す。社会的なライフスタイル項目では「何か仕事(家事，畑仕事含む)を行っている」の95.5%がもっとも高く，つぎに「近所づきあいをする」，「村内会の催しや行事に参加する」「美化活動に参加」「趣味や娯楽をもっている」「老人クラブに参加」の順となり，「ボランティアに参加」や「老人会などの役割を引き受ける」は2割未満の実施率であっ

表1 ライフスタイル項目とその実施率

	実施率 (%)
社会的なライフスタイル項目	
21. 何か仕事(家事や畑仕事を含む)を行っている	95.5
14. 近所づきあいをする	89.2
1. 自治体,村内会の催しや行事に参加する	62.8
3. 環境の美化活動に参加する	55.9
9. 趣味や娯楽をもっている	52.8
16. 老人クラブに参加する	51.6
13. ボランティアに参加する	16.8
4. 老人会や村内会の世話役を引き受ける	12.6
心理的なライフスタイル項目	
18. ものごとを明るく考えるようにしている	88.7
22. いらいらしないようにしている	87.9
8. くよくよしないようにしている	78.4
20. 夢や希望をもっている	71.8
2. 信仰や仏壇事に熱心である	67.1
11. 新しいことに挑戦する	27.1
身体的なライフスタイル項目	
15. 健康診断を受ける	94.2
5. 庭いじりなど軽い運動をしている	86.3
6. 塩分を取り過ぎないようにしている	83.6
10. 夜ふかしをしないようにしている	83.4
12. 肉類を食べるとき脂身はひかえている	82.4
19. 間食や夜食をひかえるようにしている	62.0
7. 規則的に散歩または体操をしている	53.9
17. 運動やスポーツをしている	25.7

た。

　心理的なライフスタイル項目では「ものごとを明るく考える」の88.7%から「いらいらしない」「くよくよしない」「夢や希望をもつ」「信仰や仏壇事に熱心である」と続き,「新しいことに挑戦する」は27.1%の低率であった。

　また,身体的健康にともなう項目では,全般的にその実施率は高く,「健康診断を受ける」の94.2%を初めとして「軽い運動」「塩分を取り過ぎない」「夜ふかしをしない」「肉類の脂身をひかえる」などは8割以上の実施率であった。「運動やスポーツ」はもっとも低く,実施していると答えた者は4人に1人程度の割合であった。

　表2は,基本属性要因別にライフスタイル合計得点の平均値の比較を行ったものである。ライフスタイル得点は,高齢になるほど低下する傾向にあるものの,有意差は認められなかった。表には示していないが,項目別に検討すると「信仰や仏壇事に熱心である」は年齢に伴い有意な増加を示し,「老人クラブへの参加」や「運動・スポーツ」は75–84歳でもっとも活発であるなどの特徴がみられた。

　配偶者の有無によるライフスタイル得点は,心理的および身体的領域では配偶者の「いる」者は

表2 基本属性要因別ライフスタイル得点の平均と標準偏差

		社会的な ライフスタイル	心理的な ライフスタイル	身体的な ライフスタイル
年　齢				
65〜74	(216)	4.44±1.78	4.29±1.28	5.72±1.41
75〜84	(146)	4.37±1.71	4.11±1.30	5.77±1.43
85〜	(30)	3.80±2.11	4.13±0.97	5.40±1.54
配偶者				
い　る	(188)	4.28±1.75	4.29±1.25	5.72±1.31
いない	(204)	4.45±1.81	4.15±1.29	5.70±1.54
世帯構成				
一人暮らし	(110)	4.66±1.69	4.07±1.29	5.82±1.56
家族と同居	(282)	4.25±1.81*	4.27±1.26	5.67±1.38
教育歴				
尋常小	(95)	4.03±1.93	3.95±1.32	5.58±1.52
尋常高小	(249)	4.44±1.66*	4.25±1.24*	5.77±1.39
旧中以上	(40)	4.90±1.99	4.61±1.24	5.90±1.36
暮らし向き				
苦しい方	(62)	3.98±1.78	4.08±1.08	5.69±1.65
ゆとりある方	(321)	4.44±1.78	4.25±1.31*	5.71±1.39

*p＜0.05

「いない」者より高く，社会的領域ではその逆の傾向が見られたが統計的には有意とはいえなかった。

　世帯構成との関連では「一人暮らし」の方が「家族と同居」より社会的ライフスタイル得点や身体的ライフスタイル得点が高く，項目ごとにみると「美化活動」や「老人クラブ」「散歩・体操」「運動・スポーツ」などでその差が明らかであった。逆に心理的なライフスタイルでは「家族と同居」者の得点は「一人暮らし」より高い傾向にあり，とくに「夢や希望をもつ」および「いらいらしない」ではその差が大きかった。

　教育歴は，高いほど3領域ともライフスタイル得点が高く，社会的ライフスタイルと心理的ライフスタイル得点において有意な差が示された。項目ごとにみると「世話役を引き受ける」「趣味や娯楽をもつ」「新しいことを始める」「夢や希望をもつ」ではとくにその傾向が明確であった。暮らし向きについては，「ゆとりある方」と答える者の得点が「苦しい方」と答える者よりライフスタイル得点が高い傾向を示し，心理的健康にともなう得点ではその差が有意であった。

2．ライフスタイル項目と健康指標の相関

　各ライフスタイル項目の実施有無と健康指標との相関を表3〜5に示す。相関の算出にあたり，健康度自己評価は「1．まったく健康でない」「2．あまり健康でない」「3．まあ健康」「4．非常に健康」の4カテゴリー，転倒経験は「1．あり」「2．なし」の2カテゴリー，生活機能（13点満点）および握力，片足立ちは実数値を用いた。社会的ライフスタイル項目と健康指標との相関（表3）では，生活機能とは取り上げたすべての項目と，また，握力とは「近所づきあい」「老人クラブ」を除く6項目と有意な正の相関を示した。一方，握力と同様に高齢者の体力の一指標である片足立ちおよび

表3 社会的なライフスタイル項目と健康指標との相関

		健康度自己評価	生活機能	握　力	片足立ち	転倒経験
1.	行事に参加	.13**	.25**	.13**	.08*	.03
3.	美化活動	.22**	.30**	.17**	.07	.06
4.	世話役	.04	.19**	.13**	.01	.00
9.	趣味や娯楽	.09	.31**	.21**	.02	.12*
13.	ボランティア	.04	.12*	.11*	.01	.06
14.	近所づきあい	.03	.21**	.09	.04	.13**
16.	老人クラブ	.14**	.21**	.08	.03	.00
21.	仕事(家事)	.06	.18**	.15**	.13**	.07

*p < 0.05　**p < 0.01

表4 心理的なライフスタイル項目と健康指標との相関

		健康度自己評価	生活機能	握　力	片足立ち	転倒経験
2.	信仰や仏壇事	.02	.04	−.02	−.03	.03
8.	くよくよしない	.04	.04	.02	−.10*	−.04
11.	新しいこと	.01	.22**	.16**	.06	.00
18.	明るく考える	.06	.19**	.07	.04	−.03
20.	夢や希望	.10*	.19**	.20**	.11*	−.03
22.	いらいらしない	−.03	.04	.04	−.05	−.01

*p < 0.05　**p < 0.01

表5 身体的なライフスタイル項目と健康指標との相関

		健康度自己評価	生活機能	握　力	片足立ち	転倒経験
5.	軽い運動	.10*	.19**	.15**	.13**	−.05
6.	塩分	.00	.03	.06	−.03	.12*
7.	散歩・体操	.02	.09	.05	−.02	.04
10.	夜ふかし	.08	.01	.03	.05	.11*
12.	肉類	.03	.17**	.20**	.03	.10*
15.	健康診断	.07	.25**	.12*	.11*	.05
17.	運動・スポーツ	.11*	.19**	.08	−.03	.00
19.	間食・夜食	−.02	.07	.13**	.07	.07

*p < 0.05　**p < 0.01

　老化の指標とでもいえる転倒と社会的ライフスタイル項目との関連は全般的に弱いものであった。主観的健康状態をあらわす健康度自己評価は，「行事に参加」「美化活動に参加」「老人クラブに参加」などの項目と正の有意な関連が示された。このように社会的ライフスタイル項目は全般的に健康指標と密接に関係している様子がうかがわれたが，中でも「行事に参加」や「美化活動に参加」は主観，客観にわたり比較的安定した関連を有していた。

　心理的ライフスタイル項目と健康指標との関連（表4）では，「夢や希望をもつ」は，転倒経験を除く4つの健康指標と，また，「新しいことをはじめる」は生活機能，握力と有意に関連していた。しかし，「信仰や仏壇事」「くよくよしない」「いらいらしない」などのライフスタイルは本研究で

表6 ライフスタイル得点と健康指標の単相関

	社会的な ライフスタイル	心理的な ライフスタイル	身体的な ライフスタイル
健康度自己評価	.20**	.08	.08
生活機能	.41**	.24**	.26**
握力	.24**	.14**	.22**
片足立ち	.08	.01	.06
転倒経験	.09	−.02	.12*

$*p < 0.05$　$**p < 0.01$

表7 ライフスタイル得点と健康指標の偏相関

	社会的な ライフスタイル	心理的な ライフスタイル	身体的な ライフスタイル
健康度自己評価	.20**	.08	.07
生活機能	.39**	.20**	.24**
握力	.22**	.11**	.22**
片足立ち	.04	−.04	.04
転倒経験	.08	−.03	.11*

$*p < 0.05$　$**p < 0.01$　年齢, 教育歴をコントロール

取りあげた健康指標との関連はほとんどみられなかった。

表5は, 身体的なライフスタイル項目と健康指標の相関を示す。取りあげた8つのライフスタイル項目のうち健康指標の多くと関係していたのは「軽い運動をする」であった。「肉類の脂身をひかえる」「健康診断を受ける」は生活機能と握力を含む3つの健康指標と関係していた。一方で,「塩分をひかえる」「散歩・体操」「夜ふかしをしない」などは健康指標との関連が明確ではなかった。

3. ライフスタイル合計点と健康指標との相関

つぎに, 3領域のライフスタイル合計点と健康度自己評価, 生活機能, 握力, 片足立ち, 転倒経験との関連の程度を単相関係数(表6)および年齢, 教育歴をコントロールした偏相関係数で検討した(表7)。3領域のライフスタイル得点のすべてが生活機能と握力に有意な関連を示し, とくに社会的ライフスタイル得点は生活機能と強い相関が認められた。また, 社会的ライフスタイル得点が高いと健康度自己評価が高いこと, さらに身体的ライフスタイル得点が高いと転倒しない傾向にあることなどが示された。これらの結果は, 年齢と教育歴を一定にした偏相関係数でみても同様であった。

III. 考　察

これまでの健康的なライフスタイルに関する研究は, Breslowら[2]に端を発する中年期を対象とする生活習慣病の予防(予防的保健行動)に焦点をあてたものがほとんどであったが, 最近になり, 疾病予防的な保健行動が高齢者の身体的自立や精神的な健康度に影響するかについての関心が高ま

り，その成果が発表されはじめている[7, 8]。しかし，ライフスタイルとしてとりあげられている項目は，身体的な健康に偏っており，高齢期の人々の望む健康観に直接接近しようとするものではなかった。筆者らは，このような反省点にたち，すでに北海道内の在宅高齢者を対象として，高齢期の健康の維持・増進に寄与すると思われるライフスタイルを身体，心理，社会の3側面から幅広くとらえ検討を行っている[9]。本研究は，その一環として行われたものであり，長寿地域における健康的なライフスタイルの実態を明らかにしようとしたものである。

本研究においては，身体，心理，社会の各領域ごとのライフスタイル得点の平均値は，加齢にともないわずかに低下する傾向にあったが，いずれも有意な差は認められなかった。筆者らの先行研究では，身体的な得点には加齢変化がないものの，社会的および心理的ライフスタイル得点には加齢にともなう低下が認められており[9]，今回の結果との一致はみられなかった。しかし，今回の分析は骨密度健診に一人で来られるほどのいわゆる健常老人で女性のみを対象としたものであり，在宅高齢者一般を分析した先行研究とは状況が異なっているため，ライフスタイルの加齢変化に関する一般的な結論を得るにはいたらなかった。

本研究においては，基本属性としての教育歴が3領域のすべてのライフスタイルに影響していることが示されたが，ライフスタイルと健康度の関連を分析するに際して教育歴をコントロールすることの重要性が示唆されたといえよう。

そこで，本研究では，ライフスタイルと健康指標との関連について年齢に加えて教育歴の影響をコントロールした偏相関係数で検討することにした。3領域のライフスタイル得点はともに客観的健康度としての生活機能と握力に有意な関連を示したが，社会的領域のライフスタイルは，他の2領域のライフスタイルと比べて，客観的健康度や主観的な健康度の指標としての健康度自己評価との関連が強かった。この傾向は，前述の先行研究[9]においても同様にみられており，社会的領域のライフスタイルが高齢者の健康全般に与える影響は大きいものであることが示唆された。各ライフスタイル項目と健康指標との相関係数からも分かるように社会的なライフスタイル項目の中でもとくに「自治体や村内会の催しや行事に参加」や「環境の美化活動に参加」などの社会参加は高齢者の生活の質の維持に有用であると考えられる。筆者ら[10]は，在宅老人の10年間の追跡調査にもとづいたADLの規定要因に関する研究において，初回調査時の医学，社会，心理的要因の中で社会活動性の高いことがその後のADLの維持にはもっとも関係が強いことを報告しているが，これは本研究の成績と軌を一にするものである。

一方，ライフスタイルと健康との研究で，古くから取り組まれてきた身体的なライフスタイルは本研究においては生活機能や握力との関連に加えて転倒経験とも関連することが示された。身体的ライフスタイル得点と転倒経験との関連は「塩分をひかえる」「夜ふかしをしない」「肉類の脂身をひかえる」などのライフスタイルを介して有意になったと考えられるが，これらの行動は老化の進んだ高齢者においても実行可能な消極的なライフスタイル行動である。

本研究は，長寿地域におけるライフスタイル研究のプレテスト的な意味合いが強かったが，今後の取組みとして男性も対象に加える，ライフスタイル項目の見直しを行う，健康度の指標として生活満足度，精神的健康度，ソーシャルサポートなどについても考慮するなどが課題としてあげられよう。

IV. 結 論

　高齢期の健康の維持・向上に寄与すると思われるライフスタイルを社会，心理，身体の3領域22項目でとらえ，長寿地域に住む65歳以上の女性におけるこれらの健康的なライフスタイルの実態を基本属性要因別に明らかにするとともに健康度との関連性について検討した。

　高齢者ほどライフスタイル得点は低くなる傾向にあったが，有意な差を認めなかった。一方，教育歴は高いほど3領域ともライフスタイル得点が高くなる傾向を示し，社会的領域と心理的領域のライフスタイル得点では教育歴の違いによる有意差が認められた。

　社会，心理，身体3領域のライフスタイル得点は，いずれも生活機能および握力と正の有意な相関を示した。すなわち，実施しているライフスタイル項目が多いほど客観的な健康度も高いという結果であった。なかでも社会的ライフスタイル得点は他の2領域と比べて客観的健康と強い関連を有しており，主観的な健康度との関連も強いことが示された。

　これらのことから，高齢者の生活の質や健康を論ずるうえで，とくに社会的領域のライフスタイルが重要であることが示唆された。

　さらに，身体的ライフスタイル行動の特徴として，その合計点が高いほど転倒を予防できる可能性のあることも示唆された。

文 献

1) N. B. Belloc, L. Breslow: Relationship of physical health status and health practices, Preventive Medicine, 1: 409–421, 1972.
2) L. Breslow, J. E. Enstrom: Persistence of health habits and their relationship to mortality, Preventive Medicine, 9: 469–483, 1980.
3) J. E. Carroll, Pollock ML: Rehabilitation and life-style modification in the elderly, Cardiovascular Clinics, 22: 209–227, 1992.
4) G. A. Kaplan, et al.: Mortality among the elderly in the Alameda County Study; Behavioral and demographic risk factors, Am J Public Health, 77: 307–312, 1987.
5) 芳賀　博: 老人保健活動の展開，医学書院，東京，pp. 74–95, 1992.
6) 古谷野亘他: 地域老人における活動能力の測定；老研式活動能力の開発，日本公衆衛生雑誌，34: 109–114, 1987.
7) 芳賀　博他: 在宅老人のライフスタイルと生活の質に関する研究，老年社会科学，16: 1: 52–58, 1994.
8) 杉澤あつ子他: 地域高齢者の心身の健康維持に有効な生活習慣，日本公衆衛生雑誌，45: 104–111, 1998.
9) 芳賀　博他: 高齢者の心身の健康に及ぼすライフスタイルの影響，笹川医学医療研究財団　高齢者の医学医療に関する研究　研究業績年報第12巻1号，117–121, 1996.
10) H. Haga et al.: Factors contributing to longitudinal changes in activities of daily living (ADL): The Koganei Study, Journal of Cross-Cultural Gerontology, 6: 91–99, 1991.

沖縄の在宅高齢者における身体的健康度に関する研究

安村誠司, 藺牟田洋美, 新野直明, 芳賀 博, 鈴木隆雄, 崎原盛造

[キーワード: 沖縄, 高齢者, 身体的健康度, ADL, 転倒]

要 約

　長寿地域である沖縄の在宅高齢者における身体的健康度を明らかにすることを目的に，1996年に沖縄県浦添市の在宅高齢者1364人を対象に調査員による面接聞き取り調査を行った。検討した項目は，視力，聴力，日常生活動作能力(ADL)，受療状況(入院，通院)，転倒の実態などである。ほぼ同様の方法で調査された東京都小金井市および秋田県南外村の在宅高齢者と比較した場合，沖縄の在宅高齢者では聴力，視力，ADLでは特に差を認めなかったが，転倒の発生率は低く(浦添市：男性6.8%，女性13.7%，小金井市：男性12.8%，女性21.5%，南外村：男性17.0%，女性15.6%)，転倒によるけがも少なく，けがの程度も軽い傾向にあった。転倒は身体的のみならず，心理的，社会的な健康度を反映する指標と考えられ，沖縄は冬でも温暖な気候であるため，高齢者は屋外の活動も容易にできることもあり，健康度の高い状態で老年期を過ごしていることがうかがえた。

はじめに

　沖縄県の高齢者は男女ともに全国的に見て長寿であることは言うまでもない[1]。長寿，つまり平均余命，平均寿命が長いということは，死亡率が低いことを意味している。乳児死亡率が全国的に低くなった今日，死亡率の高低への寄与度が大きいのは悪性新生物，脳血管疾患，心臓病などの慢性疾患である。しかし，これらの3大死因を除去した場合の平均寿命の延びで見た場合，沖縄県ではその延びは全国で最も低くなっていた。このことは，沖縄県での3大死因が全体の死亡における割合が相対的に低いことを意味している。逆の見方をすると，3大死因以外の疾病が死因として重要な役割を演じていると考えられる。

　さて，これらの3大死因は成人に特に多かったため昭和30年頃より「成人病」と呼ばれていたが，厚生省では公衆衛生審議会(平成8年12月18日)の意見具申を受けて「生活習慣病」と呼ぶことにした。この生活習慣病は遺伝の影響よりもライフスタイルや環境の影響が大きいことが知られており，生活習慣の改善を目指した一次予防対策を推進するために導入された概念である。長寿地域である沖縄の在宅高齢者の健康度を把握し，ライフスタイルや生活環境との関連を検討することは，沖縄県の高齢者のみならず今後のわが国における高齢者の「健康度の高い長寿」の実現をはかる上で極めて有用である。

　そこで，本研究の目的は，第1に，沖縄の在宅高齢者の健康度のうち，身体的な健康度の特徴を都市部で長寿地域である東京の在宅高齢者，農村部で以前は短命地域であった秋田の在宅高齢者を

対象とした調査と比較することで明らかにすることである。沖縄の長寿に関する研究はさまざま行われている[2]が，身体的健康度の中でも今まであまり注目されることがなかった転倒に焦点を当てたことが大きな特徴である。

さらに，環境の要因の一つとしての気候・風土の影響が著しく異なる 3 地域を比較することで，これら身体的健康度に及ぼす環境要因の大きさを検討することが可能になる，このことが第 2 の目的である。

I. 対　象

調査対象地域は沖縄県浦添市と東京都小金井市および秋田県南外村である。浦添市の調査対象者は 8 地区に在住の 1996（平成 8）年 4 月 11 日現在，65 歳以上の全高齢者 1,364 人である。小金井市の調査対象者は 1991（平成 3）年 6 月現在 65-84 歳の該当者を 1/10 の無作為抽出により選定した 996 人である[3]。南外村の調査対象者は 2 つの集団からなる。第 1 グループは転倒調査データのみ使用した 1988（昭和 63）年 6 月 20 日現在南外村に居住する 65 歳以上の高齢者のうち入院中，長期不在者などを除く 746 人である[4]。このうち，同年 7 月に実施した初回調査の調査完了者 733 人のうち，翌年 8 月に実施した追跡調査の終了者 709 人が分析対象者である。第 2 グループは 1992（平成 4）年 6 月 1 日現在 65 歳以上で施設入居者などを除く全高齢者 940 人である[5]。このうち，調査完了者は浦添市で 837 人（61.4%），小金井市 814 人（81.7%），南外村の前者は 708 人（99.8%），後者は 748 人（87.8%）であった。

調査方法は，地域により会場に集まってもらうか，家庭訪問をするか，または，その組み合わせかの違いはあるが，浦添市，南外村，小金井市ともに訓練を受けた調査員による調査票を用いた面接聞き取り調査を実施した。

II. 方法および分析

調査項目は 3 地域ともに性，年齢，視力，聴力，日常生活動作能力（Activities of Daily Living；以下 ADL と略す），過去 1 年間の入院の有無，通院の状況，疾患の既往，過去 1 年間の転倒の有無のほか，転倒した場合には，転倒の場所，転倒の主な理由，転倒時のけがの状況，転倒時の骨折の部位などについて取り上げた。いずれの項目もほぼ同様の方法で調査された。なお，ADL は歩行，食事，排泄，着脱衣，入浴の 5 項目について自立，半介助（半自立），全介助の 3 段階で測定した。ただし，小金井市では転倒の場所，転倒の理由，骨折の部位については，調査項目として含まれていない。

解析には統計パッケージソフト SPSS6.1 を使用した。

III. 研 究 結 果

1. 聴力・視力・ADL の実態

表 1 に，地域・性別に聴力・視力・ADL の割合について示した。

聴力では，小金井市で男女ともに 90% 以上が「普通」で，3 地域の中でもっとも高くなっていた。

表1 地域・性別にみた聴力・視力および ADL の割合

項目	カテゴリー	浦添市 男性	浦添市 女性	小金井市 男性	小金井市 女性	南外村 男性	南外村 女性
聴力	普通	83.8(285)	90.1(448)	91.7(333)	91.9(406)	80.3(241)	86.4(387)
	大きい声での会話	15.3(52)	9.3(46)	7.7(28)	7.9(35)	18.7(56)	12.7(57)
	ほとんど聞こえず	0.9(3)	0.6(3)	0.6(2)	0.2(1)	1.0(3)	0.9(4)
視力	普通	93.8(319)	93.2(463)	95.6(349)	91.8(405)	96.0(288)	89.9(402)
	人の顔がわかる位	5.6(19)	5.2(26)	3.6(13)	7.5(33)	4.0(12)	10.1(45)
	ほとんど見えない	0.6(2)	1.6(8)	0.8(3)	0.7(3)	0.0(0)	0.0(0)
ADL 移動	普通	97.6(332)	98.0(487)	98.1(357)	97.9(429)	99.9(297)	98.7(442)
	物につかまり歩く	2.1(7)	1.4(7)	0.5(2)	1.4(6)	0.7(2)	1.3(6)
	歩行不能	0.3(1)	0.6(3)	1.4(5)	0.7(3)	0.3(1)	0.0(0)
ADL 食事	普通	99.7(339)	99.6(495)	97.8(357)	99.3(438)	100.0(300)	100.0(448)
	食べやすくすること必要	0.3(1)	0.4(2)	0.8(3)	0.7(3)	0.0(0)	0.0(0)
	自力では無理	0.0(0)	0.0(0)	1.4(5)	0.0(0)	0.0(0)	0.0(0)
ADL 排泄	普通	98.5(335)	96.2(478)	97.5(354)	96.8(426)	99.3(298)	99.8(447)
	時々もらす	1.5(5)	3.2(16)	1.4(5)	2.5(11)	0.3(1)	0.2(1)
	常時おむつを使用	0.0(0)	0.6(3)	1.1(4)	0.7(3)	0.3(1)	0.0(0)
ADL 入浴	普通	96.8(329)	98.0(487)	97.3(355)	98.1(433)	99.0(297)	99.6(446)
	浴槽の出入り等介助	2.6(9)	1.4(7)	1.4(5)	0.9(4)	0.7(2)	0.4(2)
	全面介助・清拭のみ	0.6(2)	0.6(3)	1.4(5)	0.7(3)	0.3(1)	0.0(0)
ADL 着脱衣	普通	98.2(334)	100.0(497)	98.1(357)	99.1(436)	99.7(229)	99.8(447)
	ボタンがけ等介助	1.2(4)	0.0(0)	0.8(3)	0.2(1)	0.3(1)	0.2(1)
	全面介助	0.6(2)	0.0(0)	1.1(4)	0.7(3)	0.0(0)	0.0(0)

( )内は人数を示す

浦添市は，男女ともに「普通」と回答した人の割合は8割以上を占めており，小金井市と南外村の中間に位置していた。

　視力では「普通」と回答した人の割合は，浦添市の男性は93.8%と，小金井市の95.6%，南外村の96.0%よりわずかに低くなっていた。浦添市の女性では「普通」は93.2%と他の2地域と比べ若干高くなっていた。

　ADLの移動では，浦添市，小金井市，南外村の男女ともに97%以上の人が「普通」と回答しており，ほとんど差を認めなかった。ADLの食事については，浦添市は男女とも99%以上の人が「普通」と回答し，小金井市は男性が97.8%，女性が99.3%，南外村では男女とも全員が「普通」と回答していることが認められた。ADLの排泄については，浦添市，小金井市，南外村の男女ともに96%以上の人が「普通」と回答していた。ADLの入浴については，浦添市および小金井市の男女は96%以上が「普通」と回答し，南外村の男女では99%以上が「普通」と回答していた。ADLの着脱衣については，3地域とも98%以上の男女が「普通」と回答していた。

2. 受療状況

　表2に，地域・性別に通院の有無と過去1年間の入院の有無について示した。なお，浦添市では「定期的に医者にかかっている」と回答した者を「通院あり」とした。まず，通院している人の割合は，浦添市では男性が62.1%，女性が67.6%であった。小金井市では男性の60.6%，女性の66.2%

表2 地域・性別の通院および過去1年間の通院・入院者の割合

項目	カテゴリー	浦添市		小金井市		南外村	
		男性	女性	男性	女性	男性	女性
通院	あり	62.1(211)	67.6(336)	60.6(223)	66.2(294)	70.3(211)	80.3(362)
	なし	37.9(129)	32.4(161)	39.4(145)	33.8(150)	29.7(89)	19.2(86)
入院歴	あり	14.1(48)	12.5(62)	7.4(27)	8.4(37)	10.7(32)	13.2(59)
	なし	85.9(292)	87.5(435)	92.6(336)	91.6(403)	89.3(268)	86.8(389)

( )内は人数を示す

を占めた。南外村では男性が70.3%，女性が80.8%となっており，南外村の女性の通院が他の地域と比較して多い以外は，ほとんど差はなかった。

過去1年間に入院歴がある人の割合は，浦添市は男性が14.1%，女性で12.5%であった。小金井市では男性が7.4%，女性では8.4%を占めた。南外村では男性が10.7%，女性が13.2%であった。3地域でみると，小金井市が男女とも入院を経験した人の割合がもっとも低率であり，浦添市は若干高い傾向にあった。

3. 転倒の実態

地域・性別に過去1年間の転倒の有無や転倒の場所，転倒の理由について検討した(表3)。過去1年間に転倒した者は浦添市で男性6.8%，女性13.7%，小金井市の男性で12.8%，女性で21.5%。南外村の男性で17.0%，女性で15.6%に見られた。男性では浦添市が小金井市，南外村いずれよりも有意に発生率が低かった ($p<.01$)。一方，女性では浦添市は3地域の中でもっとも低率であり，小金井市との間では有意差を認めた ($p<.01$)。男女の比較では，南外村では男性の方が女性よりわずかに転倒発生率が高くなっていたが，浦添市，小金井市ではいずれも女性で転倒発生率が有意に高くなっていた ($p<.01$)。

次に，転倒の起こった場所では，屋内と屋外と分けて考えてみると，浦添市，南外村とも男女いずれも屋外での発生の方が屋内での発生率よりも高率であった。具体的には，浦添市の男性では，屋内で玄関，居間，風呂場，廊下，その他が4.3%で同率となり，屋外では平らな道が21.7%，続いて庭，坂道が13.0%であった。女性では，室内で居間が10.3%でもっとも多く，続いて玄関，食堂が5.9%で同率を示し，屋外では平らな道が17.6%，庭が13.2%と続いていた。南外村の男性では，屋内で玄関が6.4%，廊下が4.3%と続き，屋外では平らな道が23.4%でもっとも高率を示し，坂道が17.0%となった。女性では，屋内で居間が9.5%でもっとも高率を示し，続いて玄関の6.3%となり，屋外では庭，平らな道が20.6%と同率を示した。

転倒の理由では，浦添市の男性で「滑った」が39.1%，女性で「その他」が32.4%ともっとも高率であった。また，南外村の男性では「つまずいた」が34.8%，女性で「つまずいた」が38.6%ともっとも高率であった。「つまずいた」，「滑った」という外的要因で見ると，浦添市では男性で73.9%，女性で57.4%，南外村では男性で62.5%，女性で66.7%あった。2地域の男女ともに転倒の理由の半数以上は外的要因が占めていた。南外村と比較し，浦添市では男性で特に外的要因の関与が大きかった。

転倒によるけがの有無を地域別・男女別で見ると，浦添市では男女ともに転倒時にけがをした人

表3 地域・性別の過去1年間の転倒出現率，転倒場所および転倒の理由

項目	カテゴリー	浦添市 男性	浦添市 女性	小金井市 男性	小金井市 女性	南外村 男性	南外村 女性
転倒の発生	あり	6.8(23)	13.7(68)	12.8(47)	21.5(95)	17.0(48)	15.6(63)
転倒の場所	玄関	4.3(1)	5.9(4)			6.4(3)	6.3(4)
	居間	4.3(1)	10.3(7)			0.0(0)	9.5(6)
	トイレ	0.0(0)	1.5(1)			0.0(0)	1.6(1)
	風呂場	4.3(1)	4.4(3)			2.1(1)	4.8(3)
	食堂	0.0(0)	5.9(4)			0.0(0)	4.8(3)
	廊下	4.3(1)	2.9(2)			4.3(2)	4.8(3)
	階段	0.0(0)	2.9(2)			2.1(1)	0.0(0)
	その他屋内	4.3(1)	2.9(2)			0.0(0)	4.8(0)
	庭	13.0(3)	13.2(9)			8.5(4)	20.6(13)
	平らな道	21.7(5)	17.6(12)			23.4(11)	20.6(13)
	坂道	13.0(3)	4.4(3)			17.0(8)	6.3(4)
	乗り物の乗降	0.0(0)	0.0(0)			4.3(2)	0.0(0)
	その他屋外	30.4(7)	28.0(19)			31.9(15)	15.9(10)
転倒の理由	つまずいた	34.8(8)	29.4(20)			34.8(18)	38.6(24)
	滑った	39.1(9)	27.9(19)			25.5(12)	29.0(18)
	足や体がふらついた	4.3(1)	4.4(3)			17.0(8)	6.5(4)
	動作時のめまい	0.0(0)	5.9(4)			2.1(1)	6.5(4)
	その他	21.7(5)	32.4(23)			17.0(8)	19.4(12)

( )内は人数を示す。空欄はデータなし

表4 地域・性別の転倒時のけがの有無と程度および骨折の部位（複数回答）

項目	カテゴリー		浦添市 男性	浦添市 女性	小金井市 男性	小金井市 女性	南外村 男性	南外村 女性
転倒時のけが	なし		34.8(8)	30.9(21)	34.0(16)	16.8(16)	45.8(22)	36.5(23)
	あり	すり傷	30.4(7)	13.2(9)	31.9(15)	31.6(30)	18.8(9)	15.9(10)
		打撲	21.7(5)	33.8(23)	25.5(12)	41.1(39)	20.8(10)	22.2(14)
		捻挫	8.7(2)	10.3(7)	14.9(7)	11.6(11)	2.1(1)	6.3(4)
		骨折	8.7(2)	19.1(13)	6.4(3)	15.8(15)	8.3(4)	11.1(7)
		その他	4.3(1)	3.0(2)	10.7(5)	3.2(2)	4.2(2)	7.9(5)
骨折の部位	大腿部		0.0(0)	0.0(0)			25.0(1)	14.3(1)
	足(踵より下)		0.0(0)	23.1(3)			50.0(2)	0.0(0)
	背中		0.0(0)	0.0(0)			0.0(0)	14.3(1)
	腰		0.0(0)	15.4(2)			0.0(0)	14.3(1)
	胸(肋骨を含む)		0.0(0)	7.7(1)			25.0(1)	14.3(1)
	胸(肩から手首)		0.0(0)	0.0(0)			0.0(0)	28.5(2)
	手(手首より先)		0.0(0)	30.8(4)			0.0(0)	14.3(1)
	その他		100.0(2)	23.1(3)			0.0(0)	0.0(1)

( )内は人数を示す。転倒時のけがの「あり」の％は，男女それぞれ転倒した人の母数に対して。空欄はデータなし

が65%以上を占めていた(表4)。南外村の男性では45.8%の人がけがをしなかったが，南外村の女性，小金井市では浦添市よりけがを伴ったものが多くなっていた。また，男女で比較すると，小金井市，南外村ともに転倒した時にけがをしなかった人の割合が，男性の方が女性に比して高率だった。一方，浦添市ではわずかであるが，女性の方が転倒によるけがは少なかった。また，けがの状況では，浦添市では男性がすり傷が30.4%，打撲が21.7%と続き，女性では打撲が33.8%，骨折が19.1%と続いた。南外村では男性において打撲が20.8%，すり傷が18.8%と高率で，女性では打撲が22.2%がもっとも高く，次にすり傷が15.9%であった。けがの重傷度を3地域で比較すると，男性ではそれほど大きな違いは認められないが，女性では骨折，捻挫などやや重症なけがが他の2地域より多い傾向が観察された。

転倒に伴う骨折の部位としては，浦添市の骨折した男性2人は下腿の骨折を含めたその他であった。女性(13人)では手(手首より先)が最も多く30.8%(4人)，次いで足(踵より下)，その他がそれぞれ23.1%(3人)となっていた。南外村では男性(4人)は，足(踵より下)が50.0%(2人)ともっとも高率で，次いで大腿骨頚部骨折と胸(肋骨を含む)が25.0%(1人)であった。女性(7人)は腕が28.5%(2人)，次いで大腿骨頚部骨折，腰，胸，手がそれぞれ14.3%(1人)であった。2地域とも女性では骨折が多岐の部位にわたっていた。

IV. 考　察

1. 聴力・視力・ADL・受療状況

我々の研究で用いた聴力，視力，ADL，受療状況，転倒などの調査項目に関しては，これまで長寿との関連ではあまり注目されておらず，在宅高齢者における調査による実証データの蓄積もあまりないのが実態である[2]。

聴力，視力，ADLでは，全体的にみると，いずれの地域とも聴力がほかの項目より「普通」に該当する人が若干低率であった。しかし，3地域ともADL5項目とも「普通」と回答した人の割合は9割以上を占めており，ADLが自立している高齢者が高率であることを示された。これらは在宅で生活して行く上で基本的条件とも言えるものであるためか，地域による大きな違いは見られなかったものと考えられる。

通院状況では，3地域とも男性に比して女性で通院している人の割合が高率となっていたが，地域間の違いはあまりないといえる。

また，過去1年間の入院歴では，3地域でみると，浦添市が男女とも入院を経験した人の割合が高率の傾向であった。このことは，浦添市の在宅高齢者では入院を要するような疾病が発見された場合，早期に受療，入院治療が行われるために，相対的に軽症の段階で済んでいるために死に至らず長寿に結びついているとも解釈できないこともない。しかし，入院経験は罹患した疾病の重症度を単に示しているというのではなく，医療，特に入院設備のある医療機関へのアクセシビリティや，在宅での介護可能性や高齢者の受療行動とも関連している考えられる。Shibataら[6]によれば，1987年の沖縄の農村部の大宜味村における在宅高齢者の過去1年の入院歴は1988年の南外村のそれより男女ともに有意に低くなっていた。このデータは若干古いが，沖縄の中でも入院率に違いのある可能性を示唆している。従って，通院の率には地域間であまり違いがないのにもかかわらず，入院の率にやや違いが見られることに関して，安易に結論を導くことは適当ではないであろう。

2. 転　倒

　過去1年間の転倒の有無では，3地域の中で浦添市での発生率が男女ともにもっとも低かった。先行研究からはわが国の在宅高齢者における転倒発生率は男女ともに10数％〜20数％と考えられており，浦添市の転倒発生率は極めて低率であることが明らかになった[7-11]。地域の代表性のある高齢者の集団における転倒の発生率を明らかにできたことは本研究の極めて大きな成果である。転倒は，過去の転倒経験や心電図異常などいわゆる「虚弱性」や潜在的な疾病や障害などと関連あることが指摘されており[9-11]，沖縄の高齢者が転倒しにくいということは，端的に言えば「元気である」ことを示していると考えて良いであろう。

　さて，転倒場所では浦添市でも男女ともに屋外での発生が屋内での発生より多くなっていた。1年中を通じて屋外で活動ができる気候の沖縄は，冬期間雪や凍った路面で歩行が困難である寒冷の地域の高齢者と比べ，ADLでは若干障害があっても，気軽に屋外に出ることが可能である。寒冷地でも冬期間の方が転倒発生率が必ずしも多いというわけではない[12]。ただ，冬でも日常的に外出が困難ではない温暖な気候であるため高齢者は冬期間に行動が不活発になることはなく活動でき，ひいては歩行能力，筋力，平衡機能など身体的な諸機能を維持，向上させていると考えられる。このようなことが関係して結果的に，沖縄の高齢者において転倒の発生率が低かったものと推察される。ただ，浦添市のみならず沖縄の農村部の在宅高齢者の転倒の実態も知ることができれば，高齢者における転倒の予防方策を策定する上で有益であると考えられる。農村部における調査研究も残された課題の一つである。

　さて，近年の脳血管疾患の減少で，「寝たきり」の原因として骨折，特に大腿骨頸部骨折が注目されてきている[13]。「厚生省シルバーサイエンス研究——老人性骨粗鬆症の予防及び治療法に関する総合的研究班」の調査結果によれば大腿骨頸部骨折の多くは，「つまずき，転び，滑り」といった転倒・転落を契機として発生している[14]。本研究では転倒によるけがの有無および程度を見ると，南外村の男性を除くと浦添市の高齢者ではけがをする者が少なかった。けがの中に占める割合では捻挫，骨折も少なからず認められるが，転倒者全体で見るとその割合は小さかった。転倒を経験した人では，その後に「また，転倒するのではないか」という恐怖感から，日常の動作に自信が持てなくなり，そのことで動作がぎこちなくなったり，実際に活動をしなくなったりするために，ますます転倒しやすくなることが知られている[15]。沖縄の在宅高齢者では転倒が少なく，また，転倒によるけがも少ない傾向にある上に，程度も軽いことは，転倒に対する恐怖感が，強くないことを意味しているかもしれない。

　転倒はそれ自体が高齢者における重要な症候の1つであり，在宅高齢者における転倒は，身体的に虚弱な人ばかりでなく，心理的，社会的に虚弱の傾向のある人に多く発生すると考えられている。沖縄の在宅高齢者が身体的のみならず，心理的，社会的により健康度の高い状態で老年期を過ごしている可能性が示唆された。

　ただ，このような地域比較を行った場合，有意差を認めた項目をすべて，長寿と関連づけて解釈するのは問題があろう。本研究は該当しないと考えて良いと思われるが，調査項目が多数になった場合には，偶然によって有意差が出る確率は当然高くなる。有意差があったとしても常に，偶然である可能性を無視はできない。逆に，身体的健康度として今回取り上げた項目は比較可能なものに限定しているが，長寿との関連で必要かつ，十分な要因を取り上げているかどうかは，さらに検討する必要がある。重要な要因を落としてしまったために，その要因が長寿との関連で取り上げてい

なかったということもないとは言えないからである。

また, ほぼ同様の環境にあると言える沖縄の他の地域でも, 今回の浦添市と同様の結果が得られるかどうかは, 残念ながら比較できるデータがほとんどないので何とも言えない。浦添市が沖縄全体を代表する標本として選ばれているわけではないことを考えると, 沖縄の他の地域(都市部, 農村部いずれ)でも同様の調査を行い, 沖縄の在宅高齢者に関する身体的健康度のデータを広く収集する必要があろう。さらに, 今回の調査は断面調査(横断研究)であり, 関連要因の検討も特に行っていない。長寿地域における身体的健康度の1側面としての聴力, 視力, ADL, 受療状況, 転倒などが, どのような要因と関連しているのかは, 今回は明らかに出来なかった。身体的健康度が, どのような要因によって規定されているのかを明らかにするためには, 追跡調査(縦断研究)が是非とも必要である。縦断研究を行うことで, 関連の明らかになった要因が, 他の長寿地域や短命地域と頻度や分布にどのような違いがあるのかがわかり, 身体的健康度の維持・増進に真に重要な要因を知る手がかりになると思われる。

V. 結 論

視力, 聴力, ADL, 受療状況, 転倒の実態から, 沖縄の在宅高齢者における身体的健康度を検討した。沖縄の在宅高齢者では他の2地域と比較し特に転倒の発生率が低く, また, 転倒によるけがも少なく, 程度も軽い傾向にあることが明らかになった。転倒は高齢者では身体的のみならず, 心理的, 社会的な健康度を反映する指標と考えられ, 冬でも温暖な気候である沖縄の在宅高齢者は屋外での活動も容易にできることもあり, 健康度の高い状態で老年期を過ごしている可能性が示唆された。沖縄の在宅高齢者の転倒の実態をより明らかにするためには, 他の地域でも同様の調査法を用いた調査を行う必要がある。また, 転倒の発生要因をより明確にし, 今後の健康長寿の指針とするためには, 追跡調査(縦断研究)を行うことが課題である。

謝辞

本研究の実施に際しては, 山形大学医学部公衆衛生学講座 深尾 彰教授, 阿部ひろみ助手, 後藤あや先生, 鈴木友理子先生に多大の御協力を頂いた。ここに, 厚く御礼申し上げます。

文 献

1) 財団法人 厚生統計協会: 平成7年度都道府県別生命表 厚生の指標, 臨時増刊, 44, 1997.
2) 崎原盛造: 沖縄の長寿研究に関する資料―医学・社会学・心理学・民俗学―, 琉球大学保健学科保健社会学, 1998.
3) (財)東京都老人総合研究所: 小金井市総合健康調査 長期プロジェクト「中年からの老化予防総合的長期追跡研究」報告書, 1991.
4) (財)東京都老人総合研究所: 秋田県南外村老人健康調査 プロジェクト研究「老化と寿命に関する総合的長期追跡研究」報告書, 1990.
5) (財)東京都老人総合研究所: 秋田県南外村総合健康調査 長期プロジェクト「中年からの老化予防総合的長期追跡研究」報告書, 1992.
6) Shibata H, Haga H, Yasumura S, et al.: Environmental factors influencing aging from longitudinal studies in Japan. RECENT ADVANCES IN AGING SCIENCE, 1431–1436, 1993.
7) 安村誠司: 転倒, 折茂肇編集代表: 新老年学[第二版], 東京大学出版会, 東京, pp. 527–536, 1999.
8) 安村誠司, 芳賀 博, 永井晴美, 他: 地域の在宅高齢者における転倒発生率と転倒状況, 日本公衛誌,

38: 735–742, 1991.
9) Yasumura S, Haga H, Nagai H, Suzuki T, Amano H, Shibata H: Rate of falls and the correlates among elderly people living in an urban community in Japan, Age Ageing 23: 323–327, 1994.
10) Yasumura S, Arai H, Haga H, Niino N, Nagai H, Suzuki T, Amano H, Shibata H: Risk factors for falls among elderly people living in an urban community in Japan: A longitudinal study, Facts Research Gerontol, 107–115, 1996.
11) 安村誠司, 芳賀 博, 永井晴美, 他: 農村部の在宅高齢者における転倒の発生要因, 日本公衛誌, 41: 528–537; 1994.
12) 新野直明, 安村誠司, 芳賀 博, 他: 農村部在宅高齢者を対象とした転倒調査—季節別にみた転倒者の割合と転倒発生状況—, 日本公衛誌, 42: 975–981, 1995.
13) 厚生省大臣官房統計情報部: 平成7年度国民生活基礎調査 第1巻, 財団法人 厚生統計協会, 東京, p. 277, 1997.
14) 折茂 肇, 細田 裕, 白木正孝, 他: 大腿骨頚部骨折全国頻度調査報告(昭和六十二年), 日本医事新報, 34: 43–45, 1989.
15) Tinetti ME, Richman D and Powell L: Falls efficacy as a measure of fear of falling. J Gerontol, 45: 239–243, 1990.

死亡現象に及ぼす気候の影響

――沖縄県と秋田県の比較より――

新野直明,土井　徹,加藤種一,當銘貴世美,崎原盛造

[キーワード：　死亡，気候，長寿，温暖]

緒　言

　沖縄は，我が国唯一の亜熱帯性気候に属する地域である。一年中温暖な気候が続き，冬季も降雪をみることはない。また，東西1,000キロメートル，南北400キロメートルの広大な海域に分布する小さな島嶼により形成されており，気温の変化が小さく，湿度が高い典型的な海洋性気候である。

　温暖な気候は老人の健康に保護的に働くといわれている[1]。沖縄の人々が長寿である要因の一つとして，この温暖な気候が関与している可能性がある。本研究では，亜熱帯性気候に属する沖縄県と，東北地方にあり日本でも寒冷な地域に属する秋田県の高齢者の死亡状況について，気候の影響を考慮しながら，比較検討をおこなった。

I.　研究方法

1.　資　料

　死亡に関する資料は，1989年から1991年までと1994年から1996年までの人口動態死亡票を用いた。人口の資料は1990年と1995年の国勢調査，気候に関する資料は，平成10年版理科年表[2]を使用した。なお，今回は，高齢者の死亡状況に関する研究のため，65歳以上の死亡に限定して分析をおこなった。

2.　分析方法

1）　気候の比較：気温，湿度，降水量，日照時間について，沖縄と秋田の比較を行った。

2）　死亡率の計算・比較：65歳以上の性別，5歳階級年齢別の死亡率を計算して，沖縄と秋田で差を検定した（χ^2検定）。死亡率は，89-91年，94-96年の2つの期間のものを計算した。計算方法としては，人口動態死亡票による3年分の死亡数を，中間年（90年と95年）の国勢調査結果を3倍した人口で除して求めた。

3）　死因分布の比較：死因簡単分類を用いて，悪性新生物，虚血性心疾患，脳血管疾患，その他の4種類に死因を分類し，全死亡に占める各死因の割合を調べた。

4）　月別死亡率の比較：沖縄が温暖であることが長寿の一因であるならば，沖縄と秋田の気候の差が大きい冬季は，夏季に比べ死亡率の差が大きくなると考えられる。そこで，月別の死亡率を計算し，冬と夏で死亡状況の差に違いがあるかを検討した。

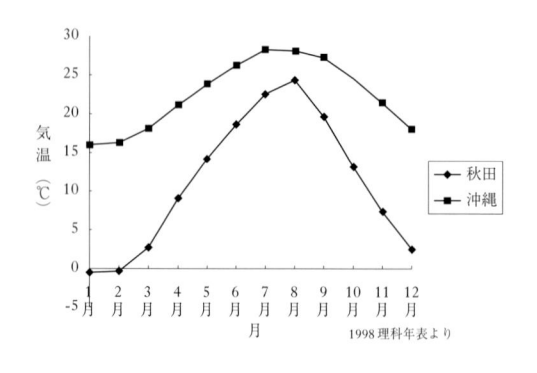

図1　月別平均気温

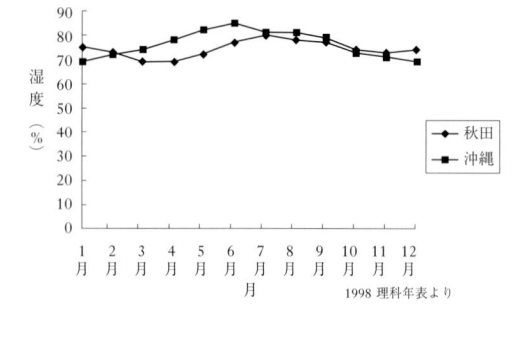

図2　月別相対平均湿度

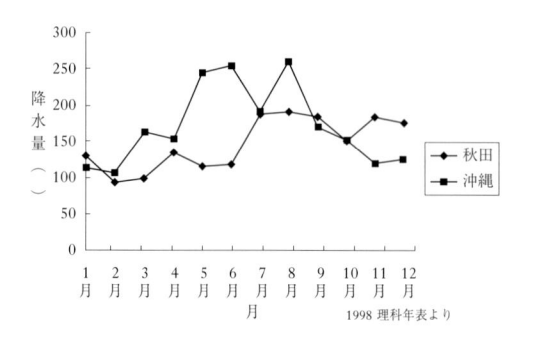

図3　月別平均降水量

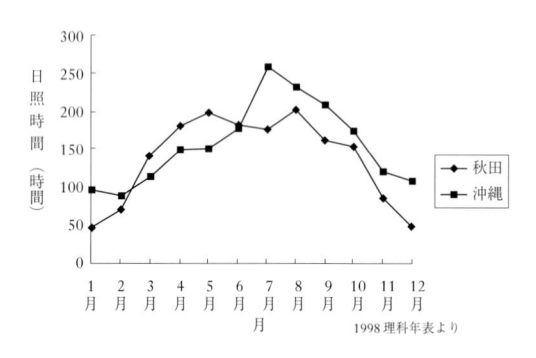

図4　月別平均日照時間

II. 研究結果

1. 気候

1) 平均気温(図1): 理科年表による年平均気温は，秋田 11.1°C，沖縄(那覇) 22.4°C であった。月別平均気温をみると，沖縄では 16°C 未満の月はないが，秋田では 16°C 以上の月が 6 月，7 月，8 月，9 月の 4 ヵ月のみであった。沖縄の気温が秋田を下回る月はなく，沖縄の温暖さが示された結果であった。

2) 湿度 (図2): 年平均相対湿度は，秋田 74%，沖縄(那覇) 76% であり，気温ほど大きな差はなかった。

3) 降水量 (図3): 年平均降水量は，秋田 1746.4 mm，沖縄(那覇) 2036.8 mm であった。

4) 日照時間 (図4): 年間日照時間平均値は，秋田 1,642 時間，沖縄(那覇) 1,876 時間であった。春から初夏にかけて，沖縄は秋田よりも，湿度，降水量が多く，日照時間は少ない傾向であった。

2. 性年齢別死亡率

性別，5 歳階級年齢別の死亡率を表 1 に示した。すべての性年齢階級で，秋田の死亡率が沖縄を上回り，89–91 年は，65–69 歳男性，100 歳以上男性，65–69 歳女性，100 歳以上女性を除き，94–96 年は 65–74 歳女性，100 歳以上女性を除き，その差は統計学的に有意なものであった（$p < 0.05$）。

表 1 性年齢別死亡率（人口 1000 対）

89–91 年

年齢階級	男性			女性		
	沖縄	秋田	p*	沖縄	秋田	p*
65–69 歳	18.95	20.51	ns	7.66	8.62	< .1
70–74 歳	28.46	35.11	< .01	13.03	16.55	< .01
75–79 歳	50.93	60.57	< .01	22.95	33.39	< .01
80–84 歳	78.84	105.61	< .01	45.10	65.81	< .01
85–89 歳	128.43	160.97	< .01	74.82	131.31	< .01
90–94 歳	204.76	240.72	< .05	132.05	211.23	< .01
95–99 歳	308.98	413.79	< .05	243.73	336.12	< .01
100 歳–	627.45	666.67	ns	335.63	416.67	ns

94–96 年

年齢階級	男性			女性		
	沖縄	秋田	p*	沖縄	秋田	p*
65–69 歳	18.44	20.50	< .05	7.26	7.31	ns
70–74 歳	28.53	32.71	< .01	12.89	13.86	ns
75–79 歳	44.47	56.43	< .01	21.82	26.10	< .01
80–84 歳	73.59	93.71	< .01	38.87	56.04	< .01
85–89 歳	114.37	156.35	< .01	66.44	110.20	< .01
90–94 歳	188.29	251.64	< .01	116.97	190.80	< .01
95–99 歳	297.92	384.62	< .05	206.66	279.23	< .01
100 歳–	319.15	750.00	< .01	300.78	348.84	ns

* 沖縄と秋田の死亡率を比較（χ^2 検定）

3. 死因分布

死因を，悪性新生物，虚血性心疾患，脳血管疾患，その他の 4 つに大きく分けたときの死因分布を図 5–図 8 に示した。89–91 年男性，89–91 年女性，94–96 年男性，94–96 年女性のいずれの場合も，秋田において，脳血管疾患による死亡割合が高いのが特徴的であった。悪性新生物，虚血性心疾患については，ほとんど差がなかった。

4. 月別死亡率

月別死亡率を図 9–図 12 に示した。89–91 年，94–96 年のいずれも，また男女いずれも，秋田の方が死亡率の高い月が多かった。しかし，秋田の死亡率が有意に高い月は，89–91 年男性：8 月，9 月，10 月，89–91 年女性：3 月，6 月，10 月，11 月，94–96 年男性：1 月，5 月，6 月，7 月，10 月，11 月，12 月，94–96 年女性：4 月，11 月，12 月であり，冬季に集中する傾向は認められなかった。

5. 月別死亡率と気候要因の相関

月別死亡率と月別平均気温の相関をみたところ，秋田県と沖縄県の両方で，気温が高いほど死亡率が低くなる傾向が顕著に認められた（表 2，図 13, 14）。しかし，秋田と沖縄の気温差と死亡率の差

図 5　死因分布（89–91 年男性）

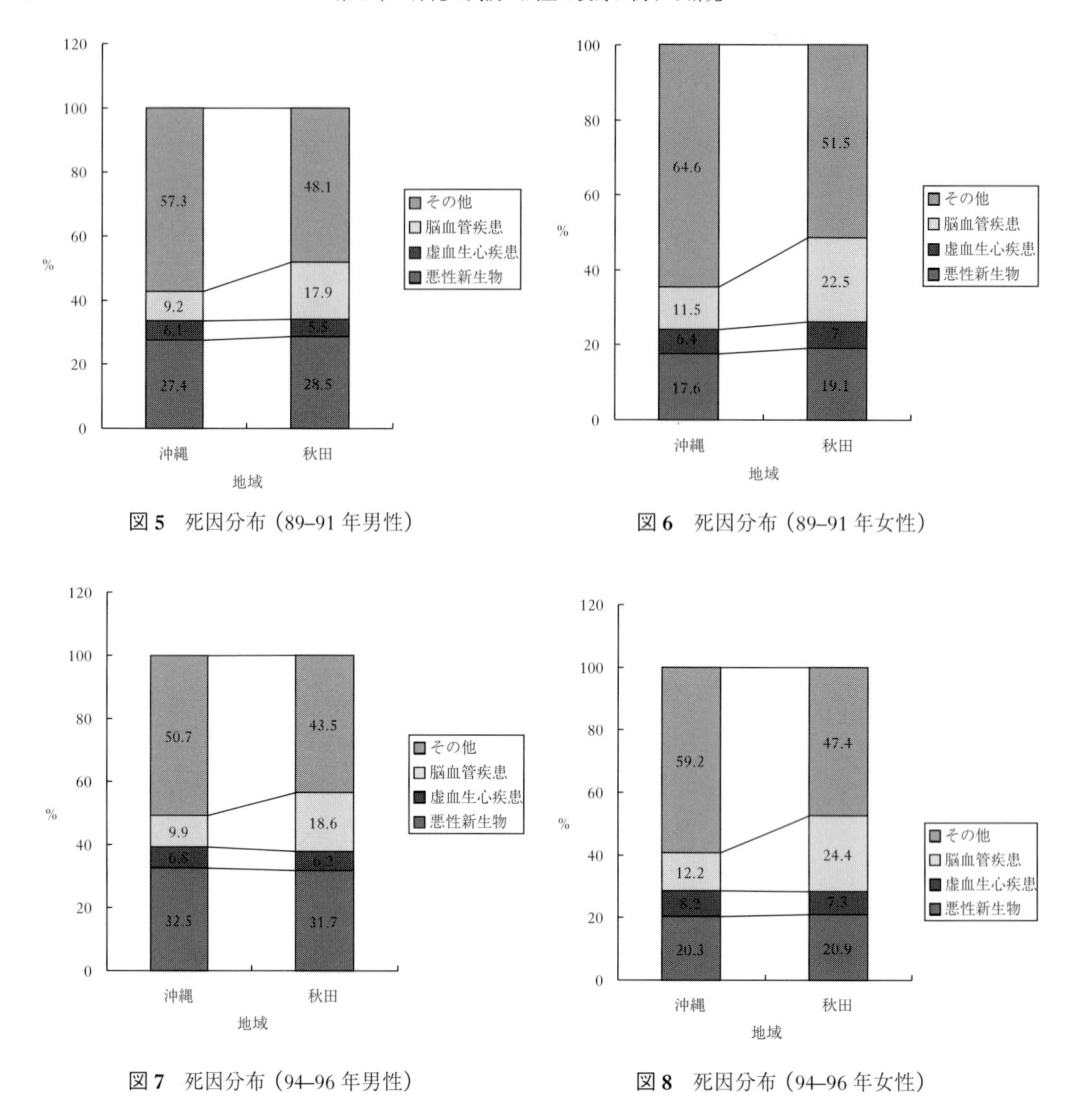

図 6　死因分布（89–91 年女性）

図 7　死因分布（94–96 年男性）

図 8　死因分布（94–96 年女性）

の間には有意な相関はなく，2 地域の気温差が大きくても小さくても，死亡率の差には著明な変化がないという結果であった．

月別死亡率と他の気候要因の相関も調べたが，湿度が高い，降水量が多い，日照時間が長いと，死亡率が低くなる傾向があり，特に日照時間については相関が高かった（表 3）．

III．考　察

性年齢別の死亡率を単純に比較した結果では，沖縄の高齢者の方が秋田の高齢者より死亡の危険が少ないといえそうである．百寿者の割合を都道府県別にみると沖縄が最高で秋田が最低というデータがあるが[3]，そのデータも今回の結果を反映したものと考えることができるだろう．

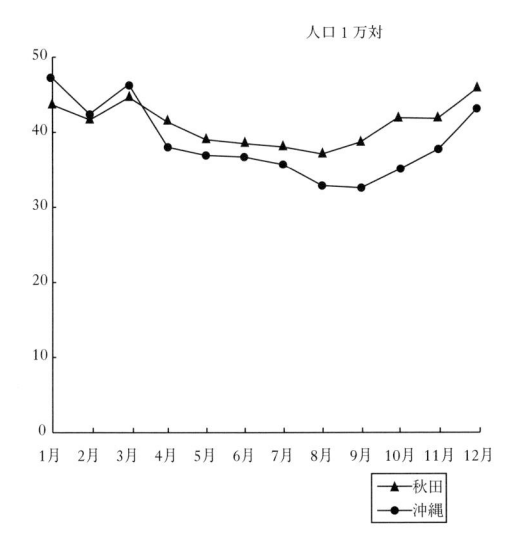

図 9　月別死亡率（89–91年男性）

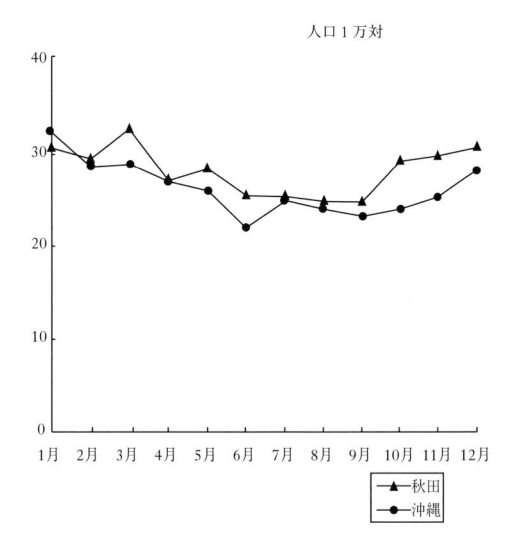

図 10　月別死亡率（89–91年女性）

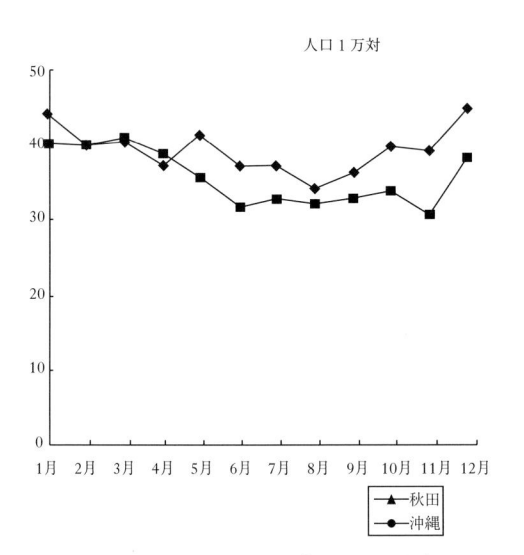

図 11　月別死亡率（94–96年男性）

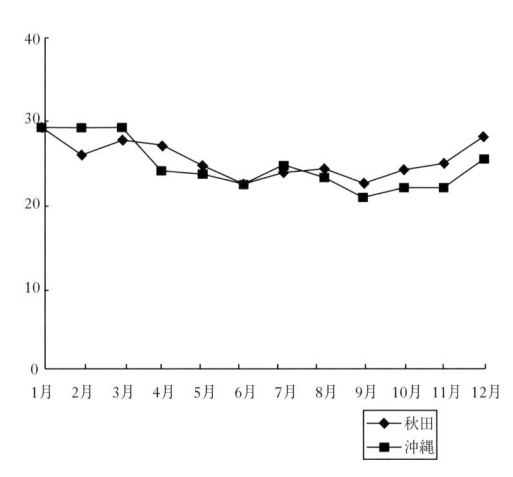

図 12　月別死亡率（94–96年女性）

表 2　月別死亡率と月別平均気温の相関（Pearson の相関係数）

	沖縄県	秋田県	月別平均気温差と月別死亡率差の相関*
89–91 年男性	−0.91（p < 0.01）	−0.91（p < 0.01）	0.56（ns）
89–91 年女性	−0.88（p < 0.01）	−0.89（p < 0.01）	−0.01（ns）
94–96 年男性	−0.83（p < 0.01）	−0.80（p < 0.01）	0.09（ns）
94–96 年女性	−0.78（p < 0.01）	−0.82（p < 0.01）	0.16（ns）

*（沖縄県の月別平均気温 − 秋田県の月別平均気温）と（沖縄県の月別死亡率 − 秋田県の月別死亡率）の相関

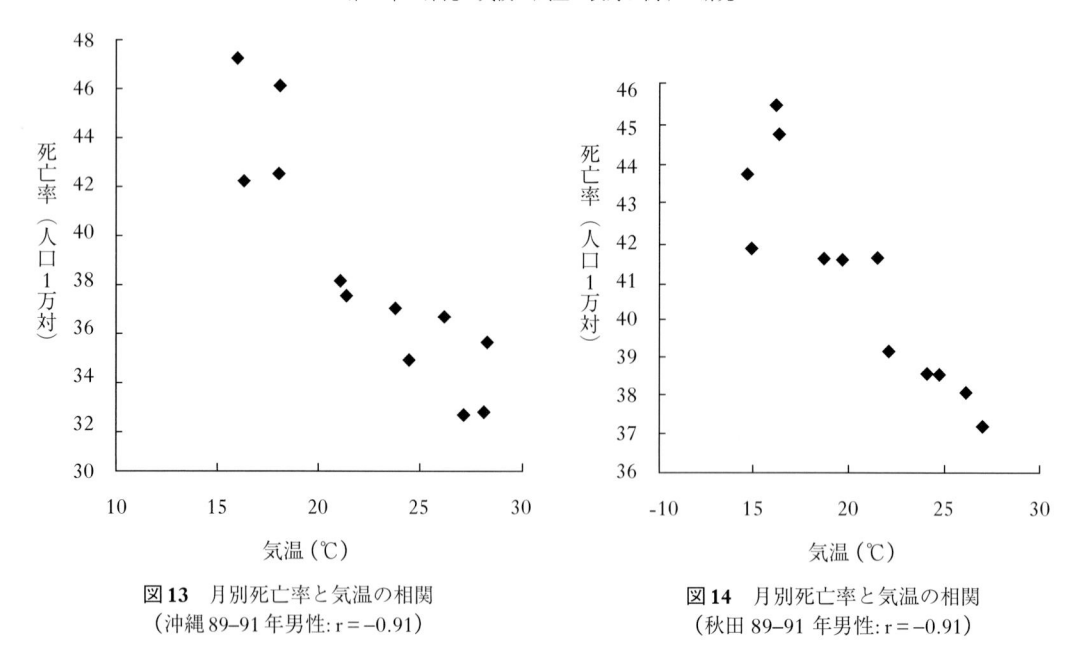

図13 月別死亡率と気温の相関
（沖縄89–91年男性：r = −0.91）

図14 月別死亡率と気温の相関
（秋田89–91年男性：r = −0.91）

表3 月別死亡率と他の気候要因の相関（Pearsonの相関係数）

	沖縄県			秋田県		
	湿度	降水量	日照時間	湿度	降水量	日照時間
89–91年男性死亡率	−0.65 ($p<0.05$)	−0.57 ($p<0.1$)	−0.81 ($p<0.01$)	−0.63 ($p<0.05$)	−0.36 (ns)	−0.76 ($p<0.01$)
89–91年女性死亡率	−0.68 ($p<0.05$)	−0.61 ($p<0.05$)	−0.74 ($p<0.01$)	−0.69 ($p<0.1$)	−0.52 ($p<0.05$)	−0.66 ($p<0.05$)
94–96年男性死亡率	−0.50 ($p<0.1$)	−0.49 (ns)	−0.69 ($p<0.05$)	−0.38 (ns)	−0.38 (ns)	−0.74 ($p<0.01$)
94–96年女性死亡率	−0.48 (ns)	−0.43 (ns)	−0.61 ($p<0.05$)	−0.56 ($p<0.1$)	−0.38 (ns)	−0.63 ($p<0.05$)

　ただし，結果としては示さなかったが，40歳前後より前の世代では，むしろ沖縄の方が秋田より死亡率が高い傾向にある。したがって，全年齢を通じて考えた場合には，沖縄の方が死亡の危険が低いということはできないだろう。

　今回の結果では，沖縄，秋田の両地域において，平均気温が高い月ほど死亡率が低い傾向が認められた。これまでにも平均気温が高い都道府県は百寿者が多い[3,4]，脳血管疾患，心疾患，肺炎などといった疾患による死亡は気温が低いと多い[1,5,6]といった報告がある。死亡現象は気温の影響を受け，温暖な場合は死亡の危険性は小さくなるものと考えられる。

　しかし，「温度差の大きい冬季には，夏季より沖縄の死亡率が秋田を大きく下回る」という現象はみられなかった。そのため「沖縄と秋田の死亡率の差は，両地域の温度差に影響を受ける」つま

り「沖縄が他の地域より(今回は秋田より)長寿であることには,他の地域より温暖なことが関与している」ことを確認することはできなかった。

ただし,沖縄の気候が温暖であることは明らかである。年平均気温は,日本の中では最も高い[2]。特に冬季は黒潮の影響もあり,日本の他の地域より極めて温暖である。また,夏季は,気温は高いが,強い南風とともにスコール性降雨も多く蒸発散量が大きいことから,全体的に過ごしやすい[7]。このような暮らしやすい気候が,長寿の一因であっても不思議はないであろう。

なお,今回は,気候データとして,平成10年版理科年表に掲載された平年値を用いた。この値は,1961年から1990年までの平均値であり,89-91年,94-96年という死亡年次ものではない。したがって,今回は死亡に対する気候の長期的影響を検討したと考えることができるだろう。また,気温,湿度,降水量,日照時間の4種類の気候要因を調べたが,要因相互の影響については検討しなかった。今後,その点をも考慮した分析が必要であろう。

IV. 結 論

人口動態調査票より沖縄県と秋田県の高齢者の死亡状況を調べ,気候の影響を考慮しながら比較検討した。その結果,高齢者の死亡率は沖縄が秋田よりも低いこと,両地域において温暖な月の方が死亡率が低いことが示された。しかし,沖縄が秋田より温暖なことが,秋田より長寿であることに関与しているかについては確認できなかった。

文 献

1) 旗野修一:生活様式と寿命,日老医誌,17: 149-152, 1980.
2) 国立天文台:理科年表平成10年,丸善,東京,1997.
3) 岡本和士,他:百寿要因の地理疫学的検討,日老医誌,32: 485-490, 1995.
4) 田内 久,他,編:日本の百寿者―生命の医学的究極像を探る―,中山書店,東京,1997.
5) 泊 惇,他:脳血管疾患および心疾患死亡の季節変動―気温の影響について―,日本公衛誌,38: 315-323, 1990.
6) 山中伸一,他:肺炎・気管支炎死亡率と気温の関係―わが国5地域における比較―,日生気誌,34: 45-52, 1997.
7) 長寿社会開発センター:沖縄長寿総合調査報告書,104-105, 1997.

沖縄における地域高齢者の前腕骨密度とその関連要因について

鈴木隆雄, 吉田英世, 石崎達郎, 尾尻義彦, 秋坂真史, 崎原盛造

[キーワード: 骨密度, 地域高齢者, 沖縄]

はじめに

　世界に類をみない長寿国となった我が国において, なかでも沖縄は伝統的な長寿県であり, 特有の温暖な気候風土とあいまって比較的活力の高い高齢者が多いとされている。また温暖な気候風土は間接的には年中屋外で体を動かす機会が多くなり, 足腰の筋肉の維持を含め高い健康度を維持している可能性が推察される。

　近い将来の我が国が迎える超高齢社会においては, いかにして高齢者一人ひとりが自立した日常生活を営むことができるかという視点からの健康作りが最重要課題であることは間違いない。その1つの対策が運動器系の老化予防, すなわち骨粗鬆症の予防と筋力およびバランス能力の維持による骨折予防と寝たきり予防を目的とした高齢者の健康作りに存在することは明白であろう。

　比較的若い時期からの骨密度測定検診を基軸とした骨の健康作りを通して, 骨粗鬆症の予防対策を進め, さらに, 高齢期にあって骨密度の低下した者では, 転倒予防による骨折予防を強く押し進め, 最終的には骨折や転倒外傷による寝たきりを1人でも発生させないことが, 今後の我が国の緊急の医学的のみならず, 経済的・社会的課題なのである。

　本研究で紹介するのは, 沖縄と秋田という異なった2地域において, 各々の地域高齢者を対象として, 前腕骨密度の測定と同時に, 多くの医学的・社会的項目も併せて調査し, 両地域高齢者での前腕骨密度の分布とそれに関連するさまざまな要因を分析した。この研究の目的は沖縄の高齢者での運動器系の特性を明らかにすることにより, 今後の超高齢社会の我が国における, 高齢者の健康作り, あるいは自立機能維持のための手掛かりを求めようとするものである。

I. 対象者

　沖縄県の対象者は沖縄本島北西部に位置し, 東シナ海に面する人口9,650名(平成9年10月現在)の今帰仁村に居住する65歳以上の男女約2,000名である。一方, 秋田県での対象者は県南部に位置する山間村である南外村(人口約5,100名)の65歳以上の男女約1,000名である。両地域は気候風土や基盤産業, 生活習慣さらには平均寿命など大きく異なっており, 本研究の目的である骨密度を中心とした運動器系の加齢現象についても何らかの差異があるものと推定され, 両地域での比較対照を行い, 両群の特性を明らかにすることを目的とした。いずれの地域においても, 調査対象者は地域内に設営した検査会場に自ら受診に訪れた方のみであり, 施設入居者, あるいは歩行不能などの著しくADLの低下した方々は除かれている。

なお，秋田県南外村の対象者および調査方法は，東京都老人総合研究所の行っている特別プロジェクト「中年からの老化予防長期追跡プロジェクト」に属していることをお断りしておく。

表1 調査項目

1) 骨密度測定
   a) DXA法（DTX-200）による前腕骨密度
   b) USD法（CUBA Clinical）による踵骨骨密度
2) 身体計測および体力測定
   a) 身長，体重，体脂肪
   b) 血圧，握力，開眼片足立ち，10M歩行
3) 面接聞き取り調査
   a) 健康度自己評価
   b) 生活習慣(睡眠時間，身体活動，喫煙，飲酒等)
   c) 既往歴，転倒，骨折経験，妊娠，出産，月経状況
   d) 老研式活動能力指標
   e) 食品摂取頻度調査

表2 沖縄(今帰仁村)および秋田(南外村)両地域における受診者の年齢分布

年齢階級(歳)	男性 沖縄(%)	秋田(%)	女性 沖縄(%)	秋田(%)
65–69	90(28.8)	120(35.7)	203(28.0)	179(34.3)
70–74	77(24.6)	118(35.1)	203(28.0)	161(30.8)
75–79	90(28.8)	61(18.2)	164(22.6)	107(20.5)
80–84	41(13.1)	29(8.2)	116(16.0)	51(9.8)
85–89	15(4.8)	8(2.4)	39(5.4)	24(4.6)
計	313(100.0)	336(100.0)	725(100.0)	522(100.0)

表3 沖縄・秋田両群男性における身体属性と体力測定項目の平均値±標準偏差

項目	沖縄(N)	秋田(N)	検定
年齢	73.8±5.8 (313)	72.3±5.1 (336)	***
収縮期血圧	148.4±19.7 (313)	146.6±24.4 (336)	
拡張期血圧	78.8±11.6 (313)	80.1±11.2 (336)	
握力	27.3±7.4 (305)	34.0±7.0 (325)	***
通常歩行速度	1.14±0.24 (304)	1.17±0.26 (333)	
最大歩行速度	1.58±0.28 (282)	1.74±0.39 (318)	***
体格指数	23.4±3.3 (313)	22.1±2.8 (336)	***
前腕骨密度	0.473±0.072(313)	0.480±0.079(334)	

*** $p < 0.001$

表 4 沖縄・秋田両群男性における身体属性と体力測定項目の各年齢階級別　平均値±標準偏差

収縮期血圧（mmHg）

年齢	65–69					70–74			
地域	N	Mean	SD	Pr>|T|		N	Mean	SD	Pr>|T|
沖縄	90	145.07	17.93			77	144.75	19.30	
秋田	120	144.66	23.86	0.892		118	145.76	23.54	0.754

拡張期血圧（mmHg）

年齢	65–69					70–74			
地域	N	Mean	SD	Pr>|T|		N	Mean	SD	Pr>|T|
沖縄	90	80.21	10.45			77	77.19	10.37	
秋田	120	80.93	10.75	0.626		118	79.33	11.13	0.180

握力（Kg）

年齢	65–69					70–74			
地域	N	Mean	SD	Pr>|T|		N	Mean	SD	Pr>|T|
沖縄	88	29.57	7.78			75	29.72	7.19	
秋田	117	36.57	7.22	0.001		113	34.50	5.58	0.001

通常歩行速度（m/秒）

年齢	65–69					70–74			
地域	N	Mean	SD	Pr>|T|		N	Mean	SD	Pr>|T|
沖縄	88	1.21	0.25			76	1.19	0.20	
秋田	119	1.23	0.24	0.445		117	1.22	0.24	0.247

最大歩行速度（m/秒）

年齢	65–69					70–74			
地域	N	Mean	SD	Pr>|T|		N	Mean	SD	Pr>|T|
沖縄	84	1.64	0.28			73	1.61	0.28	
秋田	115	1.82	0.37	0.001		111	1.80	0.37	0.001

BMI: 体格指数

年齢	65–69					70–74			
地域	N	Mean	SD	Pr>|T|		N	Mean	SD	Pr>|T|
沖縄	90	24.20	3.78			77	24.20	3.01	
秋田	120	22.37	2.76	0.001		118	22.37	2.73	0.001

BMD（g/cm^2）

年齢	65–69					70–74			
地域	N	Mean	SD	Pr>|T|		N	Mean	SD	Pr>|T|
沖縄	90	0.498	0.057			77	0.489	0.070	
秋田	120	0.505	0.077	0.515		118	0.471	0.078	0.106

75–79				80–84				85–89			
N	Mean	SD	Pr>|T|	N	Mean	SD	Pr>|T|	N	Mean	SD	Pr>|T|
90	152.96	18.63		41	151.51	25.35		15	151.13	16.25	
61	146.13	23.09	0.047	29	152.48	28.41	0.881	8	171.75	26.46	0.030

75–79				80–84				85–89			
N	Mean	SD	Pr>|T|	N	Mean	SD	Pr>|T|	N	Mean	SD	Pr>|T|
90	79.10	11.77		41	77.85	15.25		15	78.33	11.49	
61	79.36	11.13	0.892	29	80.41	13.35	0.469	8	84.88	11.17	0.204

75–79				80–84				85–89			
N	Mean	SD	Pr>|T|	N	Mean	SD	Pr>|T|	N	Mean	SD	Pr>|T|
90	25.77	6.04		38	23.21	6.19		14	21.86	8.48	
60	31.57	6.32	0.001	27	28.78	6.11	0.001	8	24.13	7.99	0.545

75–79				80–84				85–89			
N	Mean	SD	Pr>|T|	N	Mean	SD	Pr>|T|	N	Mean	SD	Pr>|T|
87	1.10	0.23		39	1.02	0.27		14	1.00	0.18	
60	1.08	0.25	0.460	29	1.01	0.25	0.826	8	0.90	0.33	0.349

75–79				80–84				85–89			
N	Mean	SD	Pr>|T|	N	Mean	SD	Pr>|T|	N	Mean	SD	Pr>|T|
83	1.55	0.28		31	1.45	0.28		11	1.51	0.20	
58	1.63	0.39	0.182	27	1.51	0.35	0.522	7	1.39	0.23	0.258

75–79				80–84				85–89			
N	Mean	SD	Pr>|T|	N	Mean	SD	Pr>|T|	N	Mean	SD	Pr>|T|
90	22.92	2.99		41	24.20	2.94		15	21.18	2.39	
61	22.22	3.04	0.161	29	22.37	2.44	0.024	8	21.60	2.83	0.711

75–79				80–84				85–89			
N	Mean	SD	Pr>|T|	N	Mean	SD	Pr>|T|	N	Mean	SD	Pr>|T|
90	0.451	0.073		41	0.457	0.072		15	0.415	0.076	
60	0.466	0.074	0.231	29	0.452	0.069	0.781	7	0.428	0.087	0.707

II. 研究方法

　沖縄での調査については平成9年12月および平成10年12月の2回に分けて行い，平成9年の調査では女性を，平成10年には男性を対象として調査を行った。また秋田での調査は平成9年8月および平成10年8月に行っている。

　調査の内容はDXA法による前腕(橈尺骨遠位1/3領域)骨密度測定(Osteometer社製DTX-200による)を中心とし，基本的身体属性，体力測定，および面接聞き取り調査を含む総合的な医学調査である(表1)。これらの調査項目は沖縄および秋田両地域において完全に同一の標準化された測定方法によって実施された。各調査の詳細については，これまでの東京都老人総合研究所「中年からの老化予防長期追跡プロジェクト」に関連する報告や論文に記述されている[1~4]。

III. 研究結果

　今回調査された骨密度については性差が大きいことから，結果についても男女別に述べる。

1. 男性における結果

　今帰仁村での調査参加者は317名であり，これは全対象者(818名)の38.8%の受診率であった。一方，南外村での調査参加者は337名であり，これは全対象者(416名)の81.0%の受診率である。今帰仁村での受診者数が低率なのは，調査の実施された12月中旬は花卉出荷の時期と重なっており，(天候に恵まれたこともあって)花卉労働のために未受診者が多かったことにもよるものである。両地域における解析対象者の年齢分析を表2に示す。

　各年齢階級ごとの受診者割合でみると，明らかに地域差がみられ，前期高齢者は秋田で多く，一方後期高齢者では沖縄に圧倒的に高い受診率となっていた。これは，先に述べたように今帰仁村では検診時期と花卉出荷時期とが重なったために前期高齢者の受診率が低かったことに起因するものであろう。

　表3に両群全体での主な身体属性と体力測定項目の測定値を示す。両群においては受診者の平均年齢が有意に異なっており(沖縄73.8歳 vs 秋田72.3歳)，そのことが一因となって多くの項目，すなわち体格指数，握力，最大歩行速度，などに有意差が認められた。従って，今後の骨密度に関する

表5 面接調査項目で有意差のみられた項目(男性)

1. 健康度自己評価 　(非常に健康である者の割合)	沖縄 > 秋田(前期**, 後期**)
2. 過去1年間の転倒の既往 　(なしの割合)	沖縄 > 秋田(後期*)
3. 定期的な運動・散歩・体操 　(ある者の割合)	沖縄 > 秋田(前期**, 後期**)

* $p < 0.05$, ** $p < 0.01$

分析では，年齢および体格指数（BMI）を補正した調整済骨密度を用いて比較分析を行っている。

表4は両地域の高齢者における各年齢階級ごとの収縮期血圧，拡張期血圧，握力，通常歩行速度，最大歩行速度，体格指数（BMI）および前腕骨密度（BMD）の平均値，標準偏差および有意差について示したものである。これらのうち，握力については85–89歳群以外のすべての年齢階級で両群に有意差(秋田＞沖縄：P＜0.001)が出現していた他，体格指数については，65–69歳，70–74歳および80–84歳の3群で沖縄が秋田を有意に上回り，さらに最大歩行速度では，65–69歳と70–74歳の前期高齢者の群で秋田が沖縄よりも有意に(P＜0.001)速度が速い結果となっていた。骨密度については両群に各年齢階級で有意差は認められなかった(図1)。

今回の調査においては，身体属性以外に生活習慣や自己健康度なども骨密度の関連要因として面接聞き取り調査により調査されているが，そのなかで有意差が示された項目を表5に列記する(表中前期とは74歳以下の前期高齢者を示し，後期とは75歳以上の後期高齢者を意味している)。これらの特徴をまとめると，沖縄の高齢者では健康度自己評価において「非常に健康である」と答える者の割合は前期および後期の両方の高齢者で有意に高い(沖縄 32.8% vs 秋田 12.5%：P＜0.01)。また「過去1年間の転倒の既往」については後期高齢者において沖縄で有意に低く (8.9% vs 17.3%: P＜0.05)，「定期的な運動」あるいは「定期的な散歩や体操」という身体活動を行っている者の割合は沖縄で有意に高く出現していた。

最後に，「転倒による骨折の既往」についても調査されているが，骨折経験者は1988年からの10年間で18人，全骨折部位数は20ヵ所であった。その内訳は腕5件，下腿部4件，足部3件などであるが，大腿骨頚部骨折は皆無であった。

2. 女性における結果

沖縄県今帰仁村調査参加者は725名であり，これは対象者(1,182名)の61.4%の受診率であった。一方，秋田県南外村の調査参加者は522名であり，対象者(602名)のうち86.7%であった。各年齢階級ごとの受診者割合でみると男性ほど大きな乖離はないものの，前期高齢者は沖縄54.4%，秋田64.8%と秋田で高かったが後期高齢者での参加割合は男性同様沖縄で高く両群に有意な差が認められた(χ^2 = 13.4, P＜0.001)。各年齢階級ごとの受診者割合を表2に示す。さらに両群全体での主な身体属性と体力測定項目の測定値を表6に示す。有意差のあった項目は体脂肪率が各年齢階級とも沖縄で有意に高く，逆に握力は男性同様秋田で有意に高く，また最大歩行速度も男性と同じように秋田で有意に速かった。

次に両地域高齢女性における前腕骨密度(年齢および体格指数で補正した値)を図2に示す。65–69歳では両群に差はみられないが，70–74歳，75–79歳では沖縄群でやや高く，80–84歳では沖縄群が秋田群に比し有意に骨密度が高かった。

また，今回の調査において生活習慣を中心として多岐にわたる面接聞き取り調査を行っているが，それらのなかで有意差の示された項目を表7に列記する(男性と同様表中前期とは74歳以下の前期高齢者を後期とは75歳以上の後期高齢者を意味している)。これらのなかで，両地域の女性高齢者に認められた生活習慣の特徴についてまとめると次のようになる (%は両群の平均を示している)。

面接聞き取り調査から沖縄高齢者の特徴として
1) 健康度自己評価で「非常に健康である」と答える者が有意に高い (12.8% vs 7.1%)。
2) 過去1年間の転倒の既往のある者が後期高齢者で有意に低い (13.5% vs 21%)。

表6 沖縄・秋田両群女性における身体属性と体力測定項目の各年齢階級別　平均値±標準偏差

収縮期血圧（mmHg）

年齢	65–69					70–74			
地域	N	Mean	SD	Pr>|T|		N	Mean	SD	Pr>|T|
沖縄	203	146.16	22.69			203	149.30	21.33	
秋田	179	147.15	24.14	0.682		161	148.25	25.23	0.667

拡張期血圧（mmHg）

年齢	65–69					70–74			
地域	N	Mean	SD	Pr>|T|		N	Mean	SD	Pr>|T|
沖縄	203	79.01	10.42			203	79.77	11.74	
秋田	179	80.34	11.87	0.246		161	78.81	11.93	0.445

体脂肪率（%）

年齢	65–69					70–74			
地域	N	Mean	SD	Pr>|T|		N	Mean	SD	Pr>|T|
沖縄	203	32.61	6.45			203	31.16	6.66	
秋田	179	28.23	6.73	0.001		161	27.64	6.40	0.001

握力（Kg）

年齢	65–69					70–74			
地域	N	Mean	SD	Pr>|T|		N	Mean	SD	Pr>|T|
沖縄	200	19.59	5.31			199	18.58	4.77	
秋田	174	23.67	4.94	0.001		154	22.05	4.51	0.001

開眼片足立ち（秒）

年齢	65–69					70–74			
地域	N	Mean	SD	Pr>|T|		N	Mean	SD	Pr>|T|
沖縄	201	33.32	23.12			202	25.48	23.36	
秋田	179	33.20	24.21	0.958		161	19.65	20.71	0.014

通常歩行速度（m/秒）

年齢	65–69					70–74			
地域	N	Mean	SD	Pr>|T|		N	Mean	SD	Pr>|T|
沖縄	198	1.16	0.20			198	1.07	0.21	
秋田	179	1.17	0.24	0.715		158	1.11	0.24	0.110

最大歩行速度（m/秒）

年齢	65–69					70–74			
地域	N	Mean	SD	Pr>|T|		N	Mean	SD	Pr>|T|
沖縄	198	1.51	0.24			197	1.42	0.29	
秋田	172	1.65	0.28	0.001		151	1.55	0.33	0.001

BMI: 体格指数

年齢	65–69					70–74			
地域	N	Mean	SD	Pr>|T|		N	Mean	SD	Pr>|T|
沖縄	203	24.12	3.37			203	23.65	3.48	
秋田	179	23.68	3.64	0.216		161	23.62	3.76	0.928

BMD（g/cm^2）

年齢	65–69	70–74							
地域	N	Mean	SD	Pr>|T|		N	Mean	SD	Pr>|T|
沖縄	203	0.348	0.067			203	0.326	0.068	
秋田	179	0.343	0.077	0.525		161	0.323	0.070	0.596

75–79				80–84				85–89			
N	Mean	SD	Pr>|T|	N	Mean	SD	Pr>|T|	N	Mean	SD	Pr>|T|
164	150.92	23.03		116	155.36	25.48		39	158.31	27.42	
107	151.23	24.63	0.915	51	155.71	24.04	0.935	24	159.67	25.29	0.845

75–79				80–84				85–89			
N	Mean	SD	Pr>|T|	N	Mean	SD	Pr>|T|	N	Mean	SD	Pr>|T|
164	78.77	11.54		116	79.72	12.25		39	80.03	13.22	
107	79.36	11.37	0.684	51	80.69	10.55	0.624	24	84.54	13.26	0.193

75–79				80–84				85–89			
N	Mean	SD	Pr>|T|	N	Mean	SD	Pr>|T|	N	Mean	SD	Pr>|T|
164	30.66	6.74		115	29.79	6.47		39	28.83	6.76	
107	26.38	6.09	0.001	50	25.26	5.90	0.001	24	25.02	7.11	0.037

75–79				80–84				85–89			
N	Mean	SD	Pr>|T|	N	Mean	SD	Pr>|T|	N	Mean	SD	Pr>|T|
162	15.97	4.65		114	13.56	4.34		37	11.32	4.24	
102	19.42	4.97	0.001	48	18.65	4.39	0.001	21	17.81	4.83	0.001

75–79				80–84				85–89			
N	Mean	SD	Pr>|T|	N	Mean	SD	Pr>|T|	N	Mean	SD	Pr>|T|
164	15.35	19.22		116	9.23	14.19		37	4.51	4.74	
107	13.50	17.56	0.426	51	7.63	12.60	0.487	24	4.38	4.59	0.911

75–79				80–84				85–89			
N	Mean	SD	Pr>|T|	N	Mean	SD	Pr>|T|	N	Mean	SD	Pr>|T|
161	0.94	0.23		110	0.83	0.22		35	0.71	0.22	
107	0.90	0.26	0.245	51	0.87	0.24	0.261	22	0.80	0.22	0.125

75–79				80–84				85–89			
N	Mean	SD	Pr>|T|	N	Mean	SD	Pr>|T|	N	Mean	SD	Pr>|T|
160	1.27	0.31		109	1.08	0.30		35	0.99	0.33	
97	1.29	0.36	0.673	46	1.27	0.38	0.002	20	1.19	0.43	0.055

75–79				80–84				85–89			
N	Mean	SD	Pr>|T|	N	Mean	SD	Pr>|T|	N	Mean	SD	Pr>|T|
164	23.20	3.60		116	22.99	3.26		39	22.55	3.21	
107	22.84	3.06	0.395	51	22.15	3.13	0.124	24	21.97	3.17	0.489

75–79				80–84				85–89			
N	Mean	SD	Pr>|T|	N	Mean	SD	Pr>|T|	N	Mean	SD	Pr>|T|
164	0.291	0.067		116	0.267	0.058		39	0.251	0.061	
107	0.279	0.071	0.191	51	0.246	0.052	0.031	24	0.258	0.066	0.700

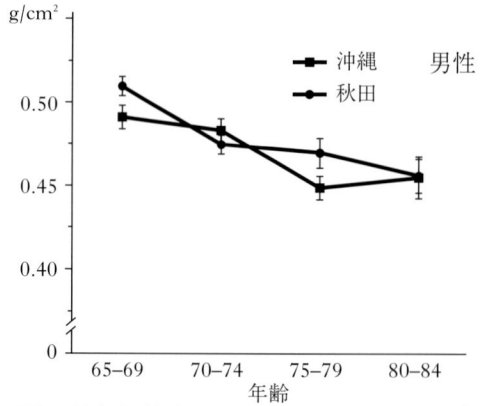

図1 骨密度（年齢，体格指数補正済：mean±SE）

図2 骨密度（年齢，体格指数補正済：mean±SE）

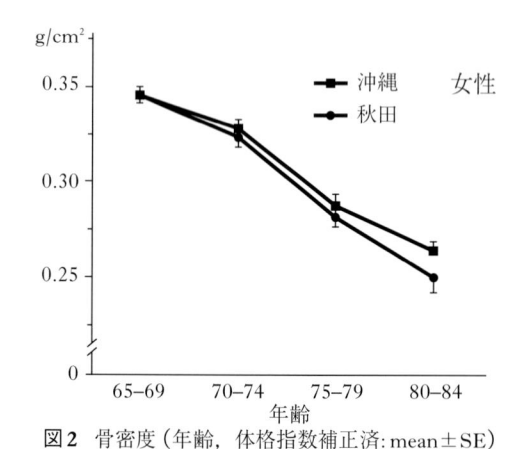

表7 面接調査項目で有意差のみられた項目（女性）

1. 健康度自己評価 （非常に健康である者の割合）	沖縄 ＞ 秋田（前期**，後期**）
2. 過去1年間の転倒の既往 （なしの割合）	沖縄 ＞ 秋田（後期*）
3. 定期的な運動・散歩・体操 （ある者の割合）	沖縄 ＞ 秋田（前期**，後期**）

* $p < 0.05$, ** $p < 0.01$

3）飲酒の習慣では有意に低かったが (5.2% vs 20.9%) 喫煙の習慣では逆に有意に高い (9.1% vs 2.1%)。
4）定期的な散歩や体操あるいは運動習慣についてのある者の割合が有意に高かった（61.4% vs 46.3%）。

IV. 考　察

　気候風土あるいは文化的背景の大きく異なる沖縄県と秋田県のほぼ同規模の2つの地域に在住する65歳以上の男女の高齢者およそ1,900名を対象として，前腕骨密度の分布とそれに関連する要因

の比較研究を行った。その結果，骨密度に関しては女性の後期高齢者で沖縄群が有意に高値を示した以外は，大きな差を認めなかった。

　身体属性や体力に関しては，握力では男女ともいずれの年齢階級においても秋田群が沖縄群よりも有意に強かった。さらに最大歩行速度についても男性(80歳以上を除く)および女性(75–79歳を除く)とも秋田群で有意に速かった。秋田群での握力の有意な強さの理由は不明であるが，幾つかの先行研究から握力は骨密度とよく相関することが知られているものの，本研究の結果から両群での握力の差は骨密度の差に反映されていないようである。

　一方，身体属性として体格指数は男女とも沖縄群で大きい傾向にあった。さらに面接聞き取り調査からは，男女ともそして各年齢階級群ともに，主観的健康度をあらわす「健康度自己評価」において，沖縄群は「非常に健康である」と答える者の割合が有意に高く(男性全平均 32.8% vs 12.5%，女性全平均 12.8% vs 7.1%)，極めて特徴的である。さらに1年間の「転倒の既往」についても後期高齢者で沖縄群が有意に低くなっている(男性 8.9% vs 17.3%，女性 13.5% vs 21.0%)。

　以上のことをまとめると，今回調査した今帰仁村の高齢者は秋田の高齢者と比較して，実測された骨密度には大きな差はなかったものの，明らかに転倒の既往は少なく，また主観的な健康度自己評価が極めて高いという特性が明らかとなった。しかし，握力や最大歩行速度といった高齢者の基本的運動能力を構成する要因では秋田群で高いなどのことを勘案すると，今後，沖縄高齢者に対しては運動機能を高めるような運動プログラムの開発と，その実践によって，骨密度を維持し，筋力を向上させ，バランス能力を高めることによって，更に骨折の予防が可能となり，より健康な高齢者を増やしてゆくことが可能かつ重要と考えられた。

文　献

1) (財)東京都老人総合研究所：秋田県南外村総合健康調査長期プロジェクト「中年からの老化予防総合的長期追跡研究」報告書，1992.
2) Shibata H., Suzuki T. and Shimonaka Y.: Launch of a new longitudinal interdisciplinary study on aging by Tokyo Metropolitan Institute of Gerontology (TMIG-LISA). Facts and Research in Gerontology. 7: 277–284, 1993.
3) Shibata H., Suzuki T. and Shimonaka Y. (eds): Longitudinal Interdisciplinary Study on Aging. p. 190, Serdi, Paris, 1997.
4) 鈴木隆雄，楠本彩乃，吉田英世，他：閉経期女性の骨密度測定法の差異による骨量評価についての研究，日本公衆衛生誌，43: 16–27, 1996.

沖縄の高齢者の心理的特性に関する研究

鈴木征男, 崎原盛造, 柏木繁男, 芳賀 博, 兪 今, 秋坂真史, 當銘貴世美, 林 聡子

[キーワード: 沖縄, 高齢者, 心理特性, 性格5因子モデル, タイプA行動パターン]

I. 研究目的

　沖縄の気候・風土が長寿に与える要因として, 性格特性, 心理特性は無視し得ない。沖縄県民が自分たちの気質を自己評価した調査によると長所としては,「人情深い」「親切」「陽気」「穏やかな」などの点があげられている[1]。しかしながら, これまで, 沖縄高齢者の性格特性に関して実証的な研究はほとんどなされていない。そこで, 性格特性に関するこれまでの研究をふまえた上で, 科学的な尺度を用いて沖縄高齢者の心理的特性を明らかにすることを目的とした。ここで使用する尺度としては①性格5因子説に基づいた性格特性評価尺度と, ②タイプA仮説に基づいた評価尺度である。

II. 研究方法

1. プレテスト

　心理学の分野では性格を測定する試みは古くから行われてきたが, 1963年にノーマンが性格5因子説を唱えてから, 新たな展開がみられた。80年代の様々な研究の結果, 現在の5因子 (Five-Factor Model) が性格の基本特性として広く認知されるようになった。これは神経症傾向 (Neuroticism), 外向性 (Extraversion), 開放性 (Openness), 調和性 (Agreeableness), それに誠実性 (Conscientiousness) である。この5つの性格因子をどのように測定するかはいくつかの方法があるが, 今回は形容詞評定尺度 (Adjective Check List: ACL) を採用した。しかし, ACLによる調査票自体は, 高齢者を対象とした実証的な研究が行われておらず, その測定可能性に関しても不明な点が多い。

　そこで, 平成9年度の調査においては柏木・和田が行った研究[2]を基に61項目の形容詞からなる調査票を作成した。ここでの研究の主眼はACLによる性格検査が, 沖縄の高齢者にも適用可能かという点と, 性格5因子説からみた沖縄高齢者の特徴は何か, という点であった。

　調査は65歳以上の沖縄県今帰仁村の女性に対し, 平成9年12月, 面接法で行われた[3]。しかし, 対象者によっては用語の意味が理解されず, 回答できない項目も多くみられた。このような場合は, 面接者が適宜説明を加えて回答を求めた。説明を加えなくても回答が得られた割合を「通過率」としたが, 61項目の平均通過率は80.1%であった。特に通過率の低かった項目は「怠惰な」,「臨機応変な」,「洞察力のある」,「自説に固執する」,「軽薄な」といった漢語による表現である。日常の生活の中で沖縄の高齢者がほとんど使用していないことによるものと考えられる。

2. 性格特性評価尺度の作成

そこで平成10年度調査においては前年度のプレテストの結果に基づいて調査票を変更した。変更のポイントは，① 提示する形容詞は出来る限り平易なものとする，② それでも理解できない場合には説明を加えるが，この説明方法は統一する，③ 1性格特性因子あたりの該当する項目数は10項目に統一する，などである。このような原則に基づき，すでに我が国で5因子モデルで実施された先行研究の中からそれぞれの性格因子に含まれる形容詞を参照しつつ，前年度の項目を適宜入れ替え，50項目からなる性格評価尺度を作成した。合わせて，それぞれの説明文を広辞苑等により作成した[2,4,5]。

3. 調査方法

調査は，前年度に引き続いて沖縄県今帰仁村の65歳以上の高齢者に対して行った。それと同時に，比較対照のために，ライフデザイン研究所が保有している生活者モニターに対しても同一の評定尺度で実施した。

1) 沖縄調査

対象者： 住民基本台帳よりランダムサンプリングした沖縄県今帰仁村の65歳以上の男女

調査時期： 1998年8月～9月

調査方法： 今帰仁村で行われた高齢者の住民健診の一環として公民館に集まった高齢者に対して実施した。方法は公民館での個別面接法によるものであるが，途中で回答を棄権するものもあった。また，公民館に来られなかった人に対しては訪問面接法により行った。最終的に性格検査が完了した対象者は759名であった。

対象者の特性： 対象者の性，年齢別の分布は表1に示したとおりである。

2) 比較対照調査

対象者： ライフデザイン研究所に登録されている全国の生活者モニターの中から無作為に抽出した20～40歳代の男女

調査時期： 1998年11月

調査方法： 郵送法。なお，比較対照調査においては，形容詞は全員が理解できると考え，補足説

表1　沖縄・性別年齢構成

	65–74歳 (%)	75歳以上 (%)	サンプル数 (人)	平均 (歳)
男	59.9	40.1	457	73.09
女	53.2	46.8	302	74.47
全体	55.9	44.1	759	73.92

表2　対照調査・性年齢別構成

	20歳代 (%)	30歳代 (%)	40歳代 (%)	サンプル数 (人)	平均 (歳)
男	2.5	46.3	51.2	432	39.6
女	22.0	38.7	39.3	610	36.7
全体	13.9	41.8	44.2	1,042	37.9

明文は送付しなかった。

対象者の特性は表2のとおりである。

III. 研 究 結 果

1. 通 過 率

沖縄調査においては，前述したように形容詞を提示しても，対象者がそのままでは理解できない項目があり，これに対して予め作成された説明を行った。説明を加えずに理解できた割合を通過率としているが，50項目の平均は88.8%と非常に高く，前年度を大きく上回り，形容詞の選定がある程度成功したと考えられる。

2. 性格特性尺度得点の算出

各性格特性項目に対して「はい」「いいえ」「どちらでもない」の3件法で調査したが，表3はその中で「はい」の割合を示したものである。性格特性尺度得点は，このような回答に対して3点，1点，2点を与え，10項目の合計値で作成した。ただし，性格特性因子と反対の概念をもつ形容詞は，反転項目としてこの逆の数値を与えた。

特性尺度得点の合成にあたっては，各尺度の一次元性を確認するために，沖縄調査および対照群調査ともに，信頼性係数であるCronbachのα係数を算出した。沖縄調査では0.725〜0.802と前年の性格特性尺度よりも大幅に上昇した。さらに，比較対照調査では0.768〜0.904と沖縄調査以上に高かった(表4)。

表3 各性格因子別回答(「はい」の割合) ―沖縄調査―

神経症傾向		外向性		開放性		調和性		誠実性	
悩みがち	38.6	話し好きな	67.6	想像力に富んだ	34.5	親切な	78.4	▲いい加減な	35.4
不安になりやすい	40.4	陽気な	56.7	進歩的な	34.4	▲怒りっぽい	22.3	▲ルーズな	16.2
心配性な	57.6	外向的な	38.7	興味の広い	55.7	やさしい	64.2	▲無精な	20.2
傷つきやすい	37.8	社交的な	40.2	好奇心が強い	49.1	思いやりのある	81.0	▲軽率な	18.1
動揺しやすい	39.3	活動的な	50.3	頭の回転が速い	24.5	▲強情な	30.4	▲無節操な	9.4
神経質な	51.6	積極的な	50.5	呑み込みの速い	43.2	▲頑固な	41.6	▲飽きっぽい	17.8
憂うつな	15.3	▲地味な	65.0	視野が広い	42.6	人の良い	57.3	▲成り行きまかせな	51.9
緊張しやすい	62.7	▲引っ込み思案な	33.6	▲不器用な	36.9	▲意地っぱりな	33.6	計画性のある	55.9
▲くよくよしない	79.2	▲無口な	29.8	機転のきく	35.3	素直な	74.8	▲無責任な	9.0
いらいらする	21.7	▲内気な	35.0	▲鈍感な	32.4	▲反抗的な	17.0	▲気まぐれな	30.8

注) ▲は反転項目

表4　Cronbach の信頼性係数

因　子	比較対照調査	沖縄調査	前回沖縄調査
神経症傾向	0.875	0.802	0.808
外向性	0.904	0.776	0.658
開放性	0.811	0.784	0.759
調和性	0.768	0.745	0.727
誠実性	0.809	0.725	0.632

3. 性格特性尺度得点の分布

このようにして求めた各性格尺度得点は図1に示したとおりである。結果をみると，次の点が指摘できる。

① 沖縄高齢者についてみると，5因子の中で最も得点が高かったのは「調和性」であった。これは前年度の結果と一致していた。

② 対照群と比較した場合，前述の調和性では沖縄の高齢者の方が高い。反対に神経症傾向，外向性，開放性では沖縄の高齢者の方が低かった。これらの差は t-test により 5% の水準で有意性を認めた。また，誠実性に関しては両群間に差はみられなかった。

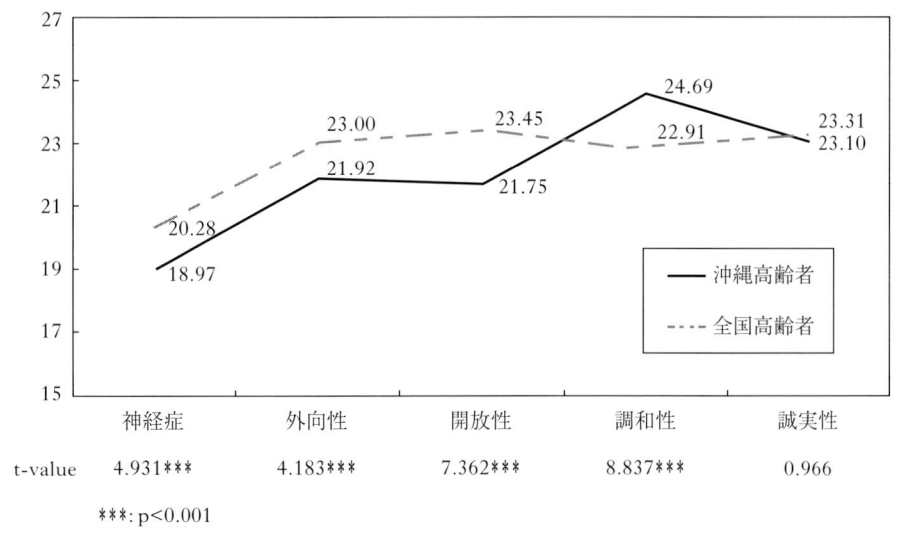

	神経症	外向性	開放性	調和性	誠実性
沖縄高齢者	18.97	21.92	21.75	24.69	23.10
全国高齢者	20.28	23.00	23.45	22.91	23.31
t-value	4.931***	4.183***	7.362***	8.837***	0.966

***: p<0.001

図1　性格因子ごとの尺度得点平均値

4. タイプA行動パターン

次に A 型行動パターンについてみてみよう。A 型行動パターン(以下「タイプ A」という)は虚血性心疾患患者に特徴的にみられる行動パターンとして注目され，我が国でも前田[6]により簡易な質問紙が開発された (A 型行動判別表)。本調査は平成 9 年度のプレテストの際に，前田の簡易質問票を用いて調査が行われたものである。すなわち，平成 9 年 12 月に 65 歳以上の沖縄県 N 村在住の女性 203 名に対して面接法により行われた。

調査項目は 12 項目あり，個々の設問に対して「いつもそうである」「しばしばそうである」「そん

なことはない」の3件法によって回答を求めている。上記の回答に対して2, 1, 0点の得点を付与し，12項目の合計点を求める。この中の2項目に関しては2倍点を与えて合計得点を算出する。結果の得点分布は図2のとおり11〜15点が最頻値であり，平均点は15.826であった。この得点で17点以上を前田はタイプAとしている。今回の調査結果では44.3%がこれに該当する。

タイプAの出現率を年齢別，沖縄県居住期間別に表したものが表5であるが，それぞれの要因において，出現率には統計的に有意な差は認められなかった。

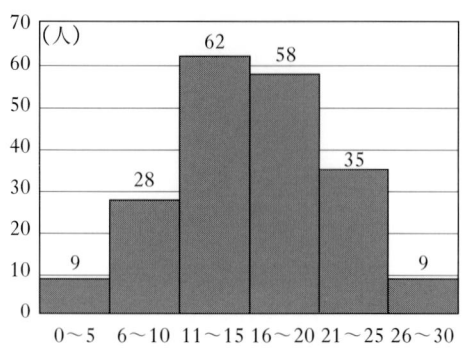

図2 A型行動パターン得点分布

表5 タイプA出現率
　　　（年齢別，生誕地・他県在住年数別）

年齢	65–69歳	54.1
	70–74歳	55.2
	75–79歳	54.9
	80歳以上	60.6
居住期間	沖縄生まれ・他県在住経験なし	56.4
	沖縄生まれ・他県在住経験5年以下	60.3
	沖縄生まれ・他県在住経験6年以上	50.0
	沖縄県外生まれ	41.7

IV. 考　察

性格5因子説は現在多くの研究者によって支持されており，また，その測定方法も開発途上にある。Widigerらは5因子説に基づくACL, NEO-PI-Rを含む5つの測定方法について，比較検討し，それぞれに一長一短があることを示している[7]。この中で，ACL法に関しては時間をあまりかけないで，対象者に負担が少ない点を利点としてあげている。

反対に欠点としては，提示した形容詞の理解が対象者に対して一様ではない可能性があることを指摘している。本研究においては，後者の欠点があることは想定されるものの，対象が高齢者ということを重視し，簡易で時間のかからないACL法を採用した。

前年のプレ調査結果を詳細に検討しつつ，50項目よりなる性格特性尺度を作成したが，前年の課題であった，沖縄の高齢者にも理解できる形容詞の提示という点では，通過率の平均で89%という

高率で，説明なしでも理解されたことで問題はある程度解決したものと思われる。さらに，5つの性格特性尺度の信頼性の面でも信頼性係数が最低でも 0.725 を確保できた点で，ほぼ満足いくものと思われる。

　今回得られた沖縄高齢者の性格特性として，調和性が最も高い得点であった。これは昨年度も同様の結果であり，さらに，全国調査による比較対照群と比較しても有意に高い得点を示している。下仲によると[8]調和性の特色は基本的に利他的であるという。すなわち，その人は他者に思いやりがあり，他者の援助に熱心だし，他の人は同じように自分のことを助けてくれると信じている，という。沖縄の長寿の要因の一つに，地域社会との強い結びつきがあげられるが[9]，この地域社会の高齢者との関係において，まさに調和性という性格因子が重要な役割を果たしているように思われる。

　次に，全国調査より低い得点として神経症傾向，外向性，開放性があった。まず，神経症傾向が低いという点では，秋坂は沖縄人の性格面でのキーワードとして「ノンビリ」「クヨクヨセズ」「オウヨウ」「テーゲー」をあげているが[10]，この多くは神経症傾向が低いことと関連しているようである。ようするに，ものごとに拘泥しないという面が表現されているように思われる。外向性に関しては，沖縄の得点が対照群に比較して低かった。当初，沖縄の高齢者は対人関係で社交的で，活動的と考えていたが，今回の調査ではその仮説は支持されなかった。開放性に関しては，沖縄の高齢者は対照群より低かった。開放性とは，下仲によれば[8]，経験に対して開かれており，創造性，審美眼的感覚，内的感受性が強い，といった特性で示されるものであり，これらの性格は沖縄の特徴とは必ずしも合致しているわけではない。その意味で対照群と比較して開放性の性格特性尺度得点が低いことはそれほど不思議ではない。

　タイプ A に関して，今回の調査結果は他の調査と比較するとやや高い出現率であった。前田の研究では A 型行動パターンの出現率は，虚血性心疾患患者 100 例のうち 58.0%，製薬会社営業部員 150 例では 40.7%，看護学生 360 例では 15.6% としている[6]。また，鷲見らの自動車関連部品製造会社の従業員 850 例では 10.0% であった[11]。これらの結果をみる限り，今回の 44.3% のタイプ A 出現率は高いとみることができる。ただし，秋坂が行った研究においては沖縄の百歳以上の長寿者のうち女性では 47.0%，また対照群としての 65 歳以上の女性高齢者は 48.7% となっており[12]，今回の結果とほぼ一致している。

　タイプ A は基本的にストレスとの関連性が強いとされており，鷲見らの研究においてもストレスフルな職場と正の相関を持つことが明らかにされている[11]。沖縄の高齢者を取り巻く環境は，気候，風土，文化等をふまえても，ストレスフルとは必ずしもいえない。さらに，タイプ A 調査票はそもそも心疾患患者の早期発見のために開発されたものである。このように考えるならば，高齢者における心疾患死亡率が全国よりもはるかに低い[13]沖縄県でのタイプ A 出現率が高いことはやや矛盾するように思われる。この点についてはさらに検討を加える必要性があるかも知れない。

　今回，沖縄の高齢者の性格特性をライフデザイン研究所の全国の生活者モニターを比較対照群として比較して，その特徴を検討してきた。この比較において，4つの性格特性尺度得点において，統計的に有意な差がみられた。この差が何によってもたらされるかについてより検討してみると，ここには 2 つの要因が関与していると考えられる。一つは，これまで分析してきたように，地域による差異である。つまり，本土と沖縄の地域特性による差として検出されるものである。今一つは，実は年齢による差も考えられる。今回，この年齢差は特に考慮してこなかった。対照群は年齢構成

が20〜40歳代という，高齢者からみれば若い年齢層である。したがって，両者の差が年齢による差が現象的に出てきたとも考えられる。一般に，加齢と性格の変化についての研究はこれまで多くなされているが，横断的な研究が多い点が疑問視される。すなわち，年齢間の差は，加齢による変化というよりも，その各年齢層が育った環境から影響を受けることが多く，横断的な研究では，個々人の年齢による変化を捉えることは困難である。従って，加齢効果を研究するためには縦断的な研究を必要としている。下仲は内外の性格と加齢に関する縦断的研究を検討した結果，中年期から老年期にかけての人格は安定的であり，成人期以降の人格の安定性を示すという点で，多くの研究は一致しているとしている[14]。その意味で，今回対照群との間で得られた差は年齢による差よりも，地域による差と考えることが可能となろう。

最後に，今回性格の5因子説に基づき，50項目からなる性格特性尺度を作成したが，これらの相関関係について触れておきたい。50項目の性格特性項目を因子分析し，Varimax回転をした場合，構造的には5因子が得られている。それを，10項目ずつの各因子を構成する項目の素点を合成し，性格特性尺度を算出したが，この5つの性格特性因子の相関係数を算出すると，表6に示すような単相関係数が得られた。モデル構造と，実際の尺度の乖離が出現してきたものと解釈できよう。

表6 性格5因子間の相関係数

	神経症	外向性	開放性	調和性	誠実性
神経症	1.000	−0.302	−0.125	−0.263	−0.213
外向性	−0.302	1.000	0.484	0.092	0.204
開放性	−0.125	0.484	1.000	0.124	0.369
調和性	−0.263	0.092	0.124	1.000	0.225
誠実性	−0.213	0.204	0.369	0.225	1.000

V. 結 論

沖縄の65歳以上の高齢者と20〜40歳代の比較対照群に対して性格特性尺度を用いて調査を行った。その結果，沖縄の高齢者の性格特性として調和性で高く，神経症傾向，外向性，開放性で低い得点が示された。すなわち，これまで沖縄の人々の性格特性が科学的に証明できた。

タイプAの出現率は他の調査と比較した場合，相対的に高い割合であり，心因性疾患の死亡率が低い結果と矛盾する結果となっており，今後のより詳細な研究が必要である。

文 献

1) 沖縄県: 沖縄県のイメージ等に関する県民意識調査, 1995.
2) 柏木繁雄, 和田さゆり: 5因子モデル（FFM）による性格特性の併存的妥当性の検討, 心理学研究, 67(4): 300-307, 1996.
3) 鈴木征男, 林 聡子: 沖縄の高齢者の心理的特性に関する研究, 崎原盛造『沖縄の気候・風土と長寿に関する研究』, 平成9年度厚生科学研究補助金成果報告書, 51-57, 1998.
4) 和田さゆり: 性格特性用語を用いたBig Five尺度の作成, 心理学研究 67(1): 61-67, 1996.
5) 柏木繁雄, 和田さゆり, 青木孝悦: 性格特性のBIG FIVEと日本語ACL項目の斜交因子基本パターン, 心理学研究, 64(2): 153-159, 1993.
6) 前田 聰: 虚血性心疾患患者の行動パターン, 心身医学, 25 (4): 298-306, 1985.

7) Widiger, T. A. et al: Assessment of the Five-Factor Model of Personality, J Personality Assessment, 68 (2): 228–250, 1997.
8) 下仲順子: 新しい人格テスト「NEO 改訂版」の日本版作成に関する研究, 平成 6, 7 年度文部省科学研究費補助金一般研究 (C) 研究成果報告書, 15–21, 1996.
9) 長寿社会開発センター: 沖縄長寿総合調査報告書, 128–140, 1997.
10) 秋坂真史: 気がつけば百歳, 大修館書店, 東京, pp. 62–72, 1995.
11) 鷲見克典, 内村義弘: 日本的タイプ A 行動パターンとストレス, 名古屋工業大学紀要, 46: 297–312, 1994.
12) 秋坂真史, 他: 長寿者の性格特性, 心身医学, 38 (6): 415–422, 1998.
13) 沖縄環境保健部: 沖縄県における成人死亡の疫学調査, 1994.
14) 下仲順子: 老年心理学, 培風館, 東京, pp. 260–266, 1997.

沖縄の地域在住高齢者における運動能力と骨密度

尾尻義彦, 當銘貴世美, 崎原盛造, 秋坂真史, 吉田英世, 石崎達郎, 鈴木隆雄

[キーワード: 地域在住高齢者, 運動能力, 骨密度, 歩行, 握力]

要　旨

　本研究は, 沖縄県今帰仁村に在住する, 入院・入所や寝たきり等を除く, 65歳以上の住民1,029名を対象に運動能力と骨密度検査を行った。この対象者は, 村内在住の65歳以上の全人口 (2,256名) の46%であった。検査は, 形態測定, 血圧, 骨密度, 握力, 歩行から構成した。本研究の主要な結果を以下に示す。

　1. 地域在住高齢者の運動能力は, 年齢の増加による低下を示し, その傾向は男性よりも女性で大きかった。

　2. 地域在住高齢者の骨密度は, 男性よりも女性で低値を示し, 年齢の増加による低下も女性で顕著であった。

　3. 女性は, 歩行速度と骨密度との間に相関を示し, 歩行機能の低下と骨密度の減少が同時に起こることが示唆された。男性では歩行速度と骨密度との間に相関を認めなかった。

I. 研究目的

　近年, 日本では高齢化が急速に進み高齢者の健康問題に対する関心は高まってきている。高齢者における活動能力の低下は, 基本的な日常生活に影響を及ぼし, そのことが生活の質 (QOL) の低下をもたらす。また, 活動量の低下は高齢者に多くみられる骨粗鬆症の原因の一つと指摘されており, 高齢者において, 健康的でかつ活動的な生活を送るために, ある程度の体力水準を維持する必要があろう。特に, 基本的な移動動作である歩行機能や筋力を維持することは, 重要な課題であると考えられる。

　本研究では, 沖縄県内でも有数の長寿村として知られている今帰仁村において, 高齢者の歩行能力および筋力と骨密度との関係について調査分析を行った。

II. 研究方法

1. 対　象

　本研究は, 沖縄県今帰仁村に在住し, 入院・入所, 痴呆, 寝たきり, 村外在住, 不明等を除く65歳以上の男女1,978名(女性1,182名, 男性796名)に会場招聘型の健康・骨密度健診への参加を案内し, 調査に参加した1,029名52%(女性713名60%, 男性316名40%)を対象とした。調査は, 女性を1997

年12月,男性を1998年12月に実施された。調査年度における今帰仁村の65歳以上の人口は,女性1,367名,男性889名であった。対象者は65–69歳,70–74歳,75–79歳,80–84歳,85歳以上の5つの年齢群に区分した。なお,90–94歳は女性で15名,男性で3名と少数だったので,85歳以上群に含めた。

2. 検査項目

身長,体重,血圧,骨密度,握力,歩行を測定した。血圧は自動血圧計(コーリン BP)を用いて測定した。

3. 測定方法

握力: 握力は,スメドレー式握力計を用いて利き手で測定した。

歩行: 10 m の平坦な歩行路に 2.5 m と 7.5 m の地点にテープを貼り,歩行開始後 2.5 m のテープを越えた接床点から,7.5 m のテープを越えた接床点までの歩数と距離を測定した。同時にこの区間 5 m の歩行時間をストップウォッチを用いて 0.1 秒単位で測定した。歩行課題は,「自由速度」の歩行と「最大速度」の歩行とした。自由速度歩行は「いつも歩いている速さで歩いてください」,最大速度歩行は「できる限り速く歩いてください」と被検者に指示した。はじめに自由速度歩行を,次に最大速度歩行を測定した。歩行速度 (m/sec) は,5 m ÷ 歩行時間(秒),歩幅 (m) は歩行距離 ÷ 歩数,歩行率 (step/min) は歩数 ÷ 歩行時間 × 60,歩行比 (m/(step/min) × 1000) は歩幅 ÷ 歩行率で計算した。

骨密度: 前腕骨骨密度は,Hologic 社の DTX2000 を用いて非利き腕の前腕骨を測定した。踵骨骨密度は McCue Ultrasonics 社の CUBA Clinical System を用いて左足の踵骨を測定した。

4. 統 計

値は,平均値±標準偏差で示した。統計処理として分散分析,年齢を共偏量とした共分散分析,ピアソンの単純相関,年齢を統制した偏相関を用いた。なお,解析に際しては SPSS 6.1J for the Macintosh を用い,有意水準は 5% 以下とした。

III. 研 究 結 果

1. 身体特性の比較

表1に体格および各種測定値の年齢群間の変化を男女別に示した。また,65–69歳群の平均値を100%とした場合の相対値も併せて示した。

各測定項目の年齢増加による変化を明らかにするため,年齢に対する一元配置の分散分析を行った。その結果,身長,体重,前腕骨骨密度は,男女ともに有意な年齢の主効果を認めた。収縮期血圧と踵骨骨密度は,女性にのみ有意な年齢の主効果を認めた。拡張期血圧には,男女とも,有意な年齢の主効果を認めなかった。

2. 運動機能の比較

運動機能の測定結果を性,年齢別に表2に示した。握力,自由速度歩行による速度,歩幅,歩行

表 1 沖縄県今帰仁村在住の高齢者（65 歳以上）における身体特徴

年齢		65–69 歳		70–74 歳		75–79 歳		80–84 歳		85–93 歳		F 値	P 値
n	男	210		198		152		105		141			
	女	97		78		84		43		14			
		mean	SD	mean	SD	mean	SD	mean	SD	mean	SD		
身長（cm）	女	146 (100)	5	146 (99.6)	6	144 (98.1)	6	142 (97.0)	5	141 (96.5)	6	19.5	.000
	男	158 (100)	6	158 (100.0)	6	157 (99.3)	5	155 (97.9)	6	154 (97.5)	6	4.2	.003
体重（kg）	女	52.6 (100)	8.2	51.4 (97.7)	8.3	48.4 (92.0)	8.6	47.4 (90.2)	6.6	45.5 (86.5)	7.7	14.8	.000
	男	61.5 (100)	9.8	60.1 (97.7)	9.1	57.6 (93.6)	8.1	56.7 (92.2)	7.8	50.6 (82.3)	7.3	6.7	.000
収縮期血圧（mmHg）	女	146 (100)	22	149 (102.3)	21	150 (102.6)	22	155 (106.1)	24	156 (106.5)	23	3.7	.005
	男	145 (100)	18	146 (100.9)	19	152 (104.9)	19	152 (104.6)	24	149 (103.0)	18	2.0	.093
拡張期血圧（mmHg）	女	79 (100)	10	79 (100.6)	11	78 (98.9)	11	80 (100.9)	12	79 (99.5)	11	0.4	.775
	男	80 (100)	11	77 (96.6)	10	79 (98.5)	12	79 (98.4)	15	73 (91.3)	12	1.4	.229
腕骨密度（g/cm^2）	女	0.35 (100)	0.07	0.32 (93.0)	0.07	0.29 (83.2)	0.07	0.26 (75.9)	0.06	0.24 (70.1)	0.06	49.1	.000
	男	0.50 (100)	0.06	0.48 (97.4)	0.07	0.45 (91.3)	0.07	0.45 (91.3)	0.07	0.41 (83.2)	0.09	8.4	.000
脚骨密度（dB/MHz）	女	59.1 (100)	15.4	55.9 (94.7)	14.7	51.4 (87.0)	15.5	46.6 (78.9)	15.0	41.4 (70.1)	12.6	22.6	.000
	男	86.0 (100)	15.1	87.4 (101.7)	18.7	82.8 (96.3)	18.6	82.5 (95.9)	16.5	74.9 (87.2)	20.9	2.1	.077

（　）内は 65–69 歳群を 100 とした場合の変化率

率，および最大速度歩行による速度，歩幅には，男女とも有意な年齢の主効果が認められた。しかしながら，男性の自由速度歩行における歩行比，および最大速度歩行における歩行率と歩行比には，有意な年齢の主効果を認めなかった。

　握力は，年齢の増加に伴って有意に減少したが，その減少の程度は男性よりも女性の方が大きかった。自由速度歩行および最大速度歩行において，速度と歩幅は男女とも年齢の増加にともなって減少したが，その変化はいずれも男性よりも女性の方が大きかった。また，歩行率は，男女とも自由速度歩行において年齢の増加にともなった減少を示したが，最大速度歩行においては女性においてのみ有意な減少を認めた。歩行比は，自由速度歩行および最大速度歩行において，いずれも女性において年齢の増加にともなった有意な減少を認めたが，男性で有意差はみられなかった。

3. 身体特性と運動機能の相関

　年齢，身体特性および運動機能相互の単純相関係数と，年齢を統制した各測定項目相互の偏相関

表2 沖縄県今帰仁村在住の高齢者（65歳以上）の運動能力

年齢		65–69歳 mean	SD	70–74歳 mean	SD	75–79歳 mean	SD	80–84歳 mean	SD	85–93歳 mean	SD	F値	P値
n	女	210		197		152		105		48			
	男	95		76		84		40		13			
握力（kg）	女	19.5 (100)	5.3	18.4 (94.6)	4.6	16.0 (82.2)	4.6	13.5 (69.4)	4.4	11.3 (57.8)	3.9	51.5	.000
	男	29.6 (100)	7.6	29.3 (98.8)	7.8	25.8 (87.1)	5.5	22.9 (77.3)	6.2	21.9 (74.0)	8.3	11.0	.000
通常速度歩行													
n	女	210		198		152		105		48			
	男	95		76		84		40		13			
速度（m/sec）	女	1.16 (100)	0.19	1.07 (92.0)	0.21	0.93 (79.9)	0.22	0.83 (71.5)	0.23	0.7 (63.6)	0.2	74.7	.000
	男	1.21 (100)	0.25	1.17 (97.0)	0.18	1.10 (91.1)	0.22	1.02 (84.3)	0.27	0.95 (78.3)	0.16	8.6	.000
歩幅（m）	女	0.57 (100)	0.07	0.54 (94.5)	0.07	0.50 (87.3)	0.09	0.46 (80.7)	0.09	0.41 (72.3)	0.10	64.1	.000
	男	0.56 (100)	0.08	0.55 (97.8)	0.07	0.53 (94.8)	0.07	0.50 (89.4)	0.09	0.47 (84.3)	0.06	8.1	.000
歩行率（step/min）	女	122 (100)	14	118 (97.0)	14	111 (91.2)	15	107 (87.7)	16	106 (87.2)	17	28.2	.000
	男	129 (100)	16	128 (99.3)	11	124 (96.2)	17	121 (93.9)	17	119 (92.5)	18	3.3	.012
歩行比（m/(step/min)）(×1000)	女	4.75 (100)	0.78	4.62 (97.3)	0.76	4.57 (96.2)	1.08	4.38 (92.3)	0.93	3.94 (83.1)	0.98	9.5	.000
	男	4.38 (100)	0.65	4.31 (98.5)	0.63	4.40 (100.6)	1.25	4.15 (94.9)	0.70	4.05 (92.6)	0.86	1.0	.408
最大速度歩行													
n	女	210		197		151		104		48			
	男	91		72		79		32		10			
速度（m/sec）	女	1.52 (100)	0.25	1.41 (92.7)	0.29	1.26 (82.8)	0.28	1.07 (70.6)	0.30	0.99 (65.0)	0.33	69.6	.000
	男	1.66 (100)	0.29	1.61 (97.3)	0.27	1.54 (92.9)	0.26	1.45 (87.6)	0.28	1.43 (85.9)	0.26	5.1	.001
歩幅（m）	女	0.64 (100)	0.07	0.61 (95.7)	0.09	0.57 (89.2)	0.09	0.51 (79.5)	0.09	0.46 (72.4)	0.12	66.7	.000
	男	0.65 (100)	0.07	0.63 (97.4)	0.08	0.62 (95.3)	0.07	0.59 (91.1)	0.08	0.57 (88.2)	0.07	5.7	.000
歩行率（step/min）	女	143 (100)	16	138 (96.6)	18	133 (93.0)	20	125 (87.7)	21	127 (89.0)	24	19.5	.000
	男	152 (100)	18	153 (100.8)	15	148 (97.6)	15	147 (97.0)	18	147 (96.8)	17	1.4	.243
歩行比（m/(step/min)）(×1000)	女	4.51 (100)	0.69	4.48 (99.2)	0.81	4.35 (96.4)	0.89	4.11 (91.1)	0.78	3.70 (82.0)	0.97	13.5	.000
	男	4.35 (100)	0.66	4.18 (96.2)	0.65	4.23 (97.2)	0.58	4.08 (93.7)	0.62	3.94 (90.5)	0.45	2.0	.100

歩行比 = 歩幅/歩行率
（ ）内は65–69歳群を100とした場合の変化率

表3　女性対象者の測定項目相互の相関係数

	1	2	3	4	5	6	7	8	9	10
1. 年齢	1									
2. 身長	−0.313**	1	0.470**	0.062	0.066	0.228**	0.120**	0.328**	0.223**	0.242**
3. 体重	−0.278**	0.515**	1	0.239**	0.245**	0.478**	0.226**	0.226**	−0.001	−0.015
4. 収縮期血圧	0.140**	0.015	0.182**	1	0.864**	0.099**	0.047	0.060	−0.007	−0.029
5. 拡張期血圧	−0.009	0.065	0.233**	0.856**	1	0.090*	0.047	0.107**	−0.009	−0.024
6. 腕骨密度	−0.472**	0.335**	0.534**	0.016	0.081*	1	0.351**	0.129**	0.038	0.034
7. 脚骨密度	−0.346**	0.216**	0.298**	−0.001	0.051	0.453**	1	0.121**	0.141**	0.162**
8. 握力	−0.482**	0.423**	0.324**	−0.021	0.094*	0.328**	0.266**	1	0.247**	0.293**
9. 通常歩行速度	−0.538**	0.339**	0.143**	−0.068	0.011	0.285**	0.303**	0.440**	1	0.798**
10. 最大歩行速度	−0.531**	0.358**	0.132**	−0.090*	−0.008	0.276**	0.312**	0.473**	0.857**	1

（左下: simple correlation coefficients, 右上: partial correlation coefficients by age-controlled）
*p < 0.05, **p < 0.01

表4　男性対象者の測定項目相互の相関係数

	1	2	3	4	5	6	7	8	9	10
1. 年齢	1									
2. 身長	−0.201**	1	0.424**	−0.035	0.034	0.162**	0.103	0.383**	0.046	0.203**
3. 体重	−0.269**	0.458**	1	0.231**	0.250**	0.331**	0.218**	0.365**	0.023	0.059
4. 収縮期血圧	0.143*	−0.037	0.158**	1	0.726**	0.002	−0.024	0.070	0.020	0.103
5. 拡張期血圧	−0.082	0.059	0.250**	0.702**	1	−0.006	−0.042	0.125*	−0.028	0.036
6. 腕骨密度	−0.321**	0.207**	0.379**	−0.053	0.049	1	0.507**	0.097	−0.047	0.014
7. 脚骨密度	−0.165**	0.114*	0.231**	−0.072	−0.027	0.548**	1	0.044	−0.015	0.046
8. 握力	−0.349**	0.371**	0.359**	−0.035	0.080	0.159**	0.093	1	0.176**	0.296**
9. 通常歩行速度	−0.315**	0.079	0.079	−0.070	−0.035	0.019	0.040	0.295**	1	0.600**
10. 最大歩行速度	−0.255**	0.244**	0.119*	0.067	0.056	0.094	0.080	0.357**	0.630**	1

（左下: simple correlation coefficients, 右上: partial correlation coefficients by age-controlled）
*p < 0.05, **p < 0.01

係数を，男女それぞれ表3と表4に示した。血圧を除くすべての項目に，男女ともに年齢に対して有意な負の相関が示された。骨密度と歩行速度の間の相関は，女性ではいずれも有意であったが，年齢を統制した偏相関では前腕骨骨密度と歩行速度の間の相関は有意ではなかった。また，男性の骨密度と歩行速度の間には有意な相関を認めなかった。握力と骨密度の間の相関は，男性の踵骨骨密度を除き，すべて有意であった。

IV. 考　察

健康調査における受診率は，サンプルの偏りを類推する情報の1つであると考えられる。本研究のような会場招聘型の調査では，東京都老人総合研究所の小金井市における研究では，コホートの40–44%の受診率であったことを報告している[1,2]。このような低い受診率では，サンプルの代表性に問題のあることを指摘しており，老研式活動能力指標[3]を運動能力実施者と非実施者で比較する

と，実施者の活動能力指標がわずかながら高いことから，より活動能力の高い者が受診したことを否定できないとしている。また，非参加者は参加者よりも ADL の低下と過去 1 年の臥床経験の多いことも報告されている[4]。今回の今帰仁村における男性の受診率は，調査案内通知者の 40% であり，地域在住高齢者の代表値としてみなすには若干の偏りのあることを否定できないと思われる。一方，女性の受診率は 60% と比較的高かったことから，地域在住高齢者の実態をより反映していると考えられる。

沖縄県今帰仁村において調査した高齢者の形態は，男女とも年齢の増加に伴う減少傾向を示し，その変化率に男女差は認められなかった。身長と体重に関して，都市と農村地域に在住する高齢者の報告[2]と比較すると，男女ともいずれの年齢群においても身長は都市在住者よりも低値を示し，農村地域在住者とほぼ同水準であった。一方，体重は男女ともいずれの年齢群においても前述の二地域の平均値よりも高値であった。このような沖縄と他県の高齢者の形態的特徴を引き起こした原因として，身長の差は遺伝的な影響を強く受けていると考えられるが，体重の相違は食事や日常生活の身体活動といった生活習慣の関与が大きく左右していると考えられる。したがって，栄養や運動習慣の調査ならびに身体活動量の評価と，体重や体脂肪率の関係について検討する必要があると思われる。女性の収縮期血圧は，年齢増加にともない若干の上昇傾向を示したが，男性では有意な上昇を示さなかった。また，男女ともに拡張期血圧は年齢の増加にともなう変化を認めなかった。骨密度は，年齢の増加にともなう減少傾向が女性の場合に非常に強く，65-69 歳群に対し 85 歳以上群で 70% であったのに比べ，男性では 85-90% であった。すなわち，女性は高齢期において骨密度が急速に低下することが確認された。

高齢者の身体活動の遂行に必要な運動能力として数種の因子が抽出されている[5,6,7]。これらの報告に共通した因子として，筋力，全身協調性（移動），バランスがあげられる。本研究では，筋力の指標として握力を，全身協調性の指標として 10 m の自由速度歩行と最大速度歩行を測定した。その結果，運動能力についても年齢の増加に伴った減少傾向を認めた。本研究と同様の方法で都市と農村地域に在住する高齢者の運動能力を測定した報告[2]と比較すると，女性の握力はいずれの年齢群においても同水準であったが，男性では低い傾向を示した。また，年齢の増加に伴った減少傾向を男女間で比較すると，男性よりも女性の方が大きな減少を示した。

歩行速度，歩幅および歩行率（歩調）は，自由速度と最大速度のいずれにおいても，年齢の増加に伴い減少したが，その程度は男性よりも女性の方が大きかった。自由速度歩行において，前述の二地域の結果[2]と比較すると，本研究の対象者は歩行速度が遅く，歩幅が狭く，歩行率は高い傾向を示した。このような傾向は，女性よりも男性の方が強くみられた。すなわち，今帰仁村在住の高齢者における歩行の特徴として，歩幅を広げるよりも早い歩調（歩行率）で歩く傾向があると思われる。また，最大速度歩行における歩行速度は他地域の平均値と比較すると大きく下回っているが，著者は一概に今帰仁村在住の高齢者の歩行能力が劣ると結論づけることは早計であろうと思っている。本調査における握力や最大速度歩行検査で，「全力で行なってください」という指示の解釈が今帰仁村在住の高齢者の場合と他県の高齢者とで多少異なっているためではないかと推察している。すなわち，沖縄県民の心理的要因，すなわち「テーゲー主義（そこそこに）」が影響しているのかもしれない。

本研究では，女性において握力や歩行速度と骨密度感に相関を認め，年齢統制後も有意な相関関係を示した。しかしながら，男性ではこれらの項目間に有意な相関はみられなかった。高齢女性は

年齢の増加にともない急激な骨密度の低下を示すとともに，筋力や歩行能力においても男性を上回る低下を示した．

高齢者の寝たきりの原因の一つとして骨粗鬆症による骨折が大きな問題となっており，骨粗鬆症の予防の重要性が叫ばれている．日常生活における身体活動が骨密度に影響することは推測に難くない．身体活動の低下は，基本的な日常生活にも影響を及ぼし，生活の質（QOL）の低下をもたらす．本研究においても，骨密度の低い者は運動能力においても劣っていることが示され，高齢者においても高い運動能力を維持することで加齢による骨密度の減少を抑える可能性が示唆された．

文 献

1) Shibata, H., H. Haga, Y. Suyama, T. Matsuzaki, D. Maeda, W. Koyano, and S. Hatano: A ten-year comprehensive survey of the Japanese urban elderly: The Koganei Study. Social Gerontology (Tokyo), 27: 68–77, 1988.
2) 古名丈人，長崎　浩，伊藤　元，橋詰　謙，衣笠　隆，丸山仁司: 都市および農村地域における高齢者の運動能力，体力科学，44: 347–356, 1995.
3) 古谷野亘，柴田　博，中里克治，芳賀　博，須山靖男: 地域老人における活動能力の測定—老研式活動能力指標の開発—，日本公衛誌，34: 109–114, 1987.
4) 柴田　博，古谷野亘，七田恵子，芳賀　博，永井晴美，須山靖男，松崎俊久，旗野修一: 地域老人健康調査における参加者と非参加者の比較，老年社会科学，8: 177–186, 1986.
5) 金禧植，稲垣　敦，田中喜代次，芳賀修光，松浦義行: 中・高年齢者における運動能力の因子構造とその性差，いばらき体育・スポーツ科学，8: 1–10, 1992.
6) 金禧植，松浦義行，田中喜代次，稲垣　敦: 高齢者の日常生活における活動能力の因子構造と評価のための組テスト作成，体育学研究，38: 187–200, 1993.
7) L. S. Greene, H. G. Williams, C. A. Macera, and J. S. Carter: Identifying dimensions of physical (motor) functional capacity in healthy older adults. J. of Aging and Health, 5: 163–178, 1993.

沖縄県における高齢女性の踵骨骨密度に関する疫学的研究

秋坂真史，尾尻義彦，崎原盛造，鈴木隆雄

[キーワード：骨密度，踵骨，超音波，高齢者，女性，沖縄，長寿，骨粗鬆症]

はじめに

目前に迫った21世紀は，超高齢社会と言われている。この世に生を受けた者の多くは，文字どおり「健康長寿」で幸福な生涯をおくりたいと考えるであろう。その主要な関門の一つが，高齢期における骨折による寝たきり予防の観点からの骨粗鬆症の早期発見およびその予防であることは論を待たない。

近年は，骨粗鬆症に対する保健意識の向上とともに，一般の地域検診や特殊検診の場でも骨密度測定が盛んに行われるようになってきた。しかしながら，従来のようにDXAやSXA等のX線を用いる方法のみでは測定対象や測定場所等が限定され，公衆衛生学上，十分な活用が図れないことが多い。そこで近年は，X線被曝のない超音波法による骨密度測定の精度や信頼性が調べられ[1-3]，骨粗鬆症検診の一次スクリーニング法[4]として本邦でも広く利用されるようになっている。大別して超音波法には湿式と乾式の二つの方法があり，前者については既に報告が多く検討もよく為されているが，後者については市場における後発性の事情も手伝って，未だ調査報告がきわめて少ない状況にある。しかるに，実際に多くの対象で使用した経験では，乾式測定器は小型で軽量，しかも1時間当たり湿式より多数の測定が可能であり，学校保健の場などの定期検診などでもきわめて有用である。すなわち，乾式超音波法は測定時間が一人約2-3分と非常に短くてすみ，検診者多数，頻回移動，さらに測定に時間を費やせない高齢者や小児等の対象に適していると考えられる。しかしながら，最新の骨密度測定器であるがゆえに，未だ日本人の基礎データ取得数も十分とは言えない。このことは，今後益々需要が増えると予想される公衆衛生の現場での乾式超音波法による骨密度評価において，大きな支障であると思われる。

一方で，近年は全国的に長寿者が急増している。沖縄県において，65歳以上の高齢者率が20%以上の「超高齢社会」の自治体は，40.4%の粟国村を筆頭に，北部や離島を中心に18町村を数えた。なかでも今帰仁村は23.0%と高齢者率が高く，とりわけ長寿者率は沖縄県でも群を抜いている。例えば，百歳以上長寿者は平成9年9月時点で10名存在しているが，人口10万人あたりの比率でみると103.6人になる。この値は沖縄県全体の百歳以上長寿者率の約4.2倍であり，全国平均の15.3倍に相当する。

近い将来の我が国の超高齢社会を予想させる，今帰仁村のような長寿社会では，高齢者とくに長寿者の身体・心理・精神・社会の各視点から包括的な調査に基づいた生活の質の評価が今後重要な問題となってこよう[5,6]。ここで重要な視点の一つは，長寿者のdisability-freeの日常生活が保たれているかである[7]。これに関与する要素は多くあるが，なかでも寝たきりと痴呆は大切な項目であ

表1　5歳年齢階層別測定値

item age range		BUA	BUA-%exp	BUA-T	BUA-Z	VOS	VOS-%exp	VOS-T	VOS-Z
65–97									
n = 739									
	mean	53.3	103.2	−2.82	0.11	1603.9	107.3	0.38	2.09
	SD	15.9	29.7	1.04	0.94	39.4	2.98	1.49	1.41
	Max	119.0	239	1.13	3.71	1878.0	128	8.32	10.25
	min	13.0	26	−5.60	−2.62	1516.0	100	−1.67	0.01
65–69									
n = 202									
	mean	59.0	101.8	−2.47	0.07	1613.9	106.9	0.57	2.05
	SD	15.4	27.0	0.99	0.97	39.1	3.24	1.56	1.49
	Max	119.0	201	1.13	3.33	1764.0	118	5.48	6.83
	min	16.0	30	−5.60	−2.62	1532.0	100	−1.58	0.05
70–74									
n = 201									
	mean	55.9	102.6	−2.62	0.09	1608.2	107.0	0.26	1.09
	SD	14.8	27.4	0.95	0.91	34.9	2.76	1.43	1.36
	Max	99.0	182	0.01	2.81	1706.0	114	3.78	5.31
	min	22.0	39	−5.13	−1.93	1516.0	100	−1.66	0.01
75–79									
n = 163									
	mean	52.0	104.1	−2.89	0.13	1600.8	107.5	0.28	2.07
	SD	15.6	31.2	1.00	0.96	35.8	2.66	1.41	1.31
	Max	117.0	224	0.99	3.60	1702.0	115	3.73	5.46
	min	13.0	26	−5.18	−2.15	1529.0	102	−1.61	0.32
80–84									
n = 116									
	mean	46.6	104.6	−3.29	0.13	1595.9	108.1	0.48	2.41
	SD	15.1	35.2	0.99	0.98	48.6	3.48	1.64	1.57
	Max	115.0	239	0.88	3.71	1878.0	128	8.32	10.25
	min	18.0	42	−5.47	−1.68	1534.0	103	−1.56	0.52
85–89									
n = 39									
	mean	43.6	105.9	−3.50	0.16	1579.9	107.8	0.14	2.21
	SD	12.7	29.5	0.97	0.77	29.6	2.00	1.22	1.12
	Max	72.0	183	−1.83	2.21	1656.0	113	2.78	4.73
	min	20.0	52	−5.32	−1.29	1526.0	104	−1.53	0.69
90–97									
n = 18									
	mean	37.3	104.1	−3.88	0.09	1577.5	108.5	0.21	2.39
	SD	11.1	33.6	0.80	0.76	29.1	1.95	1.30	1.17
	Max	59.0	174	−2.45	1.70	1633.0	112	2.2	4.30
	min	22.0	58	−5.24	−0.93	1523.0	105	−1.67	0.76

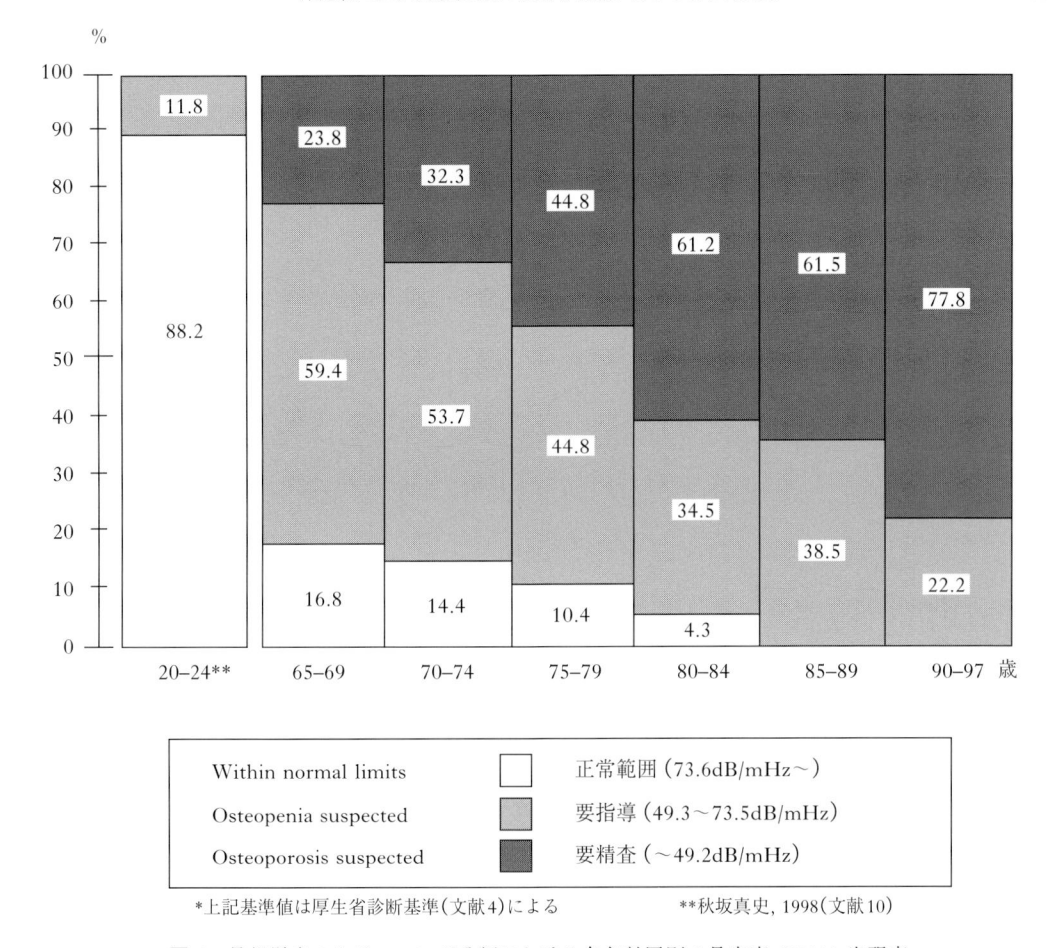

図1 骨粗鬆症スクリーニング分類における各年齢層別の骨密度 (BUA) 出現率

凡例:
- Within normal limits / 正常範囲（73.6dB/mHz～）
- Osteopenia suspected / 要指導（49.3～73.5dB/mHz）
- Osteoporosis suspected / 要精査（～49.2dB/mHz）

*上記基準値は厚生省診断基準(文献4)による　　**秋坂真史, 1998(文献10)

年齢層別データ:
- 20–24**: 正常範囲 88.2, 要指導 —, 要精査 11.8
- 65–69: 16.8, 59.4, 23.8
- 70–74: 14.4, 53.7, 32.3
- 75–79: 10.4, 44.8, 44.8
- 80–84: 4.3, 34.5, 61.2
- 85–89: —, 38.5, 61.5
- 90–97歳: —, 22.2, 77.8

る。とりわけ寝たきりの予防には，骨粗鬆症に対する予防医学，すなわち骨密度測定とその後の生活指導とフォローアップが不可欠であろう。ちなみに，超高齢者であっても日常生活動作能の保持が痴呆予防にもつながることが示唆されている[8]。また，高齢者であっても生活習慣の合理的改善によって，ある程度の骨密度改善は可能であると考えられ，高齢者の骨粗鬆症予防のみならず，その進行を遅らせる視点も今後の保健行政上，重要な課題になってくると思われる。そこで筆者らは，高齢者の予防医学的見地から数年間にわたり，沖縄県の長寿地域の一つである今帰仁村の高齢女性における踵骨骨密度を測定してきた。本稿は，平成9年度の今帰仁村調査において取得したデータ，ならびに筆者がこれまで本調査と関連して沖縄県で研究を行って得たデータに，若干の疫学的検討を加えてまとめたものである。

I. 対象と方法

沖縄本島北部の今帰仁村（人口9,650名：平成9年10月末現在）において，65歳以上高齢女性1,182名を対象に，平成9年12月15日より8日間にわたり身体，精神および社会的健康度についての包括

的な調査を行った．骨密度調査は身体的健康度調査の一環として，左腕の撓骨骨密度を X 線を用いて測定する DTX 法と，踵骨の骨密度を超音波を用いて測定する USD 法の双方によって行われた．本稿は，このうち後者，すなわち乾式超音波法による踵骨骨密度を骨密度測定装置 CUBA (McCue 社製)を用いて測定した結果に検討を加えたものである．参加したボランティアは，問診および先だって行われた地域住民検診などの結果から明らかな骨疾患を有しないと考えられた 65 歳から 97 歳までの高齢女性 739 名(平均年齢 74.4 歳)である．

測定した骨密度項目は，超音波減衰係数 (Broadband Ultrasound Attenuation: BUA (dB/MHz))・超音波伝播速度 (Velocity of Sound: VOS (m/sec)) で，これらを 5 歳年齢層別 (90 歳以上のみ 7 年齢層)にまとめた．骨密度に関する各パラメータすなわち BUA-%EXP，BUA-T 値，BUA-Z 値，VOS-%EXP，VOS-T 値，VOS-Z 値も同時に算出した．ここで，%EXP は日本本土女性の年齢別平均値に対する対象の百分率であり，T 値と Z 値はそれぞれ 20 歳代平均値(最大骨量)を 0 としたときの測定値の標準偏差，同年齢平均値を 0 としたときの測定値の標準偏差に相当する．

さらに，骨粗鬆症スクリーニングとして年齢層別の骨粗鬆症ハイリスク者比率を調べるため，厚生省の骨粗鬆症診断基準[4]に準じて以下の 3 つに分類した．正常範囲者は，BUA で 73.6 dB/MHz 以上の者，要指導者は 49.3 以上 73.5 dB/MHz 以下の者，要精査者(要加療者を含める)は 49.2 dB/MHz 以下の者とした．

なお，表 1 および図 1 中に示した最大骨量値は，同じ機器および方法によって測定された沖縄県出身の健康な若年女性，とくに 20 歳代女性の踵骨骨密度に関するデータ[9,10]で，県内高齢女性の骨折危険率等を求める参考資料として使用した．

統計については，平均値の差は Student-t 検定，また相関については Pearson の方法で解析し，$p < 0.05$ をもって有意とした．

II. 研 究 結 果

1. 骨密度値および身体値分布

受検者の平均年齢は 74.4 ± 6.48 歳(平均値 ± 標準偏差)，身長・体重の平均値はそれぞれ 144.6 ± 5.83 cm，50.18 ± 8.50 kg であった．また，体脂肪率平均値は，30.9 ± 6.71%，握力値は 16.9 ± 5.54 kg であった．

2. 5 歳年齢層別骨密度関連値

65 歳以上全年齢層における VOS 平均値 (m/sec) は 1603.9 ± 39.4，また BUA 平均値 (dB/MHz) は 53.3 ± 15.9 であった．

60 歳代後半 (65–69 歳) の BUA 平均値および VOS 平均値は，それぞれ 59.0 ± 15.4，1613.9 ± 39.1 (n = 202) であり，70 歳代前半 (70–74 歳) のそれらは 55.9 ± 14.8，1608.2 ± 34.9 (n = 201) であった．70 歳代後半 (75–79 歳) では，それぞれ 52.0 ± 15.6，1600.8 ± 35.8 (n = 163) であり，80 歳代前半 (80–84 歳)のそれらは 46.6 ± 15.1，1595.9 ± 48.6 (n = 116) であった．さらに 80 歳代後半 (85–89 歳) は，それぞれ 43.6 ± 12.7，1579.9 ± 29.6 (n = 39) であり，90 歳代 (90–97 歳) のそれらは 37.3 ± 11.1，1577.5 ± 29.1 (n = 18) であった(表 1)．

3. 骨密度に関する各パラメータ算出

BUA および VOS 平均値とともに，%EXP 値および Z 値は日本本土女性の年齢別平均値に比し，今帰仁村高齢女性が上回った値を示した。しかしその偏差度は，BUA -%EXP 値で SD 29.7 (最大値 239, 最小値 26)，Z 値についても同様に 0.94 (3.71, −2.62) と大きい。BUA-T 値は今帰仁村高齢女性でも -2.5SD を下回り，全体的に低かった(表1)。

4. 骨密度パラメータおよび身体測定値間の相関係数

年齢に加えて，身長，体重，体脂肪率，収縮期血圧，拡張期血圧，握力等の身体測定値と，BUA および VOS の骨密度パラメータ間の相関係数を求めた。BUA と他の値との関連を中心にみると，VOS ($0.614: p < 0.0001$) が最も高く，身体値では体重 ($0.306: p < 0.0001$)，握力 ($0.267: p < 0.0001$)，体脂肪率 ($0.232: p < 0.0001$) の順に高く，血圧値とは相関がなかった。また，年齢 (-0.347) とは有意な逆相関 ($p < 0.0001$) を呈した。

5. 骨粗鬆症スクリーニングにおける年齢層別骨密度分類

今帰仁村高齢女性の骨粗鬆症スクリーニングの年齢層別骨密度分類において，低骨密度者，すなわち要指導ならびに要精査の範疇に属する者の割合は，65–69 歳年齢層で，それぞれ 59.4%, 23.8% であり，70–74 歳年齢層は 53.7%, 32.3% であった。75–79 歳年齢層では，それぞれ 44.8%, 44.8%, 80–84 歳年齢層は 34.5%, 61.2% であった。さらに 85–89 歳年齢層は，それぞれ 38.5%, 61.5% であり，90–97 歳年齢層のそれらは 22.2%, 77.8% であった(図1)。

III. 考 察

高齢者の寝たきり予防には，骨粗鬆症による転倒骨折を防ぐことが肝要であるが，その主要な骨折部位は大腿骨骨頸部である。さらに臨床的には腰椎の圧迫骨折も無視し得ない。これらの骨は身体の重力負荷がとくにかかりやすい部位であり，一般にその部位での骨折はいずれも激烈な痛みを伴う。そのため，歩行不能から自立行動の能力と行動範囲が著しく阻害され，結果的に多くの場合，急速な経過を辿って disability の日常生活を余儀なくされる。したがって，上半身における骨密度，例えば橈骨のような前腕の骨のみならず，重力が主にかかる下半身の主要な踵骨骨密度を測定することで，身体荷重負荷による影響，したがって日常動作・運動量による影響も含めて，寝たきり予防を焦点とした骨密度の状況をより正確に把握し検討できると思われる。さらに，身体運動が垂直方向の重力刺激によって骨密度を高めるのに貢献することは明らかであり[11]，骨組織および構造に関する点でも骨粗鬆症の進行状況をよく説明する海綿骨の比率が橈骨以上に踵骨が高いため，より総合的な骨密度評価が可能となろう。

一般に，単一物質を通過する音波の伝導速度は通過物質の密度が高いほど速いため，VOS は骨密度を反映する指標である[12,13]。一方で BUA は，骨の物理的密度[12]あるいは DXA 法により踵骨や腰椎の二次元骨密度[13]と高い相関があることが示されており，年齢との相関性の低さや骨量測定値相互の間の関連性についても有意水準が小さいこと等で若干の問題が残る VOS に比して，超音波法による主要な骨密度指標になり得る[3]。したがって，本稿における以下の論議は BUA を中心に述べる。

BUA と年齢との負相関，また体重や体脂肪率等の身体値との有意な正相関は，他の報告ならびに著者らの別な研究結果[14-19]と同様であり，握力値との有意な正相関は上半身との体力的な関連性を示唆して興味深い。

　今帰仁村高齢女性の BUA 平均値は 53.3 ± 15.9 dB/MHz であったが，これは既に最大骨量の −1SD 以下であり，要指導の範疇に含まれている。また最大値が 119.0，最低値が 13.0 dB/MHz であることから測定値分布はきわめて広範囲である。このことは本調査での骨密度における個体差の甚大性を窺わせるが，必ずしも均等なバラツキを示すものではない。事実，BUA でみた場合，全体の約 60% は正常および要指導の，異常とは断言できない範囲に集中した。残りの約 40% の 195 名は，医療を必要とする者も含めた要精査者である。換言すれば，軽い腰痛程度の症状を示す顕在性骨粗鬆症患者を含めた，潜在性「骨粗鬆症予備軍」とも言うべき高齢者である[20]。これが要指導群を含め，予防医学的にとくに問題となる。したがって，本スクリーニングによる分類で要指導および要精査に属した者に対しては，骨粗鬆症の二次スクリーニングを受検させ，できるだけ潜在性の「予備軍」の段階で有効な施策を講じる必要がある。

　ちなみに，先に求めた若年女性のデータでは，88% 以上が正常範囲に入っており，11% 強が要指導となった。また，要精査者はいなかった。一般に，若年女性にみられる骨粗鬆症は続発性もしくは二次性が多く，高齢者にみられるタイプとは異なることが多い。したがって 100 名程度の見かけ上健常な母集団にあっては，要指導者が 1 割程度で，しかも要精査者がみられないのはむしろ当然な結果であって，このスクリーニング基準値の妥当性を示唆している。

　これとは逆に，85 歳以上ではすべてが要指導以上の骨密度に関する「非正常範囲者」である。80 歳以上になると，要精査者の割合が 50% を越える。このことは，不慮の転倒による骨折危険性もこれと平行して増加している可能性を示している。75 歳以上では正常範囲者の割合はわずかに 10% ほどで，20 歳代前半の要指導者の割合とほぼ同率になっている。

　今帰仁村高齢女性における乾式超音波法による骨密度評価については，これまでのところ他地域に同法による同様の大規模調査の報告例がみられないため，性・年齢，その他身体的および生活背景をマッチングした具体的な地域比較で検討することは難しい。しかし SD 値や Z 値分布でみる限り，本村高齢女性が同年代の本土女性平均に比して特別低いということはなく，むしろ高水準にあると考えられる。各年齢層を通じて本村女性の Z 値はつねに正であり，最大値の絶対値は最小値のそれを優に上回っていた。しかしその一方で，T 値に関しては，本村高齢女性の骨密度は 20 歳代女性の最大骨量を大きく下回り，保健行政上，生活習慣等問題とすべき課題は多いと言わざるを得ない。骨密度調査に関する限り，他地域との単純な比較以上に，むしろこのことの方が重要であろう。

　一方で，BUA そのものの比較では，本村高齢女性の中に 100 dB/MHz を越える高値な者がわずかにいるのも事実であり，この値は若年女性の平均値を若干上回っている。その反面，10 や 20 dB/MHz レベルのきわめて低値な者もいる。このレベルでは，専門医による精密検査でも骨粗鬆症の診断が下されるのはほぼ間違いなく，日常生活における転倒や軽い打撲程度でも骨折の危険性が十分にあると考えられる。したがって低骨密度値を示す者の予防医学的指導が急務である。

　このように，測定値の偏差度のきわめて大きい事実が示されたことも，本調査結果の重要な知見の一つと思われる。これについては，これまでも各地域における骨密度に関する疫学調査報告[14,15]でも一部には同様の結果を認めるし，沖縄県内の若年女性の偏差度[9,10,21]よりもむしろ小さい値と

なっていた。つまり，現代という時代に暮らす個々人の生活様式の多様性と生活習慣病に対する保健意識の相違に由来する，国民のすべてに共通の危険性であると考えることもできよう。

IV. 結　語

健康長寿に関する予防医学的見地から，沖縄県人としての高齢女性のみならず，若年女性においても，乾式超音波測定法によって踵骨骨密度を測定した結果，超音波法による主要な骨密度指標であるBUAは，年齢との負相関，また体重，体脂肪率等の身体値や握力値とは有意な正相関を呈した。とりわけ，沖縄県今帰仁村の高齢女性では，BUA平均値は53.3±15.9 dB/MHzで，「要指導」の範疇に含まれた。BUA値は本土女性の平均値に比し，今帰仁村女性が各年齢層でやや上回った。しかし偏差度はいずれのパラメータでみても大きかった。BUA-T値は，今帰仁村高齢女性では全体的に低い。75歳以上では正常範囲者の割合はわずかに10%ほどで，20歳代前半の要指導者の割合とほぼ同率になっていた。80歳以上では要精査者の割合が50%を越え，85歳以上になるとすべてが要指導および要精査の範疇に含まれた。以上は，不慮の転倒による骨折危険性もこれと平行して増加している可能性を示し，健康長寿を目指す高齢期に disability-free の日常生活を保つ意味においても，予防医学的見地から骨密度測定とその後の生活指導と医学的フォローアップが不可欠であることを示唆している。

文　献

1) Yamazaki, K., et al.: Ultrasound Bone Densitometry of the Os Calcis in Japanese Women, Osteoporosis International 4: 220-225, 1994.
2) 武田直人，他：低周波超音波骨量測定装置による踵骨の骨強度に関するパラメータの測定―特にDXAによる骨密度との比較について，Osteoporosis Japan 1: 62-66, 1993.
3) 鈴木隆雄，他：閉経期女性の骨密度測定法の差異による骨量評価についての研究―DXA法と超音波法の比較―，日本公衛誌 43: 16-27, 1996.
4) 厚生省：老人保健法による骨粗鬆症検診マニュアル，日本医事新報社，東京，pp. 20-25, 1995.
5) 田内　久，他編：日本の百寿者，中山書店，東京，pp. 189-195, 1997.
6) 秋坂真史，他：日本最長寿男性の長期追跡調査による包括的縦断研究，日老医誌 34: 312-323, 1997.
7) M. Akisaka, M. Suzuki: Achieving a well-adjusted centenarian lifestyle to obtain disabillity-free conditions for the aged, Hong Kong J Gerontl, Vol. 10, Suppl: 435-437, 1996.
8) 秋坂真史：沖縄超高齢者の Successful Aging に関する研究，日本火災福祉財団平成6年度ジェロントロジー研究報告書，No. 2: 73-85, 1996.
9) 秋坂真史：乾式超音波測定法による女子大生の踵骨骨密度，医学と生物学 135: 221-223, 1997.
10) 秋坂真史：乾式超音波法による踵骨の最大骨量基準値に関する検討，医学と生物学 137: 187-190, 1998.
11) 秋坂真史，他：スポーツ関連因子からみた女子高校生の骨密度に関する研究，体力科学 46, 375-381, 1997.
12) M. B. Tavakoli, J. A. Evans: Dependence of velocity and attenuation of ultrasound in bone on the mineral content, Phys Med Biol 36: 1529-1537, 1991.
13) C. E. Waud, R. Lew, et al.: The relationship between ultrasound and densito-metric measurements of bone mass at the calcaneus in women, Calif Tissue Int 51: 415-418, 1992.
14) 梶田悦子，他：中高年女性の腰椎骨密度とそれに影響する要因（第3報）有経者と閉経者別にみた体力指標及び Lifestyle 要因と骨密度との関係，日衛誌 50: 893-900, 1995.
15) 上田晃子，他：骨密度に影響を及ぼす要因に関する検討―和歌山県地域における骨密度調査より―，日本公衛誌 43: 50-61, 1996.

16) 秋坂真史, 他: 沖縄県健常女性の骨粗鬆症予防のための疫学調査―骨密度の年齢層別変化, 地域差および一次スクリーニング結果, 沖縄公衆衛生学会雑誌 28: 24–31, 1997.
17) 秋坂真史, 他: 長寿者の骨密度と日常生活動作能の関連性, 医学と生物学 135: 137–139, 1997.
18) 秋坂真史, 他: 女子高校生の身体特性, とくに肥満と骨密度との関連性, 学校保健研究 38: 1–11, 1997.
19) 秋坂真史, 他: 女子高校生のライフスタイルと踵骨骨密度に関する研究, 日本衛生学雑誌 52: 481–489, 1997.
20) J. M. Vogel, et al.: The Role of Bone Mass Measurement in Osteoporosis Prevention. Hong Kong J Geront, Vol. 10, Suppl: 441–443, 1996.
21) 秋坂真史: 女子専門学校生の乾式超音波法による踵骨骨密度値の検討, 医学と生物学 137: 151–154, 1998.

沖縄県における老化と自殺に関する考察

Matthew Allen, 名嘉幸一, 崎原盛造

［キーワード: Suicide, Aging, Cross-cultural, Mental Health］

要　旨

　近年，高齢者の自殺の増加が国際的に注目されている。本研究では，比較文化的視点から自殺要因の抽出を試みた。日本のみならず，世界的にみても長寿率の高い沖縄に焦点をしぼって，高齢者の自殺の増加現象に関連する多数の要因の中からいくつかの重要な要因について検討した。国際的な意味づけをするために沖縄の高齢者の自殺問題について，まず第1に自殺に関する一般的要因との比較，第2にオーストラリアにおける高齢者の自殺と比較した。高齢男性の著しい自殺率の上昇は，その対照としての高齢女性の低い自殺率を際立たせた。結論として，類似の現象を示すデータでも，しばしば強い特有の文化的決定要因があるということを強調しておきたい。

はじめに

　ここ十年程の間日本全体の自殺率は減少傾向にあるが，沖縄においては高齢男性の自殺者が著しく増加している。沖縄は統計的には世界一の長寿地域を誇っているが，高齢男性の自殺者の異常な増加は検討の必要がある。高齢化は同時に社会の負担増となる反面，個々の人々にとっては望ましい成果ではあるが，この統計的に異常な現象の原因を探究することは，とくに高齢男性がなぜ自殺の道を選択するのかという理由を明らかにするだけではなく，高齢者のQOLの問題を解く鍵を示す可能性がある。

　沖縄における自殺率に関する先行研究では二つの要因が突出している。すなわち，① 高齢女性には自殺する傾向が低い(反対に高齢男性は自殺する傾向が高い)。② 精神障害と自殺の間には高い相関がみられる。沖縄は精神障害の発生率が高いが，とくに高齢者に高く，自殺と精神障害の関係は注目すべき事項の一つである(名嘉ら，1994)。

　沖縄における自殺率は，1985年には全国で39位であったが，現在は10位になっている(厚生省，1996)。宇良(1997)によれば平均して3日に2人の人が自殺している。この統計それ自体は必ずしも驚くにはあたらないが，注目すべきことは，人口母集団に占める自殺率の急激な増加であり，とくに高齢者の自殺である。

　この統計が意味することは，世界的に高い長寿率の原因を発見することを意図する老年社会学研究者によって指摘されている老人介護や扶養に関する社会文化的特性とは大きくかけ離れている。先進国でも発展途上国でも共通することだが，高齢者は社会的，心理的，経済的そして身体的にプレッシャーを受けやすい存在であることにもっと注目すべきことを示している。これらのプレッシャーが高齢者，とくに男性にとって加齢に伴う選択の一つとして自殺の道を選ぶ潜在的可能性を

示しているのかどうかについては議論の余地がある。

　比較研究のため，自殺統計に関する豊富なデータベースを有する先進国の一つであるオーストラリアの事例を取り上げた。オーストラリアの統計は，多くの先進諸国で得られた知見と同様である。すなわち若者（15歳–24歳）と高齢者（75歳以上）の男性で自殺の傾向が高い（Australian Institute of Health and Welfare, 1996）。高齢者の自殺率が比較的高い理由については議論すべきであり，老化と自殺に関する比較文化的視点に焦点をあてるため後ほど考察を加えることにする。

　1979年以来，オーストラリアでは自殺は交通事故による死亡より多く，この傾向を理解することがますます重要になっている。さらに，男性の自殺は女性に比べて4倍（自殺未遂は除く）も多いという事実，また，どの年齢階層でも男性の自殺率が女性のそれより高いという事実に注目すべきである。男性の自殺率は1979年から1994年の期間において若干増加しているが，女性の自殺率は35%低下している。最近の統計によると，1992年以降，男性の自殺率はおよそ2%低下しているが，女性では12%低下している（ibid: 1）。

1. 統計的分析

　入手した統計については，当然のことだが基本的に性別，年齢階級別，社会階層別，人種別，精神病理学的に分析する必要がある。本研究の意図することは，これらの変数が自殺に関する比較文化的理解に重要な関連要因であることを提示することである。老化と自殺に焦点をあてるが，性，年齢，文化，精神障害について特に考察したい。

2. 比較文化的分析

　共通の要因もいくつかあるが，文化的要因は特異的である。他の要因は両面の要素を含む傾向があり，単純な分析は無意味である。データ収集技法の違い，認識の地域特異性，精神障害分類および死因分類の違い等が課題に対する普遍化を混乱させる可能性があることに留意すべきである。

I. 研究目的

　沖縄における自殺の統計からは，高齢男性の自殺が引き続きより顕著な増加傾向を示している。沖縄の長寿問題については多数の論述があるが，明らかに目立たない高齢者の自殺についてはあまり注目されていない。沖縄の長寿研究の多くは，高齢者が尊敬をもって世話がうけられる生活環境を重要な社会的決定要因として挙げているが，これは高齢者の自殺に関する情報とはまったく対照的である。沖縄における高齢者の自殺は，自殺全体の3%以下ではあるが，人口比では年々増加している（名嘉, 1994）。

　オーストラリアにおける高齢者の自殺は，過去10年間ほとんど変化はなく自殺全体のおよそ3%を占めている（Australia Bureau of Statistics, 1996）。しかし，年齢階級別には自殺が第2位を占め，とくに男性では第1位を占めている（Australia Institute of Health and Welfare, 1996）。統計からは基本的な事項でさえ限定できる原因を探ることはほとんどできない。と言うよりむしろ様々な理由が重なりあって強いインパクトを与え，高齢者が死を選択するに至ると思われる。高齢者の場合，一般的には身体的病気，stressful life events，精神障害等がしばしば社会的孤立と重なって自殺に至る傾向がある（Cornwell, 1996）。

本研究の焦点は，男性高齢者が現実逃避の手段としてなぜ自殺を選ぶのか，ということにある。関連事項として，家族，家族のサポート，自殺達成をとりまく保健医療状況や支援基盤等，そして自殺者の精神衛生等がある。

II. 精神病と自殺

精神病と自殺の関連性を実証する報告は多数あり，沖縄とオーストラリアのデータでもその関連性が認められる。事実，この関連性は国際的に関心がもたれている。「自殺者全体のおよそ60%がうつ病にかかっており，うつ病患者の15%が自殺により死亡している。自殺者の20%が感情障害，心的外傷後ストレス性障害，分裂病等による強い情緒障害にかかっている。残りの20%はいわゆる〈理由のある(rational)自殺〉である。不治の病を理由に自殺を希求する人の10%以上は病気ではなく，実際は不治の病にかかっていると思い込む妄想症状を有している」(Slaby, 1994)。

さらに，アメリカにおける自殺者の心理的背景に関する研究によれば，その95%が死の直前には診断可能な心理的障害があった (Schneidman, 1986)。

アメリカと同様，オーストラリアでも，高齢者の自殺率に関心がもたれているが(オーストラリアでは75歳以上の男性で人口10万人当たり30.9(1992); アメリカでは75歳以上の男性で人口10万人あたり52.3(1991)，高齢男性は自殺のハイリスクグループとみなされている。このグループの共通点は，どちらかというと社会的に孤立しており，精神障害の罹患率が高く，とくにうつ状態が多く，ソーシャル・サポート・ネットワークに欠けていることである (Slaby, 1994)。日本における統計，とくに沖縄ではアメリカやオーストラリア同様，人口比で自殺率が高く問題となるのは高齢男性である (名嘉，1994; WHO, 1995; Ura, 1997)。アメリカやオーストラリアのデータで明白なことは，まず第1に優先すべきことは，高齢男性のうつ症状と社会的孤立の早期発見と，それにつづく治療とカウンセリングである。沖縄の状況は，多くの社会的，文化的，経済的困難と関連があり，これらはすべて高齢者の精神衛生に関する認識を誤らせる基となっていると思われる。沖縄における高齢者の精神分裂病や痴呆症の発生率は日本の中で際立っている (小椋，1996)。また，この二つの問題の科学的説明にかかわる文化的要素も若干ある。この点については，Lebra (1966), 名嘉ら (1985), Randall (1990), 仲村 (1992) らがシャーマニズム，憑依および精神分裂病の問題について論述している。

とくに，ここ30年以上精神分裂病の入院が急速に増加し，また1966年の調査によると沖縄の精神分裂病の有病率は全国平均の約4倍に達していた (小椋，1996)。この問題はあまりにも重要な問題となり，国と県では精神病院における入院患者の削減対策をこの1年以上続けてきている (仲村，1997)。この対策がどのような効果をもたらすのか国，県ともまだ十分把握していない。しかし，はっきりしていることは，近い将来,自宅退院できる患者には退院をもっと奨励するようになるであろうということである。もちろん，この政策はとくに自活できない高齢の精神障害者へ大きな影響をあたえることは疑いない。さらに，沖縄群島には任意組織の家族会が若干あり，精神障害者が直面する社会的問題に対処しているが，その活動には限度があり，とくに高齢者の重度のうつ病，孤立，社会的偏見に対処できる能力には限度がある。この政策が県内で自殺する高齢者の増加につながるのか否か不明ではあるが，精神障害をもつ高齢者の自殺を減らす方向には必ずしもすすまないであろう。

III. 自殺と家族

　ひとり暮らしの人は，家族と同居している人にくらべて自殺の危険性が高いことは明白である。事実，オーストラリアでは，どの年齢階層においても男女とも既婚者の自殺率は最低である。しかし，独居の高齢者は，とくに配偶者を亡くした者や離婚者の自殺率は既婚者の3倍である (Australian Bureau of Statistics, Suicides Australia, 1992)。沖縄でも限られた統計資料ではあるが，とくに高齢男性のひとり暮らしと自殺の相関関係が示唆されている (宇良，1997)。使用される公式発表の資料や文化的価値観には偏りが含まれている可能性はある。沖縄県警の記録では，高齢男性の自殺者はよく「家族と同居」群に分類されるけれども，オーストラリアのように個々人の婚姻状況に関する記録や自活能力に関する記録まではめったにない。さらに，沖縄では，年をとった自分の両親の面倒をみることは個人の社会的責任でもあり，家族としての責任でもあるという規範があるが，オーストラリアでは異なる。すなわち，年をとった両親は若い家族にとって「重荷」であり，両親は別居すべきであるという考え方が一般的である (De Lepervenche, 1984)。このような状況はオーストラリアの急速な都市化に伴って増加している。

　沖縄における警察の資料では自殺の原因として男性自殺者の56%，女性自殺者の72%が年度によっては単純に「精神病」と分類されているが (沖縄県警察統計，1996)，精神障害患者を支援する上で家族の役割がますます重要になってきている。これは自殺につながるストレスを緩和するために家族がますます重要な役目を果たすことになる。先進国では，精神障害問題への対処が医療側の過重な負担となるにつれてこの傾向がつよくなってきている (Desjarlais, 1995)。病床数の増加要求が強くなり，保健医療従事者数の人員増に対する要求も多くなってきている。この基盤整備の要求はほとんど家族やボランテイアによって軽減されてきた。この点について，沖縄における高齢者，病人，精神障害者に対する伝統的な家族のサポートは，これまでにもまして重要な役割を果たしている。しかし，障害者や高齢者にかかわる家族の負担は，社会的，経済的，医療サービスの負担増にともなって増加している。

　興味深いことに，多くの先進国では福祉基盤が従来どおり，国家による保健医療制度をもはや支えきれなくなったため，国民は他の何よりも経済的負担を家族に依存するようになってきた。沖縄でも，医療費低減策をとる新しい法律の制定にともなって，介護を要する人々を家族が支援するという伝統的な慣習が復活した。

　したがって，諸制度はそれぞれ関連があるが，文化を基準とした比較はむしろ多様である。沖縄県内でさえ，障害者や高齢者と家族の関係についてはかなり地域差があり，死に対する認識や自殺と埋葬についても地域差がみられる。このような地域的な信念の違いは，うつ症状に関する家族の認識や高齢者の自殺防止策にも影響する。

　文化の違いと家族の負担に関するひとつの事例が最近の宇良の研究論文「沖縄県における自殺の精神衛生学的検討」で報告されている (未発表，1997)。彼によると，宮古島の自殺率が低い理由は，この地方における自殺忌避にあり，それは埋葬の習慣によって強化される。宮古では自殺者は先祖にとって最も好ましくない死とされ，通常とは異なった差別的葬送儀礼が必要になる。これは自殺者は先祖や子孫と親しく交わることができなくなることを意味する。これが宮古島におけるきわめて低い自殺率の理由であろう。

IV. 自殺と階層

　利用できる医療や精神科医療の質は広い意味で個人や家族の支払能力によって決まることは疑問の余地がない。しかし，あるアメリカの心理学的調査 (1994) によると，アメリカ人の 40% 以上が生涯において何らかの精神障害に陥り，その 60% 以上の人々が治療を受けていない (Cornwell, 1996)。これらの人々が精神衛生上の問題を否認し，援助を求めないのは教育や所得による強い階級差があることを示している。とくに，先進国においては精神科や医療のどちらも医療費が高く，高齢者にとっても同様であり，ときにはアクセスすら困難である。この種のケアにおける支払い困難な高い医療費は，適切な医療施設の立地を制限し，また，受診しない人々は統計上にあらわれないので，データに偏りが生ずることになる。

　病人や精神障害者に援助を与えるユタ(やシャーマン)に依存する伝統的な沖縄の慣習は，現代医療や精神科医療に伴う多くの医療費を低減する。それにもかかわらず，沖縄の都市の中心地では両者の治療を受ける患者が増加している (Miyagawa, 1997)。そして日本の保健福祉法により医療費補助がうけられるにもかかわらず，ユタへの支払いは個人の支払い能力に応じて行われている。多くの離島や僻地では，精神科医療機関はほとんど存在せず，したがって精神障害者ケアの責任は家族にかかってしまう。そこではユタが診断や治療にかかわる家族以外の唯一の専門職として利用される。もしユタには治療できない病気の場合は，都市の精神科を受診する可能性がある。高齢の精神病者や精神障害者の中には，治療のために都市の中心地へ出向くことさえできない人々が多い (宮里，1997)。

　頼れる伝統的な治療者 (healers) のいないオーストラリアでは，白人男性の高齢者，とくに労働者階級で孤立，うつ病，絶望，無力などの状況下で暮らしてきた人々にとって，頼れる医療専門職，社会的支援グループ，家族はほとんど存在しない。さらに，幼少時代に自立を旨とすべしと教え込まれた現在の高齢者にとって，自ら他に援助を求める行動が社会的負担あるいは家族に負担をかけることになるという理由で避けられる (De Lepervenche, 1984)。

V. 性と自殺

　このカテゴリーでは，自殺による死亡率が男性で高く，女性では低いことの関係を解明する必要がある。アメリカにおける最近の知見では，精神障害，とくにうつ病の場合，あるいはいろいろな病気で悩み，とくに致命的か大きな損傷が残る場合，そして独り暮らし，別居，離婚，死別の状況にある場合，男性は自殺する傾向が高い (Cornwell, 1996; Beck, 1989; Dorpat, Anderson and Ripley, 1968)。オーストラリアにおける統計でも，とくに白人男性の高齢者に関しては同様な決定要因があるとみなされる (ABS, 1994)。事実，1996 年 11 月シドニーで実施した精神科医，内科医，カウンセラー等との面接調査でもこの考え方は支持された。

　これらの要因については，内科医，精神科医，カウンセラーはじめ一般の人々からも同情と理解が得られるであろうが，このことがなぜ女性には当てはまらないのか説明することは容易ではない。

　しかし，沖縄では伝統的に女性の文化的役割が，女性の自殺や自殺企図を回避させている。ユタの多くは女性であり，高齢になるまでは物知りとして尊敬されることはめったにない (Randall, 1990)。

伝統的な祖先崇拝と文化的役割を担うノロ（聖職者）もまた女性であり，高齢になってその能力がピークに達する。社会的，政治的，宗教的に勢力のある女性集団には，先進国の高齢男性が経験するうつ病，孤立や絶望のような症状はあまりみられない（Sorenson, 1991）。

　沖縄の社会では，73歳を超えると画期的な年齢の目標を達成したことで伝統的に高齢者が尊敬されているが，高齢の自殺原因を理解するだけではなく，家族構成や社会的有用性についても理解する必要がある。とくに男性は女性とは対照的に，自分自身加齢に伴って社会的，政治的，経済的に，また宗教的にも若い時のようには役に立たなくなったと思っている。とくに独り暮らし，または近くに子供達が住んではいるが別居している場合，絶望感と自殺増加の原因となる精神障害などについては議論の余地がある。

VI. 考　察

　沖縄における高齢者の自殺に焦点をあてると，諸外国における高齢者の自殺と共通する関連要因もあるが，沖縄文化特有の要因もみられる。高齢男性の自殺の原因については，以上に述べたほとんどの研究結果と概して一致しているが，精神障害の治療や精神保健活動における組織等はかなり異なる。沖縄の事例では，高齢女性の文化的，社会的，宗教的な役割が，平和で幸福な時代の終焉が近づきつつあるかのような変動のはげしい現代社会で重要な位置をしめていることは疑問の余地がない。沖縄における精神衛生上の問題でユタの果たす役割を考慮しても，現代的精神科治療における医療費の増加，実施されている精神病院の入院患者削減策，この地域における多数の人々の地理的孤立，自殺の潜在的要因に対処する伝統的な方法の復活等が特筆される。これは精神科医療に頼ることが通例となっている多くの発展途上国における方法とはきわめて対照的である。

　社会の急速な都市化，家族介護者への重圧に伴う，先進国における諸制度の構造と内容の変革なくしては高齢者の自殺率の低減は図れないであろう。

　この日本最南端の人々にとっては新たに増加するさまざまな困難に直面するがゆえに，このような諸問題は沖縄においても無視することはできないであろう。事実，現在の統計が示しているのはこのようなきびしい前途を示す傾向があるということである。

文　献

1) Australian Bureau of Statistics (1995) Causes of Death, 1995, ABS Catalogue No. 3303.0, 1996.
2) Australia Bureau of Statistics (1994) Suicides Australia, 1982–1992, ABS Catalogue No. 3309.0, 1994.
3) Australian Institute of Health and Welfare (1996) National Injury Surveillance, 1996, Internet Publication.
4) Beck, A., Brown G. and Steer, R. Prediction of eventual suicide in psychiatric inpatients by clinical ratings of hopelessness. Journal of Consulting Clinical Psychology, 57, 309–310, 1989.
5) Cornwell, Y. Suicide Among Older People, American Foundation for Suicide Prevention, Southeast, Internet Publications, 1996.
6) De Lepervenche, M. Australia Culture. Sydney: Hale and Ironmonger, 1984.
7) Dorpat, T., Anderson and Ripley The relationship of physical illness to suicide. In Suicidal Behaviours: Diagnosis and Management (ed. H. Resnik). New York: Little Brown Publishers, 1968.
8) Desjarlais, R., et al. World Mental Health: Problems and priorities in low-income countries. New York: Oxford University Press, 1995.
9) Ministry of Health and Welfare (Japan) Koseisho, Kotoshi no seishin mondai no tokei. Tokyo: Koseisho, 1996.
10) Lebra, W. Okinawan Religion. Honolulu: University of Hawaii Press, 1966.

11) Miyagawa, O. psychiatrist at Seiwa Byouin, interview, March, 1997.
12) Miyazato, E. public health nurse, Kume Island, interview, March, 1997.
13) Naka, K. and Toguchi, S., et al. Yuta (shaman) and community mental health on Okinawa, International Journal of Social Psychiatry, 131: 4, 267–274, 1985.
14) Naka, K. Okinawa ni okeru sei nenrei betsu jisatsu shiboritsu no keinen henka (1960–1990) Japanese Bulletin of Social Psychiatry, 3: 1, 25–32, 1994.
15) Nakamura, E. psychiatrist with Prefectural Mental Health Service, interview, February, 1997.
16) Nakamura, E. Seishinka rinsho to Okinawa shyamanizumu: kamidari monogatario megutte, Naha: Okinawa-koronii Insatsu, 1992.
17) Ogura, C. Okinawa ni okeru rekishi, bunka to seishin-igaku, iryo. Japanese Bulletin of Social Psychiatry, 5: 1, 110–118, 1996.
18) Randall, M. Saakada unmari as a cognitive element in illness interpretation and coping behavior. In An Interdisciplinary Study of Coping and Help Seeking Behaviour in Illness (ed. Naka) Naha: Ryukyu University, 1990.
19) Schneidman, E. Some essentials for suicide and some implications for response. In Suicide (ed. A. Roy) Baltimore: Willimans and Watkins, 1986.
20) Slaby, A. E. Handbook of Psychiatric Emergencies: Crisis Stabilization for the 1990's. Connecticut: Appleton & Lang, 1994.
21) Sorenson, S. Suicide among the elderly: issues facing public health. American Journal of Public Health, 81, 1109–1110, 1991.
22) The American Suicidology Association, 1996, Monthly Bulletin, Maryland, July 1996.
23) Ura, S. Okinawa ni okeru jisatsu no seisin eiseigaku-teki kento, unpublished MS thesis, Graduate School of Health Sciences, University of the Ryukyus, 1997.
24) WHO Mortality Index. In 1995 World Health Statistics Annual, 1995, Geneva: WHO Publications, 1996.

高齢女性の社会的役割

近藤功行, 當銘貴世美, 崎原盛造

[キーワード: 死生観, 精神生活, 儀礼, 高齢女性, 適寿]

　本研究では長寿要因の検討の上で, 人々の精神生活の側面を考察した。とりわけ, 人間行動におけるこの精神性(メンタリティ)を追求し, 琉球文化圏に暮らす人々の死生観・遺体観・世界観・身体観を考究することで, 長寿要因の検討をはかる視座を求めた。沖縄の高齢女性を対象とした調査研究また与論島の人々の終末行動をめぐる一連の調査研究(フィールドワーク)から, 生と死の側面に着目し得られた知見を述べる。

I. 研 究 目 的

　近藤は, 平成3(1991)年3月までの6年間沖縄県に居住し, 次のような調査研究を行ってきた。①この間沖縄の高齢女性における死生観・遺体観・世界観・身体観など死をめぐる表象に関する調査研究に着手した。ここでは, 長寿村における生活時間調査などを通してとりわけ高齢女性の精神生活の側面などをめぐる調査項目の設定をおこなった。②特別養護老人ホームにおける高齢女性の一過性の徘徊行動の要因解明, ③終末期をめぐって在宅死亡が可能となっている琉球文化圏の1島1町の自治体(与論町)に着目し, 島民が自宅死亡を選択している要因解明をはかってきた。

II. 研 究 方 式

　(1)　沖縄本島北部の長寿村における高齢女性の生活時間帯調査の再現から, とりわけ一人暮し老人の生活を知ることで, 日常生活・生きがい・人間関係(ネットワーク)などの側面に着目した。
　(2)　沖縄本島および本島周辺離島の特別養護老人ホームにおいて, 入所者の高齢女性に一過性の徘徊行動がみられる状況を継続的な調査から追跡している。この意味するものが何か, また, 現在どのような状況であるのかという視点も含めてその解明を行った。
　(3)　近藤はここ10年間与論島において「生」と「死」に関わる研究を継続している。本調査研究からは与論島住民の死亡場所の選択が《自宅》であることを立証した。このことから, 地域の人々のもつ死生観・遺体観・世界観・身体観など死をめぐる表象が濃厚に表れていることがうかがえた。これまでの終末行動をめぐる調査研究からは人々のもつ観念が当該地域のもつ死のあり方を規定していると思われる。メンタリティが濃厚に反映すると思われる地域において, 地域の現状を分析した。
　今回, 上述した(1)～(3)の事項を取り扱うことで, 琉球文化圏における人々の精神性をかいまみ, 人々のもつ考え, 特に精神生活の面での豊かさ・おおらかさが長寿に結びついていると考えら

III. 研究結果

　本研究を取り扱う前に，我々は沖縄の長寿研究にまつわる関連項目を押さえておく必要がある。沖縄の長寿要因の検討では，遺伝子・栄養学・臨床医学・ライフスタイルなど様々な側面での調査研究が行われてきている。これらを整理すれば，① 百寿者の保健統計学的データの信憑性の検討，② 温暖な気候が呼吸器系・循環器系に及ぼす影響と紫外線の影響，③ 他地域に比べて特異な食文化・食習慣，④ 労働(運動)，⑤ 精神的健康に関する研究：ユイマール(結)・モアイ(模合)といった相互扶助精神と共同体社会，⑥ 遺伝，⑦ 飲料水，⑧ 生活習慣病，⑨ 風土(県民気質)：自分の生まれ育った土地(家)そして沖縄(ウチナー)，に関すること，⑩ "老い"とは無縁な「生涯現役での仕事ぶり」といった高齢者の役割期待の側面，⑪ 祖先崇拝，⑫ 公衆衛生に関する研究：介補制度の存続と，本土復帰前のアメリカの保健医療行政による離島・僻地でのプライマリーケアの充実などが列記できる。⑩ に関連する内容であるが，隠居制度がない琉球文化圏においては，高齢者が尊重され，また必要とされる地域性が存在している。ここで述べた様々な項目は，1つでなく連鎖していることは言うまでもない。このような長寿に係わる要因に加わるものが，「メンタリティ」の側面であると同時に，社会・文化的 (Socio-Cultural) 要因の解明が必要と筆者らは考えている。この点を，本稿では取り扱ってみたい。

1. 高齢女性の精神生活

　沖縄本島北部に位置する長寿村の生活時間帯調査からは，高齢女性の役割期待の側面を導き出すことができた。生きがいにつながる行動は地域において期待される役割でもあり，日常生活の中で反復される生活のパターンでもあると考えられる。そこで，ある平均的な1日を選んで人々の生活時間構造のサンプル調査を実施した。調査対象者は65歳以上の高齢者で，男性59人・女性144人，合計203人から聞き取り調査を行った。年齢構成は60歳代64人(31.5%)，70歳代90人(44.3%)，80歳代46人(22.7%)，90歳代3人(1.5%)，であった。家族構成に関しては，一人暮しの者が全体の30.2%を占め，とりわけ女性に一人暮しが多い傾向がみられた。

　(1) 起床時から朝食までの間，女性は男性に比べて「ウチャトー(＝お茶を沸かして，家族の健康を祈願する行為)」「ウグワン(＝地域の拝所などでの祈願)」「ヒヌカン(＝火(台所)の神様)やトートーメ(位牌)へのウートート(祈願)」など信仰(儀礼)に関する行為が顕著にみられた。各集落における起床後の生活行動を追うと，「ウチャトー」など信仰に係わるものは60歳代で7件，70歳代で5件，80歳代で8件，であった。

　(2) 海に近い調査地域では，「夜が明けるまで海岸で散歩する」「そこでのお喋り」を楽しみとする者が多かった。

　(3) 朝食から昼食までの生活時間行動では，「畑仕事」が多かった (60〜80歳代男性，女性)。

　(4) 昼食から夕食までの生活時間行動でも，(3)と同様である。80歳代になると，「テレビ」「お喋り」などの時間や「屋敷内の掃除」など身の回りの行為が増えてきた。

　(5) 「昼寝」や「ゲートボール」といったものに，また，夕方から就寝までは，調査地区全域で「テレビ」「風呂」「お喋り」などが続いた。自分の趣味や仕事をもちつつ，なおかつ，仲間づきあい

というゆったりとしたくつろぎの時間枠をもっていることが今回の調査研究からはうかがえた。

　(6)　生活時間全体を眺めると，女性の方が男性に比べて生活のバリエーションが多く，その中でも(1)で述べた行為は時間そのものは短いにしても，重要な儀礼であると思われた。

　(7)　とりわけ，高齢女性は(1)のような儀礼行為を通じて，家族・地域の繁栄や安寧，または健康と密接に結びついており，家やコミュニティのメンテナンスに重要な役割を演じていると思われた。地域の女性にとって，旧暦1日・15日においての「ヒヌカン(火の神)」信仰は，女性にとって欠かせないものである。「ヒヌカン」への「ウチャトー」は，時間の質という面からも濃密な行為なのである。

　(8)　女性は男性と違って伝統的儀礼の温存があることがわかった。この長寿村においては，終生強い意志をもって伝統儀礼を行うことから，このような伝統儀礼をもっていればもっているほど，日々の生活の中に潤いがあると推測される。すなわち，役割期待が大きく，めりはりのある生活を送っているという点である。生活時間帯構造からみる限り，家族の守り手，宗教機能の担い手として，老人になっても生き生きと主体的に，めりはりのある生活をしているといえる。

　ここで述べたような伝統儀礼は家族，地域の繁栄や安寧または健康と密接に結びついた儀礼であり，これらの儀礼を通して高齢女性は，家やコミュニティのメンテナンスに重要な役割を担っていると推測された。地域の女性にとって，次に述べる「ヒヌカン」は，とりわけ，旧暦1日・15日においては欠かせないものであり，こういった儀礼行為が琉球文化圏では今なお重要な意義をもっていることもあわせて考究できた〔近藤(1992)：奄美博物館紀要第2号，53–75に所掲〕。

2.　高齢女性の一過性の徘徊行動

　沖縄本島にある特別養護老人ホームのなかで，旧暦の毎月1日・15日頃になると徘徊行動などを含めた異常行動を呈する高齢女性の存在が問題視されていた。その原因を解明していったものが筆者の調査研究である。この高齢女性の存在は，平成11(1999)年3月現在も確認されている。調査の結果，一過性の徘徊行動を呈すると回答した施設は，38施設中26施設(68%)であった。この中には，看護婦がケース記録をつけ，「やはり，旧暦の毎月1日・15日頃になるとどうも様子がおかしくなる」と結論づけていた施設もあった。本調査研究の結果，これらを事例とする高齢女性たちが，やはり何らかの不調を訴えて(表現して)おり，施設でも特異なケースとして問題視していた。施設訪問によって収集した事例は53例に及んだ。各年齢階層別の収集事例数は，100歳代6件・90歳代20件。80歳代17件・70歳代7件・60歳代3件であった。「顔が真っ赤になって不眠状態が続く。チムサーサー(=気持ちが高ぶるといった状態)。」「終始，行ったり来たり。落ち着かなくなる。そわそわ。」「精神的なそわそわに加え，ひきつけをおこす」など，気持ち自体が高揚する状況が収集事例からはうかがえた。

　この調査からは，琉球文化に潜む社会・文化的要因が大きく絡んでいると推測された。

　前述した生活時間調査のなかで，「沖縄の女性にとって「ヒヌカン」の存在は大きい意味あいをもつ」と述べた。「ヒヌカン」をいつからやり始めたかという問いに対しては，入嫁時(20–30歳前後)あるいは50–60歳前後と分かれた。「15歳で拝み始めて，現在，70歳になった今も続けている」と回答した者は，「早くに両親を亡くしたので自分でやらなければならなかった」と，その理由を述べている。「親が亡くなってから53歳で拝み始めて，現在67歳」という後者の例もある。現在，琉球文化圏では様々な行事は旧暦で行われている。高齢女性たちが，「今日の月(つき)は何日」と

いったように，満月・月の陰り・潮の満ち引き，など日々の暮らしの中に儀礼と自然環境が密着した現象は多い。旧暦の1日・15日頃に一過性の徘徊行動を呈する高齢女性の存在にしても，(信仰を)人生の早いうちから体感している部分が多いとすれば，あるきっかけでそれが絶たれた時，その不調和音が生じるのは自然の摂理であろう。特別養護老人ホームという近代の産物が持ち込まれた時，ある女性にとっては(入所生活が)知らず知らずのうちに葛藤となって現れ，現代人である施設職員はその原因を知らずに対応してきたのではなかろうか。そもそも，「ヒヌカン」とは，家族また門中の健康を願う儀礼(伝統文化)である。主婦たちが入嫁後，「ヒヌカン」を拝むことが単なる形式ではなく，内面の葛藤(例えば，家族の問題)をこの「ヒヌカン」に向かって訴えている自己精神分析の場となっている可能性は大きい。つまり，自分の内面を切り開くことによって，様々な危機を乗り越えているのである。言うなれば，自己精神分析というメンタルヘルスのシステムをこの「ヒヌカン」という旧暦1日・15日の月日を利用して活用しているということである。当初，異常行動と思われたこの徘徊行動は，儀礼が巧妙に仕組まれた自己分析の場となっており，文化的に許容されたもの，あるいは文化のリズムで組み込まれたものではないかと思える。高齢女性たちにこのような人生における儀礼行為の余波が残っているということは，長寿儀礼を考究する上での参考になる1つの行為としても扱えよう。

3. 与論島住民の終末行動

　与論島は1島1町の自治体である。ここで特筆すべきことは，与論島での死亡場所を調べてみると(法務省申請の死亡届・死亡診断書の閲覧なども含む)，ほぼ8割の人々が自宅で死亡していた[1]。平成11(1999)年3月現在も，この数値に変化はない。与論島の人々にとってはあたり前のこの自宅死亡は，我々島外に暮らす者にとってみると非常に驚くばかりである。臨終となるや必ず自宅に搬送する「死」の迎え方，それが島内の医療・福祉機関(特別養護老人ホーム)のみならず島外の医療機関からの搬送もなされていることがわかると，我々この島の伝統や文化を知らないものにとってはさらに驚くばかりである。島に戻って，それも必ず自宅で死を迎えるという人々の終末行動の側面は，与論島の人々にとっては，この死のあり方はごくごくふつうのものであり，何も意識してこの死に方を行っているのではない。筆者はこの与論島の自宅死亡の実態を裏づけ，そしてその要因を考究するための継続した調査を行ってきている。与論島の人々の終末行動を調査また継続的に研究していくなかで，非常に大事に思える視点は地域に根強く繁栄している死生観・遺体観・世界観，といった人々の潜在的な観念および表象であった。重症化した場合，島外で入院受療するという受療行動が一般的でありながら，8割以上の住民が自宅で死亡している(残りはDOA症例など)。この一見矛盾した状況は，臨終間近な患者を与論島に連れ戻して，島の有床診療所で終末期ケアを行った後，自宅で臨終を迎えさせるという，特異な終末行動様式が存在することに他ならない。近藤が追っているのは，この臨終直前の搬送であり，現在なお続くこの島の自宅死のあり方である。この死亡場所の背景の1つに，やはり人々の強固な死生観が内在する。中国大陸南部・台湾から続く洗骨(Bone Washing)習俗の残存も与論島の特徴である。高齢者の意識にはこの残存を望む声は強く，これら高齢者たちに囲まれて暮らす孫たちも彼らの声を伝承する意識は強い。「島を出ても，また島に戻ってきて暮らしたい」。強固な地縁・血縁関係は，祭祀儀礼の中心となる高齢女性を中心に，従来から続くこの死の場所を守っているように思える。与論島における死の表象には，我々がテーマとしている長寿要因の背景のなかに，島民のもつ強い死生観の存在が1環境因子と加わる

ことを可能にしている。琉球文化圏に暮らす住民がとるこのような行動様式の解明を行うことで，学問的にも重要な寄与を得ると思える。長寿社会に暮らす人々の死のあり方を高齢者の意識から解明する本調査は，当該地域のもつ独特の規範，慣習化された文化を知ることにもつながっている。

IV. 考察

　日本人は，昔から家族に囲まれて老後の生活を過ごすことを理想と考えてきた。しかし，その一方で同居率が年々低下し，65歳以上の高齢者夫婦や一人暮らし老人のみの世帯が確実に増加傾向を示している。これまで，一人暮らしの老人については社会的孤立感，精神症状の温床といった秋田県のように負のイメージが強かった（秋田大学医学部法医学教室：吉岡尚文教授よりの提供資料による）。反面，沖縄でのこれまでの調査研究からは，このように高齢老人が厄介ものではなく，長寿者自身が生きていて良かったと思えるような，敬老と高齢者を敬う観念が社会全体に浸透していると言える。「沖縄の老人は(地域において)役にたっていると思われているし，実際にまたしっかりとした役割を担った存在感の強固な人々である」（名嘉幸一・琉球大学医学部保健管理学講座教授）。

　また，沖縄では「死」に対する考え方が，本土とはあきらかに違っている。100歳近くまで生きた人は，その人が知名人でなくとも，新聞記事などにとりあげられ，人々に尊ばれる。毎日の新聞には，死亡記事が並ぶ。これは，知名人ではなくごく一般の人々の死亡記事である。長生きは人々にとって最大限祝福されるべきことであり，あやかるべきことなのだ。長寿祝いのカジマヤーの時には，祝いの当人である長寿者をオープンカー（と言っても，軽トラックに深紅の幕を張り，飾り付けをしたもの）に乗せ，地域の人々が沿道に出て盛大に迎えてくれる。長寿者自身もこのような祝いの中で，自分の役割期待を噛みしめ，自分も長生きしなければならないということを自覚しているように思える。特に，沖縄の高齢女性においては，生活時間帯調査から得た結果のように，「カミゴト(神事)」に関わることも多く，高齢女性でしか出来ないものが多い。病院で死亡した場合に，そこに宿る魂を自宅に呼び戻す儀式である「ヌジファ儀礼」，台所の神様を拝む儀式(「ヒヌカン祭祀」)といったように，このような儀礼(儀式)・祭祀はそもそも，高齢女性に任されたものなのである。それゆえ，親族郎党を率いているという心のめりはりは非常に大きいものになっているのではなかろうか。このメンタリティの側面を数量化したデータで指し示すことは，長寿研究の側面で大きい意義を果たすと言えよう[2,3]。例えば，琉球大学医学部と沖縄県立中部病院の剖検率(病理解剖率)が全国最低値といった数値は，地域性を物語っている。ただ，この数値の背景には地域に内在する社会・文化的要因を加味する必要があり，人間行動に伴う数値を理解する必要があろう。これまで，与論島住民における終末行動の状況からも自宅死亡に関する数値を得た。長寿要因の追求には，モラールとネットワークについて，サイコメトリカルなアプローチ(「老人の心的機能の変化」)による心理学的研究などの側面もあるが，伝統儀礼やその継承は長寿要因を検討するキーワードとして，また高齢女性の生き甲斐という観点からも検討が可能であろう[4,5,6]。それゆえ，儀礼というメルクマールを通して長寿要因をみていくことは可能であろう。

V. 結論

　本研究結果からは，琉球文化圏に暮らす人々の「生」から「死」に至る途次に，死生観・遺体

観・世界観・身体観の温存があり，その要因が人々の精神生活の上で，ポジティブに働いていると思えた．本研究の成果からは，次世紀に向けた長寿研究につながる視点が言及できる．QOL 研究と学問用語の提起の側面からである．まず，前者の視点から述べてみる[7]．

筆者らは，QOL に関する基礎的な研究を行ってきた．これまでの QOL 研究では，2 つの視点を加味しながら執筆した．「今，生きている瞬間ということを起点に QOL を考えていく」「自分の一生を見渡して QOL を考えていく」という発想である．前者は，「今いる瞬間を一歩一歩進む」ということでの《生》の視点であり，後者は，「自分の人生を見渡す．《死》の方向も見るし，これまで生きてきた方も見ていく．つまり，生まれて来る頃から死ぬまでの，どちらも限りのある方向を見る．」ということでの《死》の視点に他ならない．この生と死の視点は，発想として結びついている．高齢者の QOL の向上といった側面から言えば，高齢者と身体機能の側面を追求していく視点，高齢者と社会・文化の側面を追求していく視点の両側面が必要と思われる[8]．前者は形態学的な側面であるとか，時代的背景，生活習慣との関連などからのアプローチがあろう．後者では，ソーシャルサポートの側面，ADL スケール，エージング (aging) との関連などからのアプローチがあると思う．

長寿研究に関して，既に研究者の間では，「長寿研究自体は，今後頭うちになるのではないか」とさえささやかれている．「増える老齢人口に対して，少ない若者がこれからの社会を支えて行かねばならない」ということは，一般の常識になっている．老人医療は財政を圧迫し，痴呆は今までの充実した人生が無に帰してしまう．痴呆性老人の数自体は，今後ますます増大しよう．そのような背景のなか，今これからは，単なる《長寿》ではなく，長寿研究を進めていく上でも新たな概念規定(用語)が必要になってきた時代に入ってきている．尊厳をもって死ぬことの必要性がうたわれはじめている時代に，ではどのような用語があるのか．沖縄でのこれまでの研究をとおして得た視点を最後に述べてみる．

現在の《長寿》は，言いかえれば「如何に生かすか」であって，長寿研究そのものも，「如何に長く生きるか」「何故，長く生きて来たのか」という視点が強かった．人間には《寿命》がある．「ちょうど，ほど良く生きて，ちょうど，ほど良く死ぬ」ことが望ましい．では，このようなことを問えるような新たな概念規定(用語)はないのだろうか．ここで，筆者らの用意している概念規定(用語)は，《適寿 (appropriate age)》である．《適寿》とは，自分自身の満足する人生の区切りであり，他人の判断に基づく《長寿》の対称を為す語である．《適寿》という用語は人間行動と人生観に関わる用語であり，普遍化に伴って文化論争に発展することが予想される．本用語を提唱する意義は，よりよい福祉社会を実現するための年齢概念の再検討とともに，「《適寿》がどのようにして保たれているか」をフィールドワークのなかから得ることにもある．今回の調査研究を発展させると，《長寿》《量寿》《質寿》《健寿》《適寿》といった人生の価値追求に向けての用語を用意することができる．筆者らなりのまとめ方をしておけば，《適寿》とは，「(高齢者を)支えるシステムが個人に集中せず，高齢者を介護する人々の QOL についても考える必要がある」と締めくくることが可能であろう．

文 献

1) 近藤功行：しぬ―生きることと死ぬこと―，ライフロング・ソシオロジー，山本慶裕・元田州彦〔編著〕，東海大学出版会，pp. 207–239, 245–246, 1991.
2) 近藤功行：終末期ケアと伝統的宗教儀礼の関わり―琉球列島における調査研究―，日本公衆衛生雑誌，

799–808, 1992.
3) 近藤功行: 南島におけるターミナルケア, 公衆衛生, 57 (9), 医学書院, 634–638, 1993.
4) 近藤功行: 南島における死―終末行動と死者儀礼を中心に―, 沖縄の人と心, 沖縄心理学会編集委員会 (編), 九州大学出版会, pp. 22–27, 1994.
5) 近藤功行: 死の場所をめぐる公衆衛生・人類生態学的研究―変容する南島文化の現況から―, 平成4・5年度文部省科学研究費補助金特別研究員奨励費研究成果報告書, 山口大学教養部, 169, 1994.
6) 近藤功行: 高齢者の生と死―与論島における在宅・終末期ケア―, 東信堂, pp. 91–107, 1997.
7) 近藤功行: 健康という病―健康幻想―, 筑摩書房(ちくま新書196), pp. 142–168, 1999.
8) 近藤功行・沖　範子・當銘貴世美・崎原盛造: デイ・ケアを進める上での高齢者の嗜好調査(与論島)―Quality of Life と Quantity of Life の視点から, 沖縄県公衆衛生学会誌, 29, 14–22, 1998.

第 2 章　沖縄における長寿要因
―― 生活習慣病と食生活との関連 ――

第 2 章概説

柊山幸志郎

わが国は急速に少子・高齢化社会にむかって進んでいる。2020年には，人口の24%が65歳以上の高齢者によって占められると推定されている。高齢社会は必然であるが，寝たきりや呆け老人の少ない長寿社会を願わずにはおられない。脳卒中や心筋梗塞に加えて，痴呆症，骨折などが介護を必要とする状態に追い込む原因である。1970年以降に脳卒中による死亡は急速に減少し，心疾患による死亡も横這いか，やや減少の傾向にあるが，脳卒中や心疾患の有病率はむしろ増加しており対策が望まれる。

沖縄住民の平均寿命は，わが国の中で最も長く，長寿者も最も多い。他地域にくらべ，疾病構造はやや異なり，循環器疾患による死亡率は最も低い。人は血管とともに老いるといわれるが，沖縄住民には血管の老化ないし動脈硬化の進展を遅くする遺伝素因，もしくは大きな環境要因があるに違いない。高血圧と動脈硬化は相互に促進しあって血管を脆弱化する。高血圧も動脈硬化も最大の影響因子は生活習慣，なかでも食生活である。

本研究班は，沖縄における長寿要因を研究することを目的に，脳，心，腎の血管病と食事の関係に焦点をあてて研究をすすめた。今後の高齢社会で健やかな長寿を維持するための大切な基礎資料を提供するものと考える。以下に研究の要約を示す。

1. 血清コレステロールは心筋梗塞発症と正相関し，欧米におけると同様に独立した危険因子であったが，脳梗塞とは関連なく，脳出血とは負の相関があった。

2. 末期腎不全の予測因子として有意なものは，男性，蛋白尿，血尿，拡張期血圧，血清クレアチニンの軽度上昇であったが，血清コレステロール，収縮期血圧は有意ではなかった。

3. 地域住民の実際の食事調査を基に，沖縄版食事調査票を開発した。

4. 沖縄住民の食塩摂取量は日本人の平均摂取量より明らかに少なく，男性で1日10.5g，女性で10.2gであった。

5. 沖縄住民の血清コレステロール値は大阪吹田市住民よりやや低く，Lp(a)濃度は類似した。アポE遺伝子頻度は，他地域に比べ，野生型のE3遺伝子頻度が高い傾向にあって，動脈硬化に防御的に働いている可能性がある。

6. 脳内出血を臨床病理学的に分析し，微小動脈瘤の破裂が原因であること，低血清コレステロールは高血圧性脳出血を起こしやすいことを確認した。

沖縄地域住民の脳卒中, 心筋梗塞と食生活との関係

柊山幸志郎, 井関邦敏, 砂川長彦

[キーワード: 脳卒中, 急性心筋梗塞, 血清コレステロール, 肥満度, 生活習慣]

概　略

　沖縄県は人口が約120万人で人口移動が少ないために悉皆性の高い疫学研究が可能である。1988年から1990年度にかけて琉球大学医学部第3内科で実施された沖縄循環器疾患発症率調査で脳卒中, 急性心筋梗塞の発症例が登録された。一方, 沖縄県総合保健協会では毎年住民検診を実施しており, 1983年度から検診成績をコンピュータに登録している。両コンピュータ登録データを照合することにより検診から脳卒中, 急性心筋梗塞の発生までを追跡できる。本稿では特に食生活と関連を有する血清コレステロールおよび肥満と循環器疾患(脳卒中, 心筋梗塞)の関連を調べる。主な結果は, ① 脳出血は男性で血清コレステロールが低値ほど発症率が高くなるが女性では関連がみられなかった。② 心筋梗塞は男女ともに血清コレステロールが高くなるほど発症率が高くなった。③ 男女ともに肥満度と脳卒中, 急性心筋梗塞の発症率との間に一定の関係は認められなかった。

I. 背　景

　欧米諸国では血清コレステロールは循環器疾患の重要な危険因子として確立されている。とりわけFramingham研究の成績は有名で, わが国にもよく知られている。人種, 食習慣が異なるわが

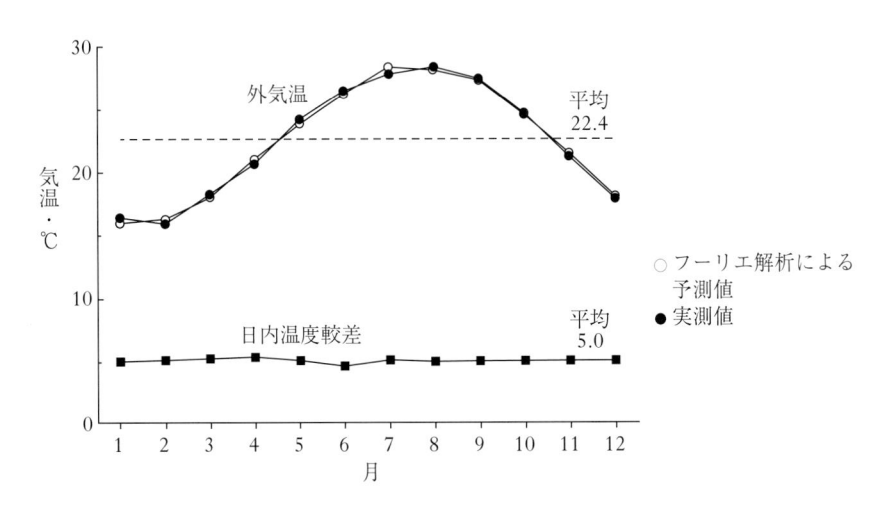

図1　沖縄の気候(外気温, 日内温度較差の30年間の月別平均)

国において，この成績がそのまま取り入れられるか疑問なしとしない。しかし，わが国では十分に大きな地域集団におけるこの面の疫学研究は少なく，またあっても一定の成績は得られていない。

沖縄では県下全域を対象にした住民検診が行われてきた。この検診受診者の検診成績と脳卒中，心筋梗塞の症例登録を対応させれば発症予知因子の検討が可能となる。沖縄県は図1に示すごとく気候は温暖で，長寿者の多いことでよく知られている。独特の文化を持ち，食習慣もかなり異なる。

II. 研 究 方 法

沖縄県総合保健協会(池宮喜春理事長)では住民検診の受診者の氏名，性，生年月日，検診受診年月日，および検診各項目の主要データが1983年度からコンピュータに登録されている（OGHMA）。1983年度の沖縄県総合保健協会の住民検診（1983.4.1–1984.3.31）の登録データの一部と沖縄全県に発症した脳卒中，心筋梗塞の患者登録（COSMO, 1988.4.1–1991.3.31）のデータを照合することにより検診5–8年後の脳卒中，急性心筋梗塞の発症者を割り出した。

III. 脳卒中，急性心筋梗塞発症者

沖縄循環器疾患発症率調査（Co-operative Study Group of Morbidity and Mortality of Cardiovascular Diseases in Okinawa, COSMO Group）に登録[1]された脳卒中は4,756例（男2,573，女2,183），急性心筋梗塞1,059例（男695，女364）である。調査期間は1988年4月1日から1991年3月31日までの3年間。脳卒中は一年目1,584例，二年目1,618例，三年目1,554例で，急性心筋梗塞は一年目327例，二年目381例，三年目351例であった。年齢別にみた累積発症率は3年間で殆ど変動がみられなかった。

脳卒中の診断は厚生省の診断基準，急性心筋梗塞の診断はMONICA研究に準じた。脳CTの施行率は98.4%。30日以内の死亡を急性期死亡とした。医療システムの発達により，今日では，脳卒中，急性心筋梗塞どちらも発症が目撃されればすべて沖縄県内の各医療機関へ搬送されると考えられる。発症者登録の悉皆性を確認する意味で人口約4万人の離島を選び，死亡個票との照合を実施した。87人の脳卒中，急性心筋梗塞死亡例のうち85例（97.7%）が登録されていた。その他いわゆる急性心不全，急性心肺停止等による死亡の31例が存在したが，これらの症例については発症後数時間以内の死亡ないし死亡後に発見されており医療機関での病歴，心電図，検査所見がないのでCOSMOの登録からは除外された。

1990年の国勢調査によると沖縄県の人口は1,222,398人で約68%が都市部の住民である。1985年度わが国の国勢調査の性，年齢別の人口を標準として年齢調整を行った。

1. 脳 卒 中

全登録症例の中959例（20.2%）が再発例であった。3例（男1，女2）は年齢が不詳でいずれも脳梗塞症例。脳卒中の粗発症率は人口100,000人対で130（男143，女117）。病型別には脳梗塞66（男77，女56），脳出血46（男52，女41），クモ膜下出血10（男6，女13），その他7（男8，女6）で，発症の男女比は脳卒中1.2: 1.0，脳梗塞1.4: 1.0，脳出血1.3: 1.0，クモ膜下出血0.5: 1.0。年齢調整発症率は脳卒中137（男180，女105）で男女比は1.7: 1.0であった。男女ともに50歳以上から急増した。

発症時の年齢の平均（SD）は脳卒中全体で66.1 (14.3) 歳，男64.3 (13.7) 歳，女69.3 (15.5) 歳で，男性の方が有意に（p < 0.0001）若年であった。脳梗塞，脳出血，クモ膜下出血の発症時年齢（SD）はそれぞれ69.9 (12.8) 歳，63.4 (15.0) 歳，59.1 (15.2) 歳であった。粗発症率および年齢調整発症率を表1に示した。表2には40歳以上人口の粗発症率と年齢調整発症率を示した。男女ともに高齢者ほど発症率は高かった(表3)。病型別には60歳未満で男女とも脳出血が多く，60歳以上では脳梗塞が多かった(表4)。発症後30日以内の急性期死亡者数および死亡率を表5に示した。急性期死亡率は12.3%（N = 585）であった。

表1 脳卒中，急性心筋梗塞の粗発症率(人口10万対)および年齢調整発症率

	粗発症率				年齢調整発症率			
	両性	男性	女性	男女比	両性	男性	女性	男比女
脳卒中	130	143	117	1.2	137	180	105	1.7
脳梗塞	66	77	56	1.4	73	99	48	2.1
脳出血	46	52	41	1.3	49	63	38	1.7
クモ膜下出血	10	6	13	0.5	11	8	14	0.6
その他	7	8	6	1.3	7	10	5	2.0
急性心筋梗塞	29	39	20	2.0	31	49	16	3.1

表2 脳卒中，急性心筋梗塞の粗発症率(人口10万対)および年齢調整発症率（40歳以上の住民）

	粗発症率				年齢調整発症率			
	両性	男性	女性	男女比	両性	男性	女性	男比女
脳卒中	337	394	289	1.4	315	417	241	1.7
脳梗塞	176	217	142	1.5	173	233	112	2.1
脳出血	119	139	101	1.4	113	144	87	1.7
クモ膜下出血	24	15	32	0.5	24	16	30	0.5
その他	18	22	14	1.6	17	24	12	2.0
急性心筋梗塞	76	107	50	2.1	72	113	39	2.9

表3 年齢階級別・性別の脳卒中，急性心筋梗塞の発症率（人口10万対）

年齢	脳卒中		急性心筋梗塞	
	男性	女性	男性	女性
0–29	4	2	0	0
30–39	24	18	6	1
40–49	97	65	36	2
50–59	322	173	95	15
60–69	553	273	160	50
70–79	1,027	632	261	135
80–	1,319	922	221	185

表4 年齢階級別の脳梗塞・脳出血の発症比

年齢	両性	男性	女性
0–29	0.3	0.2	0.4
30–39	0.6	0.6	0.6
40–49	0.6	0.7	0.5
50–59	0.8	1.0	0.6
60–69	1.6	1.6	1.4
70–79	2.3	2.6	2.1
80–	2.1	2.7	1.8
総数	1.4	1.5	1.4

表5 発症後30日以内の死亡者数および死亡率

	両性 (%)	男性 (%)	女性 (%)
脳卒中	585 (12.3)	314 (12.2)	271 (12.4)
脳梗塞	159 (6.5)	89 (6.4)	70 (6.7)
脳出血	294 (17.3)	177 (19.0)*	117 (15.2)
クモ膜下出血	120 (32.7)	43 (37.1)	77 (30.7)
その他	12 (4.8)	5 (3.5)	7 (6.4)
急性心筋梗塞	242 (22.9)**	129 (18.6)**	113 (31.0)**#

*p < 0.05 (対女性), **p < 0.0001 (対脳卒中), #p < 0.0001 (対男性)

2. 急性心筋梗塞

全登録症例中159例 (15.0%) が再発例であった。また診断確実 (definite) 例は916例, 可能性のある (possible) 例は143例であった。粗発症率は人口100,000人対で29 (男39, 女20) で男女比は2.0: 1.0。年齢調整発症率は31 (男49, 女16) で男女比は3.1: 1.0。発症時年齢の平均 (SD) は66.4 (14.3) 歳, 男62.5 (12.7) 歳, 女73.9 (10.9) 歳で男性が有意に (p < 0.0001) 若年であった。急性期死亡率は22.9% (N = 242)。

3. 40歳以上人口の発症率

40歳未満での脳卒中, 急性心筋梗塞の発症は少ないので, 40歳以上の住民での発症率を計算した。40歳以上の住民100,000人対の粗発症率は脳卒中337, 急性心筋梗塞76であった。脳卒中は急性心筋梗塞の4.4倍の発症率であった。年齢調整発症率は脳卒中315, 急性心筋梗塞72であった。

　沖縄の食塩摂取量は約10グラムと全国平均の13グラム前後に対し比較的に低いが, 15歳以上の住民を対象とした国民栄養調査の成績によると, 沖縄における高血圧の頻度は他地域とほぼ同等である。脳出血の相対的頻度は36.0%で, 久山町研究24.7%, 秋田31.2%, ホノルルの日系米人14.3%に比べやや高値である。一つには発症者の脳CTの施行率が98%以上と高いために, 本来脳梗塞と誤診されかねない小出血も脳出血と確実に診断された結果ともおもわれるが, 高血圧管理が比較的に不良であることの可能性が高いと考えられる。

IV. 一般住民の検診受診者

沖縄県総合保健協会(池宮喜春理事長)では毎年県下の55市町村，864の職域および地域の団体を対象に巡回し，検診事業を実施している。1980年度の国勢調査より推測した受診率は対象県民の13.7%(男13.6%，女13.9%)であった。1983年度検診[2]では18歳以上の県民の約14%(N=107,192)が受診しており(図2)，この中で血清コレステロールのデータを有する者38,153人(男17,859，女20,194)を対象として選んだ。全例測定されなかった理由は，費用が自己負担であったために検査の希望者ないし高血圧，検尿異常等により測定をすすめられた受診者のみが測定されたことによる。血清コレ

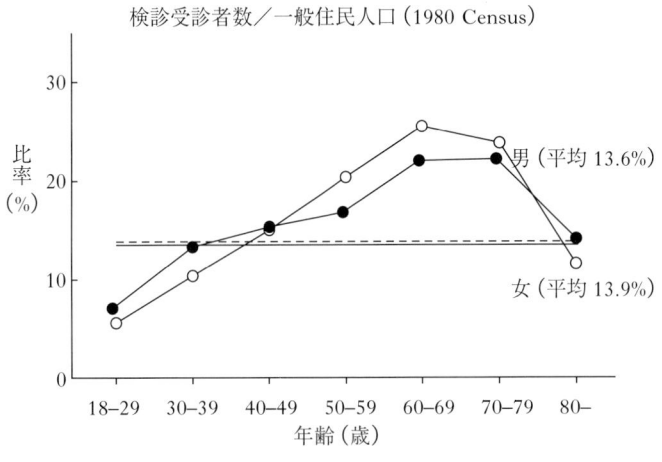

図2 沖縄県総合保健協会1983年度の受診率(年齢，性別)

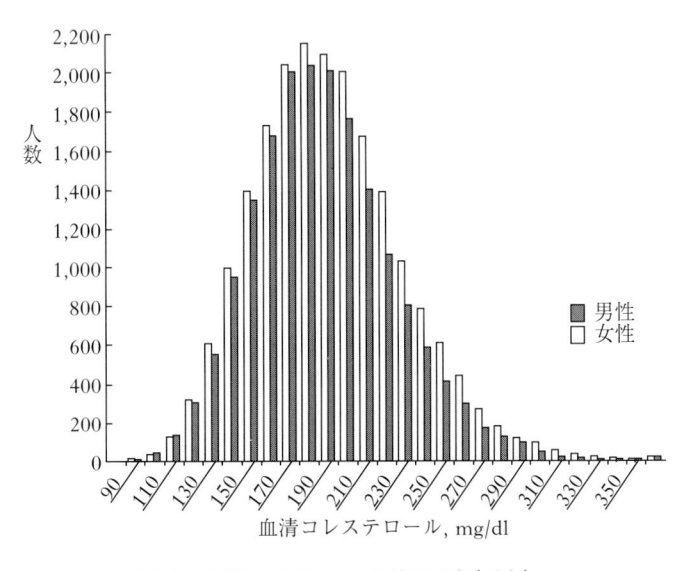

図3 血清コレステロール値の分布(男女)

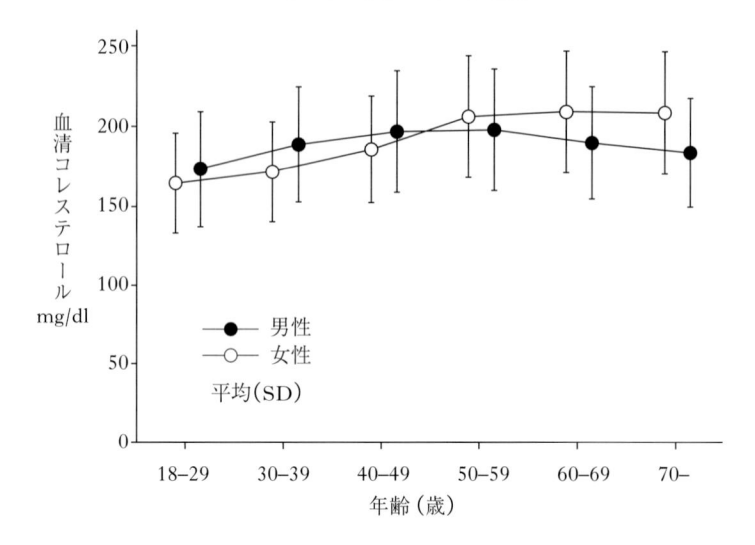

図4 血清コレステロール値の平均（SD）値（男女）

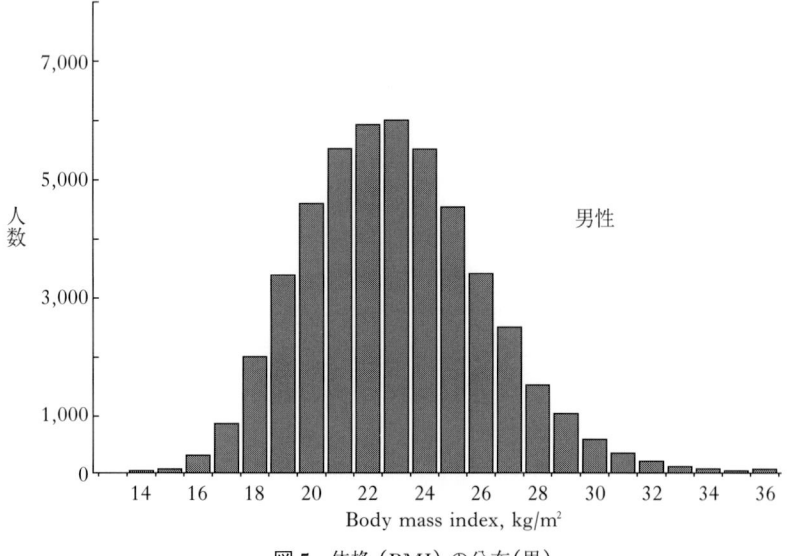

図5 体格（BMI）の分布（男）

ステロールの頻度分布を図3に示した．中央値は男女ともに180–189 mg/dl，最低値は66 mg/dl，最高値748 mg/dlであった．血清コレステロール値の平均（SD）を年齢，性別に図4に示した．女性の18–29歳（N = 1,178）の平均は164.2 mg/dlで，最高値は60–69歳（N = 4,040）の209.7 mg/dl，男性の18–29歳（N = 1,499）は174.0 mg/dl，最高値は50–59歳（N = 3,470）の198.8 mg/dlであった．

血清コレステロール値を等分画の4群（≦167, 168–191, 192–217, ≧218 mg/dl）に分け，各群で比較した[3]．低コレステロール群（≦167 mg/dl, N = 9,498）に対する脳卒中，心筋梗塞発症の補正オッズ比（95%信頼限界）をSASを用いて計算した．男女別に（図5, 6），比体重（body mass index, BMI）の分布を示した．BMIを≦19.9, 20.0–21.9, 22.0–23.9, 24.0–25.9, 26.0–27.9, ≧28.0 kg/m^{2}の6群に分けて比較した．図7には年齢，性別の平均値を示した．

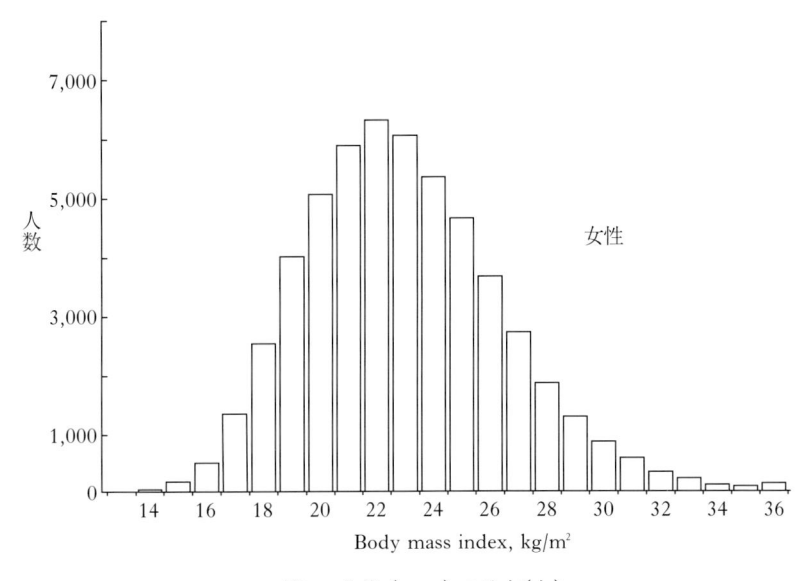

図6　体格（BMI）の分布（女）

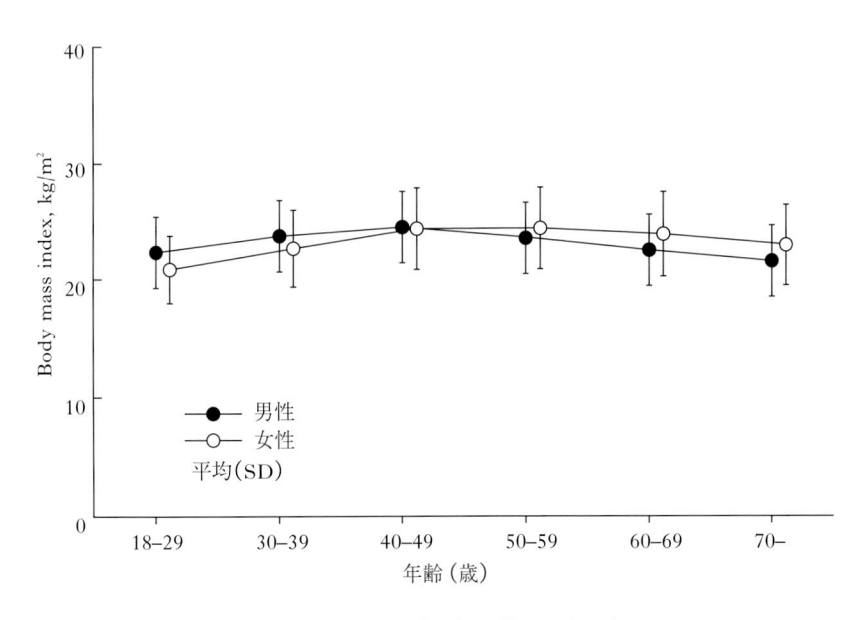

図7　BMIの平均（SD）値（年齢，性別）

V. 循環器疾患の発症予測因子

1. 脳卒中

検診受診者の中から 33-93 歳の 315 人(男 174, 女 141) が脳卒中を発症した。病型別では脳梗塞 164, 脳出血 111, クモ膜下出血 19, その他 21 例であった。

発症者の検診受診時の平均年齢は 65.6 歳で, 血清コレステロールの平均は 196.9 mg/dl であった(表6)。血清コレステロール 4 群別の脳卒中(図8), 脳出血(図9), 脳梗塞(図10) の累積発症率を示した。表7には血清コレステロール値の各群別の性, 平均年齢, および発症者数を示した。

脳卒中の発症危険因子として性, 年齢, 血清コレステロール, 収縮期血圧, および蛋白尿について検討した(表8)。脳出血, 脳梗塞ともに男性および高齢が有意な危険因子であった[4]。治療可能な因子の中で血清コレステロールが脳出血に, 収縮期血圧が脳出血および脳梗塞の有意な因子であった。蛋白尿の有無は有意な因子ではなかった。

男女別にみると, 血清コレステロールの補正オッズ比(95%信頼限界)は男性において脳出血 0.71

表6 対象患者の背景因子

症例数(男/女)	315 (174/141)
検診時年齢(歳)	
平均	65.6
SD	11.4
最小-最大	33-93
血清コレステロール (mg/dl)	
平均	196.9
SD	37.9
最小-最大	111-352
脳卒中までの期間(月)	
平均	72.6
SD	10.3
最小-最大	52-94

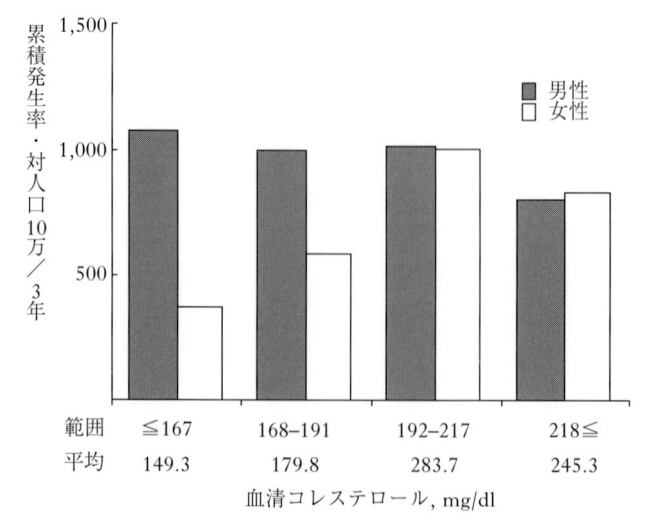

図8 血清コレステロール値と脳卒中の累積発症率(男女)

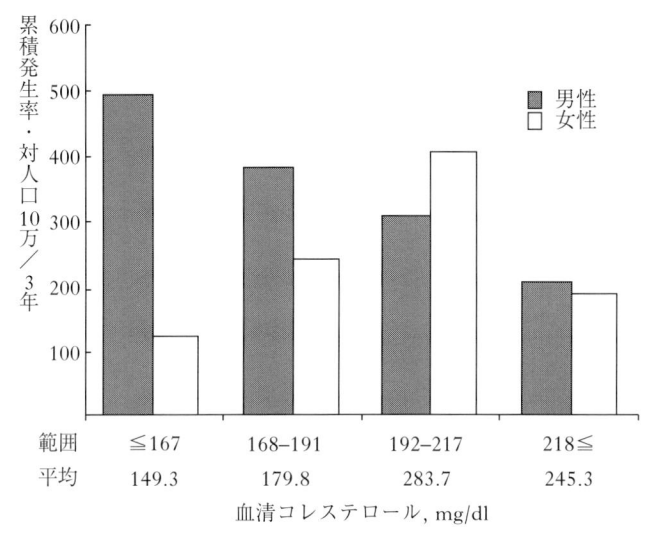

図9 血清コレステロール値と脳出血の累積発症率(男女)

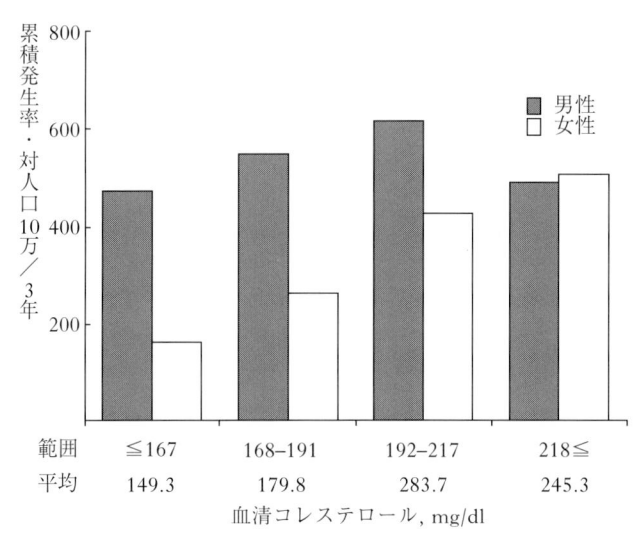

図10 血清コレステロール値と脳梗塞の累積発症率(男女)

(0.55–0.95) で有意であった(表9)。血清コレステロールが低い群 (≦167 mg/dl) を基準 (1.00) にすると血清コレステロールが 168–191 mg/dl, 192–217 mg/dl, ≧218 mg/dl と上昇するにつれて 0.70 (0.38–1.30), 0.77 (0.55–1.08), 0.73 (0.56–0.96) と脳出血のリスクは低下した。

BMI 別にみると人口 10 万人対の累積発症率は BMI が大きくなるにつれて男で 786, 677, 786, 643, 653, 745, 女で 457, 375, 525, 670, 707, 723, 全体で 599, 520, 652, 657, 681, 732 と一定の傾向はみられなかた(図 11)。

2. 心筋梗塞

COSMO 登録患者の中 152 例 (男 99, 女 53) が OGHMA 検診の受診者と判明した。心筋梗塞発

表7 血清コレステロール値別の脳卒中(脳出血, 脳梗塞, クモ膜下出血, その他)発症者

	血清コレステロール			
	1	2	3	4
血清コレステロール (mg/dl)	≦167	168–191	192–217	218≦
平均	149.3	179.8	203.7	245.3
SD	14.1	6.8	7.4	26.9
検診者数				
男性 (%)	9,498 (49.0)	9,737 (48.7)	9,531 (47.8)	9,287 (42.1)
検診時年齢(歳)				
平均	46.9	51.5	53.9	56.3
SD	16.1	15.3	14.3	13.5
患者数(男/女)				
脳卒中	50/18	47/29	46/50	31/44
脳出血	23/6	18/12	14/20	8/10
脳梗塞	22/8	26/13	28/21	19/27
クモ膜下出血	2/2	1/2	2/6	1/3
その他	3/2	2/2	2/3	3/4

表8 脳卒中(脳出血, 脳梗塞)の発症危険因子

	オッズ比(95%信頼限界)		
	脳卒中 (N = 315)	脳出血 (N = 111)	脳梗塞 (N = 164)
性別(対女性)	1.79 (1.42–2.26)a	1.72 (1.17–2.53)b	2.17 (1.57–2.99)
年齢(歳)	1.80 (1.62–2.20)a	1.61 (1.36–1.91)a	2.01 (1.72–2.34)a
血清コレステロール (mg/dl)	0.95 (0.86–1.05)	0.81 (0.68–0.96)c	1.06 (0.92–1.23)
収縮期血圧 (mmHg)	1.32 (1.23–1.43)a	1.35 (1.19–1.53)a	1.34 (1.21–1.49)a
尿蛋白	0.92 (0.64–1.32)	1.22 (0.70–2.10)	0.74 (0.44–1.27)

a; $p < 0.0001$,　b; $p < 0.01$,　c; $p < 0.02$

表9 男女別にみた脳卒中(脳出血, 脳梗塞)の発症危険因子

		オッズ比(95%信頼限界)	
	人数	年齢のみ調整	多因子調整*
男性			
脳卒中	174	0.97 (0.71–1.33)	0.89 (0.77–1.02)
脳出血	63	0.76 (0.60–0.97)a	0.71 (0.55–0.95)b
脳梗塞	95	1.08 (0.89–1.30)	1.02 (0.84–1.23)
女性			
脳卒中	141	1.01 (0.86–1.18)	0.96 (0.82–1.13)
脳出血	48	1.12 (0.89–1.42)	0.87 (0.66–1.14)
脳梗塞	69	0.87 (0.67–1.13)	1.06 (0.84–1.34)

a; $p < 0.0242$,　b; $p < 0.005$,　多因子調整; 年齢, 血清コレステロール, 収縮期血圧, 蛋白尿

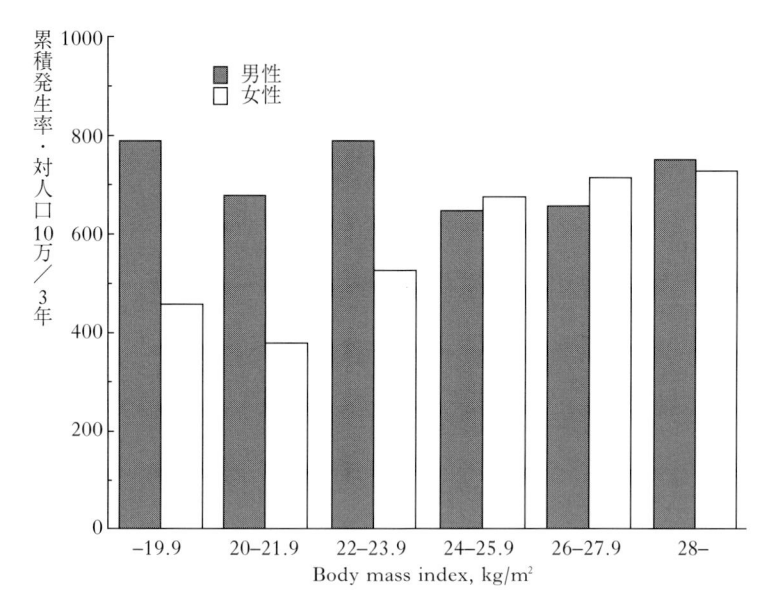

図 11 体格（BMI）と脳卒中の累積発症率（男女）

表 10 血清コレステロール値別の急性心筋梗塞の発症者数，発症率

	血清コレステロール			
	1	2	3	4
血清コレステロール (mg/dl)	≦167	168–191	192–217	218≦
平均	149.3	179.8	203.7	245.3
SD	14.1	6.8	7.4	26.9
検診者数				
男性 (%)	9,498 (49.0)	9,737 (48.7)	9,531 (47.8)	9,287 (42.1)
急性心筋梗塞				
総数	4	13	18	30
男性	3	10	10	18
女性	1	3	8	12
累積発症率(対 10 万)				
総数	42.1	133.5	188.9	323.0
男性	64.5	210.9	219.5	460.4
女性	20.6	60.1	160.8	223.2

症者は 1988 年度 44 例，1989 年度 54 例，1990 年度 54 例であった。初回発作例は 88.2%（男 87，女 47）で，血清コレステロールのデータを有する例は 65 例（男 41，女 24）であった。表 10 に血清コレステロール群別の性別の発症者数と発症率を示した。血清コレステロールの階級別の累積発症率は人口 10 万人対で 42.1，133.5，188.9，323.0 であった（図 12）。補正オッズ比（95% 信頼限界）は 1.66 (1.29–2.15) と血清コレステロールが高くなるほど，発症危険度は増大した（表 11）。

BMI 別にみると人口 10 万人対の累積発症率は BMI が大きくなるにつれて男 246, 219, 186, 181,

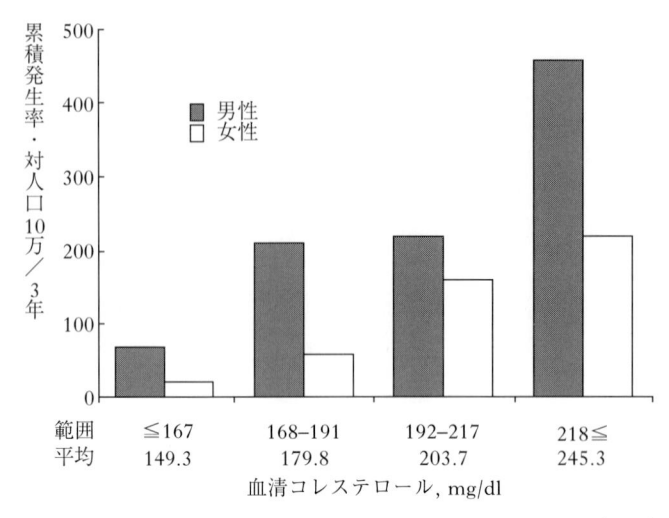

図12 血清コレステロール値と急性心筋梗塞の累積発症率（男女）

表11 急性心筋梗塞の発症危険因子

因子	オッズ比	95%信頼限界
総コレステロール	1.77	1.38–2.26
総コレステロール，年齢，性	1.72	1.34–2.22
総コレステロール，年齢，性，蛋白尿，収縮期血圧，拡張期血圧	1.66	1.29–2.15

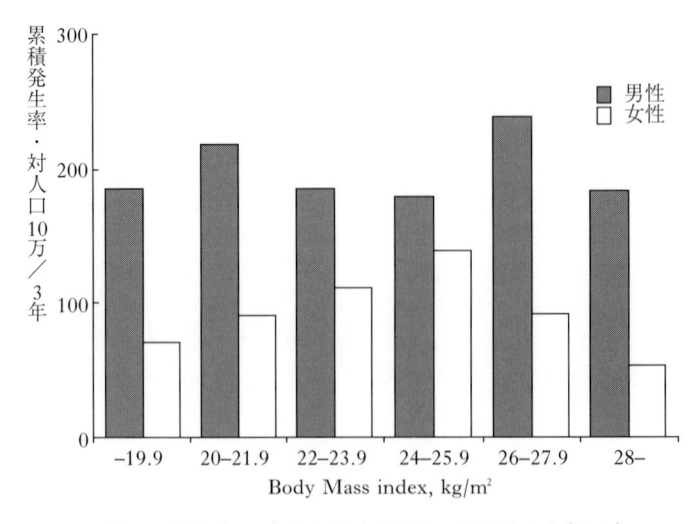

図13 体格（BMI）と急性心筋梗塞の累積発症率（男女）

241, 186, 女 70, 92, 113, 140, 94, 56, 全体で 146, 153, 149, 160, 164, 109 と一定の傾向がみられなかった(図13)。

VI. まとめ

COSMO 登録患者中の脳卒中 4,512 人のうち 654 人，心筋梗塞 1,021 人中 152 人が 1983 年度検診受診者と判明した。この中で血清コレステロール値を有する例は脳卒中 315 例，心筋梗塞 65 例であった。脳卒中全体および脳梗塞の累積発症率と血清コレステロール値には有意の関係がみられなかった。男性では血清コレステロール値が低いほど，脳出血の累積発症率が高くなった。心筋梗塞は年齢，性を考慮に入れたロジスチック解析においても，血清コレステロールは男女とも有意な発症予知因子であった。比体重(BMI)は脳卒中，心筋梗塞ともに単独では有意な危険因子ではなかった。

VII. 考察

近年，わが国では食生活をはじめとして生活環境が欧米型に移ってきているので，脳卒中や心筋梗塞の発症状況は従来と異なってくるのは必然と思われる。

本研究では，高コレステロール血症の持続期間(高脂血症への暴露期間)や治療の有無は分からないものの，ともかく血清コレステロールと心筋梗塞および脳出血との関係を明らかにすることができた。国民の血清コレステロールの平均値が 200 mg/dl を超えるに至った現在，高脂血症についての国民への啓発はますます重要となってくる。とくに若年層において血清コレステロール値の平均が高くなり，高コレステロール血症の頻度も高くなってきたのは憂慮すべきことかもしれないが，一方で脳出血の予防に役立っているとも思われる。血清コレステロールと脳梗塞との関係は明らかでなかった。

欧米では死因として圧倒的に心筋梗塞が多いために高コレステロール血症に対して薬物投与が推奨されているし，実際に薬物治療により心筋梗塞の発症率が減少すると報告されている。脳梗塞に対するコレステロール低下療法の影響については不明である。

人種が異なり，食生活もやや異なるわが国において今後脳卒中や心筋梗塞の発症率がどう変わってくるのか追跡する必要がある。わが国においては，まだ脳卒中が心筋梗塞より多いことをふまえて予防施策をすすめることが重要であると同時に，食生活は将来の循環器疾患の発症に強く関わることを子供の頃より啓蒙していくことが必要である。

VIII. 結論

欧米におけると同じく血清コレステロール値の高いほど，男女ともに心筋梗塞の発症率は高くなった。一方，血清コレステロール値と脳梗塞との間に正の関係はなく，脳出血と負の関係があり，血清コレステロール値が低いほど，脳出血の発症率は高くなった。

文　献

1) Kinjo K, Kimura Y, Shinzato Y, Tomori M, Komine Y, Kawazoe N, Takishita S, Fukiyama K, and COSMO Group. An epidemiological analysis of cardiovascular diseases in Okinawa, Japan. Hypertens Res 15: 111–119, 1992.
2) Iseki K, Iseki C, Ikemiya Y, Fukiyama K. Risk of developing end-stage renal disease in a cohort of mass screening. Kidney Int 49: 800–805, 1996.
3) Iseki K, Ikemiya Y, Fukiyama K. Serum cholesterol and risk of end-stage renal disease in a cohort of mass screening. Clin Exp Nephrol 2: 18–24, 1998.
4) Okumura K, Iseki K, Wakugami K, Kimura Y, Muratani H, Ikemiya Y, Fukiyama K. Low serum cholesterol as a risk factor for hemorrhagic stroke in men — A community-based mass screening in Okinawa, Japan —. Jpn Circ J 63: 53–58, 1999.
5) Wakugami K, Iseki K, Kimura Y, Okumura K, Ikemiya Y, Muratani H, Fukiyama K. Relationship between serum cholesterol and the risk of acute myocardial infarction in a screened cohort in Okinawa, Japan. Jpn Circ J 62: 7–14, 1998.

沖縄地域住民の末期腎不全発症予測因子と予後規定因子

井関邦敏

[キーワード: 検診, 蛋白尿, 透析療法, 末期腎不全, 低アルブミン血症]

概　略

　沖縄県総合保健協会の1983年度の検診受診者より10年目までに導入された慢性透析患者を特定し, 検診データの末期腎不全発症に及ぼす影響を検討した。検診者の性, 年齢, 体格 (body mass index, BMI), 検尿, 血圧, および血液生化学別に累積発症率(人口10万人対)を求めた。さらにLogistic解析により補正オッズ比(95%信頼限界)を計算した。腎不全の予測因子として有意であったものは男性, 蛋白尿, 血尿, 拡張期血圧, 血清クレアチニン値の軽度上昇(男1.4 mg/dl以上, 女1.2 mg/dl以上)であった。年齢, 血清コレステロール, 収縮期血圧は有意ではなく, BMIは女性でのみ有意であった。検診あるいは無症状の時期にこのような因子の認められる例をどのように管理, 治療をすすめるべきか今後さらに検討を要する。末期腎不全により慢性透析療法施行中の患者の生命予後について調査した。生命予後を規定する因子として最も有意であったのは低アルブミン血症であった。このような症例は栄養状態が不良で, 多くは感染症, 心不全ないし脳卒中で死亡した。血清アルブミン値をモニターすることにより, 早期に栄養状態を把握でき生命予後を改善できると期待される。また保存期腎不全の時期から栄養状態について留意する必要がある。

I.　背　景

　末期腎不全による慢性透析患者が増加の一途をたどっている。透析療法は医療費が高額なことに加え, 患者個人にとっても日常生活上の制約も大きく社会経済的な負担となっている。したがってその予防対策を早急に実施する必要がある。その資料に資する目的で住民検診受診者からの末期腎不全発症者を特定しその発症予測因子について検討した。末期腎不全は高血圧, 糖尿病等の循環器疾患の終末像であり, 生活習慣病の一つと考えられる。無症状ないしほぼ健康と考えられる集団で得られた検査所見の中に末期腎不全発症の危険因子を同定することは早期発見, 早期治療に直結し有効な予防対策の指針になりうると考えられる。しかしむやみに検診項目を増加させるのは検診費用の高騰をまねくことになる。検診で異常を指摘された患者をどのように管理指導すべきかのガイドラインを作成する必要がある。

　慢性透析療法を定期的にうけ社会復帰している患者は少なくない。現在全国で約18万人が慢性透析療法を受けている。しかし, 患者集団でみると外見上問題のないこれらの患者の生命予後は不良である。

II. 末期腎不全患者

　エンドポイントである末期腎不全は慢性透析療法に導入され，一ヵ月以上生存した末期腎不全患者である。初回透析開始日を末期腎不全の発症年月日とした。1971年以来の沖縄県下で管理された

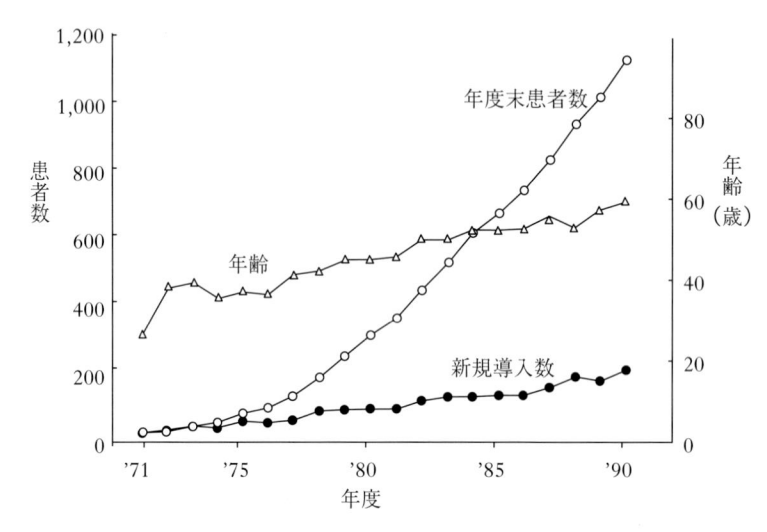

図1　末期腎不全の年度末，新規導入患者数および平均年齢

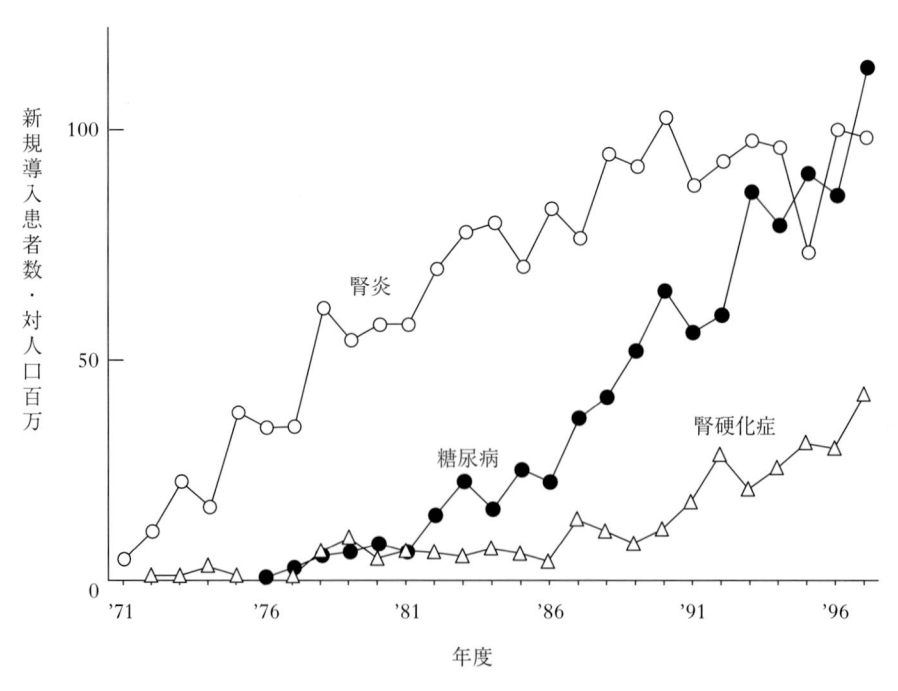

図2　原疾患別の新規導入患者数

表1 地域別の年度末患者数，新規導入患者数
（対人口百万，1997年日本透析医学会）

	年度末患者数	新規導入数	人口×百万
北海道	1,487.9	247.8	5.70
本州	1,337.5	224.1	101.54
四国	1,588.7	262.1	4.18
九州	1,703.9	270.3	13.45
沖縄	1,649.9	298.9	1.29
全国	1,394.9	232.1	126.17

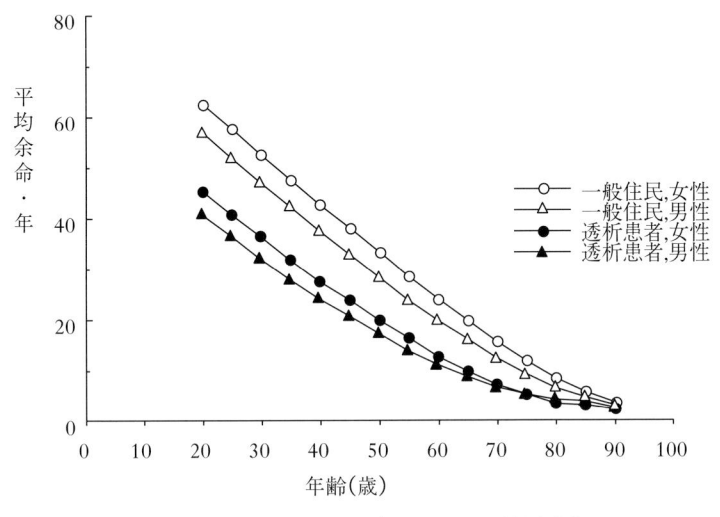

図3 平均余命の比較(一般住民対透析患者)

すべての患者の氏名，性，生年月日，透析導入年月日等を登録した(沖縄透析研究，Okinawa Dialysis Study, OKIDS)[1]。図1に1971年度より1990年度までの20年間の年度末患者数，新規導入患者数および導入時の平均年齢を示した。いずれの因子もほぼ直線的に増加の一途をたどっている。1990年度末までの20年間で1,982名の患者を登録した。1991年度以降も同様の変化を続けている。導入時平均年齢は60歳前後で停滞している。1997年度末の日本透析医学会の報告によると，沖縄県は全国平均 (62.22歳) に比し約3歳導入時平均年齢が若く (59.08歳) なっている。

　図2は末期腎不全の主な原因疾患の推移を示した。人口増加の要因を補正するため人口100万人対で示した。1991年以降慢性腎炎は100人前後で横ばいである。かわって糖尿病が増加の一途をたどっており，1997年度以降は100人を越えさらに増加している。高血圧を主な原因とする腎硬化症も増加し，約50人前後となっている。表1には1997年度の日本透析医学会の報告より全国を5つのブロックに分けデータを整理した。近隣の県どうしでは患者の流入，流出が多く県単位でみると必ずしも地域の特徴を示さないことがある。大きな島ごとにブロック分けすると，年度末患者数および新規導入数ともに沖縄県が多いことがわかる。慢性透析療法の開始が本土より数年間遅いこと

を考慮すると年度末患者数も最も多いと思われる。

　沖縄県は年間を通じて温暖な気候であり，日内温度変化も一年を通じて5℃と一定である。このことが図3に示すような一般住民の長寿に関連していると考えられる。しかし，慢性透析患者は一般住民に比し，特に若年者で20年近く平均余命が短い。患者の予後を前向きに検討する目的で，1991年1月1日現在で慢性血液透析中の患者のコホートを作成した。患者数は1,243名(男719，女524)。末期腎不全の原因疾患は慢性腎炎，糖尿病，全身性エリテマトーデス，多発性のう胞腎，腎硬化症，およびその他の6項目に分類した。死因については心不全，突然死，脳血管障害，感染症，透析中止(悪液質)およびその他の6項目に分類した。透析開始ないしコホートの開始時点より腎移植，県外転出，または死亡まで追跡した。

III. 集団検診受診者

　沖縄県総合保健協会（Okinawa General Health Maintenance Association, OGHMA）の登録データを利用した。この検診データベースには1983（昭和58）年の一年間で，18歳以上の約10万7千人分のデータがコンピュータに入力されている。この中から10年後までに透析になった人を氏名，性，生年月日その他を手がかりに検索した[2]。身長，体重，血圧測定，検尿は全員に実施し一部の人では血清コレステロールおよびクレアチニンのデータが入力されている。検尿はAmes試験紙を用い，1＋以上を陽性例とした。

　図4の男性の場合は，蛋白尿は4%から6%と検診を受けた時の年齢に従って若干増える。血尿も年齢と共に1%から8%へと増える。蛋白尿，血尿ともに陽性の人は80歳以上でも2%以下と少数である。しかしこの群の人は最も腎疾患が疑われるグループである。やはり年齢とともにすこしずつ増える傾向にある。図5の女性の場合，男性と全然違うところは血尿である。若い人でも7%近くある。80歳以上になると15%で，6–7人に一人は血尿陽性となる。

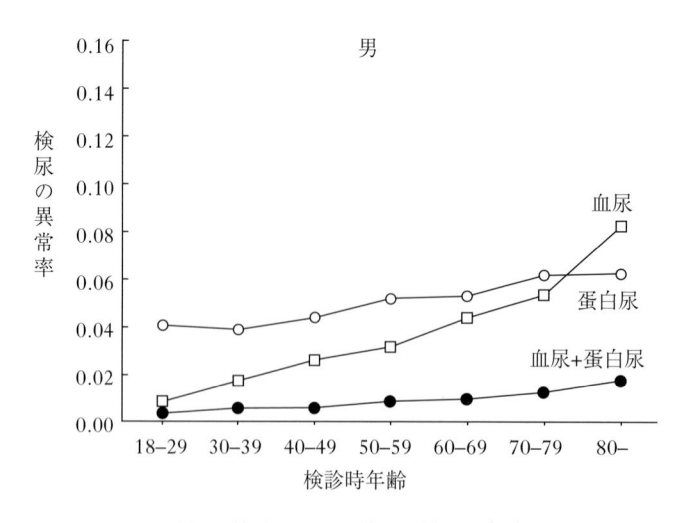

図4　検診における検尿の異常率（男）

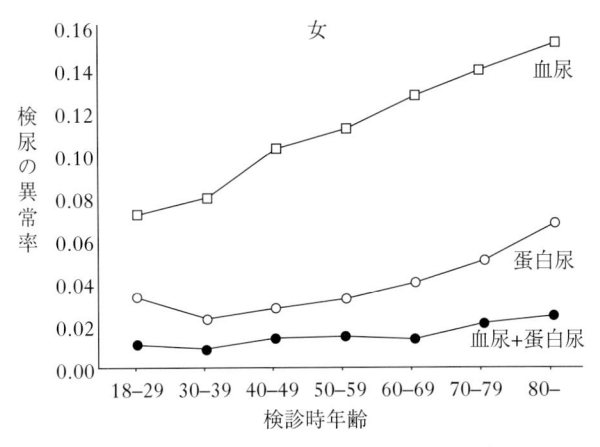

図5 検診における検尿の異常率(女)

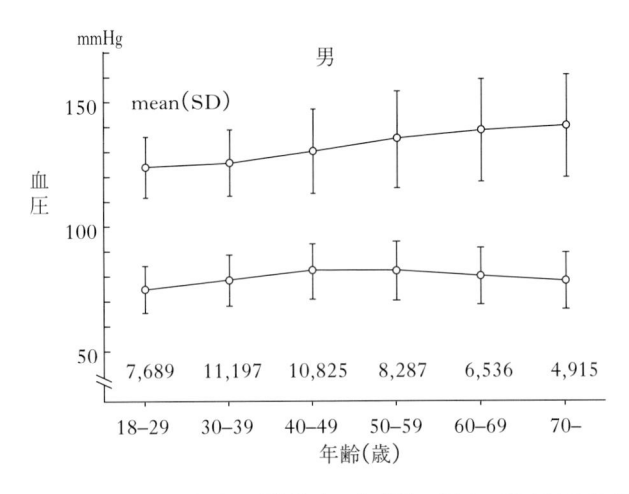

図6 検診における血圧の平均値 (SD) (男), 図中の数字は受診者数

　男性(図6)および女性(図7)の年代別血圧の平均値(SD)を示した。男性では収縮期血圧が30歳代の125.6 mmHgから70歳代141.2 mmHgへ，拡張期血圧は30歳代の79.0 mmHgから70歳代は79.1 mmHgであった。女性では収縮期血圧は30歳代116.1 mmHg, 70歳代142.8 mmHg, 拡張期血圧は30歳代72.3 mmHgから70歳代80.0 mmHgであった。

　血清コレステロールのデータ数は38,053人(男17,859, 女20,194)で，≦167 mg/dl, 168–191 mg/dl, 192–217 mg/dl, ≧218 mg/dlに4等分された。中央値は男女ともに180–189 mg/dlで，最低値66 mg/dl, 最高値748 mg/dlであった[3]。

　血清クレアチニンのデータ数は14,609人(男5,613, 女8,996)であった[4]。図8に年齢，性別の血清クレアチニンの平均値を示した。1983年度から10年間の検診受診者における2.0 mg/dl以上の異常高値例の頻度を表2に示した。変動はあるが約0.2%であった。少なくとも人口千人あたり2人は確実な腎不全者がいると予測される[5]。

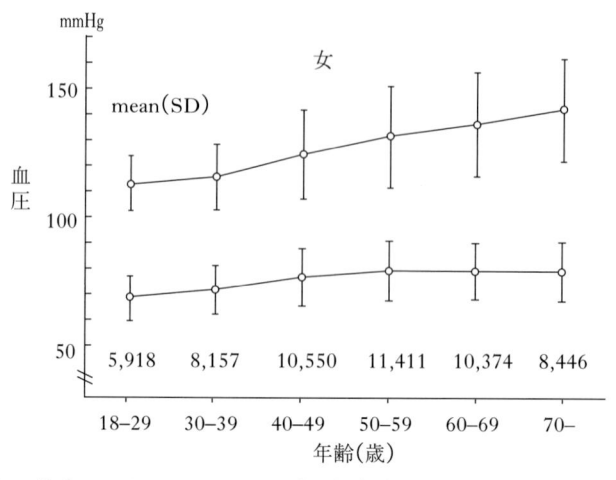

図7 検診における血圧の平均値(SD)(女),図中の数字は受診者数

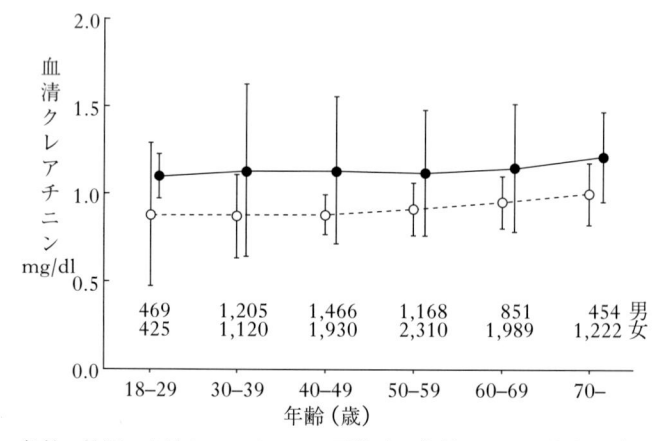

図8 年齢,性別の血清クレアチニンの平均(SD)値,図中の数字は受診者数

表2 検診での高クレアチニン血症(≧2 mg/dl)の頻度

年度	受診者総数	血清クレアチニン	
		データ数	高クレアチニン血症
1983	116,283	14,609 (12.6%)	41 (0.28%)
1984	119,576	17,181 (14.4%)	45 (0.26%)
1985	113,487	20,184 (17.8%)	48 (0.24%)
1986	117,826	22,853 (19.4%)	39 (0.17%)
1987	118,159	18,842 (15.9%)	35 (0.19%)
1988	126,656	15,488 (12.2%)	23 (0.15%)
1989	120,868	17,520 (14.2%)	34 (0.19%)
1990	122,134	16,916 (13.9%)	49 (0.29%)
1991	124,159	15,465 (12.5%)	44 (0.28%)
1992	162,230	91,033 (56.1%)	134 (0.15%)
総数	1,241,378	250,091 (20.1%)	492 (0.20%)

IV. 検診からみた末期腎不全の予測因子

　検診受診者から10年間にOKIDS登録患者は193人（男105, 女88）同定された[2]。図9に検診後の期間と腎死(透析導入)の累積発症率を示した。男性は女性に比し明らかに危険度が高かった（補正オッズ比 1.41, 95%信頼限界 1.04–1.92）（表3）。図10に年齢別の腎死の累積発症率を示した。加齢につれて発症者は増えるが, 他の因子を考慮すると, 年齢は単独では有意な因子とならなかった（補正オッズ比 1.11, 95%信頼限界 0.99–1.24）（表3）。図11に検尿成績別の腎死の累積発症率を示した。蛋白尿, 血尿ともに陽性者は10年間で約3%が透析導入になった。蛋白尿のみ陽性例で10年間で1.5%。このことから, 検査前日に徹夜したり, 残業が続いたりといろいろ理由はあるにしても, 一回だけでも蛋白尿が陽性とでた場合は有意に腎不全の危険度が高いことが窺われる。図11をみると血尿だけ陽性の人はどちらも陰性だった正常例とそれほど変らない。しかし表3の補正オッズ比（95%信頼限界）をみると蛋白尿 14.9 (10.9–20.2), 血尿 2.30 (1.62–3.28) と有意である。蛋白尿が 1+ か

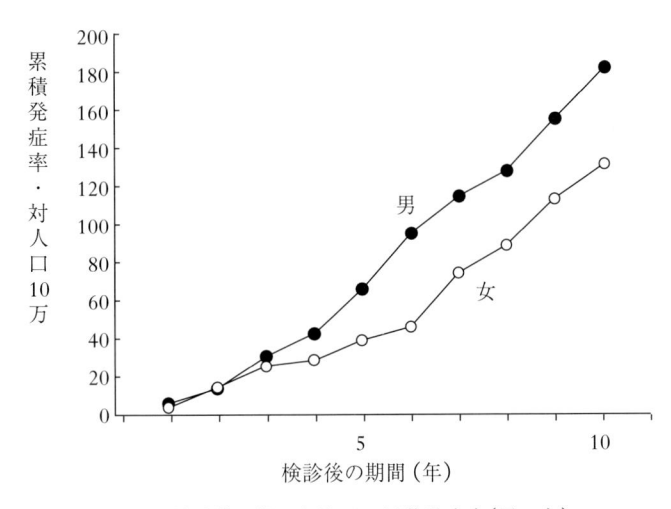

図9　検診後の期間と腎死の累積発症率(男, 女)

表3　末期腎不全の発症危険因子

予測因子	オッズ比 (95%信頼限界)	
	補正なし	補正あり
男性(対女性)	1.31 (0.99–1.74)	1.41 (1.04–1.92)
年齢(対 18–39 歳)	1.25 (1.14–1.37)	1.11 (0.99–1.24)
蛋白尿陽性(対陰性)	22.9 (17.2–30.6)	14.9 (10.9–20.2)
血尿陽性(対陰性)	2.30 (1.72–3.07)	2.30 (1.62–3.28)
収縮期血圧 ($\leq$119 mmHg)	1.51 (1.39–1.65)	1.10 (0.96–1.26)
拡張期血圧 ($\leq$69 mmHg)	1.88 (1.68–2.11)	1.39 (1.17–1.64)

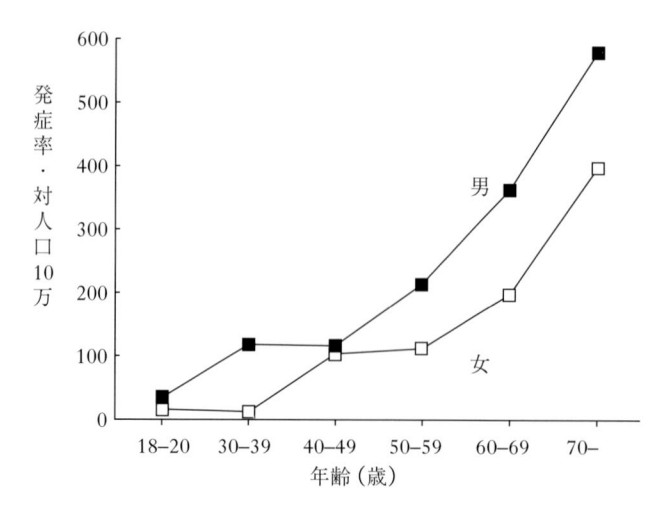

図 10 検診時の年齢別にみた腎死の累積発症率(男,女)

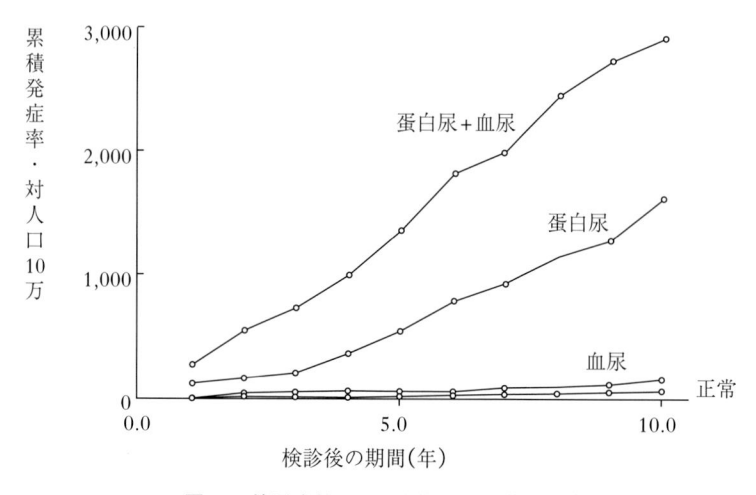

図 11 検尿成績からみた腎死の累積発症率

ら 4+ に増えるにつれて補正オッズ比は 1.0, 7.6, 16.1, 19.5 と著明に増加した.残念ながら糖尿についてはデータが充分でなく検討ができなかった.

　収縮期血圧および拡張期血圧の補正オッズ比 (95% 信頼限界) は 1.10 (0.96–1.26) および 1.39 (1.17–1.64) と拡張期血圧のみが有意な危険因子であった.図 12 に示すように,10 年間の人口 10 万人対の累積発症率は収縮期血圧 150–159 mmHg で 450 人から 160 mmHg 以上では約 200 人と低下した.拡張期血圧別では ≦69 mmHg から 110 mmHg 以上へと血圧が上昇するにつれて約 50 人から 1,200 人へと著明に増加した.年齢による血清クレアチニンの変動はわずかであった(図 8).末期腎不全発症の補正オッズ比 (95% 信頼限界) は 3.92 (2.88–5.34) で蛋白尿についで有力な因子であった.男性では 1.4 mg/dl,女性では 1.2 mg/dl から有意に危険が増大した.男性は女性に比べ血清クレアチニン

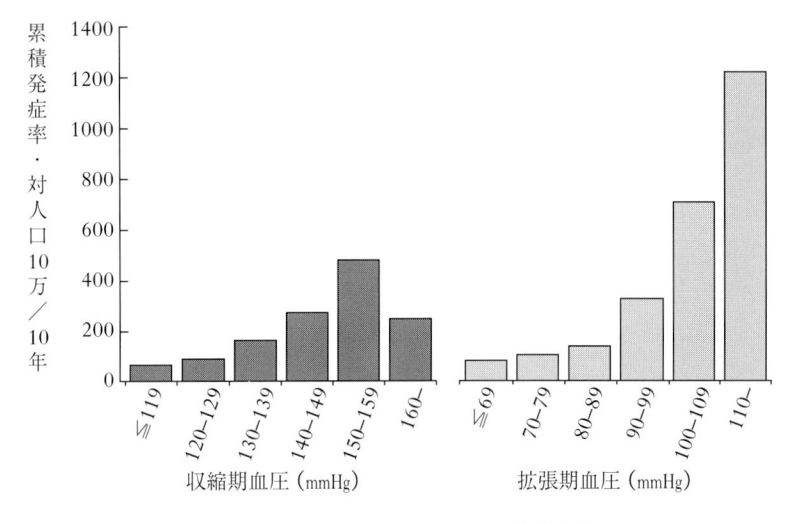

図12 血圧別にみた腎死の累積発症率

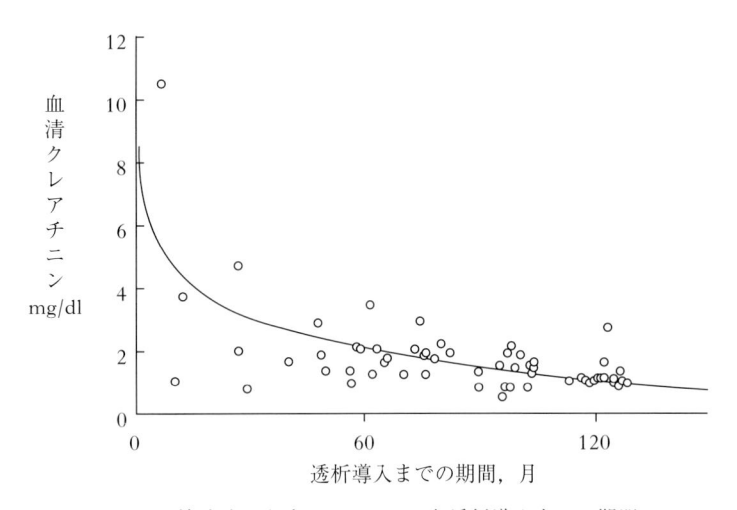

図13 検診時の血清クレアチニンと透析導入までの期間

が約 0.2 mg/dl 高い。このことが男性に末期腎不全が多い理由の一つと考えられるが，逆に同じレベルの血清クレアチニン値でみるとどのレベルでも女性の方が末期腎不全の累積発症率が大であった。血清クレアチニン値が 2.0 mg/dl から透析導入までの平均期間は 64 ヵ月であった(図13)[5]。

血清コレステロールでみると値が上昇するにつれて末期腎不全の累積発症率は人口10万人対で179, 216, 315, 334 と増加した(図14)。年齢，性，蛋白尿，血尿を考慮した補正オッズ比（95%信頼限界）は 1.10 (0.91–1.33) であった。高脂血症単独では有意な因子ではなかった[3]。沖縄県では 300 mg/dl 以上の著明な高脂血症を呈する割合が少ないので有意とならなかった可能性も否定できない。

体格 (body mass index, BMI) を <20.0, 20.0–21.9, 22.0–23.9, 24.0–25.9, 26.0–27.9, ≧28.0 kg/m^2 の6群に分けた[6]。人口10万人対の累積発症率は BMI が大きくなるにつれて男 123, 179, 237, 201, 275,

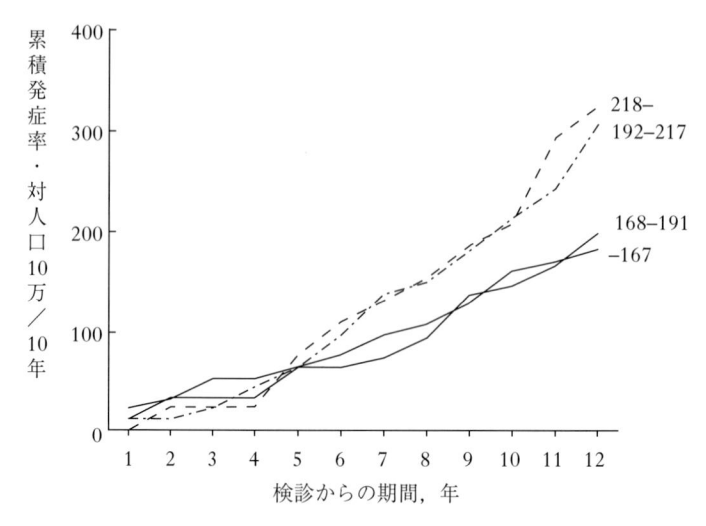

図 14 血清コレステロール別にみた腎死の累積発症率

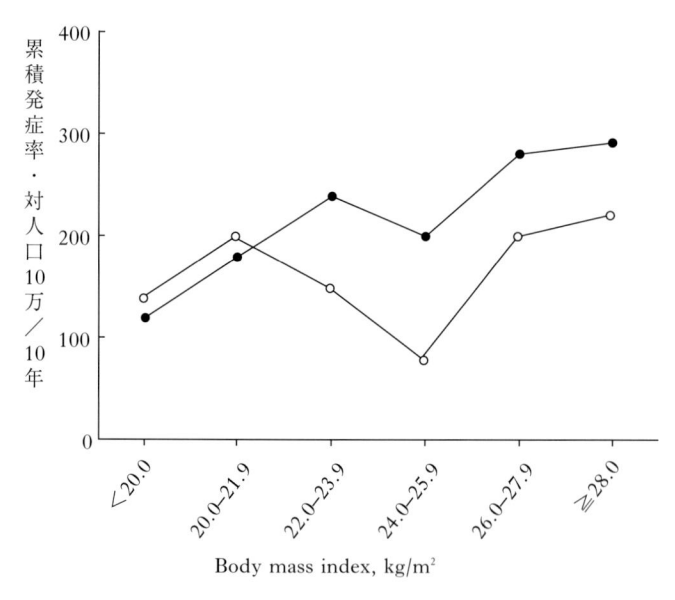

図 15 BMI 別にみた腎死の累積発症率，男（●），女（○）

293，女 141，201，153，80，204，223，男女併せて 133，191，194，140，238，251 であった（図15）。年齢，検尿成績，血圧を考慮した Logistic 解析では，補正オッズ比（95%信頼限界）は男 0.99（0.92–1.13），女 0.83（0.72–0.96）で，女性では BMI が大きくなるほど末期腎不全の危険率は低下した。図16に BMI < 20.0 kg/m^2 を基準にした相対危険度を男女別に示した。

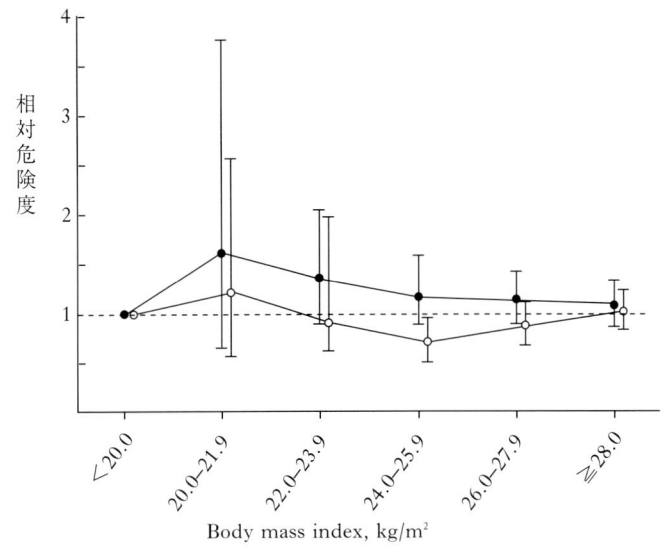

図16　BMI別にみた腎死の相対危険度，男(●)，女(○)

V. 腎不全の予防対策

　検診で蛋白尿を指摘された人がその後どのような行動をとったのか大変興味深い。1983年度の受診者の調査では全体の約7割が放置，1割が近くの医療施設を受診し，腎臓病の専門医の所へ行ったのは2割程度であった。このことが末期腎不全患者の増加とどのようにかかわっているのかは不明である。我々の成績は集団検診の際どこにお金と精力を使えば患者の増加を防げるのか考える一つの資料となる。検尿で異常を指摘された人がすべて病院へ行ったり，定期的に検査を受けることになると大変な費用がかかる。
　最近でも初診時すでに高度の腎不全を呈する症例がある。なぜこのように手遅れになるまでほうっておいたのか不思議な例もまれでない。こういった例をみると，検診などで早期発見すれば透析に至ることが予防できたのではないかと悔やまれる。一方，無症状で蛋白尿だけが持続する例も数多い。これらの例ではよほど末期にならないと透析導入の時期は予測できない。腎疾患が疑われても，実際どれくらいの危険度なのかは判然としないことが多い。こういったことより最近検診の有効性について議論されている。理論的には検診には二通りのバイアスが考えられる。検診で見つかる場合と，医療機関で見つかる場合に，発症からどれだけの時間差があるかが問題となっている。どれだけ早く見つけて手を打つ時間が残されているかが問題である。これはガンの場合でよく言われていることである。どのみち助からないようなガンを検診で発見すると，みかけ上は5年生存率がのびる。だから検診は有用だという結論になるが，逆に死ぬまで症状がでないようなガンもあり得る。死ぬまで透析にならないような蛋白尿も確かにあるはずである。そうするとこの人は私が治療したから透析にならずにすんだということになりかねない。進行の早い腎疾患というのは，逆にいえば検診では殆ど見つからない。小児科医の中には学童検診で検尿の異常に対する対処の仕方に混乱を生じる可能性がある。これらは，わが国にも諸外国にも予後からみた検診成績の検討が少な

く，腎疾患のスクリーニングについての議論するだけの材料が少ないせいだと思われる。

慢性腎不全とくに糖尿病，腎硬化症が増加している。理由として，脳卒中，心筋梗塞を起こした患者が比較的長期間生存すること，糖尿病，高血圧のコントロールが充分でない等が挙げられる。糖尿病，高血圧がなくても蛋白尿，血尿を指摘された人の精査をどこまでするのか，どのように管理していったらよいのかいまだガイドラインが出来ていない。また最近よく生活習慣病という概念がでてきているが，喫煙，飲酒，運動等の生活習慣と腎臓病との関連についても調査する必要がある。

VI. 末期腎不全患者の予後について

不幸にして末期腎不全に至った患者に対しては適宜，慢性透析療法（血液透析ないし連続携行式腹膜潅流，CAPD）または腎移植が必要である。定期的な透析療法が順調に実施されれば充分復職ないし社会復帰が可能である。また腎移植を受ける際にも手術ないし抗免疫療法に耐えるためにも体力，気力が必要である。1991年から1995年度末までの5年間の総観察期間は5,110.3人年（N＝1,243）で，死亡342，腎移植45，県外転出12名があった。性，年齢，糖尿病の有無等の治療不可能の因子以外で最も患者の生命予後を規定したのは血清アルブミンであった。表4に示す補正

表4 末期腎不全患者の予後規定因子

	オッズ比（95％信頼限界）	
	補正なし	補正あり
収縮期血圧	1.09 (0.97–1.22)	1.12 (0.95–1.33)
拡張期血圧	0.73 (0.65–0.86)	0.84 (0.71–0.99)
血清アルブミン	0.53 (0.45–0.61)	0.77 (0.64–0.91)

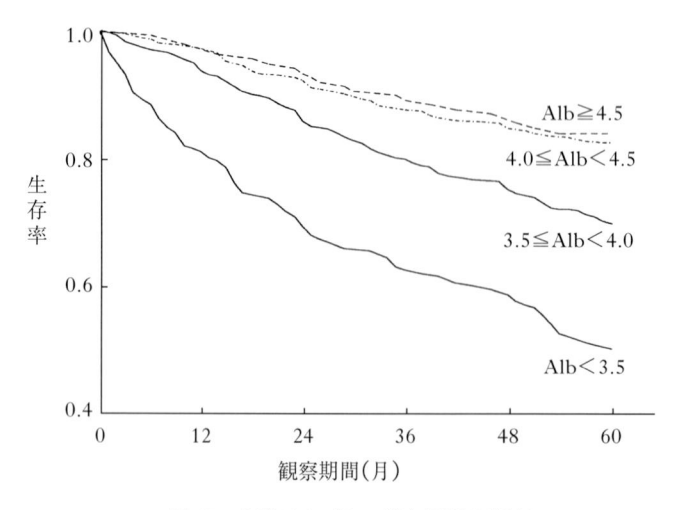

図17 血清アルブミン値と累積生存率

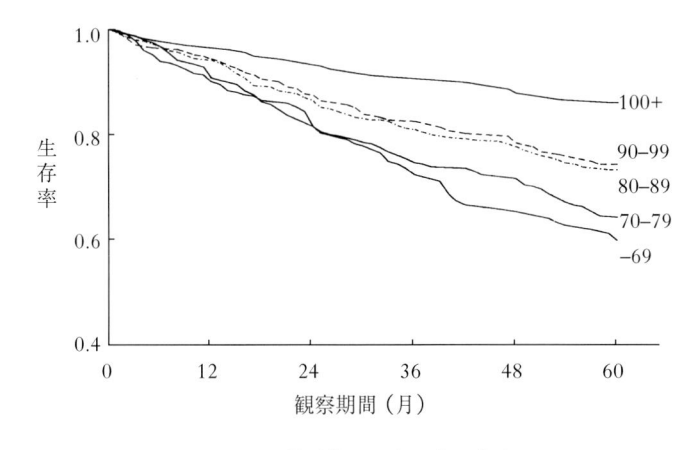

図18 拡張期血圧と累積生存率

オッズ比（95％信頼限界）は0.77（0.64-0.91）で，血清アルブミンが高値ほど生命予後は良好であった（図17）[7,8]。血清アルブミン値の低下は体液量増大による稀釈，肝障害等によっても惹起される。しかし末期腎不全患者にみられる低アルブミン血症は摂取カロリー，蛋白質の低下，カタボリズムの亢進による全般的な栄養不良状態の一つの指標と考えられる。透析導入を遅延させるのを優先するあまり蛋白質の過剰な摂取制限，運動不足が持続すると，栄養状態が悪化する。このような患者が透析に導入されると機械的に透析によって老廃物が除去されるので，保存期の食事と180度異なった食事をとる必要がある。この急激な変化についていけない患者はますます栄養状態が悪化し，悪液質が進行し死亡に至る。最近増加している糖尿病の患者にはこういった症例が多くみられる。基礎疾患が重篤である高齢者が多いこともあるが，ひとつには医療者側の連携不足もあるのではないか。また拡張期血圧の低いほど，予後不良であった（図18）[8]。このような症例は動脈硬化の著明な例が多い。拡張期血圧が高いほど脳卒中の発症率は高くなる。しかし，患者集団全体でみると拡張期血圧の低い群の方に心不全，悪液質，感染症による死亡が多くみられた。

VII. 結　語

沖縄県において生活習慣病である糖尿病，高血圧等の疾患の終末像である末期腎不全が増加していること，発症率が全国一であることは注目に値する。一般住民の平均寿命が最長であることが示されてきたが，今後は短縮することが危ぶまれる。生活環境の激変，食習慣の変化がとくに若い世代で進んでいることも一因ではないかと推察される。

共同研究者：戸澤雅彦，砂川長彦（琉球大学医学部第三内科）

文　献

1) Iseki K, Kawazoe N, Fukiyama K. Survival analysis of dialysis patients in Okinawa, Japan (1971-1990). Kidney Int 43: 404-409, 1993.
2) Iseki K, Iseki C, Ikemiya Y, Fukiyama K. Risk of developing end-stage renal disease in a cohort of mass screening. Kidney Int 49: 800-805, 1996.

3) Iseki K, Ikemiya Y, Fukiyama K. Serum cholesterol and risk of end-stage renal disease in a cohort of mass screening. Clin Exp Nephrol 2: 18–24, 1998.
4) Iseki K, Ikemiya Y, Fukiyama K. Risk factors of end-stage renal disease and serum creatinine in a community-based mass screening. Kidney Int 51: 850–854, 1997.
5) Iseki K, Ikemiya Y, Fukiyama K. Outcome of the screened subjects with elevated serum creatinine in a community-based mass screening. Clin Exp Nephrol 2: 31–37, 1998.
6) Iseki K, Ikemiya Y, Fukiyama K. Predictors of end-stage renal disease and body mass index in a screened cohort. Kidney Int 52; Suppl 63: S169–S170, 1997.
7) Iseki K, Kawazoe N, Fukiyama K. Serum albumin is a strong predictor of death in chronic dialysis patients. Kidney Int 44: 115–119, 1993.
8) Iseki K, Miyasato F, Tokuyama K, Nishime K, Uehara H, Shiohira Y, Sunagawa H, Yoshihara K, Yoshi S, Toma S, Kowatari T, Wake T, Oura T, Fukiyama K. Low diastolic blood pressure, hypoalbuminemia, and risk of death in a cohort of chronic hemodialysis. Kidney Int 51: 1212–1217, 1997.

沖縄の食事調査の変遷と沖縄版食事調査票の開発

等々力英美, 有泉 誠, 安次富郁也, 鈴木 信

[キーワード: 沖縄, 食事調査, 疫学, 栄養, 長寿]

はじめに

　亜熱帯環境下にある沖縄県は, 他県と比較して特徴的な疾病構造と食事形態を持ち, 沖縄高齢者の長寿性について国内, 国外からの研究者が関心を示している。これらの点について生活環境要因が影響しているという観点から, 沖縄の食習慣, とりわけ栄養素摂取について多くの研究がなされてきた。

　一方, 高齢者の食事調査には, 成人を対象とした食事調査と比較して, いくつかの解決しなければならない問題がある。たとえば, 高齢者のおかれている世帯状況(子供と同居, 一人暮らし, 夫婦など)の多様性による食物摂取状態の相違など, 高齢者の特有な問題があり, さらに, 食事調査上の問題として, 高齢者に対する調査票の記入能力や代理人記入によるバイアス, さらに高齢者集団の数の確保などがあげられる。沖縄における高齢者の食事調査も, 同様な問題が共通に存在し, 沖縄の食形態の独自性にも考慮を払わねばならない。

　沖縄における食事調査は, 多くの研究者によって行われてきているが, 疫学的方法に基づいた食事調査法の実施は十分とはいえなかった。このような観点から, 沖縄の長寿性を食事や栄養の面から検討するためには, 食事調査の疫学的方法論による基礎的研究が必要となり, また妥当性, 信頼性のある食事調査法の開発が重要となった。

　以上の点を背景に, 本研究は近年急速に発展してきた栄養疫学的知見を基礎として, 新規の沖縄版食事調査票の開発を目的とした。この応用として, 本調査法を地域の高齢者の食事と疾病リスクの測定のために用い, さらに, 地域住民の健康増進に関わる食事介入研究と大規模追跡研究に適用することを最終的な目的とする。

I. 沖縄の長寿性

　沖縄の長寿性は何を根拠にして言われているのであろうか。長寿性の説明には, 大きく分けて平均余命と超高齢者出現率の2つの指標が高いことが根拠となっている[1]。平均余命の面では, 戦後の乳児死亡率の急激な改善とがんや心臓病などの生活習慣病の死亡率の低位水準により, 平均余命が高くなっている。全年齢階級別に見ると, 沖縄の健康水準は良好であるが, 若年者群と高齢者群の年齢別平均余命を見ると対照的な違いが現れている。例えば, 男性の65歳以上の平均余命は1位であるが出生時平均余命は1995年に全国4位に低下した[2]。女性の平均余命は出生時および65歳以上ともに, 日本への復帰以来全国1位を保っている。したがって, 現在の沖縄の長寿性を代表

しているのは，65歳以上の高齢者であり，沖縄の長寿性について述べる場合は65歳前後を境にして，高齢者層と若年者層との年齢階級を切り分けて考えた方がよいようである。出生コホート別の分析では，明治，大正生まれの人の全死亡率は，全国平均よりも約25％低いが，昭和20年以降の者は全国平均よりも高い結果が得られている[3]。沖縄の平均寿命の男女差は近年拡大傾向を示し，全国では1番大きな差 (7.86歳, 1995) となっている[4]。以上のように沖縄の男性については平均余命などの健康水準の伸びを抑制させる何らかの生活習慣上のリスクが増大してきており，沖縄における若年者の食習慣の変化や，食生活の本土化，欧米化の進行に伴う，生活習慣病の増加が懸念される。また，生活習慣リスク以外の社会的環境による死亡リスクの増加も無視できない。例えば，その一例として自殺率があげられる。男性の自殺率は全国でも2位という高率になっているが，女性の自殺率は全国で最も低く，特に，高齢者で男性は高く，女性は低い特徴をもつ[5]。

一方，厚生省が1998年に発表した全国高齢者名簿によると，沖縄の100歳以上の超高齢者出現率 (百寿者率) は，人口10万に対して28.12人であり，2位の高知県の23.59人と大きな差を示している。この高齢者出現率の高さの真の理由は不明であるが，亜熱帯地域に属する沖縄の地政学的位置が長寿性を考える上で重要であろう。沖縄の長寿性は，孤立した島嶼地域による人口流動性が低いことに起因する遺伝子蓄積による寄与も考えられ，むしろ偶然の条件が重なってできた環境条件が沖縄の長寿性を示すようになったという見解もある。したがって，今後の沖縄の長寿性の伸長も環境要因の変化に依存するといってよい。現在の保健統計データを見る限り，平均余命と超高齢者出現率の今後の推移は，前者は男性において，特にその伸び率が頭打ちの傾向となり，後者は，当分の間，高水準を維持するものと思われる。平均余命と超高齢者出現率は，長寿性を示す指標として性格を異にする内容であり，沖縄の長寿性を説明する際には両指標の違いを念頭に，今後の推移を慎重に検討する必要がある。

II. 沖縄における食事調査

1. 沖縄の食事調査の流れ

1945年以降，沖縄において多くの食事調査がなされてきたが，1949年にGHQ派遣調査団による栄養調査[6]，1950年に琉球政府による栄養調査が行われ，その後，琉球政府による栄養改善法施行によって1963年から年1回の住民栄養調査が行われた。1972年の日本復帰を契機に，国民栄養調査が沖縄においても開始され，その後，県民栄養調査が実施され現在に至っている[7]。これらの調査の過程で，人口動態統計の整備された地域として，その長寿性の特徴が海外にも知られるようになり，多くの研究者による食事調査が行われてきた。

このように，沖縄における食事調査は，第2次世界大戦後から現在まで国民栄養調査に準拠した方法で行われてきた調査が主流であった。国民栄養調査は地域における集団全体の栄養水準の把握と，公衆栄養面における栄養水準の改善で多大な貢献をなしたが，わが国における公衆栄養面のニーズの変化や疾病構造の変化などにより，従来の世帯単位の調査から個人単位の調査に変更された。疾病に対する食事によるリスクを明らかにするためには，個人単位でしかもより定量性のある情報が必要である。このような背景から沖縄において疫学的な方法論を用いた食事調査を行い，食事調査の妥当性と信頼性のある調査票の開発が必要となってきた。

2. 沖縄の従来の食事調査

すでに発表された沖縄県の県民栄養調査や，各種報告書，栄養関連の論文において述べられた主な結論は，以下の通りになろう。

栄養素別に見ると，全国平均に比べ ① 摂取エネルギーが，5–10% の範囲で低値傾向のまま推移している。② カルシウム摂取量が同様に少ない。③ 脂肪摂取量は一貫して多い。④ 動物性たんぱく質摂取量が多い。⑤ ナトリウム(食塩)摂取量が少ない[8]。

食品群別にみると全国平均に比べ ① 獣鳥肉類の摂取が多い(特に，豚肉および内臓)。② 緑黄色野菜類の摂取量が多い。③ 調味嗜好飲料類の摂取が多い[9]。調理別に見ると，炒める，煮るが多く，焼くが少ない[10]。これらの中で，特に注目したいのは，摂取エネルギーが常に全国と比較して低い水準にあることである。この理由として説明されているのは，現在のところ，沖縄成人の体熱放散量が低く，身体活動量が全国と比較して低いことにあるとされているが，定量的評価はなされていない。厚生省コホート研究の結果によると無作為抽出した 40–69 歳の男性対象者 17,177 名の肥満度(BMI) は，全国 12 地域の平均値 23.6 と比較して沖縄県石川では 24.6 (2 位)，宮古島では 25.4 (1 位)と高く，女性も同様の傾向を示した[11]。このように沖縄県民の BMI は，全国的にみて高い水準にあるにもかかわらず，摂取エネルギーが現在に到るまで全国平均よりも低い推移を示している。この摂取エネルギーが低く BMI が高い水準である理由の一つとして，沖縄における外食の 1 人あたりの摂取量が全国よりも高く，外食由来のエネルギー摂取量が見かけ上，低めに計算されている可能性があるという指摘がある[12]。すなわち，実際は摂取エネルギーの水準は低くなく，さらに体熱放散量の低いことが要因となって，BMI が高くなっている。沖縄の外食食品を，本土用の外食食品と置き換えて使用すると，系統バイアスにより摂取エネルギーが低く見つもられる可能性がある。県民栄養調査によれば，沖縄の外食率は総数で 21.7% (1993) で，全国の 18.8% (1994) と比較して高く，年々上昇傾向にあり，外食率の増加が系統バイアスを押し上げていることも考えられる。

3. 沖縄における食事調査票の開発とその意義

沖縄における食事調査票の開発のためには，沖縄の食文化の地理的歴史的側面を理解しなければならない。例えば，沖縄の人々が通常食べている食品の中には，亜熱帯の自然環境下で生育する野菜や魚介類など他県とは異なるものが存在し，また伝統的に日本と中国との食文化の影響を受け，さらに戦後，米国の食文化の影響により，日本全体の平均的な食形態とは異なった特徴を有するようになった。また同時に，沖縄の食習慣は復帰後，本土化の波とともに大きく変化し，旧来の伝統的食文化を基底にした，新しい沖縄独特な食文化や料理も生まれてきた。このような観点から変貌している沖縄の食文化を念頭にして，その食事の独自性を考慮し，得られた調査結果と全国との比較が可能な食事調査のデザインを考えることが望ましい。また，他県との比較を行う場合でも，標準化された調査法を用いた整合性と妥当性のある検討を行わなければならない。

食事調査法は目的と内容により，特定の方法だけで用いられるものではなく，その内容に合わせた最も適切な方法を選ばなければならない。食事調査法の質問票の一つに食事歴質問票 (Diet History Questionnaire) があるが，食事に関わる生活習慣や，食行動などの質問項目に，食物摂取頻度調査票を加えた構成が一般的である。本研究においては，半定量式食物摂取頻度調査票 (Semi-quantitative Food Frequency Questionnaire) に生活習慣関連項目，調理法，食行動に関わる質問票を加えて

作成した。この調査票は，長期的な環境暴露によって発症する生活習慣病のような疾病の食事調査のため，ある一定期間（1ヵ月間，1年間）の間の食物を平均何回食べたかを対象者が質問票に記入する方法である。この質問票は簡便であるので，多数の地域住民に対する調査に適している。しかし，摂取頻度法の結果を評価する場合も，方法的に独立した，より真の値に近い値が得られると考えられる方法（「ゴールド・スタンダード」）と比較して，どの程度栄養素量が一致しているかを見る「妥当性」研究が必要である。多くの場合，「ゴールド・スタンダード」として秤量法やバイオマーカーが採用されることが多い。

表1 わが国で報告されている食事調査における妥当性研究の例

調査対象者	調査法	開発手法	基準とした方法	対象栄養素数(r_{min}, r_{max})	文献
大学関係者夫婦25組 男：30-60歳， 女：25-56歳	自記式半定量頻度調査法	食品リスト177食品・料理＋調味料＋アルコール飲料 6摂取頻度区分（過去1年間）	秤量法による食事記録法（7日間×4回，1年間）	エネルギー＋9栄養素 男：$r_{max}=0.47$（Ca），$r_{min}=-0.01$（VitA） 女：$r_{max}=0.89$（Ca，炭水化物），$r_{min}=-0.01$（蛋白質）	古野純典 et al. (1990)[13]
栄養学科学生 女19名	自記式頻度・量法	食品リスト11食品・食品群と3種の料理 5摂取頻度区分（過去1週間）	秤量法による食事記録法（7日間）	エネルギー＋12栄養素 $r_{max}=0.90$（Ca），$r_{min}=0.27$（ビタミンB_1）	中村美詠子 et al. (1994)[14]
地域住民 男女805名40-69歳 および 栄養学科学生67名	聞き取り法による食物摂取頻度調査法	食品リスト：24時間思い出し法977食品からBlockの方法で122食品を抽出（地域住民） 摂取頻度は自由回答形式（過去2ヵ月間） 摂取量はフードスケールを用いた。	目安量法による食事記録（学生連続56日間）	エネルギー＋13栄養素 $r_{max}=0.74$（Ca），$r_{min}=0.21$（レチノール）エネルギー調整あり	C. Date et al. (1996)[15]
地域住民（コホート研究対象者） 男13名，女18名	自記式食事歴法	食品リスト：食事歴法により得られた169食品からステップワイズ重回帰分析により31食品を抽出 8摂取頻度区分	秤量法による食事記録（1日×12回，1年間）	エネルギー＋16栄養素 $r_{max}=0.69$（Ca），$r_{min}=-0.03$（脂肪）エネルギー調整あり	N. Takatsuka et al. (1997)[16]
高コレステロール血症の地域住民38-69歳 女47名	自記式食事歴法	食品リスト：国民栄養調査から選択した110食品（＋調理法など） 主として8摂取頻度区分（過去1ヵ月）	秤量法による食事記録（連続3日間）	エネルギー＋17栄養素 $r_{max}=0.75$（飽和脂肪酸），$r_{min}=0.19$（ナイアシン），中央値0.48 エネルギー調整あり	S. Sasaki et al. (1998)[17]
大学新入生 男154名，女69名	同上	同上	1回24時間尿中排泄量	Na, K r (Na) = 0.14（男），0.23（女）， r (K) = 0.34（男），0.40（女） エネルギー調整あり	S. Sasaki et al. (1998)[18]
離島住民 50-76歳 男24名，女24名	自記式半定量式食物摂取頻度調査法	食品リスト：国民栄養調査から選択した24食品群 6摂取頻度区分（過去1ヵ月間） 摂取目安量4〜6区分	秤量法による食事記録（連続7日間）	エネルギー＋10栄養素 男：$r_{max}=0.46$（Ca），$r_{min}=-0.09$（鉄） 女：$r_{max}=0.64$（炭水化物），$r_{min}=0.23$（食塩）	片桐あかね et al. (1998)[19]
栄養士養成コース学生・卒業生の家族 男46名（52.5±4.5歳） 女42名（49.8±8.6歳）	自記式半定量式食物摂取頻度調査法	食品リスト：50歳以上の男女1,001名，目安量法1日食事記録から栄養素供給率，回帰分析により選択した97食品・料理 9摂取頻度区分（過去1年間）	秤量法による食事記録（4日間×4回，1年間）	エネルギー＋19栄養素 $r_{max}=0.83$（カルシウム），$r_{min}=-0.42$（鉄），中央値0.61 エネルギー調整あり（性，年齢，個人内変動も調整）	K. Wakai et al. (1999)[20] I. Egami et al. (1999)[21]

表2 沖縄における疫学調査を目的とした食事調査の例

調査名	調査目的	食事調査方法	主たる疫学調査法	対象地域	対象者	沖縄における調査対象(予定)年次	研究代表者(所属)	文献
厚生省がん研究助成「発がんと生活環境要因に関する分析疫学的研究」	胃がんと食生活の因果関係	摂取頻度法(食品群別,写真モデルによる半定量摂取量推定)一部に,陰膳法	横断研究(全国6県)	沖縄本島南部,中部9町村	2,900名(50-65歳男女)陰膳法による約100名分含む。	1989-1991	廣畑富雄(九州大学医学部公衆衛生)	厚生省がん研究助成金1-6「発がんと生活環境要因に関する分析疫学的研究」研究報告書21-22, 1989.
「沖縄県における肺がん発生と関連要因に関する研究」	肺がんと過去の食品摂取状況	食物摂取頻度法(過去5年間の思い出し)	pair matching法による症例対照研究	沖縄県居住者	症例数(男: 245名,女: 88名)対照数(男: 490名,女: 176名)	1988-1991	大野良之(名古屋大学医学部)	Jpn. J. Cancer Res. 86; 1027-1034, 1995.
胃がんエコロジカル研究	生活要因や生体指標とがん疫病構造の地域較差との関連を明らかにする	摂取頻度法 食事記録票(3日間)および陰膳法	横断研究(全国5都県)	石川保健所管内(沖縄本島)	男129名,女93名無作為抽出 食事記録法による男女55名含む	1989	渡辺昌(国立がんセンター研究所)	J. Epidemiol. 2: 75-81, 1992.
厚生省コホート研究(多目的コホートによるがん・循環器疾患の疫学研究)	生活習慣とがんなど成人病発症との関連を明らかにするための長期追跡調査	摂取頻度法(妥当性研究含む)秤量法	コホート研究(10年間)全国14保健所管内	石川保健所管内(沖縄本島)宮古保健所管内(宮古島)	各保健所管内:約14,000名(全国合計140,000名)	コホートI 1990-2000 コホートII 1993-2003	津金昌一郎(国立がんセンター研究所支所)	厚生省多目的コホートベースラインデータ,日本公衆衛生協会,1996.
久米島住民の健康増進のための生活習慣調査(久米study)	久米島住民を対象とした食事の予防医学的介入研究,生活習慣病発症との関連性	摂取頻度調査法(妥当性研究含む)秤量法	および健康指導への応用	沖縄県久米島仲里村・具志川村住民	男70名,女70名	1996-	等々力英美(琉球大学医学部)	長寿科学総合研究平成8年度研究報告,10, 161-163, 1997. 文部省科学研究費(基盤研究B)研究成果報告書1998.

4. わが国の食事調査における妥当性研究と沖縄における疫学指向の食事調査

表1に,わが国における食事調査の妥当性研究の例を示した[13-21]。妥当性研究の「ゴールド・スタンダード」となる食事調査法は,調査の目的により異なってくるが,今後は調査比較のための標準化や測定に関わる変動要因の評価が可能な調査法が必要となろう。沖縄においても,食事調査の妥当性研究が,本研究を含めいくつか開始されている。

沖縄においてすでに多くの食事調査が行われてきたが,疫学研究を目的とした例は表2に示したようにまだ少ない。これらの大半の調査は沖縄を含む地域間比較研究として実施されている。地域間差は,集団間の平均値の差が各集団の偏差(個人間偏差)と比較して大きくなった場合に生ずるが,沖縄において独自の食事調査票を作成する意義を考える必要があろう。たとえば,欧米で開発された食事調査票を,アジアにおいて直接使用しないのは,両地域間の食事摂取構造や,背景にある食文化や食行動,食品データベースの相違が大きいという前提があるからである。同じように,アジアの国々の場合でも程度の差はあれ,同様な問題は生じてくる。沖縄と日本と比較した場合も同様で,両者の食事内容の連続性,共通性,相違性を比較し,地域間差の実証的な検討が必要であると考えられる。

食事調査は地域間の比較以外にも,食事摂取の民族間比較,人種間比較,世代間比較,時代間比較など多種多様であり,それぞれの特性に合わせた質問票が開発されている。また,米国のように

比較的食事の内容が均一である地域に対し，アジアや日本のように多様性に富む地域では，食事調査の方法や進め方が自ずから異なってくる。たとえば，アジア系の食事調査票の妥当性研究はすでに米国において，中国系米国人の食物摂取頻度法の開発が行われているが[22]，これは食文化の異なる集団が混在している環境下の質問票の例である。今後，このような異文化間の食事調査の比較研究について，より実証的な内容の報告が増加してくるものと考えられる。

表2によると1980年代後半から，疫学的研究方法の流れは断面研究から大規模コホート研究へと移行している。今後，大規模追跡調査の結果が集積した時点で，疾病と食事との因果関係がより明らかになってくるものと思われる。

III. 久米島における食事調査[23-27]

1. 久米島の概要

沖縄県の離島である久米島を食事調査の対象地域として選定した。久米島は沖縄本島の西約100 kmに位置する東シナ海に浮かぶ周囲48 kmの離島である(図1)。行政的に具志川村，仲里村の2村からなる。人口は1998年3月現在，具志川村4,635人と仲里村5,130人(両村人口: 合計9,765人)である。四季を通じて温暖で，年平均気温は22度である。冬は短く，春から夏にかけての雨量が多い。平均湿度は75%で，夏には熱帯性低気圧の通路となり，農作物の被害も大きい。

古くから米作が行われ，戦前までの主な農業は米，さとうきび，サツマイモで，沖縄の本土復帰後，減反政策もあいまって米にかわり農業生産の約85%を占めるさとうきびが基幹作物になった。大半の農家は兼業農家であり，少数ではあるが，漁業を兼業とする世帯もある。その他の産業としては紬生産や酒造などの地場産業がある。久米島の地理的位置関係により，那覇市の経済圏に組み込まれ人口流出と，経済的自立性が困難となっている[28]。しかし，県立高校，スーパーマーケット，消防署があり，県立病院も建設予定など沖縄県の他の離島と比較して社会的基盤の整備は良好である。

2. 久米島における食事調査と疾病状況

過去の久米島における食事調査としては，1959年に琉球民政府の指導の下に，米軍病院医師とともに尚らが，小学校男女児童232名に24時間思い出し法による栄養調査を行った[29]。また同時に，43名の児童から血清総蛋白質，及びヘモグロビン値を求めた。さらに，1962年に米国民政府の指

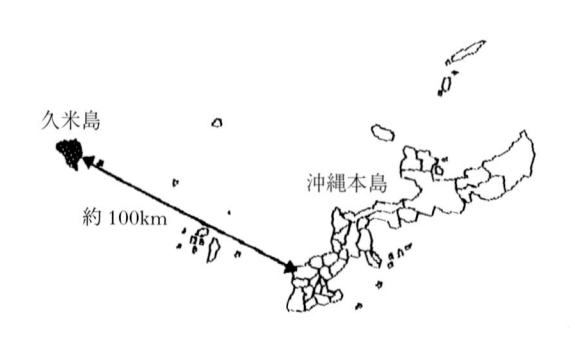

図1 沖縄本島と久米島の位置関係

表3　久米島2村と沖縄県の疫病別年齢調整死亡率（1973-1992）の比較[2]

	仲里村		具志川村		沖縄県	
	男	女	男	女	男	女
全死因	483.15(43)	424.63(40)	493.16(36)	474.56(16)	519.57	465.03
悪性新生物(全がん)	112.72(38)	60.25(47)	104.51(46)	69.82(39)	123.85	86.28
心疾患	72.69(14)	85.64(14)	79.80(9)	82.95(16)	69.62	77.34
脳血管疾患	75.79(14)	81.13(12)	61.10(29)	66.73(33)	64.85	69.64

（　）内は2村の沖縄県全53市町村における順位

示により，久米島の住民栄養調査が行われた[30]。

　久米島2村の疾病別年齢調整死亡率を表3に示した。全死因の年齢調整死亡率では，沖縄県全体と比較して，具志川村の女性を除いて平均以上の水準にある。悪性新生物の死亡率は男女とも沖縄県の中で低位を示し，心疾患は高位を示した。脳血管疾患は，男女とも仲里村では高位を示したが，具志川村は，男性で中位，女性で低位を示した。これらの死亡率差の要因は現在のところ不明であるが，柊山[31]，木村[32]らによって沖縄の脳卒中と心疾患の年齢調整罹患率について調査がなされており，これによると心筋梗塞の罹患率は全国7地域と比較して高位水準にあったが，脳卒中では他の7地域の平均罹患率と比較してやや低い水準にあった。このように死亡率と罹患率に差があることと，地域間差の問題は今後の検討課題であろう。

3. 久米島における対象集団の設定

久米島を対象地域として選定した理由は以下によった。
(1) 疾病の罹患状況を把握可能な地域
(2) 1万人規模の集団で，また沖縄の伝統的食習慣が維持されていると思われる地域
(3) 過去から現在に至り，住民の健康状況のデータ的蓄積があること。
(4) 沖縄県民の平均的健康像を反映していること。
(5) 人口流動性が少ないこと。
(6) 外食や市販弁当などの食物情報が把握しやすいこと。

久米島の老年化指数は1995年に69.2（仲里村と具志川村合計）であったが，他の離島と同様に高齢化が進行している。なお，沖縄県および全国の老年化指数は，1995年にそれぞれ91.2および52.8であった。本研究の対象集団は，主として40から50歳の男子とその配偶者を選択した。最終的には高齢者集団を食事調査の対象とするが，高齢者に関する調査法の問題を解決するために，健常な成人集団の調査を行い，この結果を検討した上で実施することにした。

　対象集団は，具志川村，仲里村の住民の中で調査協力が可能な世帯を対象とした。対象者の平均年齢は，男性48.5歳，女性46.2歳であった。配偶者は何らかの形で仕事(紬生産など)に従事している者が多く，専業主婦は少なかった。居住地域は具志川村が41%，仲里村が59%であった。

4. 久米島の食事調査の進め方

　平成7年度に具志川村においてパイロットスタディを実施した。対象者として，具志川村の地域住民10世帯，19名(男9名，女10名)を選定した。調査対象者は，個人ごとに連続した3日間の摂取

食物を秤量し，食事記録表に秤量結果を記入した。栄養調査の経験のある栄養士が食事記録の点検をした後，調査表を回収した。なお，食事記録の記入前に，対象者は半定量式食物摂取頻度調査表に，1年間の自己の食事摂取頻度と目安量について記載した。第1回目調査を平成8年度8月の連続した7日間で実施した。対象者として，具志川村および仲里村の住民の中で，調査協力が可能な63世帯127名(原則として1世帯男女2名，年齢範囲は30, 40, 50歳代が主)を選定した。調査の開始前に，栄養調査の経験のある栄養士が対象者に説明を行い，調査期間開始3日目と4日目に調査表の点検を行い不備な点を指摘し，指導した。対象者が各自，計量計で食品の重量を記録した。栄養素計算には，科学技術庁編「4訂日本食品標準成分表」および5訂成分表，改訂日本食品アミノ酸組成表，日本食品脂溶性成分表，米国USDA食品成分表，市販加工食品成分表(女子栄養大学編)を用い，これらの調査および，本研究において新たに作成した沖縄の食品の栄養素成分データベースを元にして，対象者の摂取栄養素量の計算を行い，平成7年度施行の栄養調査の結果と併せて食品リストを改定した。平成8年11月に両村で行われた地域住民検診において，同意の得られた対象者に対して採血を行った。さらに，食物摂取の季節変動と再現性を知る目的で，第2回目調査を平成9年度3-4月に行った。対象者は66名，男性33名，女性33名であり，2回連続して参加した対象者は56名であった。

5. 食物摂取頻度調査票の作成

食物摂取頻度調査票は食品リスト，食物摂取頻度欄，摂取目安量の3つの部分から構成される。食品リストは平均的な被験者が集中力を保ち，記入精度が低下しない程度の食品項目数にまとめることが望ましい。パイロットスタディの結果から被験者が協力的に記入できる時間は，30分前後で食品項目数は100前後であった。この食品数を参考に，食品リストを作成した。

食物摂取頻度調査票には，Blockによる方法[33]とWillettによる方法[34]の調査票が多く使用されている。今回の食品リストに採用する食品の選定には，Blockの方法とWillettの方法の2つを検討した。両者の方法にはそれぞれ特徴があるが最終的には，Willettの方法で作成した食品リストを採用した。両方法による食品リスト作成の過程を以下に示す。Blockの方法は，図2のように各種

$$累積寄与率 = \frac{\sum_{人数}個別食品あたりの総摂取量}{\sum_{人数}全摂取食品の総摂取量}$$

図2 累積寄与率法 (Blockの方法)

$$[VitC]_1 = \beta_1[ニガウリ]_1 + \beta_2[グアバ]_1 + \beta_3[冬瓜]_1 + ... + \varepsilon$$
$$[VitC]_2 = \beta_1[ニガウリ]_2 + \beta_2[グアバ]_2 + \beta_3[冬瓜]_2 + ... + \varepsilon$$
$$[VitC]_3 = \beta_1[ニガウリ]_3 + \beta_2[グアバ]_3 + \beta_3[冬瓜]_3 + ... + \varepsilon$$

被験者番号

$$\begin{bmatrix} 個人毎の \\ VitCの7 \\ 日平均摂 \\ 取量 \end{bmatrix} = \begin{bmatrix} 各食品毎 \\ の平均摂 \\ 取量 \end{bmatrix} + \varepsilon$$

図3 重回帰分析法 (Willettの方法)

栄養素のグループ摂取に対する，個別の食品の寄与率を計算して，寄与率をランクづけして，寄与率の高い食品リストを構成する。本研究では累積寄与率90％までの食品を検討したが，この方法では，個人間差の評価ができない。一方，Willettの方法は，栄養素摂取量の個人間偏差に対する寄与の高い食品を重回帰分析(ステップワイズ法)を行って検索して，食品リストを作成する。たとえば，ある地域集団のビタミンCの摂取量をみるために，りんごとミカンの2つのどちらか1つを食品リストに入れなければならない状況を想定しよう。この調査地域では，ほとんどの人が日常的にりんごを摂取しており，りんごの方が摂取量も多かったとしても個人間偏差が少ない場合は，摂取量はりんごと比べ多くはないが個人間偏差が大きいミカンの方が食品リストに採用されることになる。図3に示すように目的変数は，被験者の7日間の平均摂取栄養素量をとり，説明変数は食品ごとの7日間の平均摂取栄養素量をそれぞれあてる。この結果，栄養素にもっとも個人間変動を説明しうる変数が逐次選択されていく。図3の式では誤差項εを最少にするようなモデルが最終的に採用される。重回帰分析を用いる場合，留意しなければならないことは，説明変数の間に共線性がないようにすることである。重回帰分析の結果，実際上ありえないような食品がランクの上に選択される場合がある。これは，説明変数間相互の共線性が強く，寄与率の大きな食品と一緒に食されることの多い食品が見かけ上，寄与率が高くなるためである。

　栄養素量の計算は自然対数に変換後，解析を行った。対象とした栄養素は21種類である。
　食品リストの作成は，久米島の仲里村と具志川村の2村における7日間の食事記録から作成した。

表4　各栄養素摂取量の個人間変動を最もよく予測できる食品リストの一部

順位	ビタミンA	寄与率(R^2)	α-トコフェロール	寄与率(R^2)	ビタミンC	寄与率(R^2)	コレステロール	寄与率(R^2)
1	豚肝臓	0.480	西洋カボチャ生	0.146	ニガウリ生実	0.146	鶏生全卵	0.599
2	ニンジン生	0.090	調合油	0.082	グァバ	0.131	生いか	0.052
3	牛肝臓	0.048	とうもろこし油	0.053	オロナミンCドリンク	0.035	鶏全卵ユデ	0.005
4	モロヘイヤ生茎葉	0.014	生いか	0.023	トウガン生実	0.030	赤身ホンマグロ	0.004
5	鶏生全卵	0.005	鶏生全卵	0.023	キャベツ生	0.030	普通牛乳	0.003
6	かずら(カンダバー)	0.005	サフラワー油	0.023	と仲茶	0.028	豚肝臓	0.003
7	マンゴー	0.005	ニホンカボチャ生	0.014	アセロラ果汁入り清涼飲料	0.026	精白米	0.003
8	キャロット＆フルーツ缶	0.003	ホウレンソウ生	0.011	玉露浸出液	0.022	若鶏モモ皮肉	0.002
9	ミロ	0.003	マグロ油漬缶詰	0.011	ブロッコリー生	0.021	するめ	0.002
10	ようさい生	0.003	精白米	0.010	缶緑茶	0.013	カステラ	0.002
11	ホウレンソウ生	0.003	カラシナ生茎葉	0.008	セン茶浸出液	0.012	豚胃腸	0.002
12	マーガリン	0.002	赤身ホンマグロ	0.008	タンゴール	0.012	輸入牛カタロース脂付	0.001
13	ウナギ蒲焼き	0.002	全卵マヨネーズ	0.008	ポカリスエット	0.010	輸入干シシャモ生	0.001
14	にら生葉	0.002	黒カリントウ	0.007	パパイア完熟	0.008	若鶏胸皮肉	0.001
15	精白米	0.002	卵黄マヨネーズ	0.007	西洋カボチャ生	0.007	ウナギ蒲焼き	0.001
16	カラシナ生茎葉	0.001	もも生果	0.006	ミカン天然果汁	0.007	和牛カタロース脂付	0.001
17	普通牛乳	0.001	大根ゆで葉	0.005	沖縄風弁当	0.006	若鶏手羽肉	0.001
18	炭焼きレバー	0.001	にら生葉	0.005	ウンシュウミカン普通	0.006	しらす干し	0.001
19	大根ゆで葉	0.001	沖縄風弁当	0.004	キャロット＆フルーツ缶	0.006	グルクン(たかさご)	0.001
20	西洋カボチャ生	0.001	ブロッコリー生	0.004	レモンスカッシュ	0.005	沖縄風弁当	0.001

注）アンダーライン記載の食品は沖縄において特徴的なあるいは特に使用されていると考えられる食品

表4に，Willettの方法で久米島の食事記録により求めた食品リストの一例を示した．各栄養素摂取量の個人間変動を最も予測できる食品がランク順に示される．ビタミン類のように食品によって偏在している栄養素成分に，沖縄の独特な食品が上位に現れてくる傾向がある．地域間比較研究を行う場合，食品リストに選択される地域独自の食品と一般性のある食品とのバランスを考慮して質問票を作成しなければならない．表5に栄養素ごとの個人間変動の80%を説明するために必要な食品数を示した．レチノールなどのようなある特定の食品に偏在している栄養素は，説明しうる食品数は少なくてもすむが多くの食品に分布している主要栄養素では食品数が多くなっている．

図4に本研究で行った食品リストの作成法の比較を，累積寄与率（Blockの方法）と重回帰分析法（Willettの方法）別に示した．この図は，食事記録で得られた多数の食品数を，質問票の食品数まで減じる過程を示している．食品リストを最終的にまとめる段階では，特に肉類群や魚介類群のように多種類の食品がある場合は栄養士と協議の上，作成した．

表6には，両方法による食品のランクの比較を示すために，最も少ない食品数で栄養素量が推定可能なレチノールを例に示した．上位7つの食品を示したが，表のように両方法の食品のランクは異なるが，最終的に各栄養素の中で最も多く共通した食品数の割合は，全体の食品のうち約90%であった．

摂取頻度カテゴリーの階級は，1つの階級に回答が集中しないような頻度分類にすることが望ましい．本調査票では，肉類，魚介類，野菜類などの摂取頻度のカテゴリーは，「食べなかった」，「月

表5　栄養素ごとの個人間変動の80%を説明するために必要な食品数

栄養素	食品数
Total energy	190
total carbohydrate	60
crude fiber	121
protein	171
lipid	67
calcium	52
phosphorous	25
iron	60
sodium	75
potassium	30
retinol	20
carotene	62
thiamin	102
riboflavin	107
niacin	69
ascorbic acid	92
tocopherol	74
saturated fatty acids	58
monosaturated fatty acids	43
polyunsaturated fatty acids	63
cholesterol	31
All	241

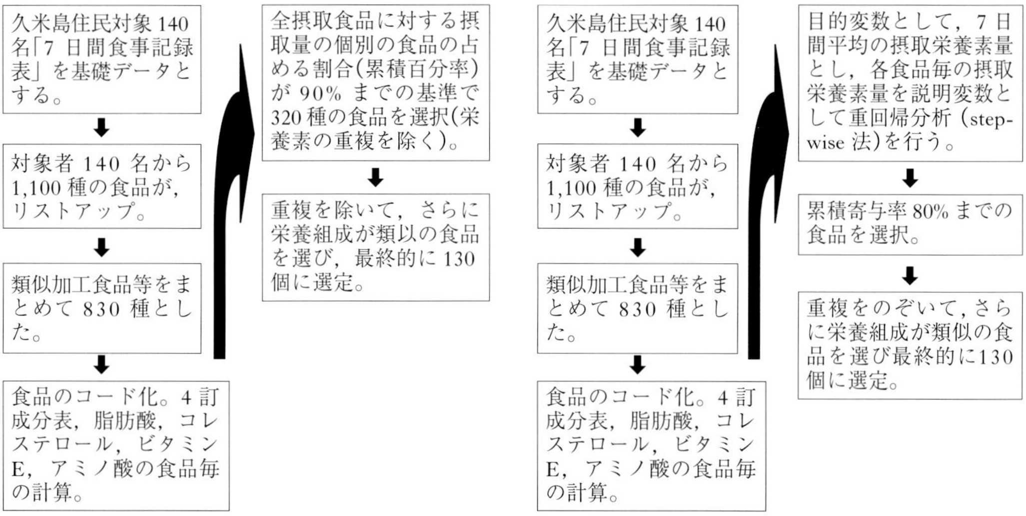

図4 食品リストの作成の手順(右: Willett の方法, 左: Block の方法)

Block の方法（左）:

- 久米島住民対象 140 名「7 日間食事記録表」を基礎データとする。
- ↓
- 対象者 140 名から 1,100 種の食品が,リストアップ。
- ↓
- 類似加工食品等をまとめて 830 種とした。
- ↓
- 食品のコード化。4 訂成分表,脂肪酸,コレステロール,ビタミン E,アミノ酸の食品毎の計算。
- ↓
- 全摂取食品に対する摂取量の個別の食品の占める割合(累積百分率)が 90% までの基準で 320 種の食品を選択(栄養素の重複を除く)。
- ↓
- 重複を除いて,さらに栄養組成が類似の食品を選び,最終的に 130 個に選定。

Willett の方法（右）:

- 久米島住民対象 140 名「7 日間食事記録表」を基礎データとする。
- ↓
- 対象者 140 名から 1,100 種の食品が,リストアップ。
- ↓
- 類似加工食品等をまとめて 830 種とした。
- ↓
- 食品のコード化。4 訂成分表,脂肪酸,コレステロール,ビタミン E,アミノ酸の食品毎の計算。
- ↓
- 目的変数として,7 日間平均の摂取栄養素量とし,各食品毎の摂取栄養素量を説明変数として重回帰分析（stepwise 法）を行う。
- ↓
- 累積寄与率 80% までの食品を選択。
- ↓
- 重複をのぞいて,さらに栄養組成が類似の食品を選び最終的に 130 個に選定。

表6　重回帰分析と累積寄与率から得られた食品リストの比較(レチノールの場合)

重回帰法（Willett の方法）		累積寄与率法（Block の方法）		
食品	R^2	食品	頻度	累積寄与率
<u>豚肝臓</u>	0.664	<u>豚肝臓</u>	27	0.532
<u>牛肝臓</u>	0.729	<u>鶏生全卵</u>	779	0.680
<u>鶏生全卵</u>	0.736	<u>普通牛乳</u>	516	0.745
<u>マーガリン</u>	0.739	<u>牛肝臓</u>	4	0.801
<u>ウナギ蒲焼き</u>	0.742	<u>ウナギ蒲焼き</u>	13	0.839
<u>普通牛乳</u>	0.743	<u>マーガリン</u>	91	0.869
マーガリンソフトタイプ	0.744	沖縄風弁当	90	0.883

下線は両方法を用いて共通して出現した上位 7 位の食品名

1 回」,「月に 2–3 回」「週に 1 回」,「週に 2–3 回」「週に 4–6 回」「毎日 1 回」「毎日 2 回以上」の割合で分類した。調味料,飲料は摂取頻度カテゴリーの区分をカテゴリー数は同じで,時間間隔を細かくとった。

　食物摂取頻度法は摂取頻度の質問の他に,1 回あたりに摂取する目安量を加えることがある。目安量の有用性については,長期の平均摂取量を推定する場合,その有用性が余りないという報告もあるが,本研究では目安量の設定を行った。目安量の単位は,食品の摂取量の分布が基礎になるが,被験者が日常摂取している推定しやすい単位で表示した。例えば,「みかん 1 個」,「レタスの葉 1 枚」などで現される。

　7 日間の秤量法による食事記録から,栄養素摂取量の個人間変動と個人内変動を求め,Beaton の方法により個人の平均栄養素摂取量を推定するために必要とされる日数が計算できる[35]。個人間,個人内変動の変動係数を求めたところ,両変動係数ともに男性の方がほとんどの栄養素において高値を示した。個人間と個人内変動の比較をすると,レチノール,ビタミン B_1,食物繊維以外の栄養素

において，個人内変動の変動係数が高値を示した。個人内変動係数から，栄養素摂取量のデータの95%が「真の栄養素摂取量の平均値」の10%, 20%の誤差範囲に入るために要する食事調査の推定日数を求めた。この結果，男女における真の平均値の20%内の誤差範囲にはいる調査日数は，総エネルギー，たんぱく質，脂質，糖質は5から14日を必要とし，ビタミン類は9から37日（レチノール，カロチンは61から84日），脂肪酸（SFA, MUFA, PUFA）は28から47日，アミノ酸は16から63日であった。他の文献と比較してレチノールの個人間，個人内変動が小さいなど沖縄における地域的な特徴が示された。個人間，個人内変動は地域固有の日常行事や食物摂取構造に反映すると考えられ，食事調査票の開発には地域的特性を十分に考慮する必要がある。

調理法の内容についても調査票に入れることが重要である。栄養素の中には，調理法による量的減少や，質的変化を生じ，栄養素計算の際に量的な誤差を生ずる。特に沖縄の場合，調理法が他の地域と大きく異なる特徴を持っているために，系統的なバイアスを生じる可能性がある。

6. 沖縄の食品データベースの現状

食事調査で食品のデータベースの整備は重要であり，データベースの精度はデータの量および質に依存する。わが国の食品データベースは，欧米諸国と比較して立ち遅れており，特に脂肪酸，コレステロール，葉酸のように疾病リスクの評価に重要な栄養素の整備が不十分である。さらに沖縄を含む地域特有の食品の整備も望まれる。今回の7日間の食事調査において，10回以上出現した食品のうちで，沖縄固有の食品の9種が4訂食品成分表に記載されていなかった。例えば，ポークランチョンミート，フレーク缶詰など缶詰食品や，イカ墨，かずらなどがあげられる。すでに置き換えをした後の結果であるので，実際はさらに多い食品がデータベースに存在しないと考えられる。また，沖縄のように外食率の大きいところでは，外食のデータベースの集積も重要である。外食のportion sizeや，標準的なレシピのデータも加えた料理データベースの充実も望まれる。今後，過去の報告を総合的に見直して，調査方法やデータの評価を再検討する必要があろう。

IV. まとめ

沖縄の長寿性の要因を明らかにするために，食事に関する情報は重要である。しかし，現在まで食事摂取の栄養疫学的な調査は十分ではなかった。特に，食物摂取頻度法の妥当性研究はなされておらず，摂取量測定のための「ものさし」作りが遅れていた。

本研究は久米島地域住民を対象として，半定量式食物摂取頻度質問票を含む食事歴調査票を作成した。この調査票は，約130品目の食品・料理数からなり，地域的特徴性のある食品目の選択を絞り込むことが可能となった。我が国においても，食物摂取頻度調査票の作成は，この1, 2年間のうちにいくつか発表がなされてきているが，その質問表の作成の過程は必ずしも同一の方法を取っているわけではない。それらの質問表は地域的差違を反映した構成とはなっていないので，沖縄において適用できるか検討がされていないのが現状であり，特徴的食品摂取構造を持つ沖縄において，本研究における食物摂取頻度調査票の作成の意味は大きいものと考えられる。

今後，沖縄における食事調査の視点は，(1) 同一大規模集団における長期間の継続的な食事調査，(2) 沖縄における特徴的食品の栄養素データベースの構築，(3) 過去から現在に至る食事調査を客観的系統的に整理したcritical reviewの作成，(4)「標準化」と同時に「地域特性」を見逃さないよ

うに配慮した食事調査票の開発，(5) 亜熱帯圏のアジア諸国との比較が可能な食事調査票の開発などが重要となろう[36]。

沖縄の食事が長寿性にどのように関連しているかを明らかにするためには，科学的に検証された事実を客観的に集め整理し，それにもとづいて判断するという Evidence-based な人間栄養学に立脚したアプローチが必要となろう[37-38]。

本研究は，平成 8-10 年度厚生省厚生科学研究費補助金長寿科学研究事業による「沖縄の長寿者の健康要因」班(班長：柊山幸志郎)の研究の一環として実施した。本調査研究にご協力いただいた対象者の方々および具志川村，仲里村役場の関係各位に深謝いたします。また貴重な助言を頂きました国立がんセンター研究所佐々木敏博士，東京大学医学部片桐あかね博士に感謝いたします。

文 献

1) 等々力英美，DC. Willcox，名嘉幸一：高齢者の社会的支援と主観的幸福感について，ヒューマンサイエンス 10: 17-23, 1998.
2) 沖縄県福祉保健部：沖縄県衛生統計年報人口動態編，1998.
3) 沖縄県環境保健部：沖縄県における成人死亡の疫学調査，1995.
4) 厚生統計協会：国民衛生の動向，厚生統計協会(東京) 1998.
5) K. Naka, DC. Willcox, H. Todoriki and T. Kageyama: Studies in Okinawa from an International Perspective: A consideration of Socio-Cultural Factors, Ryukyu Med. J., 18: 1-10, 1998.
6) 大礒敏雄：「栄養調査」の功績, pp. 1-30「沖縄の長寿」尚 弘子，山本 茂編, 学会出版センター関西(大阪)，1999.
7) 太平洋戦争・沖縄戦終結 50 周年記念事業「記念誌」検討委員会，編集委員会編：長寿のあしあと 沖縄県長寿の検証記録，沖縄県環境保健部予防課，1996.
8) 沖縄県環境保健部：沖縄県県民栄養調査，1997.
9) 長谷川恭子，川端照江，石川香織，岩間範子，宮城重二，新城澄江：沖縄県内の地域集団における食事摂取の特性，最新医学 53: 72-79, 1998.
10) 赤羽正之：長寿者の食生活調査，pp. 111-131「あゆみ」沖縄県栄養士会創立 30 周年記念沖縄県栄養士会編，1997.
11) 日本公衆衛生協会：厚生省多目的コホートベースラインデータ，日本公衆衛生協会(東京)，1996.
12) private communication from Dr. S. Sasaki
13) 古野純典，内岡三枝子，武若秀子，徳留裕子，石松茂生，吉村健清，がん研究における食事調査法の検討，癌の臨床 36: 409-415, 1990.
14) 中村美詠子，青木伸雄，那須恵子，近藤今子：食品摂取頻度・摂取量法と 7 日間秤量記録法の比較，日本公衛誌 41: 682-691, 1994.
15) C. Date, M. Yamaguchi and H. Tanaka, Development of a Food Frequency Questionnaire in Japan, J. Epidemiol. 6: S131-S136, 1996.
16) N. Takatsuka, Y. Kurisu, C. Nagata, A. Owaki, N. Kawakami and H. Shimizu, Validation of Simplified Diet History Questionnaire, J. Epidemiol. 7: 33-41, 1997.
17) S. Sasaki, R. Yanagibori and K. Amano, Self-Administrated Diet History Questionnaire Developed for Health Education: A Relative Validation of the Test-Version by Comparison with 3-Day Diet Record in Women. J. Epidemiol. 8: 203-215, 1998.
18) S. Sasaki, R. Yanagibori and K. Amano, Validity of a Self-Administrated Diet History Questionnaire for Assessment of Sodium and Potassium — Comparison with Single 24-hour Urinary Excretion —. Jpn.Circ J. 62: 431-435, 1998.
19) 片桐あかね，橋本修二，大橋靖雄，白銀和子，坂本なほ子，牧本小枝：半定量式食物摂取頻度調査の再現性と妥当性の検討，日本公衛誌 45: 1127-1136, 1998.

20) K. Wakai, I. Egami, K. Kato, Y. Lin, T. Kawamura, A. Tamakoshi, R. Aoki, M. Kojima, T. Nakayama, M. Wada, Y. Ohno. A Simple Food Frequency Questionnaire for Japanese Diet: Part I. Development of the Questionnaire, and Reproducibility and Validity for Food Groups. J Epidemiol. 9: 216–226, 1999.

21) I. EgamiI, K. Wakai, K. Kato, Y. Lin, T. Kawamura, A. Tamakoshi, R. Aoki, M. Kojima, T. Nakayama, M. Wada and Y. Ohno, A Simple Food Frequency Questionnaire for Japanese Diet: Part II. Reproducibility and Validity for Nutrient Intakes. J. Epidemiol 9: 227–234, 1999.

22) MM. Lee, F. Lee, S. Wang-Ladenla, R. Mike, A Semiquantitative Dietary History Questionnaire for Chinese American. Ann. Epidemiol. 4: 188–197, 1997.

23) 等々力英美: 沖縄の長寿者の健康要因, 長寿科学総合研究平成8年度研究報告, 10: 161–163, 1997.

24) 等々力英美: 沖縄の離島における食物摂取頻度調査票の作成, 厚生省長寿科学総合研究事業老年病分野長期縦断疫学プロジェクト平成9年度研究会発表抄録集, 27, 1997.

25) 等々力英美, 有泉 誠, 安次富郁哉, 鈴木 信: 沖縄における食物摂取頻度調査票の作成, 日本公衛誌 44: 1291, 1997.

26) H. Todoriki, M. Ariizumi, I. Asitomi and M. Suzuki, Designing the Okinawa Food Frequency Questionnaire, J. Epidemiol 8: 74, 1998.

27) 等々力英美, 有泉 誠, 安次富郁哉, 鈴木 信: 食物摂取頻度法からみた食事調査法—沖縄・久米島における事例を中心として—, 日本栄養・食料学会会誌 51, 1998.

28) 清成忠男: 沖縄県経済の構造的特質と久米島, pp. 219–228「沖縄久米島の総合的研究」法政大学百周年記念久米島調査委員会編, 弘文堂(東京), 1984.

29) H. Arakaki, H. Sho, Nutritional Survey on Kumejima, The Science Bulletin of the Division of Agriculture, Home Economics & Engineering Univ. of the Ryukyus 327–334, 1962.

30) 太平洋戦争・沖縄戦終結50周年記念事業「記念誌」検討委員会, 編集委員会編: 長寿のあしあと 沖縄県長寿の検証記録, p. 130, 沖縄県環境保健部予防課, 1996.

31) 柊山幸志郎, わが国の高血圧性合併症の特徴, 脈管学 38: 245–251, 1998.

32) Y. Kimura, S. Takishita, H. Muratani, K. Kinjo, Y. Shinzato, A. Muratani and K. Fukiyama, Demographic Study of First-ever Stroke and Acute Myocardial Infarction in Okinawa, Japan Internal Medicine 37: 736–745, 1998.

33) G. Block, M. Woods, A. Potosky and C. Clifford, Validation of a Self-administered Diet History Questionnaire Using Multiple Diet Records. J. Clin. Epidemiol. 43: 1427–1435, 1990.

34) WC. Willett, L Sampson, MJ Stampfer, B. Rosner, C. Bain, J. Witschi, CH Hennekens and FE Speizer. Reproducibility and Validity of a Semiquantitative Food Frequency Questionnaire. Am. J. Epidemiol. 122: 51–65, 1985.

35) GH. Beaton, J. Milner, P. Corey, V. McGuire, M. Cousins, E. Stewart, M. de Ramos, D. Hewitt, PV Grabsch, N. Kassim, JA Little. Sources of Variance in 24-hour Dietary Recall Data: Implications for Nutrition Study Design and Interpretation. Am. J. Clin. Nutr. 32: 2546–2559, 1979.

36) 等々力英美: 食事調査の新しい流れ (5) 沖縄における食事調査, 臨床栄養 94: 568, 1999.

37) 等々力英美: 食事調査の新しい流れ (2) Evidence-based Nutrition, 臨床栄養 94: 380, 1999.

38) 佐々木敏, 等々力英美, Evidence-based Nutrition, について考えてみませんか? (1), 食生活 95: 92–95, 1999. ibid., Evidence-based Nutrition, について考えてみませんか? (2), 食生活 95: 100–101, 1999.

沖縄県住民の食塩摂取量と血圧値

川﨑晃一

[キーワード: 尿中 Na 排泄量および K 排泄量推定法，食塩摂取量，カリウム（K）摂取量，一日クレアチニン排泄量予測値，血圧，沖縄県住民]

はじめに

　一日食塩摂取量の推定法としては，24 時間蓄尿によるナトリウム（Na）排泄量の測定が最も信頼性が高い方法とされている。しかしながら，疫学調査などで多数の対象者に 24 時間蓄尿を実施することは極めて困難であり，ほとんど不可能に近い。また食塩摂取量の個体内変動は大きく，1 日だけの 24 時間蓄尿を行っても個人の平均的食塩摂取量を推定することは難しい[1]。最近 24 時間蓄尿のための比例採尿器が考案されている[2]が，24 時間蓄尿の場合と同様，尿の採り忘れを防ぐことはできない。

　我々は早朝起床後 2 回目に採取する"スポット尿"から 24 時間 Na 排泄量を推定する簡便法の開発を試みた[3-5]。この方法は精度はやや劣るものの，24 時間蓄尿の繁雑さがなく，尿の採り忘れを考慮する必要も全くない。基礎的検討も十分に行って，疫学調査に適用できると考え，これまで国内外の多くのフィールド調査で食塩摂取量の推定に応用してきた[6-9]。

　高血圧の予防や非薬物療法には，減塩療法がほぼ確実な方法として広く認められている。しかし，最近ではカリウム（K）補充療法が降圧効果を有することも多数報告され[10]，JNC-VI のガイドラインにも "K の適量摂取" が推奨されている[11]。我々が開発したこの簡便法は一日食塩摂取量と同時に，一日 K 摂取量もある程度の正確さで推定できる利点がある。

　ここではまず，食塩ならびに K 摂取量の簡易推定法の理論と方法について簡単に触れ，この方法を用いて我々が行ってきた疫学調査への応用成績について簡単に述べる。最後に，1997 年度と 1998 年度の 2 年間にわたって，沖縄県全域を対象とした沖縄県総合保健協会人間ドック受診者を対象に，受診後のスポット尿（大部分起床後 2 回目の尿）から本簡便法を用いて 24 時間尿中 Na ならびに K 排泄量を算出して，沖縄県人の食塩ならびに K 摂取量を推定したので，その成績についてまとめた。

I. 24 時間尿中 Na ならびに K 排泄量の推定法

　尿中 Na ならびに K の 24 時間排泄量を推定する簡便法の理論的裏付けとして，我々は次のような仮説を立てた。すなわち，
　① 個人の 24 時間尿中クレアチニン（Cr）排泄量（24hUCrV）が予測できる，
　② 24 時間尿中 Na 排泄量または K 排泄量と 24hUCrV の比（24hUNaV/24hUCrV または

> 24時間尿中 Cr 排泄量予測値（男性）
> ＝15.1×体重＋7.4×身長－12.6×年齢－80
> 24時間尿中 Cr 排泄量予測値（女性）
> ＝8.6×体重＋5.1×身長－4.7×年齢－75
> （Cr 排泄量: mg/日，体重: kg，身長: cm，年齢: 歳）

[Kawasaki T, et al: Clin Exp Pharm Physiol 20: 7, 1993]

図1 個人の24時間尿中クレアチニン（Cr）排泄量予測式

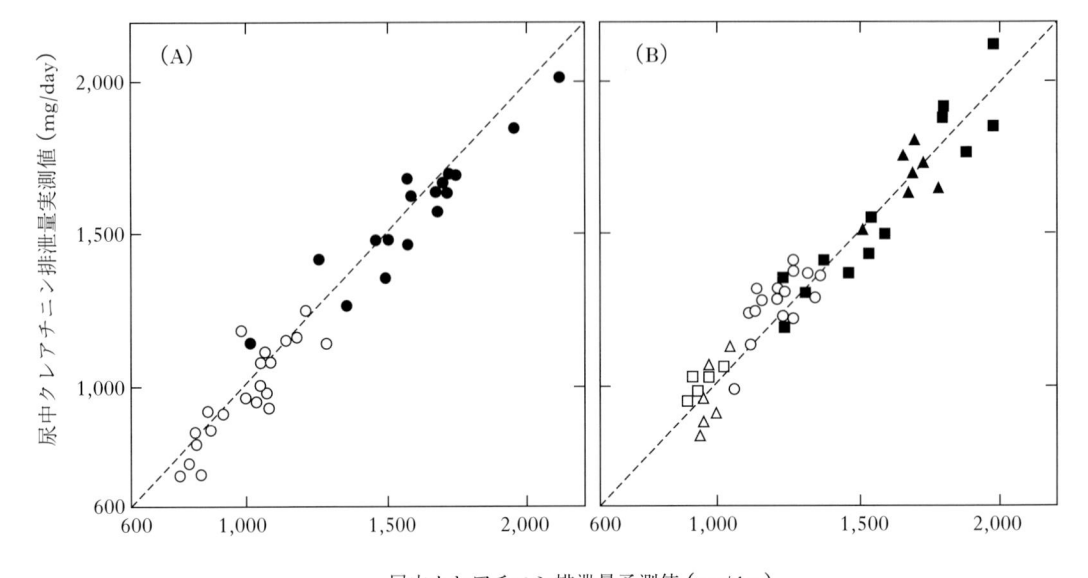

図2 尿中 Cr 排泄量予測値と実測値の相関図
(A) ●: 日本人男性　　○: 日本人女性
(B) ▲: ネパール人男性　△: ネパール人女性
　　■: イタリア人男性　□: イタリア人女性
　　○: 米国人女性

24hUKV/24hUCrV）が，スポット尿中 Na（または K）とスポット尿中 Cr の比（SMUNa/SMUCr または SMUK/SMUCr）の間に極めてよい相関がある，

③ ①，②より24時間尿中 Na または K 排泄量と，SMUNa/SMUCr 比または SMUK/SMUCr 比に24時間尿中 Cr 排泄量予測値（PRCr）を乗じた値との間に比例関係が成り立つ．

上記の①，② および③を詳細に検討し，いずれについても証明することができた[3-7]．以下にその方法を簡単に記述する．

1. 尿中 Cr 排泄量予測式の作成

24時間蓄尿を3日間以上行い得た健康成人男性256名，同女性231名（年齢: 20–82歳）を対象に，24hUCrV の平均値を従属変数，身長・体重・年齢を独立変数とした重回帰分析を男女別に行った．その結果，図1に示す式を得た．

この式を，対象が全く異なる日本人および外国人に適用してその精度の客観性を検討した。その結果，図2に示すように日本人のみでなく，外国人にも適用が可能であることが分かった[3]。

2. 24時間尿中NaならびにK排泄量の推定法

これまでに4時間分割尿や夜間尿を用いた24時間尿中NaならびにK排泄量の推定法を検討したが，早朝空腹時に検査を行う疫学調査では，起床後2回目のスポット尿（SMU）の採取が容易であるため，その尿を用いて24時間尿中NaならびにK排泄量を推定する方法を検討した。

$$24時間尿中Na排泄量推定値（mEq/日）= 16.3 \times \sqrt{スポット尿 Na/Cr 濃度比 \times Cr 予測値}$$
$$24時間尿中K排泄量推定値（mEq/日）= 7.2 \times \sqrt{スポット尿 K/Cr 濃度比 \times Cr 予測値}$$
（註） Na: mEq/l, K: mEq/l, Cr: mg/dl × 10 として式に代入

[Kawasaki T, et al: Clin Exp Pharm Physiol 20: 7, 1993]

図3 起床後2回目のスポット尿から尿中NaおよびK排泄量を測定する式

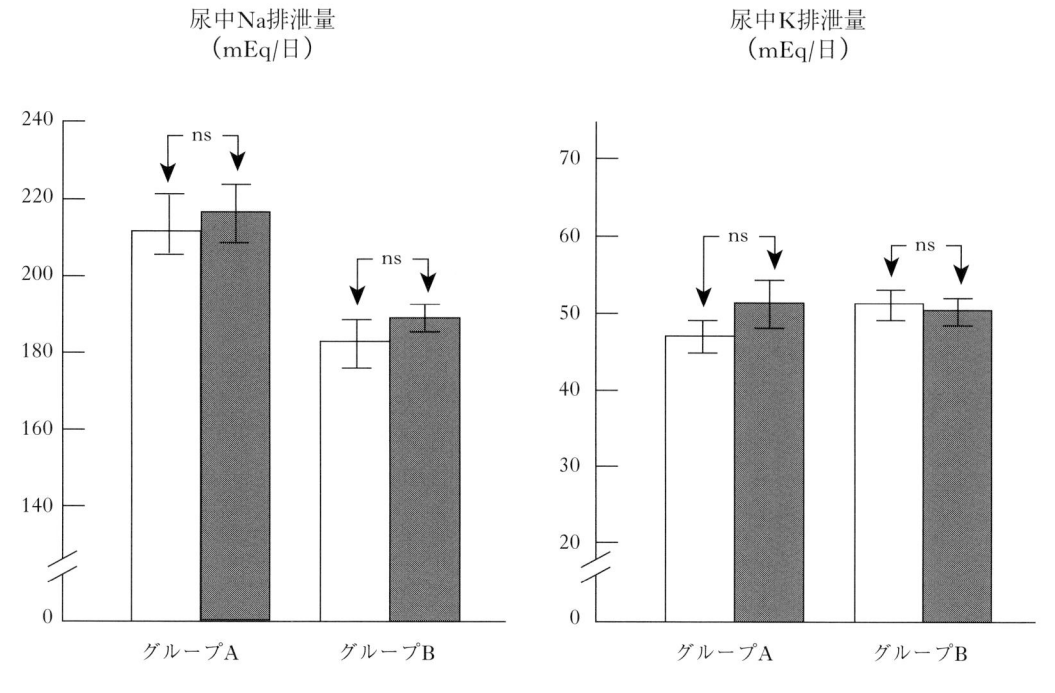

図4 24時間尿中NaならびにK排泄量実測値と推定値の比較
グループA: n = 91例；24時間蓄尿とそれに対応するスポット尿各1回から算出した値
グループB: n = 81例；24時間蓄尿とそれに対応するスポット尿各3回の平均値から算出した値
ns = 有意差なし
□：実施値（±標準誤差）
▨：推定値（±標準誤差）

最低3日間，朝食前にSMUの採取とそれらを含む24時間蓄尿を実施した健康な成人男女159名（20-79歳）を対象に推定式作成を試みた．すなわち，SMUならびに24時間尿中Na, K, Cr濃度と24時間尿量を測定した．すでに報告している方法[3,4]に従って，SMU中のNa/Cr（SMUNa/SMUCr）比，あるいはK/Cr（SMUK/SMUCr）比とPRCrの積を算出して，24時間尿中Naならびに K 排泄量との相関性を検討した．その結果，図3に示す推定式を得た．

この式を異なる対象者に適応してその精度を検討した．その結果，図4に示すように，1回だけのSMU（グループA）からでも，集団としてはかなり正確に24時間排泄量を推定することが可能であることを証明できた[4,5]．

3. 長崎県一離島（鷹島町）住民検診への応用[6]

20歳以上の鷹島町住民に形態学，医学ならびに栄養学に関する調査を5年間にわたって実施した．対象数は1,599名（男性704名，女性895名）で，20歳以上の全住民の61.5%が，なかでも40-69歳までの年齢層は73.1%が受診した．

対象者は全員早朝空腹状態で検査場にきてもらい，SMUを採取した後，身体計測を行った．血圧は日本コーリン社製自動血圧計BP203Nを用い，10分以上安静座位を取らせた後左上腕にて3回測定し，その平均値を個人の代表値とした．その後12時間の空腹状態で採血を行い血液生化学検査に供した．一般尿検査の後の尿を用いて，すでに述べた簡便な推定法でNaならびにK排泄量を計算し，一日摂取量を推定した．

鷹島町住民の24時間尿中Na排泄量推定値は男性 194 ± 61 mEq（食塩に換算して11.3 g），女性 181 ± 48 mEq（10.6 g）であり，24時間尿中K排泄量推定値は男性 53 ± 13 mEq（2.07 g），女性は

表1 血圧区分別，減塩意識別にみた24時間尿中Na排泄量推定値（mEq/日）

	減塩の有無	正常血圧	境界域高血圧	高血圧	降圧薬（+）
男性	全員	197 ± 62 (434)	201 ± 61 (125)	195 ± 59 (58)	$164 \pm 55^{a''b''c'}$ (70)
	減塩（+）	191 ± 56 [43%]	187 ± 43 [45%]	183 ± 51 [52%]	$159 \pm 47^{a''b'c'}$ [73%]
	減塩（-）	202 ± 66 [57%]	213 ± 71 [55%]	208 ± 66 [48%]	179 ± 70 [27%]
女性	全員	185 ± 47 (550)	182 ± 45 (174)	186 ± 56 (37)	$161 \pm 51^{a''b''c}$ (110)
	減塩（+）	183 ± 47 [59%]	180 ± 46 [58%]	181 ± 57 [57%]	$160 \pm 53^{a''b'}$ [81%]
	減塩（-）	188 ± 47 [41%]	185 ± 44 [42%]	192 ± 55 [43%]	164 ± 40^{a} [19%]

（　）内は対象者数（名）を，[　]内は減塩+，-の%を示す（平均値±標準偏差）
a''; $p < 0.001$, a; $p < 0.05$ (vs. 正常血圧)，b''; $p < 0.001$, b'; < 0.01 (vs. 境界域高血圧)
c'; $p < 0.01$, c; $p < 0.05$ (vs. 高血圧)

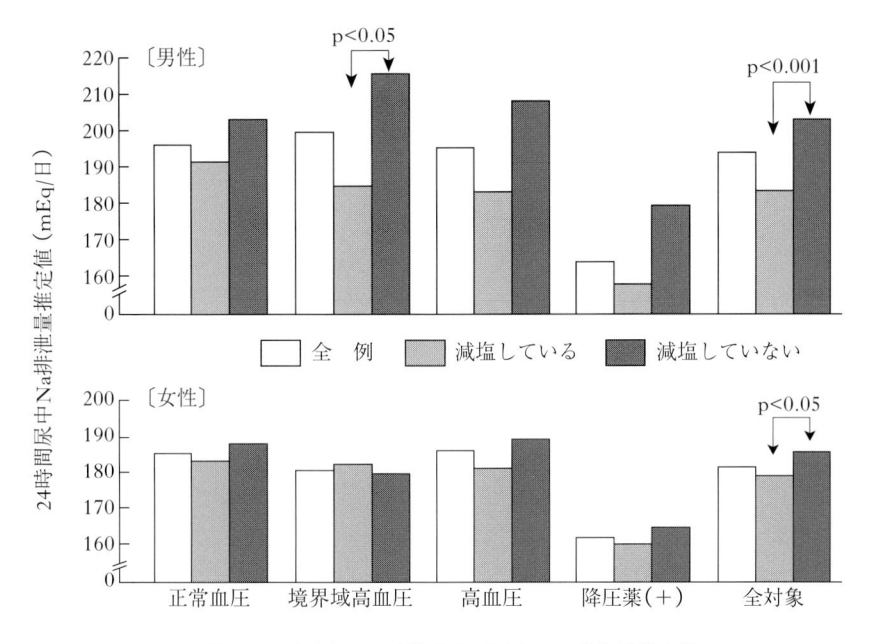

図5 血圧区分別，減塩意識別尿中 Na 排泄量推定値
正常血圧: 140/90 mmHg 未満，境界域高血圧: 140〜159 and/or 90〜94 mmHg,
高血圧: 160 and/or 95 mmHg 以上

50 ± 11 mEq (1.95 g) であった。24 時間尿中 Na ならびに K 排泄量は，いずれも加齢とともに減少する傾向が認められた。また Na ならびに K 排泄量は若年層では男性が，高齢層では女性が多い傾向を示した。

血圧区分と尿中 Na ならびに K 排泄量の成績の関連を表1および図5に示す。興味深いことに，降圧薬を服用している対象者では尿中 Na 排泄量が最も少なく，全体を通じても血圧レベルと食塩摂取量との間に必ずしも正の相関はみられなかった。また，質問票で尋ねた減塩に関する意識調査では，減塩を心がけている対象者で明らかに尿中 Na 排泄量が低値を示した[6]。

4. ネパール調査への応用[8]

ネパール王国で行った健康科学調査にこの簡便法を用いて，住民の Na ならびに K 摂取量を推定した。ここでは2つの村の成績を提示する。

対象はカトマンズの東方 30 km に位置する標高約 1,200 m の丘陵農村 (K 村)，およびカトマンズ北部に隣接する都市近郊農村 (B 村) の 20 歳以上の健康な成人男女 (K 村男性 191 名，女性 194 名；B 村男性 243 名，女性 223 名) である。

早朝空腹状態で検査場へ来てもらい，尿を採取した。その後身体計測，血圧測定 (OMRON-704C で座位にて 3 回測定し，その平均値を採用)，採血などを行った。すでに述べた簡便な推定法で Na ならびに K 排泄量を計算し，一日摂取量を推定した。

ネパール王国の2つの農村住民の 24 時間尿中 Na 排泄量推定値は，K 村男性 208 ± 82 mEq (12.2 g)，女性 183 ± 73 mEq (10.7 g)，B 村では男性 221 ± 69 mEq (12.9 g)，女性 200 ± 71 mEq (11 g) であった。また，24 時間尿中 K 排泄量推定値は，K 村男性 63 ± 14 mEq (2.46 g)，女性 55 ± 12 mEq

(2.15 g)，B 村では男性 59 ± 14 mEq (2.30 g)，女性 57 ± 12 mEq (2.22 g) であった。

K 村男性では高血圧者がゼロで，加齢による血圧上昇が見られなかった。しかし，重回帰分析を行って 2 つの村全体で血圧と尿中 Na ならびに K 排泄量の関わりを検討すると，男女とも収縮期・拡張期血圧のいずれも尿中 Na 排泄量との間に有意な正の相関が，また女性では収縮期・拡張期血圧のいずれも尿中 K 排泄量との間に有意な負の相関が認められた。さらに，尿中 Na 排泄量と尿中アルドステロン排泄量との間にも有意な負の相関が認められた[8]。

II. 沖縄県住民の調査

1997 年度および 1998 年度の調査

(1) 対象

1997 年度(1 年目)および 1998 年度(2 年目)の 2 年間，9 月から 11 月に沖縄県全域から沖縄県総合保健協会人間ドックのために受診した 1,511 名(男性 945 名，女性 566 名)および 1,302 名(男性 886 名，女性 416 名)を対象とした。それぞれの年度の対象者のプロフィールを表 2 に示す。

(2) 方法

対象者は早朝空腹状態でセンターを訪れ，決められた健診項目を実施した。尿検査の際に尿(多くは起床後 2 回目の尿)の一部をスピッツに採取し，Na, K, Ca, Mg, Cr 濃度を測定した。Na, K, Cr 濃度から前述の方法[3-5]で 1 日食塩ならびに K 摂取量を推定し，スポット尿の Na, K 濃度から Na/K (mEq/mEq) 比を，Ca, Mg 濃度から Ca/Mg (mg/mg) 比を算出した。

血圧は，約 5 分間の安静後，水銀血圧計を用いて右腕で座位にて 2 回測定し，低い方の値を採用した。血圧レベルによって，120/80 mmHg 未満(1 群)，120–129 and/or 80–84 mmHg (2 群)，130–

表2 対象者のプロフィール

1997 年度	男性	女性	総数
対象数(名)	945	566	1,511
年齢(歳)	48.2 ± 10.5	50.6 ± 10.4	49.1 ± 10.5
範囲(歳)	20〜80	21〜81	20〜81
身長 (cm)	165.5 ± 6.2	151.5 ± 5.2	160.3 ± 8.9
体重 (kg)	67.7 ± 10.2	53.4 ± 7.0	62.4 ± 11.4
Body mass index (kg/m^2)	24.7 ± 3.2	23.3 ± 2.9	24.2 ± 3.2
収縮期血圧 (mmHg)	124.0 ± 16.3	120.6 ± 18.7	122.8 ± 17.3
拡張期血圧 (mmHg)	76.6 ± 10.6	72.8 ± 10.8	75.1 ± 10.9
1998 年度	男性	女性	総数
対象数(名)	886	416	1,302
年齢(歳)	48.1 ± 10.1	51.6 ± 10.9	49.2 ± 10.5
年齢範囲(歳)	21〜75	21〜82	21〜82
身長 (cm)	165.8 ± 6.3	152.6 ± 5.4	161.6 ± 8.6
体重 (kg)	68.2 ± 10.0	54.3 ± 8.0	63.7 ± 11.5
Body mass index (kg/m^2)	24.8 ± 3.1	23.3 ± 3.3	24.3 ± 3.2
収縮期血圧 (mmHg)	122.8 ± 17.6	119.6 ± 18.3	121.8 ± 17.9
拡張期血圧 (mmHg)	76.1 ± 11.4	71.9 ± 10.8	74.8 ± 11.4

表3 尿中 Na・K 排泄量推定値ならびに尿中 Na/K 比，尿中 Ca/Mg 比

1997年度	男性	女性	総数
尿中 Na 排泄量 (mEq/日)	187.1±51.2	177.1±47.6	183.4±50.1
推定食塩摂取量 (g/日)	10.9±3.0	10.4±2.8	10.7±2.9
尿中 K 排泄量 (mEq/日)	54.1±14.1	51.5±17.3	53.1±15.4
推定カリウム摂取量 (g/日)	2.1±0.6	2.0±0.7	2.1±0.6
尿中 Na/K 比 (mEq/mEq)	3.55±0.91	3.61±0.99	3.57±0.94
尿中 Ca/Mg 比 (mg/mg)	1.91±1.00	1.98±1.01	1.94±1.00
1998年度	男性	女性	総数
尿中 Na 排泄量 (mEq/日)	178.8±46.1	172.0±47.0	176.6±46.4
推定食塩摂取量 (g/日)	10.4±2.7	10.1±2.8	10.3±2.7
尿中 K 排泄量 (mEq/日)	54.1±10.4	48.6±9.8	52.3±10.6
推定カリウム摂取量 (g/日)	2.1±0.4	1.9±0.4	2.0±0.4
尿中 Na/K 比 (mEq/mEq)	3.36±0.85	3.58±0.88	3.43±0.87
尿中 Ca/Mg 比 (mg/mg)	1.79±0.97	1.88±0.98	1.82±0.97

表4 年齢階級別，性別にみた1日尿中 Na・K 排泄量推定値

1997年度	対象数	Na 排泄量 (mEq/日)		K 排泄量 (mEq/日)	
年齢(歳)	(男性:女性)	男性	女性	男性	女性
20～29	(24:17)	207.3±55.0	188.9±49.2	52.0±11.3	42.4±12.1
30～39	(196:59)	192.9±52.9	165.6±45.0	54.4±13.4	47.6±13.2
40～49	(359:202)	185.6±51.7	168.0±44.2	54.2±14.7	49.8±18.0
50～59	(220:182)	186.0±52.0	185.5±47.6	54.4±14.0	53.4±15.8
60～69	(119:96)	185.4±45.3	186.1±51.9	54.0±14.9	55.6±20.7
70～79	(27:9)	164.1±36.2	169.6±43.2	50.7±12.2	50.0±9.0
80～	(0:1)		158		50.1
1998年度	対象数	Na 排泄量 (mEq/日)		K 排泄量 (mEq/日)	
年齢(歳)	(男性:女性)	男性	女性	男性	女性
20～29	(19:12)	194.0±65.3	150.0±34.7	54.4±14.2	39.9±7.6
30～39	(181:39)	188.5±48.4	164.3±41.7	54.9±10.9	46.9±8.2
40～49	(327:139)	177.7±44.3	165.2±45.3	53.4±11.2	48.0±9.3
50～59	(229:137)	174.7±45.9	175.9±44.9	54.4±9.4	48.8±10.5
60～69	(119:68)	172.7±43.4	180.6±54.8	53.9±9.3	50.4±8.8
70～79	(11:20)	174.7±35.3	193.1±49.7	54.9±7.1	53.2±12.0
80～	(0:1)		134		65.3

139 and/or 85–89 mmHg (3群)，140–159 and/or 90–94 mmHg (4群)，160 and/or 95 mmHg 以上 (5群)の5つの群に分類して，尿中 Na ならびに K 排泄量などとの関連性を検討した．

1997年度と1998年度はすべて同一検者が同一方法で実施した．

(3) 統計解析

すべての値は平均値±標準偏差で表した．統計学的検定は Student's t-test を用い，$p < 0.05$ を有

意差ありとした。

(4) 結果

a) 尿中NaならびにK排泄量とNa/K比—1997年度および1998年度の成績—

沖縄県住民のスポット尿から1日尿中NaならびにK排泄量の推定を行った。1997年度の結果を表3，表4に示す。スポット尿から推定し，換算した1日食塩摂取量は，男性10.9g，女性は10.4gであった。また同様な方法で推定し，換算したK摂取量は男性2.1g，女性は2.0gであった。尿中Na/K比は表3に示すように，男性3.55，女性は3.61であった。

1998年度の沖縄県住民のスポット尿から行った1日尿中NaならびにK排泄量推定の結果も1997年度と一緒に表3，表4に示す。換算した1日食塩摂取量は男性10.4g，女性は10.1gであった。また同様な方法で推定し，換算したK摂取量は男性2.1g，女性は1.9gであった。尿中Na/K比は表3に示すように，男性3.36，女性は3.58であった。これらの値は前年度のそれにほぼ等しかった。

スポット尿から推定し，換算した食塩ならびにK摂取量の分布図を図6，図7に示す。図から明らかなようにほぼ正規分布を示しており，いずれの摂取量も多いものから少ないものまでかなりのばらつきが認められた。同一図中に示した1998年度の対象者もほぼ正規分布を示しており，その分布状態は1997年度のそれらとほとんど一致していた。

年齢階級別，性別の1日尿中NaおよびK排泄量推定値を年度別に表4に示した。いずれの年度も尿中Na排泄量は，男性では加齢とともに減少する傾向がみられたが，女性ではその傾向はなかった。また，尿中K排泄量も1997年度は加齢による一定の傾向は男女ともに認められなかったが，1998年度の女性ではむしろ加齢とともに増加する傾向がみられた。

b) 血圧区分と尿中Na・K排泄量ならびに尿中Na/K比，尿中Ca/Mg比の関連

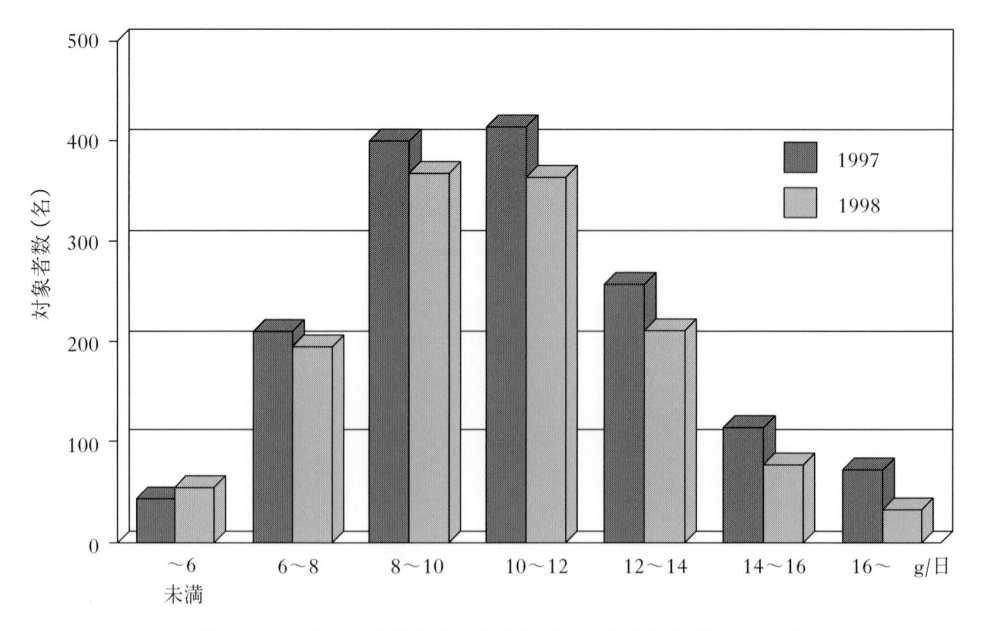

図6 1日食塩摂取量推定値の分布図（1997年度および1998年度）

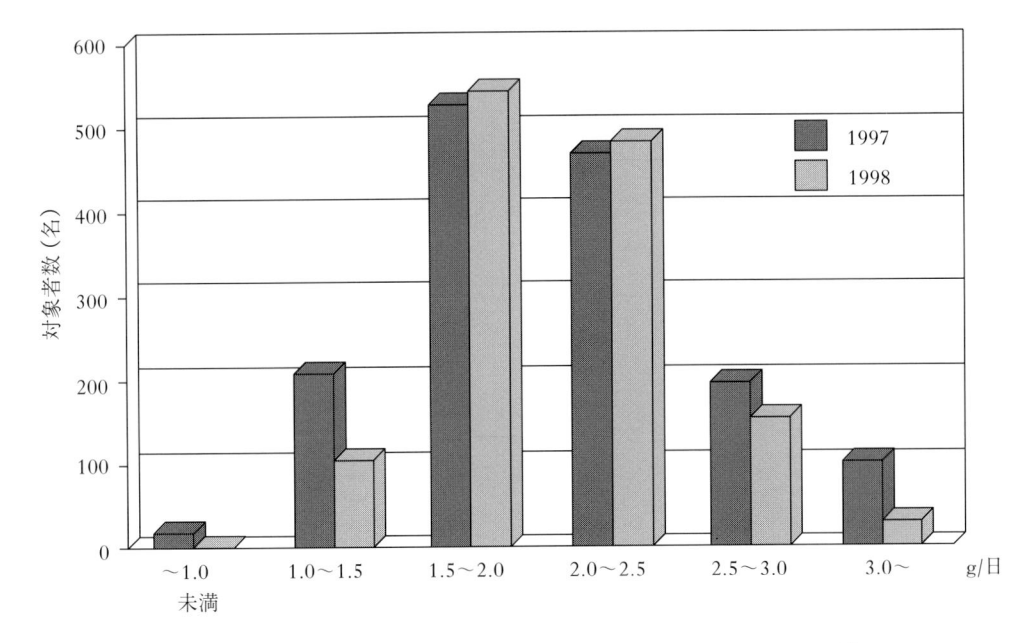

図 7 1日カリウム摂取量推定値の分布図（1997 年度および 1998 年度）

血圧レベルによって 5 群に分け，男女別に尿中 Na ならびに K 排泄量，尿中 Na/K 比，尿中 Ca/Mg 比を算出して，図 8 (A, B)，図 9 (A, B) に示した．1997 年度の調査では，図 8 (A, B) に示すように尿中 Na 排泄量は女性では血圧レベルとともに増加し，1–4 群と 5 群の間に有意な差を認めたが，男性では変わらなかった．尿中 K 排泄量，尿中 Na/K 比ならびに尿中 Ca/Mg 比は男女とも血圧レベルとの間には一定の傾向が認められなかった．

また 1998 年度の調査では，図 9 (A, B) に示すように尿中 Na 排泄量と血圧レベルの関係は，1997 年度と同様男性では変わらなかったが，女性では血圧レベルとともに増加し，1 群と 3・4・5 群，2 群と 5 群の間に有意な差を認めた．尿中 K 排泄量および尿中 Na/K 比も，女性のみで血圧が高くなるに連れて，増加する傾向が認められた．尿中 Ca/Mg 比は図 9 (B) に示すように，血圧と正の関わりがあり，男性では 1 群と 5 群の間に，女性では 1 群と 4 群，2 群と 4・5 群の間に有意な差が認められた．

c) 血圧区分と体格指数の関連

体格指数（BMI）は図 10 に示すように，いずれの年度も男女ともに血圧レベルの上昇とともに有意な増加が認められた．

III. 考　察

疫学調査で一日の食塩摂取量を推定する場合，24 時間蓄尿が最も信頼性が高いとされており，実際に 24 時間尿を採取している疫学調査もないわけではない[12-14]．しかし，フィールド調査で実際にこの方法を用いることは極めて困難で，通常は食事聞き取り調査や一部尿の Cr 補正値などで食塩摂取量が推定されている．また，24 時間蓄尿をしても，自己申告以外に尿の取り忘れをチェックで

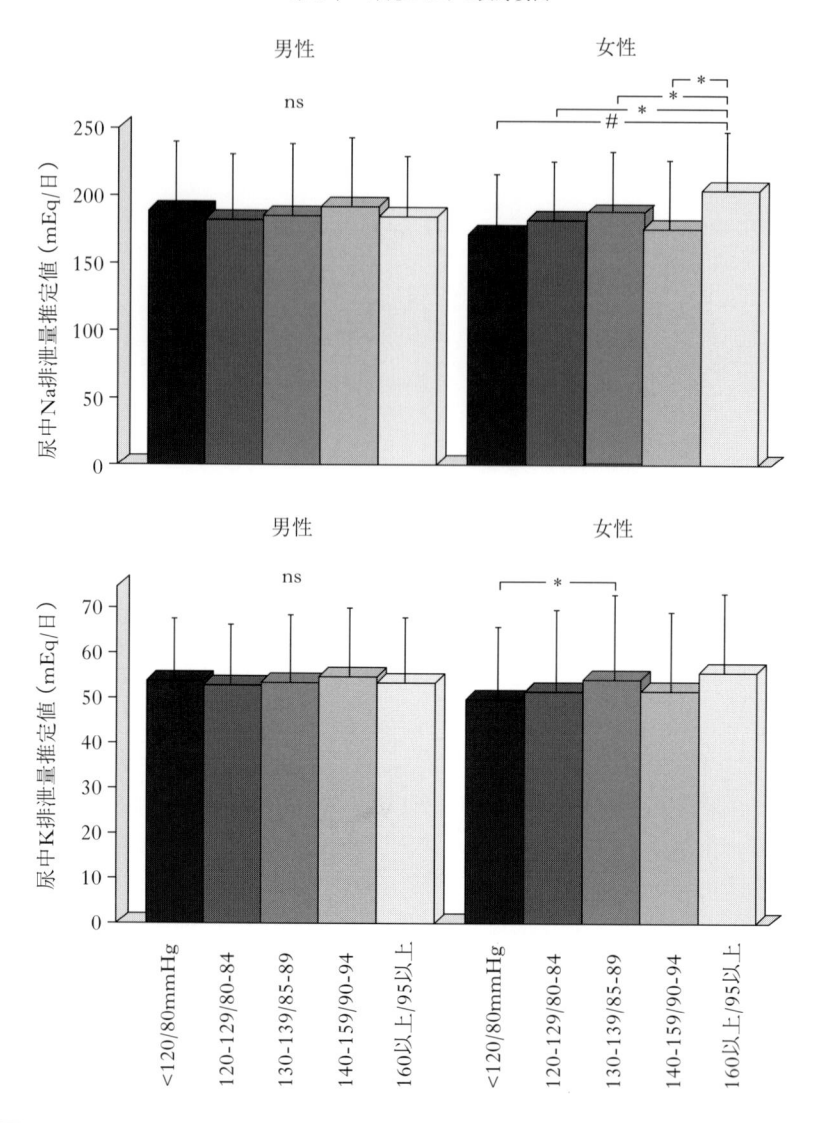

図 8 (A) 血圧レベル別，男女別にみた尿中 Na 排泄量ならびに尿中 K 排泄量(1997 年度)
* p < 0.05, # p < 0.001

きないし，個体内変動の大きい食塩摂取量を一日のみの蓄尿から推定することには限界がある。
　我々が考案した起床後 2 回目のスポット尿 (SMU) を用いた簡便法は，個体内変動が極めて少ない尿中 Cr 排泄量を身長・体重・年齢から予測し，その値と SMU 中の Na (または K)/Cr 比を用いて，尿中 Na 排泄量のみならず尿中 K 排泄量をも推定しようとするものである。当然の事ながら，24 時間蓄尿法より精度は落ちるが，食事聞き取り法や一部尿の Cr 補正値よりもはるかに正確に食塩やカリウム摂取量を反映すると考えている。また，たとえ 24 時間蓄尿を行っても，蓄尿が正確に行われなければ精度は悪くなるが，フィールド調査で 24 時間蓄尿の精度をチェックするのも極めて難しい。これまでフィールド調査[6,9]や，24 時間蓄尿がほとんど不可能なネパール調査[8]で

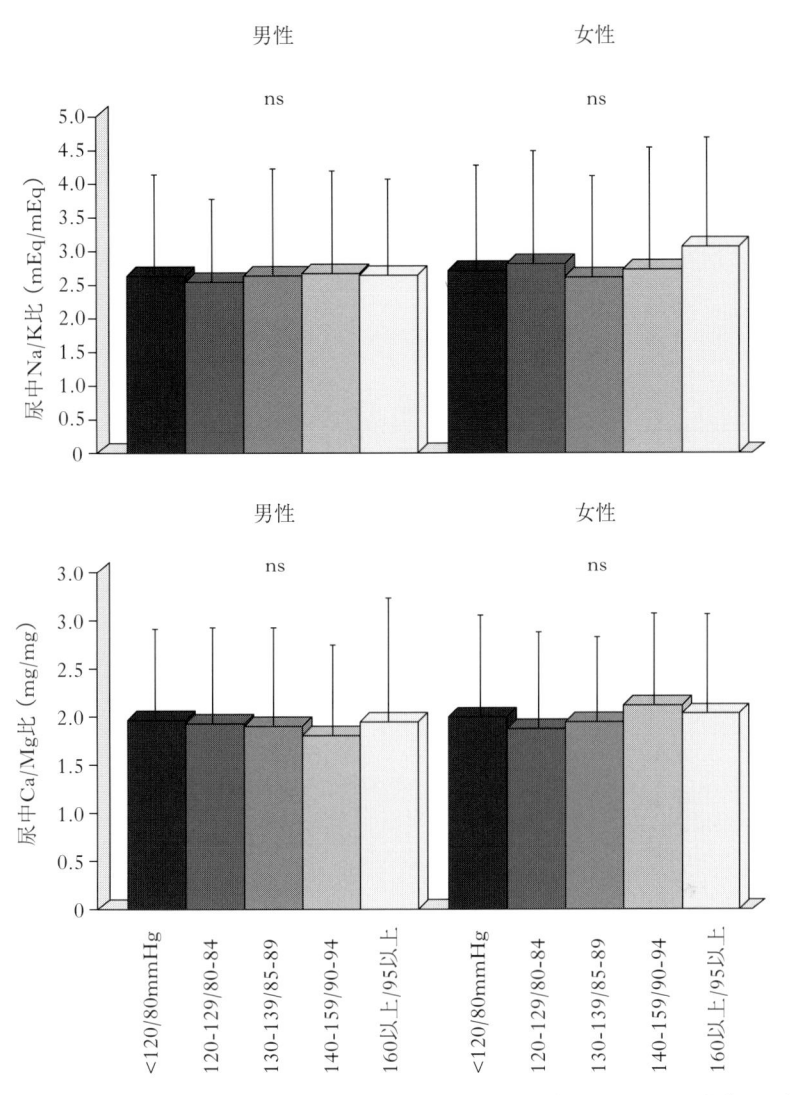

図 8 (B)　血圧レベル別，男女別にみた尿中 Na/K 比ならびに尿中 Ca/Mg 比（1997 年度）

　この簡便法を適用し，一定の成果をあげることができた。また，他の研究者によっても追試され，その信頼性と有用性は実証されている[15,16]）。
　この方法を用いて沖縄県住民の食塩ならびに K 摂取量の推定を行った。その結果，1997 年度および 1998 年度の対象者の平均 Na 摂取量は男性 187 mEq/日（10.9 g）および 179 mEq/日（10.4 g），女性は 177 mEq/日（10.4 g）および 172 mEq/日（10.1 g）であり，また K 摂取量は男性 54 mEq/日（2.1 g）と 54 mEq/日（2.1 g），女性は 52 mEq/日（2.0 g）と 49 mEq/日（1.9 g）であった。全く同一の簡便法で算出した九州の他の地域の尿中 Na および K 排泄量推定値[6,9]）と沖縄県住民のそれらを比較すると，他の 2 地区に比して沖縄住民の尿中 Na 排泄量は男女とも有意に低い値を示した。尿中 K 排泄量も福岡市近郊の衛星都市住民[9]）よりも低い値を示した。

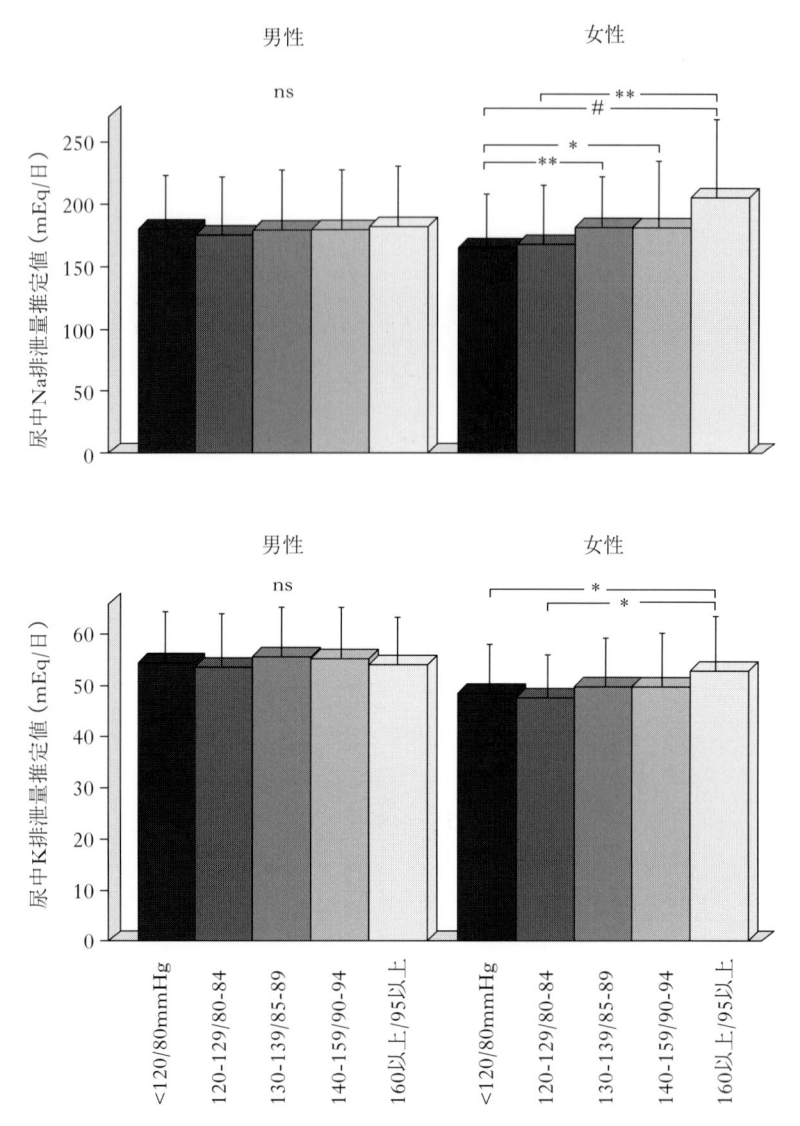

図9(A) 血圧レベル別，男女別にみた尿中 Na 排泄量ならびに尿中 K 排泄量（1998年度）
*p < 0.05, **p < 0.01, #p < 0.001

　方法は異なるので直ちに比較はできないが，平成8年度国民栄養調査成績[17]に示されている日本人の平均摂取量（全国13.0 g）より沖縄県住民の食塩摂取量は明らかに少なかった。しかし，従来から報告されているほど沖縄県住民の食塩摂取が極端に少ないとはいえなかった。食塩摂取量に比してK摂取量に関する疫学調査報告はあまり多くないが，今回の推定値から判断して，沖縄県住民のK摂取量はこれまでの日本人の平均摂取量と著しい差はないが，低い傾向にあると思われた。
　血圧レベルと食塩あるいはK摂取量との関わりを検討した今回の沖縄県民調査では，高血圧者に食塩摂取量が多い傾向はあるものの，それほど大きな関与は認められなかった。この点ではこれまで同一方法で食塩摂取量を推定して検討を行ったフィールド調査の結果とは多少異なる結果で

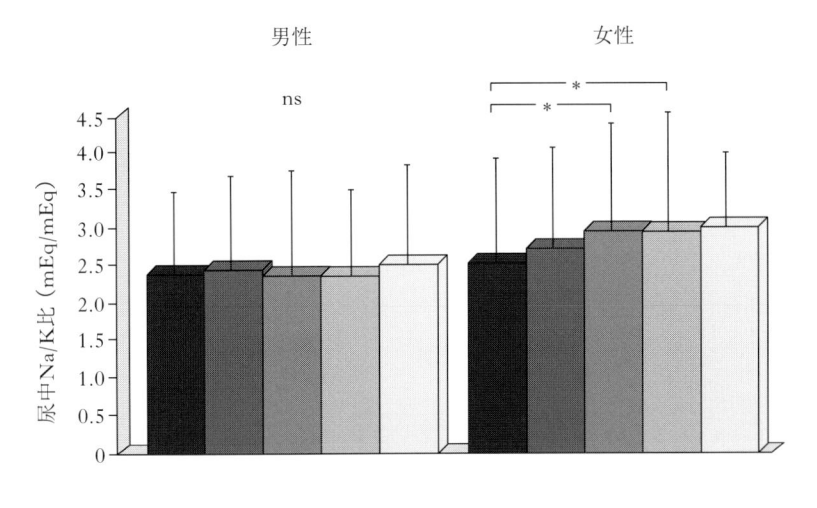

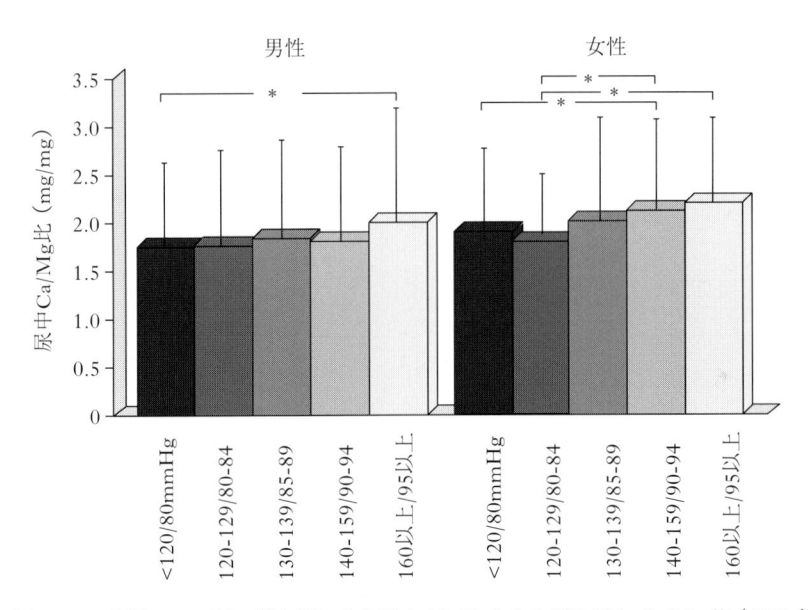

図9(B) 血圧レベル別，男女別にみた尿中 Na/K 比ならびに尿中 Ca/Mg 比（1998年度）
＊ p < 0.05

あった．K と血圧の関係も，我々の調査を含めた多くのフィールド調査では，負の相関が認められたが，沖縄の2年間の調査では，その傾向は認められなかった．むしろ今回の調査では，肥満と血圧レベルの間に正の相関が極めてはっきりと検出された．このことは，我々のこれまでのフィールド調査を含めた多くの報告でも認められている．

IV. まとめ

沖縄県住民の食塩摂取量は，男性で1日およそ10.5g前後，女性では10.2g前後と推定され，同

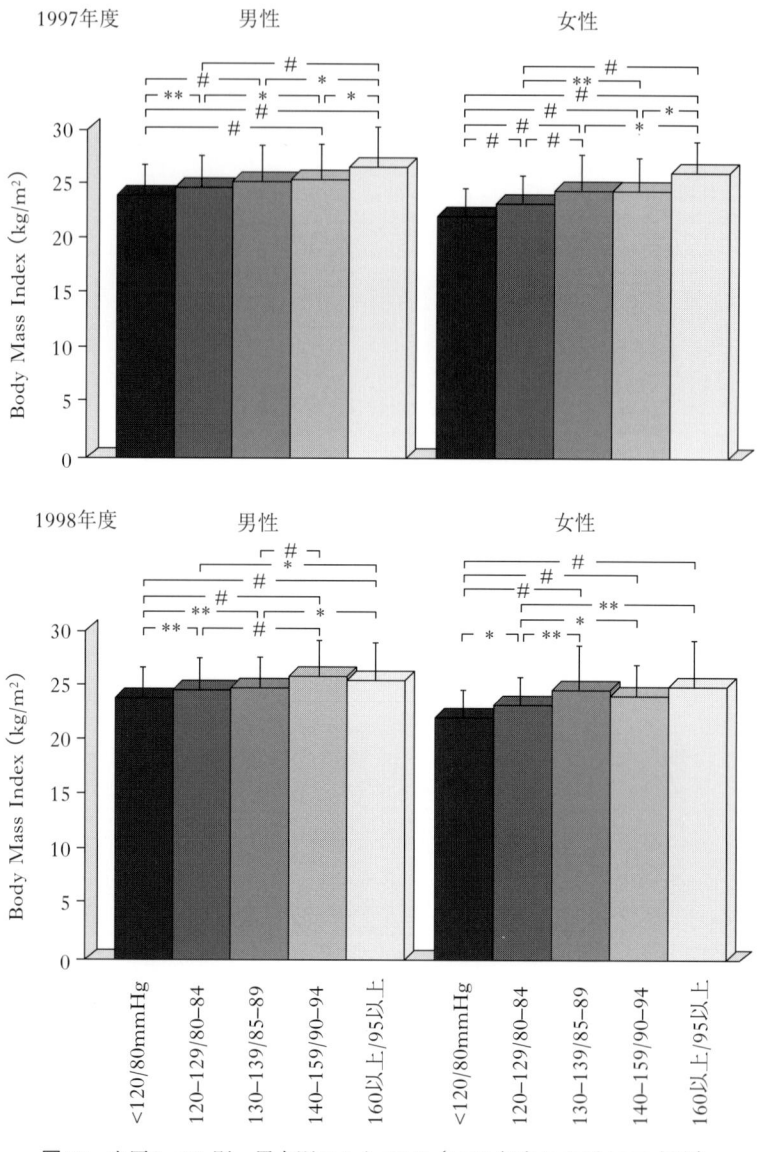

図 10 血圧レベル別，男女別にみた BMI（1997 年度および 1998 年度）
＊p < 0.05，＊＊p < 0.01，＃p < 0.001

一方法で推定した九州の他の 2 地区より有意に低値を示した。また方法は異なるが，平成 8 年度の国民栄養調査成績に示されている日本人の平均摂取量（13.0 g）より明らかに少なかった。しかし今回の調査では，従来から報告されているほど沖縄県住民の食塩摂取量が極端に少ないとはいえなかった。一方，K 摂取量はこれまでの日本人の平均摂取量とほぼ同じかまたはやや低値の傾向があると思われた。

共同研究者：上園慶子，伊藤和枝，井関邦敏，大城さおり，井関ちほ，瀬底正吾，池宮喜春

文 献

1) 川﨑晃一: 食塩摂取と高血圧, 尾前照雄, 金子好宏編, 循環器病講座 6, 高血圧の病態と治療, 丸善, 東京, pp. 7–36, 1985.
2) O. Tochikubo, et al.: Simple portable device for sampling a whole day's urine and its application to hypertensive outpatients, Hypertension, 5: 270–274, 1983.
3) 川﨑晃一, 他: 年齢・身長・体重を用いた 24 時間尿中クレアチニン排泄量予測式の作成とその検討, 日本公衛誌, 38: 567–574, 1991.
4) T. Kawasaki, et al.: Estimation of 24-hour urinary sodium and potassium excretion from predicted value of 24-h urinary creatinine excretion and fractional urine sodium/creatinine and potassium/creatinine ratio, Seventh Symposium on Salt, Vol. II Elsevier Science Publishers B.V., Amsterdam, pp. 257–262, 1993.
5) T. Kawasaki, et al.: A simple method for estimating 24h urinary sodium and potassium excretion from second morning voiding urine specimen in adults, Clin Exper Pharmacol Physiol, 20: 7–14, 1993.
6) 川﨑晃一, 他: 長崎県鷹島町住民の健康科学調査―血圧と食塩ならびにカリウム摂取量の関連―, 健康科学, 12: 23–29, 1990.
7) 伊藤和枝, 川﨑晃一, 他: 起床後 2 回目のスポット尿を用いた 24 時間尿中 Na・K 排泄量推定法の検討, 日循協誌, 27: 39–45, 1992.
8) T. Kawasaki, et al.: Investigation of high salt intake in a Nepalese population with low blood pressure, J Hum Hypertens, 7: 131–140, 1993.
9) 川﨑晃一, 他: 健康外来ビジターの食塩・カリウム摂取量の推定ならびに血圧との関連, 健康外来報告書, 九州大学健康科学センター, pp. 103–107, 1994.
10) Whelton PK, et al.: Effects of oral potassium on blood pressure. Meta-analysis of randomized controlled clinical trials, JAMA 277: 1624–1632, 1997.
11) Joint National Committee: The Sixth Report of the Joint National Committee on Detection, Evaluation and Treatment of High Blood Pressure (JNC-VI), Arch Intern Med, 157: 2413–2446, 1997.
12) Intersalt Cooperative Research Group: Intersalt: an international study of electrolyte excretion and blood pressure, Research for 24 hour urinary sodium and potassium excretion, Br J Med, 297: 319–328, 1988.
13) J. Stamler, et al.: Commentary: Sodium and blood pressure in the Intersalt study and other studies — in reply to the Salt Institute, Br Med J, 312: 1285–1287, 1996.
14) S. Lai, et al.: Urinary electrolytes and blood pressure in three Yi farmer populations, China, Hypertension, 13: 22–30, 1989.
15) 伊藤和枝: 分割尿を用いたナトリウムならびにカリウム摂取量推定法の検討, 日本公衛誌, 36: 701–710, 1989.
16) K. Takemori, et al.: Relationship of blood pressure to sodium and potassium excretion in Japanese women, Tohoku J Exp Med, 158: 269–281, 1989.
17) 厚生省保健医療局地域保健・健康増進栄養課生活習慣病対策室監修, 平成 10 年版国民栄養の現状, 平成 8 年国民栄養調査成績, 第一出版, pp. 41–42, 1997.

血清脂質と動脈硬化の地域差

山村　卓

[キーワード: 血清脂質, 虚血性心疾患, 危険因子, 動脈硬化, アポ蛋白, リポ蛋白, コレステロール]

I. 研究目的

　動脈硬化は単一の原因によるものではなく，いくつかの危険因子の長期間にわたる積み重ねに起因する複合病変である．動脈硬化巣に見られる特徴の1つは脂質の過剰な蓄積である．動脈硬化の発症・進展と血清脂質との関連は古くから研究されており，今日ではその重要性がよく知られている．

　高脂血症は動脈硬化症の主たる危険因子の1つとされ，最近のわが国における虚血性心疾患の増加は，食餌の欧米化に伴う高脂血症の増加がその一因と考えられている．しかしながら，わが国においては，虚血性心疾患の患者でそれほど高脂血症の頻度は高くないのではとの意見も多い．

　高脂血症には動脈硬化と関連する病態とそうでない病態が存在する．動脈硬化はそれに対するリスクの強さとその持続期間との積として進展するものと思われ，軽度の高脂血症であっても長年の積み重ねにより動脈硬化症へと導かれる．

　一般人口中の血清脂質レベルは地域によって異なり，それに伴って動脈硬化の発症にも大きな違いが認められている．わが国では，以前，欧米諸国に比べ，血清脂質値も低く，虚血性心疾患の発症も少ないことが報告されている．わが国を含めた7ヵ国共同研究[1]によくその傾向が現れており，これには動物性脂肪(飽和脂肪酸)の少ない和食が大きく関与していたものと推測される．

　厚生省の国民栄養調査結果をみても，脂肪の摂取量は，第2次世界大戦後から昭和50年頃まで飛躍的に増大し，さらに，昭和60年頃まで漸増を示していたが，その後，増加傾向はあるものの大きな変動は認められていない．これに伴い，低値であった血清脂質レベルも欧米並みになってきたが，国内でもまだまだ地域によって違いが存在している．ある地域の血清脂質レベルの平均値を規定する最大の因子は栄養因子と思われる．一方，個々のヒトについては栄養因子に加え体質素因も大きく影響している．ある一定の体質を持った住民が多くを占める特定の地域では，その地域の平均脂質レベルをも左右することも知られている．

　血清脂質，特にコレステロールの上昇と動脈硬化との関連性は，これまでの研究で明らかにされてきた．血清脂質は蛋白質と結合したリポ蛋白として血中に存在する．動脈硬化のリスクをリポ蛋白レベルで考えた場合，その種類によってリスクは大きく異なっている．とりわけ動脈硬化と強く関連するものは動脈硬化惹起性リポ蛋白 (atherogenic lipoprotein) と呼ばれ，コレステロールやトリグリセライド値で表すことのできない危険因子として，最近注目されている．

　本研究は，血清脂質と動脈硬化について，集団における栄養因子ならびに体質素因の観点から検

討を加え，さらに，動脈硬化惹起性リポ蛋白の意義について解析することを目的とする．

II. 研究方法

地域住民コホートとして，大阪府吹田市住民で，国立循環器病センター計画検診受診者(吹田スタディ)，ならびに沖縄県住民を対象とし，血清脂質ならびにリポ蛋白(a) (Lipoprotein(a), Lp(a))を測定した．また，小児成人病検診として，奈良県新庄町の小学1年生・4年生ならびに中学1年生を対象として(新庄町スタディ)空腹時採血を行い，血清総コレステロール (TC)・トリグリセライド (TG)・HDL-コレステロール (HDL-C) を測定した．LDL-コレステロール値は計算式 (LDL-C = 血清 TC – TG/5 – HDL-C) で算出した．血清 Lp(a) 濃度を測定し，さらにアポE表現型・Lp(a) 表現型を分析した．可能な検体については血清アポ蛋白濃度も測定した．アポEならびにLp(a) 表現型は血清をそれぞれ等電点電気泳動あるいは SDS 電気泳動にかけ，イムノブロット法を用いて同定した．血清 Lp(a) 値は正規分布に近づけるため，対数をとって統計解析を行った．多群間の有意差検定は一元配置法によって行った．

小中学生については，身長と体重を基に標準体重・肥満度を計算し，肥満度 +20% 以上を肥満とした．検査は毎年実施し，検査結果は保護者を対象に説明会を行い，個別相談にも応じた．1990年の検査で異常の認められた症例については半年後に家族検診を行った．1993年以降は小学4年生と中学1年生を対象とした．

III. 研究結果

1. 血清脂質の地域差
① 沖縄地区

沖縄県住民検診受診者 (n = 497) における血清コレステロール値は 200.0 ± 34.6 mg/dl (mean ± SD, 以下同)で，男女別ではそれぞれ，200.5 ± 33.3 mg/dl (n = 313), 199.2 ± 36.8 mg/dl (n = 184) であった．血清トリグリセライド値は，それぞれ 129.9 ± 95.9 mg/dl, 148.6 ± 108.6 mg/dl および 98.2 ± 56.7 mg/dl で，また，HDL-C 値は 50.3 ± 13.1 mg/dl, 47.4 ± 13.0 mg/dl および 55.2 ± 11.6 mg/dl を示していた(表1)．男女別にみると，男性でトリグリセライドの高値と HDL-C の低値が認められたが，コレステロールや計算式で求めた LDL-C には男女差はなかった．

一方，血清 Lp(a) 濃度は，全体では 21.53 ± 15.14 mg/dl であった．このうち男性は 20.53 ± 15.66 mg/dl, 女性は 23.22 ± 14.09 mg/dl を示し (表1)，対数値で検定すると女性が高値を示した ($P < 0.01$)．血清 Lp(a) 値の沖縄住民における分布は，一部の人種を除き多くの人種で認められるように，低値にシフトした分布を示し，20 mg/dl 未満を示す低値症例が全体の 58.8%, 30 mg/dl 未満では 80.7% をしめる反面，70 mg/dl 以上を示す高値症例も 0.8% (n = 4) に存在した．

② 吹田地区

吹田市住民の国立循環器病センター計画検診受診者 (n = 1,200) における血清コレステロールは 211.5 ± 34.2 mg/dl で，男女別ではそれぞれ，204.5 ± 33.3 mg/dl (n = 579), 217.9 ± 33.7 mg/dl (n = 621) であった．血清トリグリセライドでは，それぞれ 116.5 ± 86.1 mg/dl, 134.9 ± 105.0 mg/dl および 99.6 ± 59.1 mg/dl で，また，HDL-C は 58.4 ± 14.3 mg/dl, 53.9 ± 13.5 mg/dl および62.5 ± 13.9 mg/dl

表1 沖縄ならびに吹田住民の血清脂質とLp(a)

対象	例数	年齢 (歳)	TC (mg/dl)	TG (mg/dl)	HDL-C (mg/dl)	LDL-C (mg/dl)	Lp(a) (mg/dl)
沖縄住民							
全体	497	49.0** ±10.6	200.0** ±34.6	129.9** ±95.9	50.3** ±13.1	123.7** ±32.2	21.53 ±15.14
男性	313	47.8** ±10.0	200.5* ±33.3	148.6 ±108.6	47.4** ±13.0	123.4 ±32.0	20.53 ±15.66
女性	184	51.1** ±11.3	199.2** ±36.8	98.2 ±56.7	55.2** ±11.6	124.4** ±32.7	23.22 ±14.09
吹田住民							
全体	1200	59.1 ±12.5	211.5 ±34.2	116.5 ±86.1	58.4 ±14.3	129.8 ±32.5	21.26 ±16.50
男性	579	59.9 ±12.9	204.5 ±33.3	134.9 ±105.0	53.9 ±13.5	123.6 ±32.0	20.24 ±15.67
女性	621	58.4 ±12.1	217.9 ±33.7	99.6 ±59.1	62.5 ±13.9	135.4 ±32.0	22.21 ±17.19

*P < 0.05, **P < 0.005 (vs 吹田) (Mean±SD)

を示していた(表1).吹田地区でのこれらの脂質値,さらに,LDL-Cもすべて男女差が認められた.

血清Lp(a)濃度は,全体では21.26±16.50 mg/dlであった.このうち男性は20.24±15.67 mg/dl,女性は22.21±17.19 mg/dlを示し,対数値で検定すると女性が高値を示した.血清Lp(a)値の吹田住民における分布は沖縄住民と同様,20 mg/dl未満を示す低値症例が全体の62.9%,30 mg/dl未満では81.8%をしめる反面,70 mg/dl以上を示す高値症例も2.0% (n = 24) に認められた.

③ 沖縄地区と近畿地区における血清脂質の比較

沖縄地区における血清脂質値を,吹田住民のものと比較した(表1).沖縄住民では,血清総コレステロール値が男女とも低値を示していた.トリグリセライドはいずれの地区も男性が高値を示し,全体として男性の比率の高い沖縄地区で高値となるが,男女別では有意差は認められなかった.また,HDL-Cは男女とも沖縄住民が低値を示していた.計算式で求めたLDL-Cは,両地区間で男性には差が認められなかったが,女性は沖縄地区で低値を示していた.一方,血清Lp(a)値には両地区で有意な差は認められなかった.

しかし,今回の対象では,吹田地区に比べ沖縄地区が有意に年齢が若かったため(表1, P < 0.005),男女・年齢別に検討した(図1,図2).若年者グループとして,奈良県の小中学生における血清Lp(a)は,全体(n = 237)では16.4±13.3 mg/dlで,男子(n = 120)は15.9±12.3 mg/dl,女子(n = 117)は17.0±14.3 mg/dlであり,男女差はなかったものの,成人に比べ低値を示した.これを吹田地区健常成人に加え,性・年代別に血清Lp(a)値を検討した.男性における30歳代から80歳代の10歳ごとのlog [Lp(a)]値はそれぞれ,1.13±0.27, 1.20±0.28, 1.23±0.26, 1.24±0.26, 1.22±0.23, 1.20±0.24であった.また,女性ではそれぞれ,1.15±0.24, 1.16±0.24, 1.28±0.26, 1.28±0.29, 1.28±0.26, 1.30±0.31を示した.以上のように,男性では小中学生,さらに30歳代から50歳代にかけ徐々に上昇傾向が認められ,その後70歳代・80歳代と低下していた.また,女性では50歳代

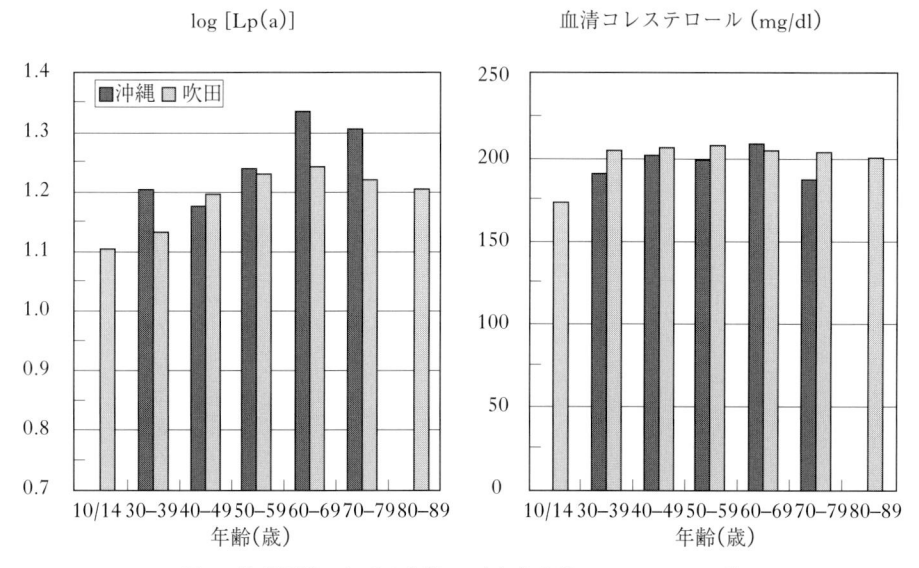

図1 健常男性における血清 Lp(a) と血清コレステロール値

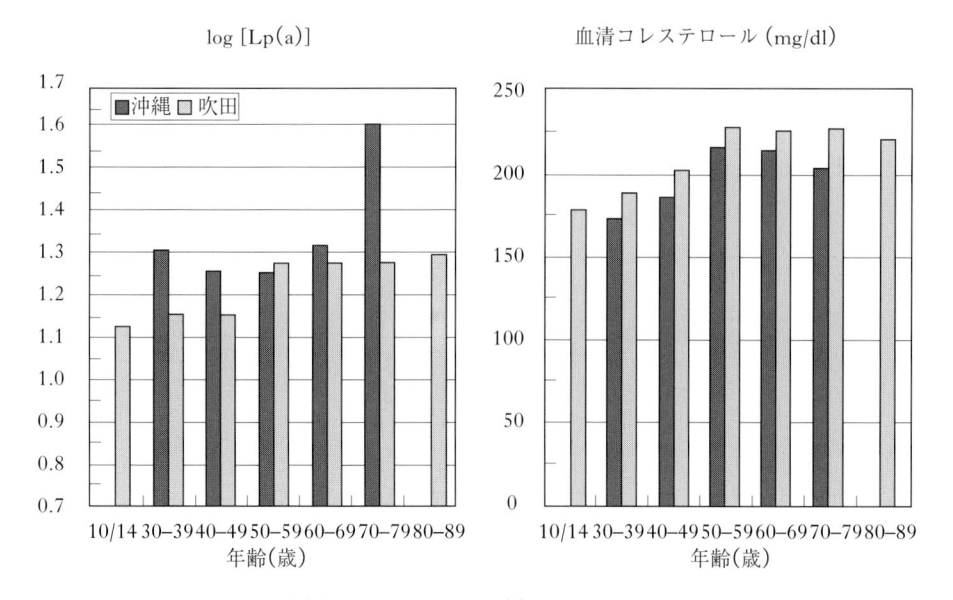

図2 健常女性における血清 Lp(a) と血清コレステロール値

未満とそれ以上の2群に分かれ,後者が高値を示した.

この血清 Lp(a) 濃度の加齢に伴う変化は,血清コレステロール値でも同様にみられ,小中学生から80歳代にかけて,男性では,174.0±23.9,203.8±32.0,205.1±33.1,207.2±30.4,207.0±34.1,203.8±35.8,201.2±32.3 mg/dl で,女性はそれぞれ,177.8±27.4,188.0±28.7,202.6±32.3,227.6±33.9,225.0±31.4,226.9±32.8,221.1±32.0 mg/dl を示した.このように,血清コレステロール値についても,全体的に血清 Lp(a) と類似の傾向が認められた.特に,50歳代以降の女性は,それ以前の女性に比べ,血清コレステロール・Lp(a) ともに高値を示し,高 Lp(a) 血症と閉経なら

びにコレステロール代謝との関連性が示唆された。

一方，沖縄住民男性における 30 歳代から 70 歳代の 10 歳ごとの log [Lp(a)] 値(例数)はそれぞれ，1.20±0.24 (n=57), 1.17±0.25 (126), 1.24±0.29 (82), 1.34±0.29 (35), 1.31±0.33 (6) であった。また，女性ではそれぞれ，1.31±0.30 (18), 1.26±0.25 (56), 1.26±0.25 (58), 1.32±0.26 (37), 1.61±0.13 (7) を示した。今回の沖縄住民の成績は，比較的若年グループと高齢グループの例数が多くなく，断定的なことはいえないが，ほぼ近畿地区類似といえるものと思われる。しかし，沖縄住民女性の血清コレステロールは，各年代とも吹田住民よりすべて低値を示しており，両地区の年齢差を考慮しても，低値であるといってよいものと判断される。

2. 一地域における血清脂質値の推移

新庄町小児成人病検診における 1987・1990・1993・1996 年度の全症例 (n=770, 653, 404, 293) についての，血清コレステロール値はそれぞれ，177.7±26.6, 180.6±25.8, 174.8±25.6, 174.7±26.3 mg/dl で，血清トリグリセライド値は 59.7±18.9, 57.9±25.3, 65.1±29.1, 70.2±36.6 mg/dl，また，HDL-C 値は 61.9±14.5, 63.1±12.9, 67.3±13.1, 63.8±13.6 mg/dl であり，大きな変動はなかった。今回の結果はすでに報告した 1981 年度の成績[2]とあわせても，この十数年間で大きな差違は認められなかった。学年別にコレステロール値をみると小学 4 年生は 1 年生に比べやや高めであり，中学生は小学生よりも低値傾向にあった。肥満と高脂血症ならびに HDL-C の低下との関連性が観察された。1987 年度の成績では，LDL-C > 130 mg/dl を示す症例の頻度は 13% であったが，肥満児では 25% もの高頻度に認められた。しかし，非肥満児での頻度も 11% と高く，高 LDL 血症素因を持つ症例がかなりの頻度に存在するものと思われる。1987 年の小学 1 年生 (n=194) で，LDL-C 値がその平均値+1SD (124.3 mg/dl) 以上を示した症例が 28 例存在した。このうち 25 例が，小学 4 年生 (1990 年)，中学 1 年生 (1993 年) と，経過を観察できた。約半数の 12 例は，6 年後の中学 1 年でも，依然として平均値+1SD (113.3 mg/dl) 以上の LDL-C 値を示していた。肥満は 4 例に認められ，小児肥満の問題点とともに，半数の症例で高脂血症が持続していることから，何らかの体質素因の存在が考えられる。家系調査を実施できた血清脂質異常児 55 例のうち，25 家系では両親のいずれかに異常が認められた。両親とも異常のなかったのは 4 家系だけで，残り 26 家系は両親の片方が検査できず，家族関係は不明であった (表2)。食事・運動などの家庭環境も考慮する必要はあるが，遺伝素因の重要性が示唆される。

3. 血清脂質と動脈硬化

血清脂質値の上昇した高脂血症は動脈硬化のリスクファクターとなる。血中の脂質はリポ蛋白として血液中に存在し，リポ蛋白レセプター，酵素，アポ蛋白によってその代謝が調節されている。

表2 血清脂質異常児童・生徒の家系調査

両親ともに受診し，いずれかに異常あり	10 家系	46%
両親の片方が受診し，異常あり	15 家系	
両親の片方が受診し，異常なし(家族歴不明)	26 家系	47%
両親ともに受診し，いずれも正常(家族歴なし)	4 家系	7%
合　計	55 家系	100%

リポ蛋白の中で,動脈壁に蓄積する傾向の強いものは動脈硬化惹起性リポ蛋白と呼ばれ,これらの増加は特に動脈硬化のリスクが高い。動脈硬化惹起性リポ蛋白として,LDL, Lp(a), レムナントリポ蛋白, small dense LDL, 酸化 LDL などが指摘されている。

血清リポ蛋白の代謝にはアポ蛋白が重要な機能を果たしている。アポ蛋白 E (アポ E) やアポ(a) には分子多形性が存在し,それぞれ低比重系リポ蛋白(カイロミクロン, VLDL, レムナント, LDL) や Lp(a) の代謝と深く関連すると考えられる。今回,環境因子の関与の比較的少ない小児を対象として,これらのアポ蛋白多形性とリポ蛋白代謝について検討した。

① 血清 LDL レベルとアポ E

分析できた先の小中学生のうち,症例数の比較的多い E3/2・E3/3・E4/3 表現型について,アポ E 表現型別に血清脂質値を検討した。すでに,成人ではアポ E 同位体の E2 < E3 < E4 の順に血清コレステロール (LDL) が上昇し,逆の順にトリグリセライド (VLDL) が上昇することを報告した[3]。血清コレステロール値は野生型の E3/3 表現型 (177.5 ± 27.7 mg/dl) に比べ,E4/3 表現型 (188.9 ± 26.0 mg/dl) で最も高く,E3/2 表現型 (165.6 ± 24.1 mg/dl) で低値を示すことが認められた (表3)。血清トリグリセライド,HDL-C 値にはアポ E 表現型による大きな違いはなく,したがって,E3/2 < E3/3 < E4/3 表現型の順に LDL-C の上昇が認められた (それぞれ,88.0 ± 21.7 mg/dl, 100.6 ± 24.0 mg/dl, 112.4 ± 23.4 mg/dl, P < 0.0001)。

同様に血清アポ蛋白では,アポ A-I は各アポ E 表現型間で類似の値を示していたが,アポ B は先の LDL の増減を反映して,アポ E2 < E3 < E4 の順に高値を示していた(それぞれ,66.0 ± 13.9 mg/dl, 71.3 ± 14.7 mg/dl, 78.7 ± 14.0 mg/dl, P < 0.0001)。一方,アポ E では逆の順に有意な上昇が認められた (それぞれ,5.8 ± 1.5 mg/dl, 4.6 ± 1.1 mg/dl, 4.4 ± 1.2 mg/dl, P < 0.0001)。

小学生の男女においては肥満度による血清脂質値に一定の傾向は明確でなかったが,中学生において LDL-C 値は肥満度 0% 以上でアポ E 表現型による影響が強く現れ,さらに肥満にともない上昇する傾向にあった。特に中学生女子では,血清トリグリセライド・LDL-C 値がともに肥満度につれて上昇し,さらに,アポ E 同位体の影響が強く現れていた。

以上のように,成人において観察されていたアポ E 同位体による血清リポ蛋白・アポ蛋白に及ぼす影響が,小児においてもすでに認められた。中学生では肥満度の増加により,アポ E 同位体の作用が増強される傾向にあり,栄養因子の関与が大きいものと思われる。

② 沖縄住民におけるアポ E 表現型分布

今回検討を行った沖縄住民 497 例についてアポ E 表現型を同定した。アポ E 表現型の分布は,

表3 小中学生におけるアポ E 表現型別にみた血清脂質

アポ E 表現型	n	TC*(mg/dl)	TG(mg/dl)	HDL-C(mg/dl)
E4/3	90	188.9 ± 26.0	69.9 ± 32.4	62.5 ± 14.9
E3/3	390	177.5 ± 27.7	64.8 ± 27.8	63.9 ± 13.8
E3/2	73	165.6 ± 24.1	70.8 ± 27.8	63.5 ± 13.6

*P < 0.0001 (一元配置分散分析)　　　　　　　　　　　　　　　　　　　(Mean ± SD)

E4/4, E4/3, E4/2, E3/3, E3/2, E2/2, E7/3 でそれぞれ, 2例 (0.40%) (以下同), 59 (11.87), 4 (0.80), 399 (80.29), 30 (6.04), 1 (0.20), 2 (0.40) であった. これから計算したアポE遺伝子頻度は, $\varepsilon 4$, $\varepsilon 3$, $\varepsilon 2$ でそれぞれ, 0.067, 0.895, 0.036 となる. われわれのこれまでの近畿地区での成績[4], 衛藤らの北海道における成績[5], さらに外国からの成績[6-8] を合わせて表4に示す. これからすると, 沖縄住民におけるアポE遺伝子頻度は, 野生型の $\varepsilon 3$ 遺伝子の高頻度傾向, $\varepsilon 4$ と $\varepsilon 2$ の低頻度傾向にあった.

さらに, 小中学生の場合と同様に, アポE表現型と血清脂質について検討した. 比較的頻度の高い E4/3, E3/3, E3/2 表現型について男女を合わせた全体として検討すると, 野生型の E3/3 表現型に比べ, コレステロールでは一元分散分析法で有意に E4/3 型で高値, E3/2 型で低値であることが示された (表5, $P<0.05$). また, トリグリセライドには有意差がないが, E3/2 表現型での高値傾向は, アポE分子多形の影響によるものと思われる (表5). さらに, LDL-C ではこの傾向がより強く現れていることも示される(表6, $P<0.0001$).

また, 男女別にみても, 男性のコレステロールは E4/3, E3/3, E3/2 表現型 (n=33, 256, 20) でそれぞれ, 207.2 ± 34.9, 201.5 ± 32.9, 181.5 ± 32.1 mg/dl ($P<0.05$) であり, また, LDL-C はそれぞれ 132.5 ± 32.0, 124.4 ± 31.0, 98.6 ± 34.3 mg/dl ($P<0.001$) と同様の成績が得られた. 一方, 女性 (n=26, 143, 10) でのこれらの値は, コレステロールで 209.9 ± 33.2, 197.2 ± 36.9, 193.9 ± 27.8 mg/dl であり, また LDL-C で 135.9 ± 31.0, 122.8 ± 32.7, 111.8 ± 23.9 mg/dl と, いずれも同様の傾向がみられるが, 症例数が少ないため有意ではなかった.

表4 各国・各地におけるアポE遺伝子頻度

アポE遺伝子	日本			ドイツ	米国	北欧
	沖縄県 本研究 (n=467)	近畿地区 山村ら (n=1,101)	北海道 衛藤ら (n=576)	Utermann (n=1,031)	Zannis & Breslow (n=152)	Ehnholm & Utermann (n=615)
$\varepsilon 4$	0.067	0.093	0.117	0.150	0.11	0.227
$\varepsilon 3$	0.895	0.852	0.846	0.773	0.76	0.733
$\varepsilon 2$	0.036	0.050	0.037	0.077	0.13	0.041
$\varepsilon 7$	0.002	0.002	—	—	—	—
$\varepsilon 5$	0.000	0.003	—	—	—	—

表5 沖縄住民におけるアポE表現型別にみた血清脂質

アポE表現型	n	TC*(mg/dl)	TG(mg/dl)	HDL-C(mg/dl)
E4/3	59	208.4 ±33.9	137.6 ±81.4	46.8 ±12.1
E3/3	399	200.0 ±34.4	126.2 ±89.7	50.9 ±13.2
E3/2	30	185.6 ±30.8	165.1 ±171.6	49.6 ±12.4

*$P<0.05$ (一元配置分散分析) (Mean±SD)

表6 沖縄住民におけるアポE表現型別にみたLDLレベルと血清Lp(a)

アポE表現型	n	LDL-C*(mg/dl)	Lp(a)(mg/dl)	log [Lp(a)]
E4/3	59	134.0 ±31.3	23.93 ±15.34	1.3052 ±0.2497
E3/3	399	123.8 ±31.6	21.42 ±15.32	1.2429 ±0.2717
E3/2	30	103.0 ±31.5	20.68 ±13.53	1.2321 ±0.2766

*$P < 0.0001$（一元配置分散分析） (Mean ± SD)

表7 S4型・S3型のLp(a)表現型を示す小中学生におけるアポE表現型別にみたLDLレベルと血清Lp(a)

アポE表現型	n	LDL-C**(mg/dl)	Lp(a)(mg/dl)	log [Lp(a)]*
E4/3	59	112.0 ±24.7	16.86 ±16.70	1.135 ±0.267
E3/3	270	102.3 ±24.0	14.40 ±9.62	1.070 ±0.293
E3/2	45	84.8 ±22.6	12.04 ±7.08	0.990 ±0.325

*$P < 0.05$, **$P < 0.0001$（一元配置分散分析） (Mean ± SD)

③ リポ蛋白(a)とその血中濃度規定因子

成人において高Lp(a)血症が動脈硬化の発症および進展度に関連することはすでに報告した[9]。今回，動脈硬化のリスクファクターとしての高Lp(a)血症の体質素因について検討した。Utermannらの方法[10]に基づいてLp(a)表現型を分析し，Lp(a)表現型別に血清Lp(a)を検討した。血清Lp(a)濃度は正規分布に近づけるため対数をとり，その平均値と標準偏差で表した。

Lp(a)表現型による血清Lp(a)濃度（log [Lp(a)]）はUtermannらの報告通り，null → S4 → S3 → S2 → S1型の順に上昇することが認められた（それぞれ，0.20±0.36, 0.85±0.34, 1.17±0.27, 1.43±0.31, 1.74±0.12）。B型（1.61±0.25）とF型（1.54±0.03）は症例数が少ないため，高値を示すもののS1型を越えるものではなかった。しかし，null型は別として，症例数の多いどの表現型群においても個々の血清Lp(a)濃度には大きな変動が認められた。

さらに，家系調査を施行できた症例について家系ごとに検討を行ったところ，同一家系内ではLp(a)表現型と血清濃度はよく一致した結果が得られた。しかし，家系が異なると，同じLp(a)表現型であっても血清濃度にはかなりの差が認められた。以上のことから，Lp(a)の表現型が血清濃度を規定する主要な因子であることには疑いないが，これとは別の，おそらく遺伝的な血清Lp(a)濃度規定因子が存在するものと考えられた。

Lp(a)粒子にコレステロールが含まれているのは事実であるが，血清Lp(a)濃度は血清コレステロール値や，計算式で求めたLDL-C値と正相関することが知られている。血清コレステロールを規定する素因として，先にアポE表現型を明らかにした。そこでアポE表現型とLp(a)の関係を検討した。

先に示したように，血清およびLDL-CはE4/3表現型で高く，E3/2表現型で低値を示す。一方，

血清 Lp(a) 濃度の平均値も E4/3 型で高く，E3/2 型で低い傾向が認められたが，変動が大きく有意差はなかった．しかし，S4 型・S3 型の Lp(a) 表現型に限定して解析を行うと，E4/3, E3/3, E3/2 表現型の log [Lp(a)] はそれぞれ，1.135±0.267, 1.070±0.293, 0.990±0.325 で，有意差 ($P<0.05$) をもって，E4 で高値，E2 で低値であることが示された (表7)．このアポ E 表現型の Lp(a) レベルに及ぼす影響は直接的なものではなく，コレステロールあるいは LDL の代謝を介した間接作用と思われるが，このように，アポ E 表現型以外にも血清 Lp(a) 規定因子がまだまだ存在するものと考えられる．

さらに成人沖縄住民についても同様の検討を行った．全体としてみた場合，E4/3, E3/3, E3/2 表現型の log [Lp(a)] はそれぞれ，1.305±0.250, 1.243±0.272, 1.231±0.277 (表6)，また，男性のこれらも，1.269±0.274, 1.220±0.272, 1.188±0.268 と，平均値では同様の増減関係が認められているが，症例数の少ないことと Lp(a) 表現型を統一していないためか，統計的には有意でなかった．しかし，アポ E 表現型の素因が，血清 Lp(a) 濃度に影響を及ぼしていることは十分推測される．

IV. 考 察

わが国では，以前，欧米諸国に比べ，血清脂質値も低く，虚血性心疾患の発症も少ないことが報告されている．しかしながら，最近の食事の欧米化に伴い，高脂血症の増加が指摘されている．厚生省の国民栄養調査結果をみても，脂肪の摂取量は，第2次世界大戦後から昭和50年頃まで飛躍的に増大し，さらに，昭和60年頃まで漸増を示していたが，その後，増加傾向はあるものの大きな変動は認められていない．

これに伴い，低値であった血清脂質レベルも欧米並みになってきたが，国内でもまだまだ地域によって違いが存在している．ある地域の血清脂質レベルの平均値を規定する最大の因子は栄養因子と思われる．新庄町における小児成人病検診で，この十数年間で血清脂質値に大きな変化がなかったのも，国民栄養調査結果に示されるように，この地域の食生活に変化が少なかったためのものと思われる．一方，現在，血清脂質が低値の地域でも，わが国の食習慣の変化がこのまま浸透すれば，血清脂質の上昇をきたし，地域差は少なくなって高値で均一化する可能性が高い．

吹田市は大阪市近傍に位置し，比較的血清脂質は高値を示す地域であるが，沖縄県ではさらに高値傾向にあるとされる．今回検討した血清脂質値について，血清コレステロールは，吹田地区住民に比べ，沖縄住民で低値を示した．これは，今回の沖縄地区全体の平均値 200.0 mg/dl からすると，低コレステロールというよりも，吹田地区での高コレステロール血症傾向の現れと思われる．加齢・閉経によると思われる上昇は，両地区において同様に認められているが，吹田地区女性では沖縄に比べ血清コレステロール・LDL-C ともにすべての年代で高値を示していた．しかし，男性の LDL-C はほぼ両地区で類似した値を示しており，これが何によるものか今後検討を要するものと思われる．

動脈硬化はその発生・進展に，長期間にわたる血清脂質の関与が大きいものの，それだけでなく多くの因子が関与して形成される複合病変である．脂質以外の因子の重要性とともに，単に血清脂質値では表せないリポ蛋白，特に動脈硬化惹起性リポ蛋白の観点からの検討も必要であろう．

今回，動脈硬化惹起性リポ蛋白の1つとして，血清 Lp(a) を地域住民の多数で分析した．Lp(a) はアポ(a) を含むリポ蛋白で，肝臓で合成されたアポ(a) が LDL 粒子のアポ B-100 と S-S 結合し

たリポ蛋白と考えられているが，その合成・代謝・動脈硬化発症機構の詳細については，まだまだ不明な点が多い。アポ(a)には分子多形性が認められ，Utermannらはアポ(a)アイソフォームをS4からF型までの6型に分け，アポ(a)の分子サイズ(Lp(a)表現型)と血中Lp(a)濃度が逆相関することを報告している[11]。さらに，BoerwinkleらはLp(a)の血中濃度の90%近くがアポ(a)遺伝子によって規定されるとしている[12]。われわれも小中学生における研究から，Lp(a)表現型と血清Lp(a)濃度との関係を確認するとともに，その他の規定因子解明の重要性を示唆した。

血清Lp(a)濃度には環境因子の関与が比較的少ないとされ，性差や加齢に伴う変化については報告が一定でない[13-16]。そこで，近畿地区在住の小中学生を含めた一般健常者の多数例について血清Lp(a)を測定し，性・年齢別に解析を行った。全体として，成人では男性に比べ女性が高値を示した。一方，加齢による影響では，男性で小中学生，さらに30歳代から60歳代にかけ徐々に上昇傾向が認められた。しかし，その後70歳代・80歳代と低下していた。「男性・高齢」はいずれも動脈硬化性疾患の危険因子であり，高Lp(a)血症を伴った男性の高齢者が動脈硬化性疾患により死亡率が高いと仮定すれば，70歳以降で血清Lp(a)の低下が説明されるかも知れない。また，女性では50歳代未満とそれ以上の2群に分かれ，高齢者で高値を示しており，これには閉経の関与が強く考えられる。成績は一定でないが，閉経期を境に血清Lp(a)が急速に上昇するとの報告もあり[17]，今回の成績はこれを示唆するものと判断される。

血清Lp(a)値の分布には地域・人種差のあることが指摘されている。わが国で，地域住民の多数例についてLp(a)を測定した成績はあまりない。吹田地区の1,200例の性・年齢別解析で，一定の傾向が観察されたが，沖縄地区の500例の解析ではやや変動が認められた。血清Lp(a)は1 mg/dl以下から100 mg/dl以上もの非常に個体差の大きい脂質パラメータである。このため，さらに多数の分析が必要であるのかもしれないが，今回の検討からは，血清Lp(a)濃度については，沖縄と近畿地区で大きな違いはないものと思われる。今後，この対象を長期追跡することによって動脈硬化との関連性を解析する予定である。

個々のヒトの血清脂質・リポ蛋白については栄養因子に加え，体質素因も大きく影響している。ある一定の体質を持った住民が多くを占める特定の地域では，その地域の平均脂質レベルをも左右することも指摘されている。今回，新庄町の小中学生について高LDL血症ならびに高Lp(a)血症素因を検討し，アポ蛋白EアイソフォームのうちE4がその促進因子で，E2は防御的に作用することを明らかにした。

今回の成績でも，E4はコレステロール，LDL-Cを有意に上昇させ，また，Lp(a)も高値傾向となることが示された。一方，E2はトリグリセライド，レムナントリポ蛋白を上昇させるとの報告もある[18]。E4, E2の少ない沖縄住民におけるアポE遺伝子頻度は，これらの点からすると動脈硬化に防御的に働いているのかも知れない。

また，これまでの報告のごとく，血清Lp(a)レベルの最大の規定因子はLp(a)表現型であることも示された。沖縄住民のLp(a)表現型は現在解析中で，改めて報告する予定である。

V. 結 論

吹田市住民を対象とした国立循環器病センター計画検診受診者の血清コレステロールは，今回対象とした沖縄県住民と比較して高値傾向にあった。血清Lp(a)は加齢とともに上昇し，男性では

70歳以降低下していた。女性では閉経に伴い血清コレステロール・Lp(a) は上昇していた。両地区における血清 Lp(a) 濃度は類似していた。

　奈良県新庄町の小児成人病検診では，この十数年間の血清脂質値に大きな変動はなかった。血清リポ蛋白代謝異常には運動・栄養因子に加え，遺伝素因の関与が大きいものと考えられた。沖縄地区のアポ E 遺伝子頻度は，他の地区に比べ，野生型の E3 遺伝子頻度が高い傾向にあり，LDL-C や血清 Lp(a) の点からすると動脈硬化に防御的に働いている可能性が示唆された。

　地域における動脈硬化のリスクファクターとしての血清脂質分析には，リポ蛋白レベルでの解析ならびに体質素因の解析も重要であると考える。

共同研究者：山本　章，菅野　良，鵜山光仁，馬場俊六，万波俊文，緒方　絢，砂川長彦，井関邦敏，柊山幸志郎

文　献

1) A. Keys: Coronary heart disease in seven countries, Circulation, 41 [Supple 1], 1–211, 1970.
2) 山本　章，山村　卓，鵜山光仁，他: 奈良県新庄町における小・中学生の血清脂質，動脈硬化，10: 643–650, 1982.
3) T. Yamamura et al.: Hyperlipoproteinemia as a risk factor for ischemic heart disease, Jpn Circ J, 54: 448–456, 1990.
4) T. Yamamura et al.: Clinical characteristics of type III hypserlipoproteinemia, in: Cardiovascular Disease: Current Perspectives on the Asian-Pacific Region (eds J. Shepherd et al.), Gardiner-Cardwell Communications Ltd., Hong Kong, pp. 101–106, 1994.
5) M. Eto et al.: Reciprocal effects of apolipoprotein E alleles (ε2 and ε4) on plasma lipid levels in normolipidemic subjects. Clin Genet, 29: 477–484, 1986.
6) G. Utermann, G. et al.: Genetic control of human apolipoprotein E polymorphism: comparison of one- and two-dimensional techniques of isoprotein analysis, Hum Genet, 60: 344–351, 1982.
7) J. L. Breslow and V. I. Zannis: Genetic variation in apolipoprotein E and type III hyperlipoproteinemia, Atheroscl Rev, 14: 119–141, 1986.
8) C. Ehnholm et al.: Apolipoprotein E polymorphism in the Finnish population: gene frequencies and relation to lipoprotein concentrations, J Lipid Res, 27: 227–235, 1986.
9) S. Nomura, T. Yamamura et al.: The association between lipoprotein(a) and severity of coronary and cerebrovascular atherosclerosis, especially in non-hypercholesterolemic subjects, Cardiovascl Risk Factors, 3: 336–343, 1993.
10) G. Utermann: The mysteries of lipoprotein(a), Science, 246: 904–910, 1989.
11) G. Utermann G. et al.: Lp(a) glycoprotein phenotypes: inheritance and relation to Lp(a)-lipoprotein concentrations in plasma, J Clin Invest, 80: 458–465, 1987.
12) E. Boerwinkle et al.: Apolipoprotein(a) gene accounts for greater than 90% of the variation in plasma lipoprotein(a) concentrations, J Clin Invest, 90: 52–60, 1992.
13) J. R. Guyton et al.: Relationship of plasma lipoprotein Lp(a) levels to trace and to apolipoprotein B, Arteriosclerosis, 5: 265–272, 1985.
14) J. J. Albers and W. R. Hazzard: Immunochemical quantitation of human Lp(a) lipoprotein, Lipids, 9: 15–26, 1974.
15) A. Pagnan et al.: Relationship between 'sinking pre-beta lipoprotein' (Lp(a) lipoprotein) and age ina family kindred, Gerontology, 28: 381–385, 1982.
16) 宮原忠夫，他: Lp(a) リポ蛋白の動脈硬化性疾患における意義，動脈硬化，13: 931–937, 1985.
17) H. Schriewer et al.: The relationship of lipoprotein(a) (Lp(a)) to risk factors of coronary heart disease:

initial results of the protective epidemiological study on company employees in Westfalia, J Clin Chem Clin Biochem, 22: 591–596, 1984.
18) 山村　卓: アポ蛋白 E と動脈硬化, 動脈硬化, 25: 415–420, 1998.

脳内出血の原因と血清コレステロール値との関連
―― 151剖検例の臨床病理学的分析 ――

緒方　絢

[キーワード: 脳内出血, 高血圧, 病理組織学, 血清総コレステロール値]

　脳内出血の原因を確かめる目的で, 塊状脳内出血151例の臨床記録および剖検材料を分析した。脳内出血の責任血管の変化をみるため病理組織学的検索を行った。高血圧が臨床的にみられ, 脳および全身臓器に高血圧性血管変化が病理組織学的にみられた場合, 脳内出血の原因を高血圧性とみなした。止血異常がある場合および線溶・抗凝固・抗小板療法を受けていた場合, 止血異常によるものとみなした。脳内出血の原因は, 高血圧性が症例の67%, 高血圧性と止血異常が12%, 止血異常が5%, 脳アミロイド・アンギオパチーが6%, もやもや病が3%だった。2%の症例では原因は不明だった。塊状脳内出血の原因として高血圧が最も多かったが, 脳内出血各例の原因を究明するには, 詳細な臨床および病理形態学的分析が必要であることが判った。
　脳内出血発症6ヵ月前から発症当日の間に採血検査が行われた高血圧患者においては, 血清総コレステロールの値が低いほど脳内出血が起こり易いことが確認された。

I. 研究目的

　高血圧, 脳アミロイド・アンギオパチーなどに罹患している患者における脳内出血の原因を究明する目的で多大の努力がなされてきた。まず脳内血管の破裂部位を病理学的に確かめることが必要である。しかし, 出血部位を特定するのは至難の業である[1-6]。そのため脳内血管の破裂の機序については未だに議論の多いところである。脳内出血の原因に関する近年の研究では, 高血圧患者の脳内出血の原因は脳内小動脈の中膜の高血圧による変性(動脈硬化)である[2]とか, 高血圧性および脳アミロイド・アンギオパチーによる脳内出血においては微小動脈瘤の破裂[3,4]が原因となるとされている。
　本研究では, 脳内出血例の病理形態学的検索をして原因を分析した。原因が異なる可能性があるので, 本研究では, 止血異常がある症例を別個に分析した。
　高血圧患者においては, 血清総コレステロール値が低いほど脳内出血が起こり易く, アテローム血栓性脳梗塞はその値が高いほど起こり易いことが報告されている[7]。今までに報告された研究成果は主に疫学調査を基にしたものである。そのため, 本研究では, 病理組織学的に高血圧および脳アミロイド・アンギオパチーによる塊状脳内出血と診断された症例について, 血清総コレステロール値と脳内出血との関連について検討した。また高血圧性脳内出血例については粥状硬化性疾患を伴う例とそうでない例に分けて分析した。

II. 研究方法

　国立循環器病センターにおいて1977年から1997年にかけて剖検された塊状脳内出血全例について，臨床所見を検討した。拡張期血圧が95 mmHg以上，または収縮期血圧が160 mmHg以上，あるいは降圧薬による治療を受けている者を高血圧患者と呼んだ。凝固能異常をもたらす疾患，および線溶・抗凝固・抗血小板療法を受けている患者を止血異常例として別個に分析した[6]。

　剖検にて得られた脳および全身血管と臓器の病理組織学的検索を行った。フォルマリン固定後，大脳は1 cm間隔で，小脳および脳幹は0.5 cm間隔で水平断を行った。大脳皮質，基底核，視床，小脳，脳幹からの組織の切り出しに加えて，肉眼的病変のある部については全部切り出し，脱水後パラフィンに包埋し，薄切標本を作製した。ヘマトキシリン・エオジン染色，マッソン・トリクローム染色，エラスチカ・ヴァンギーソン染色，PTAH染色，コンゴー・レッド染色，β-A4 アミロイド蛋白の免疫染色，その他の染色による組織学的検索を行った。血腫周囲についてはできるだけたくさんの標本を製作した。塊状脳内出血とは出血巣の直径が大脳と小脳では3 cm以上，脳幹では1.5 cm以上のものとした。外傷性出血，くも膜下出血，梗塞内出血，腫瘍内出血の例は除外した。高血圧性脳内出血とは臨床的に高血圧と診断され，脳内動脈に類線維素性壊死，微小動脈瘤，血管結節瘤，動脈硬化などがあるものとした[2]。脳アミロイド・アンギオパチーとそれに続発する血管変化がみられる場合，脳アミロイド・アンギオパチーによる脳内出血と診断した。止血異常のみがみられる症例で病理学的に脳内出血の原因となる特殊な血管病変がない場合，止血異常による脳内出血と診断した。

　高血圧性(止血異常を伴わない)脳内出血例と脳アミロイド・アンギオパチーによる脳内出血例について，脳内出血発症6ヵ月前から出血当日までの間に検査された，血清総コレステロールと血清アルブミンの値を調べ，脳内出血発症との関連をみた。高血圧性脳内出血例については，粥状硬化性疾患(心筋梗塞，アテローム血栓性脳梗塞，解離性，大動脈瘤，大動脈瘤破裂，閉塞性動脈硬化症)の発作があった例を別個に検討した。

III. 研究結果

　塊状脳内出血は151例(男性104例，女性47例)で170病巣みられた。止血異常が25例にみられ，そのうち18例に高血圧があった。10例に肝硬変が，2例に血液疾患がみられた。脳内出血発症時に5例は血液透析，4例は抗凝固療法，2例は抗血小板療法を受けていた(表1)。

　本研究で4例のみに血管が破裂した部位を特定できた。1例は高血圧性橋出血で微小動脈瘤の破裂，1例は脳アミロイド・アンギオパチー例でアミロイドの沈着した軟膜血管の破裂がみられた。小脳の動脈奇形の1例で病巣部に生じた微小動脈瘤の破裂がみられた。もやもや病の1例で，基底核の小動脈の破裂がみられた。

　本研究で，脳内出血の原因を次のように分類できた：高血圧，高血圧と止血異常，止血異常，脳アミロイド・アンギオパチー，脳動静脈奇形，もやもや病，原因不明，である。高血圧性脳内出血例が最も多かった。

　高血圧性脳内出血例と，高血圧と止血異常がみられた例の平均死亡年齢は同様だった。一方，止

表1 塊状脳内出血25剖検例における止血異常の原因

疾患，使用薬剤	高血圧	
	(+) (n = 18)	(−) (n = 7)
肝硬変	8	2
慢性骨髄性白血病	0	1
再生不良性貧血	0	1
出血傾向(原因不明)	0	1
血液透析	4	0
血液透析（UK, ASA 使用）	1	0
ワーファリン	3	1
ヘパリン	0	1
チィクロピジン，ASA	1	0
硫酸デキストラン	1	0

UK，ウロキナーゼ；ASA，アスピリン

表2 塊状脳内出血115剖検例の原因と死亡時年齢

原因	例数	年齢(平均±標準偏差)	年齢範囲
高血圧	102	64.2 ± 12.4	35〜90
高血圧と止血異常	18	67.0 ± 10.8	44〜77
止血異常	7	52.4 ± 15.3*	22〜68
CAA	10	75.5 ± 3.6**	71〜83
AVM#	7	37.5 ± 16.9	12〜58
もやもや病	4	35.5	14〜49
原因不明##	3	50.0	28〜70

CAA，脳アミロイド・アンギオパチー；AVM，脳動脈奇形；
#1例に高血圧と血液透析(+)；##1例に全身性硬化症(+)；* 高血圧例($P < 0.02$)および高血圧と止血異常例($P < 0.001$)より若年で発症；** 高血圧例($P < 0.005$)より高齢で発症

血異常のみによる症例は，高血圧による例($P < 0.02$)，および高血圧と止血異常の両方がみられる例($P < 0.001$)よりも有意に若かった．脳アミロイド・アンギオパチーによる脳内出血例は高血圧による脳内出血例よりも有意に($P < 0.005$)に高齢だった(表2)．

脳内出血の再発が15例，2例に同時に2個所の出血があったため，151例のうち170病変があった．再発がみられた15例においては，11例は高血圧性，4例は脳アミロイド・アンギオパチーによるものだった．高血圧性の11例は各々1回ずつ再発していた．脳アミロイド・アンギオパチーの例においては，2例は1回再発，2例は2回再発していた．これらの再発性出血は全例とも別個の部位にみられた．高血圧性脳内出血の1例は一方の基底核と他方の混合型の出血が同時にみられた．脳動静脈奇形の1例は両側の基底核に同時に出血がみられた．

高血圧性の脳内出血には好発部位があった：基底核，視床，脳幹，小脳，である．高血圧と止血異常の両方がみられた例では高血圧のみの例と同様の部位に出血がみられた．しかし，止血異常のみの症例には葉性出血が多かった(表3)．

高血圧性脳内出血と脳アミロイド・アンギオパチーによる脳内出血の82剖検例において血清総コレステロールとアルブミンの値の検討を行った．死亡時の年齢は粥状硬化性疾患を伴っている症

表3 塊状脳内出血剖検例の原因と出血部位（115例，170病巣）

出血部位	高血圧	高血圧 止血異常	止血異常	CAA	AVM	もやもや病	原因不明	合計
葉性	2	0	3	16	2		1	24
基底核	46	5	1		2	1		55
視床	20	7	2		1	1		31
混合型	20	2	1		1	2		26
脳幹	14	2					1*	17
小脳	11	2			3**		1	17
合計	113	18	7	16	9	4	3	170

CAA，脳アミロイド・アンギオパチー；AVM，脳動静脈奇形；* 全身性硬化症；** 1例に高血圧と血液透析（+）

表4 塊状脳内出血 82 剖検例の主要所見

	高血圧性 (n=64)	高血圧性（粥状硬化性疾患を伴う）(n=10)	CAA (n=8)
年齢（歳）	65.5±13.0	68.0±6.4	75.9±3.9
性（男/女）	48/16	8/2	4/4
高血圧（%）	100	100	18
血清総 TC (mg/dl)	185±50	217±49	178±61
血清アルブミン (g/dl)	3.8±0.5	3.8±0.7	3.8±0.4
糖尿病（%）	9	30	0
ラクナ梗塞（%）	30	30	0

CAA，脳アミロイド・アンギオパチー；TC，コレステロール；年齢と血清総 TC とアルブミン，平均±標準偏差で表示．

表5 塊状脳内出血 82 剖検例の出血部位（%）

	高血圧性 (n=64)	高血圧性（粥状硬化性疾患を伴う）(n=10)	CAA (n=8)
葉性	0	10	100
基底核	45	10	0
視床	19	40	0
混合型	13	30	0
脳幹	14	10	0
小脳	9	0	0

CAA，脳アミロイド・アンギオパチー

例はそうでない高血圧性脳内出血の症例よりも高く，脳アミロイド・アンギオパチーによる症例はさらに高かった．血清総コレステロールの平均値は，粥状硬化性疾患を伴う症例は他の二群に比べて高値を示した．年齢および血清コレステロール値について，三群間に有意差はなかった．血清アルブミンの値は正常の下限の値を示したが，三群間で差異はなかった（表4）．

表6 塊状脳内出血82剖検例における血清総コレステロール値の分布（症例数）

血清総コレステロール （mg/dl）	高血圧性	高血圧性 （粥状硬化性疾患を伴う） （n = 10）	CAA （n = 8）
< 160	24	2	4
160～199	29	1	1
200～239	13	4	1
240～279	4	2	2
280+	4	1	0

CAA，脳アミロイド・アンギオパチー

　血清の化学検査が可能だった症例における脳内出血の部位については，脳アミロイド・アンギオパチーによる脳内出血が全例葉性であることが目立った。高血圧性の脳内出血について，粥状硬化性疾患を伴う症例と伴わない症例との間に出血部位に特徴的な差異はなかった（表5）。

　三群の血清総コレステロールの値を40 mg/dlの幅で分割して症例の頻度を調べた。高血圧性の脳内出血はその値が低いほど発症例が多い傾向を示した。その値が199 mg/dlより低い症例に多く，特に160 mg/dl以下の症例に多いのが目立った。症例数は少ないが，粥状硬化性疾患を伴った脳内出血例には低値を示す症例が多いという傾向はなかった。脳アミロイド・アンギオパチーによる脳内出血例では，低値を示す例に多い傾向がみられた（表6）。

　血清アルブミンの値について，特に高血圧性の脳内出血例について検討したが，特徴的な関連はみられなかった。

IV. 考　察

　本研究の目的は，高血圧性，脳アミロイド・アンギオパチー，脳動静脈奇形，もやもや病などによる脳内出血の原因を特定することにあった。通常の検索法では破裂血管を見出すことは極めて困難である。そのため，脳出血の原因については未だに議論が続いている。本研究において，止血異常のみによる脳内出血例では，特殊な血管病変はみられなかった。そのため，止血異常例では，高血圧による脳内出血の場合とは異なることが推測できる。

　Spontaneous intracerebral hemorrhage（ICH）[6]なる用語について考察する。脳内出血例で，くも膜下出血，梗塞，腫瘍，AVM，もやもや病のような特殊な原因がない場合，spontaneous ICHと呼ぶことができる。高血圧の脳内出血の原因が完全に解明されていないので，高血圧性脳内出血はspontaneous ICHに含ませることができる。高血圧性脳内出血の場合，稀に変性した血管の破裂が見つかる場合があるが，そのような所見を発見できない場合がほとんどである。特殊な病変のない血管が急激な全身血圧の上昇あるいは局所の脳血流量の上昇で破裂することが知られている[1,5]。このような場合，責任血管を見出すのは甚だ困難である。葉性出血例で脳アミロイド・アンギオパチーとそれによる続発性血管変化がある場合，脳アミロイド・アンギオパチーによる出血と診断できる。しかし，脳アミロイド・アンギオパチーに続発した血管変化を呈した血管が必ず破裂するとは限らない。また，葉性出血についてはアミロイドの沈着のない皮質下血管が破裂する可能性を常に考えておかねばならない。このような状況を考慮すると，spontaneous ICHなる用語は原因が不

低コレステロール血症[7]が高血圧患者における脳内出血発症に影響を及ぼすことが知られている。今まで発表された研究成果は主に疫学調査にて観察されたもので，病理剖検所見を基にしたものではない。そのため，今回の検討を行った。病理学的に診断された症例については，特異な原因による症例を除外でき，総コレステロール値と脳内出血の関連がより鮮明に反映されるのではないかと期待できる。また高血圧性脳内出血ではあるが，粥状硬化性疾患を伴う例を別個に分類することにより正確に分析することができると考えた。脳アミロイド・アンギオパチー例について別個に検索したのは，この病態が高血圧性の場合とは異なる可能性を考慮したものである。血清総コレステロールの低値を示す症例においては，動脈壁が脆弱になるものと考えられる。低コレステロール血症が脳内出血発症の原因となることを本研究で病理学的検索例において示したが，このことは，生活習慣病予防に対して極めて重大な示唆を与えるものである。

血清アルブミン値については，比較的低値を示してはいたが，脳内出血発症と特徴的な関連を見出すことはできなかった。

V. 結 論

当センターにて剖検された151例170病巣の脳内出血の原因を臨床病理学的に分析した。高血圧および脳アミロイド・アンギオパチー例では微小動脈瘤の破裂が原因となり，もやもや病および脳動静脈奇形についてはこれらの疾患に特有な病変が脳内出血の原因となると判定した。止血異常のみがみられた7病巣については出血の原因は特定できず，2病巣については原因が不明だった。脳内出血をまず spontaneous ICH という視点でとらえ，高血圧を多数の原因のうちの一つという考えに立脚して，脳内出血の原因について臨床および病理学的に分析する必要があると結論した。

高血圧患者においては，血清総コレステロール値が低いほど脳内出血が起こり易いことを確認した。低コレステロール血症がある患者においては，血管壁が脆弱になっているためと考察した。

文 献

1) L. L. Caplan: Intracerebral hemorrhage revisited. Neurology, 38: 624–627, 1988.
2) T. Omae, K. Ueda, J. Ogata, T. Yamaguchi: Parenchymatous hemorrhage. Etiology, pathology and clinical aspects. Vol 10 (54): Vascular disease. Part II. Ed by Toole JF, Handbook of Clinical Neurology, Ed by P. J. Vinken, et al. Elsevier Science Publishers B. V., New York, pp. 287–331, 1989.
3) S. Wakai, M. Nagai: Histological verification of microaneurysms as a cause of cerebral hemorrhage in surgical specimens. J Neurol Neurosurg Psychiatry, 52: 595–599, 1989.
4) S. Wakai, N. Kumakura, M. Nagai: Lobar intracerebral hemorrhage. A clinical, radiographic, and pathological study of 29 consecutive operated cases with negative angiography. J Neurosurg, 76: 231–238, 1992.
5) J. Ogata: Intracerebral hemorrhage: A clinicopathological analysis of 151 autopsy cases. In: Brain Hemorrhage '97. Ed by Ito H. Neuron Company. Tokyo, pp. 45–49, 1998.
6) F. Rosenow, Ch. Hojer, Ch. Meyer-Lohmann, et al: Spontaneous intracerebral hemorrhage. Prognostic factors in 896 cases. Acta Neurol Scand, 96: 174–182, 1997.
7) H. Iso, D. R. Jacobs, Jr., D. Wentworth, et al: Serum cholesterol levels and six-year mortality from stroke in 350,977 men screened for the multiple risk factor intervention trial. N Engl J Med, 320: 904–910, 1989.

第3章　沖縄の疾病と疫学

第3章概説

田中平三

[キーワード: 沖縄，食生活，長寿，生活習慣病]

はじめに

　過去から現在に至るまでの沖縄における食生活を調査した。1920, 1930年代には，さつまいも，みそ汁が基本食として，すなわち，朝，昼，夕食の1日3回摂取されていた。副食としての野菜，豆腐，豚肉の日常的な摂取も本土より10～20年先行していた。1970年代以降では，栄養素でいうと脂肪摂取量が多く，エネルギー，食塩摂取量が少ない。肉類，乳製品，野菜，豆腐，海草等が多く，果物，魚類が少ない。近年における年次推移を検討してみると，脂肪摂取量，食塩摂取量の増加傾向が続いている。身長は本土より低く，体重は重く，肥満度（BMI）が高い。血清総コレステロール，アルブミン，ビタミンE値は高い。尿中ナトリウム排泄量は低いが，3-メチルヒスチジンは高い。このような食生活が長寿と関連している可能性があるという疫学仮説を設定することはできる。しかし，仮説検証にはコホート研究が実施されなければならない。

I. 緒　言

　比較的遠い過去（1920年代）から現在に至るまでの沖縄の人々の食生活を明らかにし，食生活と生活習慣病，平均余命，ADL, QOL等との関係についての疫学研究を推進していくための糸口を見つけることを目的とする。

II. 研究方法

1. 比較的遠い過去の食生活

　1920年代の食生活を，民俗学的資料，文献を閲覧して明らかにする。1930年代の食生活は，食物摂取頻度の思い出しと記録とにより，本土と比較する。

2. 現在の食生活

1) 秤量法

　国民栄養調査で採用されている秤量法による沖縄の各地域の成績，沖縄県民栄養調査成績を本土の各地域における成績，国民栄養調査成績と比較する。

2) 食物摂取頻度調査法

　19項目からなる定性食物摂取頻度調査法を用いて，沖縄の地域住民データと本土の地域住民データまたは全国のデータとを比較した。

3) 身体計測値

身長，体重，BMI [体重 (kg)/身長^2 (m^2)]を指標とした。沖縄の地域住民を本土の地域住民と比較した。
4) 生化学的指標
血中成分としては，血清総コレステロール，アルブミン，ビタミンC，ビタミンE，カロテノイド(ベータカロチン，リコペン)等を測定した。尿中成分としては，24時間尿中の電解質(ナトリウム，カリウム，カルシウム，マグネシウム)，尿素窒素，アミノ酸(タウリン，3-メチルヒスチジン)を測定した。沖縄の地域住民を本土の地域住民と比較した。

3. 1970年代以降における年次推移
同一の食事調査法を採用して，食事摂取量の推移を検討した。
1) 陰膳法
沖縄3地区と全国15地区とを対象にして，1980年代と1990年代とを比較した。
2) 秤量法
国民栄養調査成績を用いて，1975年から1994年までの栄養素摂取量の年次推移を検討した。沖縄の値と全国の値とを比較した。

III. 研 究 結 果

1. 比較的遠い過去の食生活(伊達，田中)
1920年代(大正時代から昭和時代初期)は，わが国の伝統型あるいは在来型ともいうべき食生活が認められた。現在(1980年代以降)，生活習慣病好発年齢にある人々は，ごはん，みそ汁，漬物を朝，昼，夕食にとっており，稀に夕食に野菜・根菜の煮物，塩干魚等が一品つくと，上等とされた。一般の人々が日常に大豆製品，肉類，卵類，鮮魚を摂取することはなかった。ごはんも，米不足のため，大根，麦を混ぜてふかせたものであった。
一方，沖縄では，主食はうむ(さつまいも)であった。しかし，みそ汁の具として，青葉の野菜が多く，既に豆腐も摂取されていた。みそ汁に豚脂を加えていたものも特徴的である。さらに，月に1回位の頻度ではあるが，行事食として豚肉が摂取されていた。
戦前，日本人の生活水準がピークであったのは1935年であった。この頃の食物摂取頻度を思い出し法で調査した。1980年代の半ば頃に高齢者を対象にして，1930年代の食物摂取頻度を思い出してもらった。一方，対照群としては，新潟県新発田市A-I地区を選んだ。沖縄の場合と同様に，1970年代の半ば頃に，58～80歳の女性を対象にして，1930年代の食物摂取頻度を思い出してもらった。沖縄の主食はさつまいもであることには，以前と変わりはなかったが，夕食には米飯が摂取されるようになってきた。昼食と夕食には，副食がつくようになってきた。野菜，魚，豆腐である。一方，新潟では納豆，豆腐などが1930年代半ばになって食べられるようになってきた。すなわち，1920年代に認められた差は，1930年代になって，新潟が沖縄に追いついたようなことになり，両者間の差は，すなわち，食物摂取頻度の差は認められなくなった。

2. 現在の食生活
秤量法の結果(長谷川，柴田)によると，本土に比べて栄養素では，動物性たんぱく質，脂肪が多

く，食塩が少ない．食品群別に検討すると，豆腐，野菜，海草が多く，薬草の使用も多い．魚は一般的には少ないが，多い地域も認められた．

食物摂取頻度調査(川村，津金)により検討してみると，牛肉，豚肉，乳製品，そして炒め物，揚げ物の摂取頻度が高く，魚介類，果物，漬物の摂取頻度が低い．豆腐は多い地区もあるが，本土と同じか低い地区もある．

身体計測値を検討してみると，身長は本土より低く，体重が重く，したがって，BMI が大きい．すなわち，肥満の頻度が多いようである．

血清総コレステロール，アルブミン，ビタミン E は高い．血清ビタミン C，β-カロテンは低いようである．また，24 時間尿中排泄量を分析してみると，ナトリウムが少なく，3-メチルヒスチジンは多い(川村，柴田，津金，水嶋)．

3. 1970 年代以降における年次推移

陰膳法による結果(池田)では，1980 年代の食塩摂取量 8.2 g/日から 1990 年代には 9.8 g/日に増加したという．

1975 年～1994 年の国民栄養調査成績(松村，田中)を解析してみると，沖縄のエネルギー摂取量は，全国よりも低く，わずかではあるが，減少傾向を示している．たんぱく質，脂肪，食塩，カルシウム，ビタミン A, B_1, B_2, C は増加傾向を，炭水化物，鉄は減少傾向である．

IV. 考 察

遠い過去から現在に至るまでの間にわたって，沖縄の食生活をある程度明らかにすることができた．各種食事調査法，身体計測値，生化学的指標を駆使したからである．しかし，1945 年から 1970 年頃までのデータは少なく，今後の課題である．

いわゆる日本の困窮時代には，全国いずれの地域もごはん，みそ汁または他の汁物，漬物で代表される伝統型食生活が営まれており，貧しいものであった．沖縄は，さつまいもを主食としていた．豚肉で代表される肉類，豆腐は，本土よりも 10～20 年早く摂取されていたようである．

1970 年代以降の食生活をみると，脂肪摂取量は欧米諸国よりもはるかに低いが本土よりも高く，食塩摂取量は低い．しかし，いずれも増加傾向にある．特に脂肪摂取量は適正値を越えてしまう可能性があり，懸念される．

このような食生活が平均余命の長いことと関係している可能性は否定できないが，いずれも生態学的研究，横断研究のレベルであるので，仮説設定の域を出ない．

標準化食事調査法，統一のプロトコールを採用して，食事摂取量と，さらに身体活動(労働，運動)，喫煙，飲酒等の生活習慣について監視システムを整備していく必要がある．また，食生活と生活習慣病，平均余命，ADL, QOL との関係についてのコホート研究を実施していくこともニードである．

陰膳方式による琉球弧における食生活の特色の解明

池田正之，新保慎一郎，渡辺孝男

[キーワード: 三大栄養素，魚介類，食塩，成人女性，肉類，本州農村，琉球弧]

はじめに

　琉球弧地域4地区と本州(四国・九州を含む)農村地域15地区において成人女性を対象に1980年代(琉球弧48名; 本州農村211名)と1990年代(琉球弧79名; 本州農村296名)に陰膳方式による栄養調査を行った．1990年代の値を1980年代の値と比較すると，本州農村では多くの項目で低下がみられるが，琉球弧では食塩の摂取量が1980年代の平均8.2 g/日から1990年代には平均9.8 g/日に増加したことを除けば殆どの項目で有意な変化を認めない．この所見は地域社会において食生活上の恒常性が強く保たれていることを示唆している．琉球弧在住女性の熱量・三大栄養素・ミネラル類・ビタミン類および食物繊維摂取量は一般に本州農村女性の値よりも小さいが，この所見の評価には前者の体格ことに身長が後者に比してやや小さいことを考えに入れなければならない．

I. 緒　言

　沖縄県および鹿児島県奄美諸島を含む琉球弧に在住する女性は国内有数の長寿であることが知られている．これらの地域は食生活においても「琉球料理」という表現で代表される独自の文化圏を形成しているが，調理法あるいは調理された料理の特色にとどまらず，食物として栄養学的に定量的な解析を行った研究は比較的乏しく，ことにその経年的な変化を追った研究は極めて少ない．
　本研究では1990年代後半に琉球弧各地の成人女性を対象に陰膳方式により24時間に摂取した全飲食物検体を収集し，本州(四国・九州を含む)農村女性より得た成績と比較してその栄養学的にみた地域特性を定量的に把握するとともに，1980年代に同一地域を対象に行った調査の成績と比較して，琉球弧における食生活の近年における変化を明らかにすることを目的とした．このため特に女性が長寿であることに注目し，成人女性の食生活を研究の対象とした．

II. 研究方法

　鹿児島県奄美大島，沖縄県沖縄本島沖縄市，同宮古島，同石垣島の4地区を対象とした．以下の記述では4地区を総合して便宜的に「琉球弧地域」と略記する．併行して本州(四国・九州を含む)の東北地方から鹿児島県に到る12県の農村計15地区について全く同一の計画で調査を行い，上記4地区の対照群とした．琉球弧地域4地区と本州農村地域15地区の主要な農業活動を表1に，調査対象者数を表2に示す．いずれの地区においても調査対象地区の選定と調査の実施は管轄農業改良普

表 1 調査対象地区の主要産業活動[1]

地域	地区	第一次調査時点	第二次調査時点
琉球弧	奄美大島	砂糖キビ，大島紬	砂糖キビ，大島紬
	沖縄市	砂糖キビ	電照菊
	宮古島	砂糖キビ	砂糖キビ
	石垣島	砂糖キビ，畜産(肉牛)	砂糖キビ，野菜，畜産(肉牛)
本州農村		第二種兼業農家 水稲のほか露地野菜，ハウス栽培，果樹，酪農など	同左

1) 第一次，第二次とも同一地区を対象としているが，十数年の期間の間に琉球弧では砂糖キビ栽培は減少して他の作目に，また本州農村では水稲栽培が減少して極めて多様な他作目に移行した．

表 2 調査対象地域別対象者[1]人数

地域名	県名	第一次調査 (1980年代)	第二次調査 (1990年代)
琉球弧	沖縄[2]，鹿児島県の一部[3]	48	79
本州[4]	宮城，福島，新潟，富山，石川，群馬，愛知，島根，山口，高知，福岡，鹿児島[5]	211	296

1) いずれも非喫煙成人女性
2) 沖縄本島沖縄市，宮古島，および石垣島
3) 奄美大島
4) 北海道を除外し，九州および四国を含む
5) 奄美大島を除く

及センター(1980年代では普及所)の協力を得て行い，調査成績は各地区で報告会を開催するか，あるいは各個人に郵送することにより対象者に直接還元した．

各地区ともに調査は1980年代の冬季に第一次調査を実施し，さらに1990年代の冬季に同一の地区において第二次調査を実施した．対象各個人は一部分は両回の調査で重複しているが，この間の地区外への転出あるいは死亡により過半数は入れ替わっている．

調査対象は非喫煙成人女性とした．調査に際しては説明会を開いて調査目的と食物検体収集方法を説明し，特別の料理でなく日常の食生活そのままの検体を提供してほしいことを十分強調した．新年・法事・誕生日などの特別料理の出る機会はすべて回避した．

食物検体の収集は陰膳方式[1]によった(冬季を調査時期に選んだのは腐敗防止の理由による)．すなわち，特定の24時間(通常朝食から翌日の朝食前まで)に対象者が三食および間食として摂取した全飲食物(お茶あるいは飲料水を含めた)を，摂取した量と同じだけ，かつ摂取したと同じように調味(例えば刺身にワサビ醤油をつける，野菜のヒタシモノにマヨネーズをつけるなど)して，所定の容器(酸処理した特定のプラスチック容器あるいは瓶)に取り除けておくことを求めた．このためあらかじめ家族の人数のほかに，もう一人分余分に材料を購入し，調理しておくことを求めた．あわせて献立表の作成・提出を求め，また身長と体重を計測した．

食物検体は収集後直ちに献立表に従って三食および間食にわけ，全献立が収集されていることを

確認したのち，食品ごとにわけて電子天秤を用いて秤量・記録した。ついで第四次改訂版日本標準食品成分表[2]に従い各食品ごとに食品番号を付した。砂糖・食用油その他の調味料の使用量は熟練栄養士(第一・二次調査ともに同一個人)による推定に従った。上記食品標準成分表[2]および食物繊維成分表[3]により，食品番号と重量から各食品ごとに各栄養素含有量を算出し，合算により24時間全飲食物に由来する一日摂取量を求めた。

有意差の推計学的検定には正規分布を想定して多重比較(student)および対応のないt-検定を用い，危険率5%，および1%をそれぞれ * および ** (低下)，あるいは + および ++ (増加)で示した。

III. 研究結果

1. 熱量および主要栄養素の摂取

今回の調査(第二次調査)によれば琉球弧地域の調査対象女性の一日熱量摂取量は約1750 kcal (表3)で，この熱量の60%は主として糖質(約260 g/日)の摂取によってまかなわれていた。蛋白質および脂質の摂取量はそれぞれ59.3 g/日および50.5 g/日であった。この摂取量を第一次調査時の値と比べると熱量摂取量は相対的に低下傾向を示し(但しその差は有意ではない: $P > 0.05$)，その減少は糖質摂取量の減少と対応していた。これらの所見を本州農村地域での所見と比較すると，第一次調査時および第二次調査時のいずれにおいても，また熱量・蛋白質・糖質のいずれの項目についても沖縄地域の摂取量は相対的に小さいが，脂質のみは特に第二次調査において琉球弧地域の値が本州に比し有意($P < 0.05$)に大きいことが注目される。さらに本州地域では糖質の摂取量は約83 g/日 (22.3%減)と顕著に減少し，熱量摂取量も低下(18.5%減)した。このような本州農村地域でみられた減少は農業の機械化により筋力労働が軽減され，米飯の大量摂取が次第に抑制されていることが栄養学的な数値に反映しているためと推定される[4]が，琉球弧地域ではこれに対応するような所見は検出されていない。

2. 蛋白源および脂質源の特徴

蛋白源および脂質源についてそれぞれ動物性食品由来の蛋白・脂質の量およびその割合を計算した結果を表4に示す。ある種の食品例えば菓子類は蛋白質・脂質を含有していてもその蛋白質・脂

表3 熱量および主要栄養素1日摂取量

項目	(単位)	琉球弧			本州農村			琉球弧対本州農村の比較 P	
		第一次	第二次	P	第一次	第二次	P	第一次	第二次
食物重量	(g)	2068 ± 510	2128 ± 657	NS	2511 ± 558	2354 ± 533	**	**	**
熱量	(kcal)	1886 ± 479	1746 ± 492	NS	2277 ± 489	1857 ± 387	**	**	NS
蛋白質	(g)	60.1 ± 18.0	59.3 ± 20.2	NS	81.0 ± 20.9	69.5 ± 17.5	**	**	**
脂質	(g)	49.4 ± 20.3	50.5 ± 23.0	NS	47.2 ± 17.5	46.0 ± 16.1	NS	NS	+
糖質	(g)	292.8 ± 75.1	259.8 ± 66.4	**	371.7 ± 81.7	288.9 ± 70.1	**	**	**

第一次に比して第二次が有意に低い，または本州に比して沖縄が有意に低い場合 ** $P \leq 0.01$, * $P \leq 0.05$, NS $P > 0.05$
第一次に比して第二次が有意に高い，または本州に比して沖縄が有意に高い場合 ++ $P \leq 0.01$, + $P \leq 0.05$ で示す。

表4 蛋白源・脂質源

項目　　（単位）	琉球弧			本州農村			琉球弧対本州農村の比較 P	
	第一次	第二次	P	第一次	第二次	P	第一次	第二次
蛋白質　　　(g)	60.1 ± 18.0	59.3 ± 20.2	NS	81.0 ± 20.9	69.5 ± 17.5	**	**	**
A 動物性　(g)	25.0 ± 13.9	24.6 ± 14.5	NS	35.9 ± 16.5	30.4 ± 12.1	**	**	**
B 植物性　(g)	34.7 ± 8.7	32.7 ± 10.5	NS	44.3 ± 11.1	37.0 ± 10.5	**	**	**
A/(A + B)　(%)	(41.9)	(42.9)		(44.8)	(45.1)			
脂質　　　　(g)	49.4 ± 20.3	50.5 ± 23.0	NS	47.2 ± 17.5	46.0 ± 16.1	NS	NS	+
A 鳥獣肉類 (g)	18.9 ± 11.6	18.0 ± 13.8	NS	14.0 ± 10.0	14.9 ± 9.2	NS	++	++
B 魚介類　(g)	2.3 ± 3.9	3.2 ± 4.6	NS	6.8 ± 5.8	5.2 ± 4.9	**	**	**
C 植物性　(g)	27.9 ± 12.0	26.4 ± 13.4	NS	25.8 ± 12.8	23.2 ± 11.5	**	NS	NS
A + B/(A + B + C)　(%)	(43.2)	(44.5)		(44.6)	(46.4)			

記号については表3と同じ

質が動物性食品に由来するか植物性食品に由来するかと区分し得ない場合があるため，動物性蛋白質(あるいは脂質)と植物性蛋白質(あるいは脂質)の和は総蛋白質(あるいは総脂質)とは必ずしも一致していない。また表4では特に魚介類の摂取に注目して，脂質については魚介類由来の脂質摂取量を他の動物性脂質摂取量とは別に計算した。

　琉球弧における蛋白質の摂取量は第二次調査についてみると，動物性蛋白・植物性蛋白いずれについても本州農村地域より少なく，かつ蛋白質中に占める動物性蛋白の割合も本州農村での45.1%に対して42.9%とやや低い値を示した。これらの傾向は第一次調査においてもすでに認められていたところである。

　これに反して脂質源について観察すると第一次・第二次調査を通じて琉球弧地域においては本州農村に比して鳥獣肉由来の脂質摂取の多いことが特徴的であり，本州農村地域では第二次調査では第一次調査に比して減少傾向があるのに対し琉球弧ではむしろ増加傾向にあったため，第二次調査時にはその差は推計学的に有意な段階に達した。逆に魚介類由来の脂質摂取量をみると第一次・第二次調査とも琉球弧地域での摂取量は本州農村地域での摂取量より有意に小さく，前者は後者の約半量にすぎない。このため鳥獣肉類と魚介類を合算した動物性蛋白の総蛋白質に占める割合は琉球弧地域 (43～45%) と本州農村地域 (45～46%) の間で著明な差を認めなかった。

3. ミネラル類およびビタミン類の摂取

　ミネラル類およびビタミン類の1日摂取量とその経年変化を表5に要約する。琉球弧地域におけるミネラル類の摂取量は本州農村地域の摂取量に比して食塩・カリウム・カルシウム・燐・鉄のいずれについても相対的に小さい。経年的に観察すると琉球弧地域でのミネラル摂取量は食塩摂取の増加が認められた以外は他の4種のミネラルの摂取量に有意な変化を認めなかった。これに対して本州農村地域では食塩摂取に顕著な減少を認めたほか，カルシウムを除く他の3ミネラル類の摂取量はいずれも減少したが，第一次調査時に認められた両地域間の差が大きく，第二次調査では差の幅は小さくなったものの，なお両地域間での差は推計学的に有意であった。ミネラル類摂取量のうちでは，ことに食塩の摂取量が本州農村地域では第一次・第二次調査間で1.7 g/日の減少を認めた

表5 ミネラル類およびビタミン類1日摂取量

項目	（単位）	琉球弧			本州農村			琉球弧対本州農村の比較 P	
		第一次	第二次	P	第一次	第二次	P	第一次	第二次
ミネラル類									
食塩	(g)	8.2±3.0	9.8±4.0	*	14.0±4.7	12.3±4.4	**	**	**
カリウム	(mg)	2294±827	2410±1034	NS	2919±931	2725±932	*	**	**
カルシウム	(mg)	470±233	532±274	NS	621±277	627±233	NS	**	**
燐	(mg)	819±261	824±324	NS	1100±301	982±263	**	**	**
鉄	(mg)	9.3±2.8	8.7±3.0	NS	11.6±3.7	10.8±3.4	**	**	**
ビタミン類									
A	(IU)	3577±2644	2826±2007	*	3535±4312	2777±2856	**	NS	NS
B_1	(mg)	1.1±0.6	0.8±0.3	**	1.1±0.4	0.9±0.3	**	NS	NS
B_2	(mg)	1.1±0.4	1.1±0.5	NS	1.3±0.5	1.2±0.4	*	**	**
C	(mg)	105±53	127±91	NS	156±62	132±68	**	**	NS

記号については表3と同じ

表6 食物繊維1日摂取量

項目	（単位）	琉球弧			本州農村			琉球弧対本州農村の比較 P	
		第一次	第二次	P	第一次	第二次	P	第一次	第二次
水溶性	(g)	3.0±2.7	2.6±1.5	NS	4.2±2.0	3.3±1.4	**	**	**
不溶性	(g)	12.5±4.3	11.0±4.7	*	16.0±5.2	14.0±4.9	**	**	**
総量	(g)	16.2±6.6	15.2±6.9	NS	21.8±7.2	18.6±6.6	**	**	**

記号については表3と同じ

のに対して，琉球弧地域では絶対量は低いものの逆に1.7g/日だけ増加したことが極めて注目される。琉球弧地域においては塩辛さに対する味覚がかつては優れて「薄味」であったにもかかわらず，近年は次第に「より濃い味」・「より強い塩味」に移行しつつあると考えることができる。

ビタミン類の摂取に関してはビタミンAとビタミンB_1については両地域間で有意の差を認めない。またビタミンCの摂取量には第一次調査時には両地域間に有意差を認めたが，第二次調査では有意な差を認めなくなった。但し，ビタミンCは第一次・第二次調査を通じて両地域とも所要量[5]をはるかに超える量を摂取しているので変化の医学的な意義は少ない。これに反してビタミンB_1とビタミンB_2の摂取量は両地域とも所要量を僅かに上回る程度であり，琉球弧地域ではことにビタミンB_2の摂取量が本州農村地域よりも第一次・第二次調査を通じて小さい値となっている。

4. 食物繊維の摂取

水溶性および不溶性食物繊維，ならびに両者の合算値としての総食物繊維の1日摂取量を表6に示す。第一次・第二次調査を通じて琉球弧地域での食物繊維摂取量は本州農村地域の摂取量に比して有意に小さい。繊維を水溶性・不溶性別に観察すると，総量の70%以上を占める不溶性繊維の場

合には琉球弧地域でも本州農村地域の約80%程度の摂取が行われているが，水溶性繊維の場合にはその差は一層顕著であって殊に第一次調査時点では71%にしか達していなかった。第一次調査と第二次調査とを比べると，琉球弧地域での水溶性繊維摂取量は減少傾向はあるものの有意には低下していないのに対して，本州農村地域では有意に減少しており，その結果両地域間の差は縮小している。但し不溶性繊維の場合には両地域ともほぼ同率で減少しており，その結果総量としては本州農村地域での減少は推計学的に有意な程度に達するのに反して，琉球弧では減少傾向は認められているものの変化が推計学的に有意なレベルには達していない。

IV. 考　察

　今回の調査で得られた琉球弧における食生活上の最も大きな特徴は，1990年代の値を1980年代の値と比較した場合にほとんどの項目において有意な変化を認めないことである。この所見は本州農村地域において糖質摂取減少を中心に熱量・食物重量ともに近年著しい減少をみたことと極めて対照的である。このことは琉球弧地域においては少なくとも主要栄養素に関する限り，本州農村地域に比べて食生活の恒常性が強く，従来の食生活の内容が良く維持されている可能性を示唆している。他の要因に並んで食生活の恒常性の維持を可能にさせるような地域社会の安定性が「長寿社会」の成立に貢献している可能性について，今後調査を反復して検討を重ねるとともに，調査4地区の各地区別にも解析を進めたい。

　琉球弧在住成人女性と本州農村在住成人女性とを比較すると，栄養素の摂取量はビタミンAおよびビタミンB_1を除く全項目において琉球弧の値の方が本州農村の値よりも低値であった。琉球弧では四周に海を持つ地域であるにもかかわらず，魚介類の摂取は本州農村より少なく，逆に鳥獣肉類の摂取が本州農村より多い。琉球弧において糖質や熱量の摂取量に著減のないことは，本州農村の殊に水稲栽培を中心に機械化貧乏と言われるまでに顕著かつ多角的な機械化が導入され，農業労働に伴う肉体的負荷の軽減が行われた[3]のに対して，琉球弧では機械化の程度が少なく砂糖キビ栽培の収穫に際してようやくハーベスターの導入が試験的段階から実用段階に入ったことと良く対応した所見と思われる。

　反面，食塩摂取量がなお抑制目標の10 g/日以下にとどまっているとはいえ，過去約10年間に若干ではあるが増加したことは注目に値する。このことは本州農村地域でこの間に減少が認められたことと対照的である。過去の薄味嗜好と異なり，強い塩味への移行が軽度ではあっても観察された

表7　被調査者の体格

項目	（単位）	琉球弧			本州農村			琉球弧対本州農村	
		第一次	第二次	P	第一次	第二次	P	第一次	第二次
身長	(cm)	149.3±5.6	150.5±5.2	NS	151.4±5.2	151.6±4.8	NS	*	NS
体重	(kg)	50.5±8.4	54.6±9.6	**	52.7±8.5	53.8±7.6	NS	NS	NS
BMI[1]		22.9±3.4	24.1±3.9	NS	23.2±3.6	23.4±3.1	NS	NS	NS

記号については表3と同じ
1)　{体重 (kg) / 〔身長 (cm)〕^{2}} × 10^4

ことは，全国的な食品流通機構の整備・浸透の反映であろう。食塩摂取量が増加することは一方で天与の温暖な気候条件に恵まれてはいても，なお脳卒中に対する重大なリスクファクター増加を意味している。

多くの栄養素摂取量が琉球弧地域において本州農村地域よりも少ないことに関連して，当然調査対象者の体格の大小について考慮しなければならない。すなわち被調査者の体格を比較する（表7）と，第一次調査時点においては琉球弧在住女性は本州農村女性に比して身長が有意に小さく，体重も有意ではないが小さい傾向を示していた。その後の十余年間に本州農村女性の身長・体重には有意な変化を見なかったが，琉球弧では体重は有意に増加，身長も有意ではないが増加の傾向を示し，第二次調査時点では両地域間で身長・体重ともに有意な差を認めなくなった。但し，なお琉球弧女性は身長が小さい傾向を認める。肥満の指標である BMI を算出しても両地域間で有意差はないが，琉球弧女性の方が高い傾向を示す。

これに関連して高等学校における身体計測結果[6]によれば1995年度の17歳の沖縄県男子高校生の身長（cm）・体重（kg）・BMI は 169.5, 62.7, 21.8，女子高校生は 156.8, 51.4, 20.9 で全国の値（男子 170.8, 63.0, 21.6; 女子 158.0, 53.3, 21.4）に比して男女とも身長・体重はやや小さく，BMI はほぼ等しいといえる。これらの所見は琉球弧在住者の体格ことに身長が本州在住者に比してやや小さいことを示している点で共通しかつ相互に矛盾しない。

長寿要因を追求するため，今後の研究方向として下記のような諸点をあげることができる。

第1点は前述のように食生活の恒常性についての琉球弧内での比較である。琉球弧は単に沖縄・鹿児島両県にまたがっているだけでなく，沖縄県下でも沖縄本島，宮古列島および八重山列島では食生活上相互に異なる特性が存在するものと思われる。実際予備的解析によれば食物繊維の場合，水溶性繊維・不溶性繊維のいずれについても奄美地区の摂取量が最も大きく，南西に進むにつれて漸減すること，しかもこの傾向は第一次調査・第二次調査を通じて共通して観察されている。他の栄養素摂取についても当然地区間に差があるものと推定される。

第2点は表4にも明らかなように鳥獣魚肉類の摂取が琉球弧地域と本州農村地域で異なることである。従来の栄養調査では例えば「肉類」と一括されてそれ以上の解析は一般には行われていないが，今回の陰膳方式の調査では食品項目ごとに食品番号が付されているため，鶏・牛・豚・その他の獣肉・魚肉・卵などに細分して量的な比較を行いたい。

第3の，しかし最も大きい課題はミネラル類摂取量である。今回の解析では食塩摂取量が琉球弧では低いことが認められたが，食品成分表[2,7]を用いて求めるかぎり，同じ食品に関しては全国均一に同一の含有量を想定して計算を行うことになる。しかしながら植物性食品中のミネラル含有量はその生育土壌条件によって著しく異なることはすでに環境汚染の研究領域では立証[8,9]されているところであり，全国均一との仮定には無理がある[10]。幸いこの調査では十数年前の第一次調査，今回の第二次調査ともに陰膳方式で収集した食物検体の定量的磨砕物が凍結保存されているので，原子吸光法および ICP-MS 法[11]により各種ミネラル摂取量を実測し，長寿要因を抽出することを予定している。

文　献

1) Acheson KJ, et al.: The measurement of food and energy intake in man; an evaluation of some techniques. Am J Clin Nutr 33: 1147–1154, 1980.
2) 科学技術庁資源調査会編：四訂日本食品標準成分表，東京，大蔵省印刷局，1982.

3) 科学技術庁資源調査会編: 日本食品食物繊維成分表; 四訂日本食品標準成分表のフォローアップに関する調査報告 IV, 東京, 大蔵省印刷局, 1992.
4) Watanabe T, et al.: Reduced cadmium and lead burden in Japan in past 10 years. Int Arch Occup Environ Health 68: 305–314, 1996.
5) 厚生省: 第五次改定日本人の栄養所要量, 東京, 第一出版, pp. 119–121, 1994.
6) 文部省: 平成7年度学校保健統計調査報告書, 東京, 大蔵省印刷局, pp. 158–159, 1996.
7) 科学技術庁資源調査会編: 日本食品無機質成分表; 四訂日本食品標準成分表のフォローアップに関する調査報告 III, 東京, 大蔵省印刷局, 1991.
8) Watanabe T, et al.: Cadmium contents in rice samples from various areas in the world. Sci Total Environ 184: 191–196, 1996.
9) Zhang Z-W, et al.: Lead contents of rice collected from various areas in the world. Sci Total Environ 191: 169–175, 1996.
10) Shimbo S, et al.: Use of a food composition database to estimate daily intake of nutrient or trace elements in Japan, with reference to its limitation. Food Add Contam 13: 775–786, 1996.
11) 張作文, 他: 鉛とカドミウムの分析方法としての ICP-MS と原子吸光法の比較, 第67回日本衛生学会 (1997年4月).

沖縄県在住中高年者の食品摂取状況

川村　孝，若井建志，大野良之

[キーワード: 食品摂取頻度，緑黄色野菜，ベータカロチン]

はじめに

　目的: 沖縄県在住中高年者の食品摂取の特性を明らかにするために，沖縄県で実施した肺がん症例対照研究で得られた情報を資料として用いて検討した。

　方法: 沖縄県で実施した肺がん症例対照研究の全対象者のうち40-79歳の対照620人(男458人，女162人)について，食品・飲料の摂取頻度を本土在住者と比較した。本土在住者のデータとしては「コホート研究による発がん要因の評価に関する研究」研究班による大規模コホートのベースラインデータを用いた。また沖縄県で実施している別の肺がん症例対照研究で測定された対照194名(男，30-89歳)の血清ベータカロチン濃度を，公表されている北海道Y地区ならびに岐阜県S地区における値と比較した。

　成績および結論: 沖縄県在住者が本土在住者よりも有意に摂取頻度が多い食品は，みそ汁・お茶・牛乳・豆腐・ほうれん草その他の青菜であり，牛肉・豚肉も統計学的に有意ではないが同様の傾向を示した。一方，コーヒー・紅茶・いも類・鶏肉・肝臓・かまぼこ・トマト・みかん類・海藻類・漬物(たくわん・白菜漬など)・ヨーグルトについては，沖縄県在住者の方が本土在住者よりも摂取頻度が少ない傾向(肝臓以外は統計学的に有意)が認められた。今回検討した沖縄県在住者の血清ベータカロチン濃度は，沖縄県の方が全国平均よりも1人あたりの緑黄色野菜摂取量が多いことが知られているにもかかわらず，北海道Y地区や岐阜県S地区での研究対象者と比較して高いとはいえなかった。

I. 緒　言

　沖縄県在住中高年者の食品摂取の特性を知るため，沖縄県で実施した肺がん症例対照研究で得られた情報のうち対照群のものを用いた検討を実施したので報告する。

II. 研究方法

1. 食品摂取頻度の検討

　1988年から1991年に大野らが沖縄県で実施した肺がん症例対照研究[1,2)]では，主要な食品・飲料の摂取頻度が直接面接により5段階で問診されている。今回は症例対照研究の対象者のうち40-79歳の住民対照620人(平均年齢±標準偏差65.0±9.3歳，以下「沖縄県在住者」)について，文部省科学研究

費補助金・重点領域研究「コホート研究による発がん要因の評価に関する研究」(以下「文部省コホート研究」)研究班と同一形式でデータが得られている 19 種類の食品・飲料の摂取頻度を,同班が出版しているベースラインデータ[3]と比較し,沖縄県在住者の食品摂取特性を検討した。比較にあたっては,文部省コホート研究対象者の性・年齢分布を基準として,沖縄県在住者における割合を直接法により調整した。また Mantel-extension 法により,trend も考慮した摂取頻度分布の差の検定(性・年齢を調整)を実施した。

表 1 に今回検討の対象とした沖縄県在住者の性・年齢分布を示した。なお本症例対照研究では,沖縄本島・石垣島・宮古島の居住者のみを対象としている。

2. 血清ベータカロチン濃度の検討

大野らは沖縄県の国立療養所沖縄病院において,男性を対象に 1992 年から栄養問診を中心とし

表 1 食品摂取頻度を検討した沖縄県在住者の性・年齢分布

年齢	男		女	
	人数	%	人数	%
40–44	16	3.5	17	10.5
45–49	6	1.3	9	5.6
50–54	19	4.1	11	6.8
55–59	41	9.0	22	13.6
60–64	85	18.6	23	14.2
65–69	129	28.2	34	21.0
70–74	90	19.7	27	16.7
75–79	72	15.7	19	11.7
合計	458	100.0	162	100.0

表 2 血清ベータカロチン濃度を検討した沖縄県在住者の年齢分布
(対象者はすべて男)

年齢	人数	%
30–34	1	0.5
35–39	5	2.6
40–44	7	3.6
45–49	12	6.2
50–54	17	8.8
55–59	37	19.1
60–64	36	18.6
65–69	29	14.9
70–74	21	10.8
75–79	19	9.8
80–84	7	3.6
85–89	3	1.5
合計	194	100.0

た肺がん症例対照研究を実施している[4]。本研究ではHPLC法[5]により対象者の血清ベータカロチン濃度も定量しているので，対照(病院対照)194名(30-89歳，平均年齢±標準偏差62.1±11.2歳，以下「沖縄県在住者」)の血清ベータカロチン濃度を，すでに公表されている他の地域(北海道Y地区および岐阜県S地区)のデータ[6]と比較した。血清ベータカロチン濃度の比較にあたっては，北海道Y地区・岐阜県S地区における男性対象者の年齢分布で重みづけした沖縄県在住者の平均値を算出した。表2は検討対象者の年齢分布である。

III. 研 究 結 果

1. 食品摂取頻度の検討

沖縄県在住者(沖縄県における肺がん症例対照研究の対照)と本土在住者(文部省コホート研究の対象者)との間で，食品摂取頻度を比較した結果を表3に示した。沖縄県在住者が本土在住者よりも有意に摂取頻度が多い食品は，みそ汁・お茶・牛乳・豆腐・ほうれん草その他の青菜であり，牛肉・豚肉も統計学的に有意ではないが同様の傾向を示す。一方，コーヒー・紅茶・いも類・鶏肉・肝臓・かまぼこ・トマト・みかん類・海藻類・漬物(たくわん・白菜漬など)・ヨーグルトについては，沖縄県在住者の方が本土在住者よりも摂取頻度が有意に少ない(肝臓は統計学的に有意の傾向)。

2. 血清ベータカロチン濃度の検討

沖縄県在住者(沖縄県における肺がん症例対照研究の対照)における血清ベータカロチン濃度の平均値(±標準偏差)は23.1±20.9 μg/dlである。北海道Y地区，岐阜県S地区における測定対象者の年齢分布で重みづけして平均値を算出すると，それぞれ21.9, 22.7 μg/dlとなる。これに対して北海道Y地区，岐阜県S地区での実測値はそれぞれ平均27.7, 23.8 μg/dlであり，沖縄県在住者における値は岐阜県S地区とほぼ同様で，北海道Y地区よりも低いという成績である。

IV. 考 察

1. 食品摂取頻度の検討

今回の検討では，沖縄県で実施した肺がん症例対照研究の対照を沖縄県在住者として用い，また本土在住者としては文部省コホート研究の対象者を用いたため，対象者の代表性には問題が残る。しかし今回認められた沖縄県在住者の特性のうち，豆腐・ほうれん草その他の青菜の摂取頻度が多いことや，いも類・かまぼこ(魚のねりもの)・トマト・みかん類・漬物・ヨーグルトの摂取頻度が少ないことは，公表されている厚生省多目的コホートのベースラインデータ(40-59歳)でもみられており[7]，沖縄県在住中高年者の食事特性である可能性が大きいと考えられる。

2. 血清ベータカロチン濃度の検討

沖縄県が実施している県民栄養調査の成績[8]を国民栄養調査[9]と比較すると，緑黄色野菜の1人1日あたり摂取量は沖縄県における値の方が全国よりも高い(沖縄県県民栄養調査103.4 g，国民栄養調査81.6 g。ともに1993年)。にもかかわらず，今回の検討で沖縄県在住者の血清ベータカロチン

表3 沖縄県在住者と本土在住者(文部省コホート研究の対象者)との間の食品摂取頻度の比較(数字はパーセ

	ほとんど飲食しない	月に1-2回	週に1-2回	週に3-4回	ほとんど毎日	trend p
みそ汁						
沖縄	16.7 (「ほとんど毎日」以外)				83.3	
本土	36.7				63.3	< 0.0001
お茶						
沖縄	7.0	0.3	2.9	2.7	87.1	
本土	7.6	2.7	6.8	7.7	75.1	< 0.0001
コーヒー						
沖縄	35.0	4.7	7.6	4.2	48.3	
本土	23.7	10.8	12.1	7.8	45.5	< 0.0001
紅茶						
沖縄	75.1	9.2	10.6	1.8	3.3	
本土	72.8	13.9	7.6	3.4	2.3	0.0007
牛乳						
沖縄	42.5	11.3	16.9	6.3	22.9	
本土	41.3	14.5	17.1	10.0	17.1	< 0.0001
豆腐						
沖縄	1.0	1.8	25.5	34.4	37.3	
本土	1.1	6.0	30.1	31.8	31.0	< 0.0001
いも類						
沖縄	17.9	24.8	37.3	13.4	6.7	
本土	2.9	15.9	36.0	26.8	18.4	< 0.0001
牛肉						
沖縄	18.9	25.5	41.0	12.0	2.6	
本土	24.6	31.2	31.3	10.7	2.2	0.071
豚肉						
沖縄	6.9	22.5	46.7	18.4	5.5	
本土	10.5	20.7	44.8	18.9	5.2	0.056
鶏肉						
沖縄	17.2	26.8	40.6	13.8	1.6	
本土	8.5	24.1	46.3	18.2	2.9	< 0.0001

本土在住者の性・年齢分布を基準として，沖縄県在住者における割合を直接法により調整した．

濃度が国内の他の地域と比較して高いとはいえなかったことは，沖縄に特徴的な食餌要因と種々の健康事象との関連を考える上で興味深い所見と考える．沖縄県の1地区を含む全国4地区で血清ベータカロチン濃度を比較した研究でも，今回の検討と同様に沖縄県在住者の高値はとくに認められてはいない[10]．

沖縄県在住者の血清ベータカロチン濃度が他地域在住者と比較してとくに高値ではないかどうかについては，沖縄県ならびに他地域においてさらに多くのデータを集積して検討する必要があると考えられる．その上でなお，沖縄県在住者は他地域在住者よりも緑黄色野菜の摂取量が多いにもかかわらず血清ベータカロチン濃度は高くないという成績が得られるのであれば，摂取される緑黄色野菜の内容・喫煙および飲酒習慣[6]，さらには遺伝的素因など，血清ベータカロチン濃度に影響を及ぼす他の要因についても検討する必要性が生じると思われる．

ント)

	ほとんど飲食しない	月に1-2回	週に1-2回	週に3-4回	ほとんど毎日	trend p
肝臓						
沖縄	26.2	51.1	20.8	1.9	0.0	
本土	42.5	34.3	11.6	8.5	3.1	0.071
かまぼこ						
沖縄	31.2	30.2	23.9	13.5	1.2	
本土	22.1	34.5	29.5	10.9	3.0	< 0.0001
ほうれん草・青菜						
沖縄	2.3	6.8	19.7	34.8	36.4	
本土	1.1	8.0	28.0	30.6	32.3	0.0006
トマト						
沖縄	24.0	24.3	29.6	12.1	10.0	
本土	11.2	25.9	30.1	19.0	13.7	< 0.0001
みかん類						
沖縄	11.8	16.3	27.9	19.6	24.3	
本土	5.3	12.1	23.0	22.9	36.7	< 0.0001
海藻類						
沖縄	1.8	11.1	34.4	28.6	24.1	
本土	1.8	9.9	28.1	29.3	30.9	0.002
漬物(たくわん・白菜漬等)						
沖縄	47.4	18.0	14.0	7.7	13.0	
本土	5.1	6.4	13.3	17.4	57.8	< 0.0001
チーズ						
沖縄	45.8	18.6	22.6	8.5	4.5	
本土	48.5	26.5	15.2	5.7	4.1	0.39
ヨーグルト						
沖縄	65.8	13.3	10.5	9.1	1.4	
本土	53.0	16.6	13.5	8.8	8.0	< 0.0001

文　献

1) Ohno Y, et al.: Tea consumption and lung cancer risk: a case-control study in Okinawa, Japan. Jpn J Cancer Res 86: 1027–1034, 1995.
2) Wakai K, et al.: Smoking habits, local brand cigarettes and lung cancer risk in Okinawa, Japan. J Epidemiol 7(2): 99–105, 1997.
3) Research Group on Evaluation of Risk Factors for Cancer by Large-Scale Cohort Study. Baseline results of a large-scale cohort study on evaluation of risk factors on cancer — findings obtained from a questionnaire survey by item, sex and age-group —. Nagoya, 1996.
4) 大野良之, 他: 沖縄県における肺がん発生と関連要因に関する研究(第 IX 報), 平成 7 年度　喫煙科学研究財団研究年報, 東京, 喫煙科学研究財団, pp. 921–930, 1995.
5) 加美山茂利, 田近久美子, 伊藤宜則: カロチンの測定法, 臨床検査, 31: 268–274, 1987.

6) Shibata A, et al.: Serum concentration of beta-carotene and intake frequency of green-yellow vegetables among healthy inhabitants of Japan. Int J Cancer 44: 48–52, 1989.
7) 渡邊　昌, 他編: 厚生省多目的コホートベースラインデータ, 東京, 日本公衆衛生協会, 1996.
8) 沖縄県環境保健部: 県民栄養の現状, 那覇, 沖縄県, pp. 36–38, 1995.
9) 厚生省保健医療局健康増進栄養課: 平成7年度版　国民栄養の現状, 東京, 第一出版, 1995.
10) Tsugane S, et al.: Cross-sectional study with multiple measurements of biological markers for assessing stomach cancer risks at the population level. Environ Health Perspect 98: 207–210, 1992.

沖縄の長寿への食生活の寄与

柴田　博，熊谷　修，渡辺修一郎

[キーワード: 沖縄，高齢者，栄養素摂取，縦断変化，血清アルブミン，血清総コレステロール]

はじめに

目的：沖縄県における長寿に寄与する栄養素摂取の特徴を明らかにすることにある。

方法：調査対象は，沖縄県大宜味村に在住する65歳以上の地域在宅高齢者である。対照集団として70歳平均余命が大宜味村より男で3年，女で8年短い秋田県南外村の同年齢層の地域高齢者を設けた。調査対象数は大宜味村が815名(男性246名，女性465名)，南外村が746名(男性290名，女性430名)である。ベースライン調査は，1987年から1988年に行われ，医学検診への参加率はおのおの87.2％，96.5％であった。追跡調査は2年後に行われ追跡率は，大宜味村が88.9％，南外村が86.8％であった。栄養調査はベースライン調査時に同時実施され，医学検診参加者から無作為に抽出された大宜味村148名，南外村154名に対して行われた。栄養調査は1日間の留め置き面接聞き取り法によった。さらに，1972年，1982年および1988年の県民栄養調査成績を用い，沖縄県全体の栄養摂取状況とその推移を全国平均値のそれと比較した。

結果：えられた結果は，次のとおりである。

1) 大宜味村と南外村の高齢者の身体の栄養指標の縦断変化の差異を比較した。その結果，ベースライン調査時の血清アルブミンならびに総コレステロール値は，大宜味村の高齢者が有意な高値を示した。血清アルブミンならびに総コレステロール値の2年間の縦断変化では，大宜味村より南外村の高齢者の低下が有意に大きかった。

2) 栄養素摂取量の比較において，大宜味村の高齢者の動物性たんぱく質，脂肪，カルシウム，鉄，ビタミンA，B_1，C摂取量および脂肪エネルギー比が有意な高値を示した。これらの差異は男女共通して認められた。

3) 1972年，1982年および1988年の沖縄県民栄養調査における肉類，緑黄色野菜の摂取量平均値は，国民栄養調査の全国平均値より高い水準にあった。しかし，近年，肉類摂取量水準の差異は段階的に縮小する傾向が認められた。

I. 緒　言

寿命の規定要因のなかで食生活や栄養素摂取は極めて重要な要因である。Shibataら[1]は，地域高齢者の10年間の縦断研究により，牛乳と油脂類の高頻度な摂取が生命予後に好影響を及ぼすことを示している。長寿に寄与する要因を探索する方法の一つに長寿地域の住民の食生活を含むライフスタイルの比較研究があげられる。実験動物を用いた寿命と栄養の関連研究から得られた結果は，

飼育環境や種の問題などヒトへの外挿が困難な問題を多く併せ持っている。このような問題は状況証拠以上の方法で解明するのは難しい。沖縄県はわが国における伝統的な長寿県として知られる。都道府県別生命表[2]によれば，沖縄県の女性の平均寿命は，1975年以降わが国で最も長く1990年は84.47歳である。男性の平均寿命も1990年は5位であるが1980年，1985年は1位である。男女ともに平均寿命の長いことは特徴的である。本研究の目的は，沖縄県と社会・人口学的な要因が異なる地域の在宅高齢者の栄養素摂取量を横断的に比較し長寿に貢献する栄養要因を探索することにある。さらに，これらの地域高齢者の身体の栄養指標の加齢変化を2年間の縦断調査にもとづき観察し長寿に寄与する栄養要因をより明瞭にする。沖縄県民栄養調査結果を用い全体の栄養素摂取状況の特徴も把握する。余命あるいは活動的平均余命の伸長を目指す介入プログラムを考案するうえで不可欠な研究である。

II. 対象と方法

本研究は，栄養素(および食品)摂取と身体の健康指標を扱った3つの研究で構成されている。おのおのの研究における対象と方法はつぎのとおりである。

1. 地域在宅高齢者の健康指標の縦断変化の比較研究

調査対象として選ばれた地域は，沖縄県大宜味村と秋田県南外村である。大宜味村は，沖縄本島の山原(ヤンバル)と呼ばれる北部山林地帯に位置し人口は3576人（1985年国勢調査）の農村地帯である。65歳以上の高齢者人口比率は男性17.9%，女性30.6%，全体では24.4%である。秋田県南外村は，秋田県南部に位置し，大曲市に隣接する稲作を中心とする山間農村である。人口は5248人（1985年国勢調査）であり，65歳以上の高齢者人口比率は，男性11.8%，女性17.0%，全体では14.5%である。調査時期の両村の平均寿命と70歳平均余命を表1に示した。70歳平均余命は，大宜味村

表1 大宜味村と南外村の平均寿命と70歳平均余命　　　（単位: 年）

	性	大宜味村	南外村	全国
平均寿命	男性	72.06	71.25	73.66
	女性	84.19	78.09	78.91
70歳平均余命	男性	13.86	10.98	11.52
	女性	20.62	12.96	13.81

全国市町村別健康マップ数値表 (1985) より

表2 ベースライン調査参加状況

	調査対象数		医学検診		面接聞き取り調査		2年後追跡率(%)
大宜味村	815	男性	246	(87.2)	245	(88.0)	88.9
		女性	465		473		
南外村	746	男性	290	(96.5)	287	(95.7)	86.8
		女性	430		427		

(参加率 %)

では男性13.86年，女性20.62年である。南外村は男性10.98年，女性12.96年である。

総合健康調査は大宜味村では1987年，南外村では1988年に行われた。調査集団は調査年の1月1日現在，村に住民登録されている65歳以上の全住民とした。ベースライン調査参加状況を表2に示した。医学検診参加率は，大宜味村で87.2%，南外村では96.5%であり，高率の受診率が確保できた。追跡調査は，両村において2年後に行われ，大宜味村ならびに南外村の追跡率は，おのおの88.9%，86.8%であった。大宜味村における調査方法は，会場に招待する医学検診と面接聞き取り法を採用した。南外村においては，医学検診は会場に招待し行い，面接聞き取り調査は訪問調査法を用いた。身体の栄養指標として，血清アルブミン，血清総コレステロールが測定された。ベースライン，追跡調査ともに両村同一の測定法で行われ，測定誤差は許容限界範囲内に維持されていた。高齢者の健康度の尺度となる生活機能の自立度は基本的ADL（日常生活動作能力：Activities of Daily Living）項目の可否により同時調査された。

2. 地域在宅高齢者の栄養素摂取量の比較研究

栄養調査対象は，65-79歳の総合健康調査参加者より無差別抽出された大宜味村148名，南外村154名に対して行われた。調査は，1日間の留め置き面接聞き取り法で行われた。調査記録票は，事前に配布し十分な説明がなされ，面接調査前日の1日間に摂取した食品の種類と量のすべての記入を求めた。記録内容は，実物大のフードモデルや写真を用い，熟練した栄養士に確認修正された。栄養素摂取量の算出は4訂食品成分表に基づいた。

3. 沖縄県の栄養素摂取の特徴

沖縄県の栄養素摂取の推移の把握には，1972年，1982年および1988年の県民栄養調査成績[3-5]を用いた。さらに，全国平均との比較には，各県民栄養調査時点の国民栄養調査成績[3,6,7]を用いた。

III. 研究結果

図1は，大宜味村と南外村の75-79歳女性のベースライン調査時の基本的ADL 5項目が自立している者の割合の比較である。全項目において大宜味村のほうが自立者の割合が高かった。図2に，両村のベースライン時の年齢が70歳と80歳の群の女性における2年間の血清アルブミンの縦断変化を示した。ベースライン時の血清アルブミン値は大宜味村の高齢者が有意に高かった。血清アルブミンの縦断変化に有意な差が認められた。南外村の高齢者のアルブミン値は，大きく低下したのに対し大宜味村のそれは僅かであった。図には示さなかったが男性においても同傾向が認められた。図3は，同対象の血清総コレステロールの2年間の縦断変化を示している。ベースライン時の血清総コレステロールは大宜味村が有意に高かった。血清総コレステロールの縦断変化にも有意な地域差が認められた。大宜味村ではほぼ同水準で推移していたのに対し，南外村では大きく低下した。これらの差異は，男女共通して認められた。表3は，両村の主要栄養素摂取量の比較を示している。大宜味村の動物性たんぱく質，脂肪，動物性脂肪，カルシウム，ビタミンA，ビタミンB_1ならびにビタミンC摂取量平均値は，南外村のそれより有意に高かった。一方，炭水化物とナトリウム摂取量は南外村が高値を示し，その差は有意であった。たんぱく質，脂質および糖質エネルギー比の比較を図4に示した。男性において，たんぱく質および脂質エネルギー比は大宜味村が有意な高

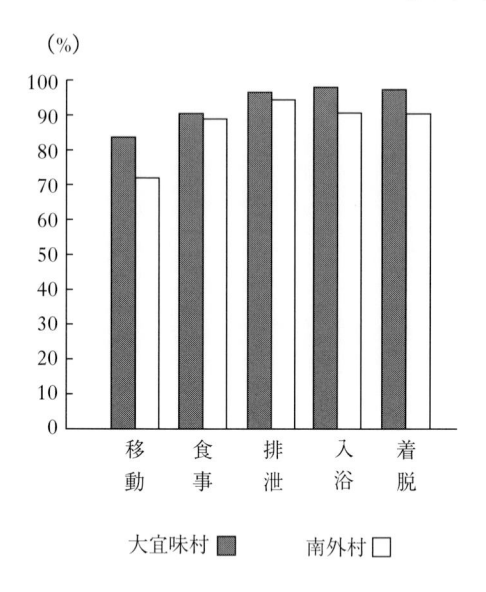

図1 大宜味村と南外村の高齢者の基本的ADLの自立者の割合（女性，年齢75-79歳）
　文献1）より引用

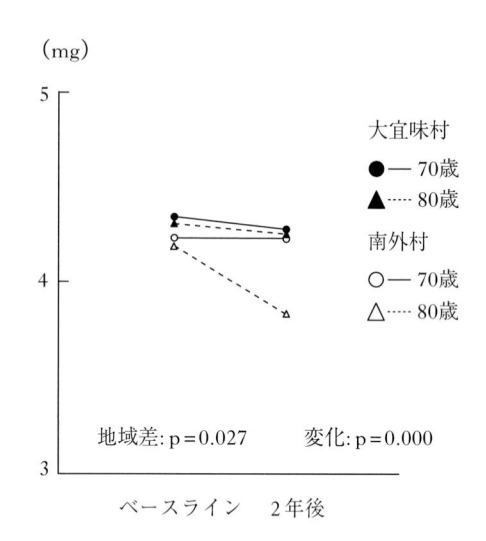

図2 大宜味村と南外村の血清アルブミン値の2年間の縦断変化（70歳・80歳，女性）
　文献10）より引用

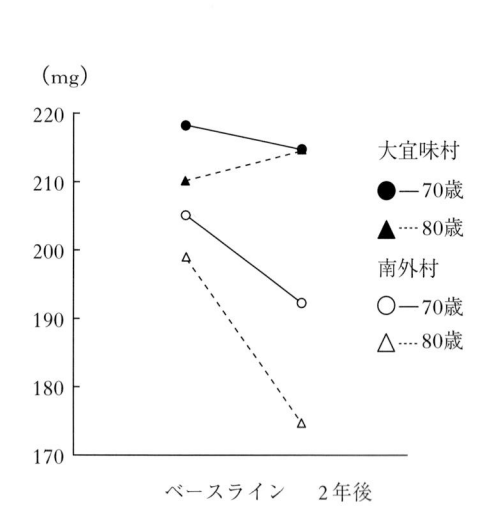

図3 大宜味村と南外村の血清コレステロール値の2年間の縦断変化（70歳・80歳，女性）
　地域差：$p = 0.000$　　変化：$p = 0.000$
　文献10）より引用

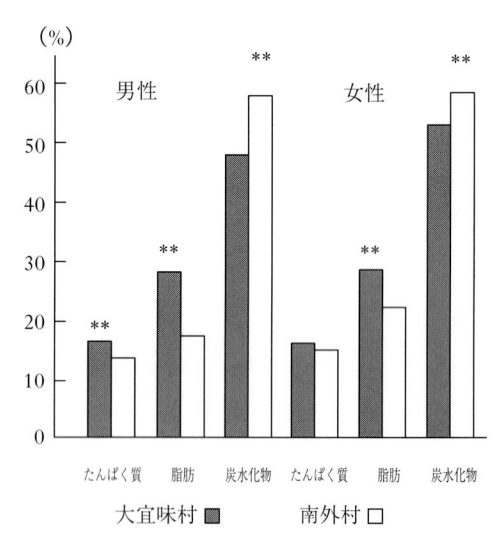

図4 大宜味村と南外村の主要栄養素エネルギー比
　** $p < 0.01$　文献1）より引用し作図

表3 大宜味村と南外村の栄養素摂取量の比較

栄養素	男性		女性	
	大宜味村 (n=57)	南外村 (n=80)	大宜味村 (n=91)	南外村 (n=74)
エネルギー (Kcal)	1768±486	1956±594	1486±433	1396±412
たんぱく質 (g)	73.8±25.7	67.8±18.7	59.9±21.2*	53.2±16.0
動物性たんぱく質 (g)	38.1±21.5*	31.9±14.5	29.0±15.4*	25.2±11.5
脂肪 (g)	65.5±22.6**	38.1±17.0	48.4±21.7**	35.2±15.4
動物性脂肪 (g)	30.0±20.0**	18.9±12.6	21.6±12.6**	16.8±9.6
炭水化物 (g)	210.2±63.3**	284.4±99.5	193.5±52.7	206.1±68.3
カルシウム (mg)	596.3±306.7**	451.2±237.1	525.9±277.8*	446.5±207.7
鉄 (mg)	11.1±5.6*	8.6±2.6	9.5±3.7*	7.8±3.1
ナトリウム (g)	3.5±1.3**	5.4±1.8	3.1±1.1**	4.2±1.6
ビタミン A (IU)	3761±7487*	1651±2947	3690±5499*	1944±2625
B$_1$ (mg)	0.97±0.46*	0.83±0.29	0.85±0.43**	0.69±0.25
B$_2$ (mg)	1.30±0.85	1.05±0.48	1.14±0.52	1.01±0.44
C (mg)	170.8±133.7**	82.7±84.3	156.0±107.7**	80.5±64.7

* p<0.05 ** p<0.01   文献1) より引用

表4 沖縄県民栄養調査と国民栄養調査成績との比較・栄養素 (1972年, 1982年, 1988年)

栄養素	1972年		1982年		1988年	
	沖縄県*1	全国*4	沖縄県*2	全国*5	沖縄県*3	全国*6
エネルギー (Kcal)	1896	2279	1914	2136	1897	2057
たんぱく質 (g)	70.8	82.9	75.3	79.6	75.6	79.2
脂質 (g)	54.4	50.1	63.0	58.0	61.5	58.3
炭水化物 (g)	269.0	359	247.0	306	244.8	289
カルシウム (mg)	430	549	525	559	492	524
鉄 (mg)	10.5	13.9	10.5	10.8	10.4	11.1
ナトリウム (mg)	—	—	3998	—	4038	—
食塩換算 (g)	—	—	10.3	12.4	10.4	12.2
ビタミン A (IU)	2007	2067	3787	2120	3083	2569
ビタミン B$_1$ (mg)	0.99	1.19	1.23	1.38	1.12	1.29
ビタミン B$_2$ (mg)	0.77	0.98	1.27	1.26	1.19	1.32
ビタミン C (mg)	91	115	119	132	118	115
穀類エネルギー比 (%)	50.4	51.7	—	47.1	—	—
動物性たんぱく質比 (%)	54.7	48.7	—	50.2	—	—

*1 文献3) *2 文献4) *3 文献5) *4 文献3) *5 文献6) *6 文献7) より引用

値を示した。女性でも同様な傾向が認められた。これに対し，炭水化物エネルギー比は南外村が有意に高値であった。

表4に，1972年，1982年および1988年における沖縄県民栄養調査と国民栄養調査の栄養素摂取量の比較を示した。沖縄県の脂肪摂取量，ビタミンA摂取量が全国平均より高い水準にあった。

表5 沖縄県民栄養調査と国民栄養調査成績との比較・食品群（1972年，1982年，1988年）　　（単位: g）

食品群	1972年		1982年		1988年	
	沖縄県*1	全国*4	沖縄県*2	全国*5	沖縄県*3	全国*6
米類	208.1	274.7	182.7	218.2	168.1	200.9
いも類	27.4	51.2	39.5	61.1	39.6	66.6
油脂類	15.3	13.3	20.0	18.3	17.6	18.1
豆類	56.8	64.1	91.6	67.2	90.5	70.7
緑黄色野菜	111.5	83.3	82.4	58.7	106.9	72.8
その他の野菜	151.7	199.2	162.8	201.1	148.1	176.0
果実類	70.9	169.2	110.2	159.7	102.9	124.9
海草類	—	4.4	—	5.0	3.9	5.9
魚介類	61.2	92.7	63.9	90.2	79.4	96.1
肉類	102.5	70.8	94.2	70.8	86.5	74.1
卵類	31.3	38.7	42.4	40.0	38.0	43.1
乳・乳製品	75.2	95.2	119.4	124.2	118.5	122.2

*1 文献3)　*2 文献4)　*3 文献5)　*4 文献3)　*5 文献6)　*6 文献7) より引用

表5は，同データにおける主要食品群の摂取量の比較を示している。肉類と緑黄色野菜類摂取量は，全国平均値と比較し明らかに高い水準にあった。沖縄県の魚介類摂取量は全国水準を下回っていた。肉類摂取量の沖縄県と全国平均値との差は近年，縮小する傾向が認められた。

IV. 考　察

1990年における沖縄県の女性の平均寿命と65歳平均余命は，ともに全国1位である。男性は，平均寿命は5位であるものの65歳平均余命は女性と同様1位である[8]。沖縄県は明らかな長寿県であり，わが国における長寿を実現する要因の探索に極めて適した地域といえる。

WHOは，高齢者の健康度の指標は生活機能の自立度にすべきであるとしている[9]。本研究は，大宜味村と南外村の地域在宅高齢者の基本的ADL項目の自立度を比較した。その結果，移動，食事，排泄，入浴ならびに着脱衣のすべての項目で自立しているものの割合は大宜味村のほうが高かった。大宜味村の地域高齢者の方が高い健康度にあるといえる[10]。血清総コレステロールやアルブミン値は高齢者の身体の栄養指標である。地域高齢者の15年間の追跡調査によれば，血清アルブミン値が4.1 mg/dl以下の者の4.6 mg/dl以上の者に対する死亡のハザード比は2.81倍に達する[11]。高齢者における低栄養状態は死亡のリスクを高くする。南外村の血清アルブミン値は大宜味村より有意に低値を示した。70歳平均余命は，男性で約3年，女性で約8年大宜味村が長い。栄養状態の差が高齢者の平均余命の差に反映されていると考えられる。

血清総コレステロールやアルブミン値の加齢変化にも，両村間に有意な差がみられた。血清総コレステロールとアルブミン値は大宜味村では，極めてわずかな低下あるいは同水準で2年間推移した。これに対し，南外村のそれは大きく低下した。Shibataら[12]は，縦断研究により，血清アルブミンは加齢に伴い低下し老化の程度の良い指標となることを示している。南外村の地域高齢者がより老化の速度が早いことを意味する[10]。

両村間の栄養素摂取量に，大きな差異が認められた[1]。動物性たんぱく質，脂肪，動物性脂肪，カルシウム，ビタミン A，ビタミン B_1 ならびにビタミン C 摂取量は，南外村より大宜味村のそれが有意に高かった。これに対し，炭水化物とナトリウム摂取量は南外村が有意に高値を示した。エネルギー摂取比は，たんぱく質および脂質エネルギー比は大宜味村が有意に高値を示した。一方，炭水化物エネルギー比は南外村が有意に高値を示した。エネルギー摂取水準には，有意な差はみられなかった。大宜味村の高齢者では，エネルギー摂取源が多様な食品群に分散され，それが，主要栄養素の摂取量を高くしていると考えられる。Kant ら[13]は，NHANES I の追跡研究で食物の多様な摂取形態が独立的に死亡のリスクを低減することを示している。多様な食品を摂取する食生活が沖縄県の長寿を実現している一因にあげられるかもしれない。

沖縄県の特定地域の高齢者の代表サンプルの比較研究のほかに，沖縄県全体の栄養素摂取状況とその推移を全国水準と比較することも重要である。県民栄養調査成績[3-5]によれば，近年全国水準に近似する傾向が見られるものの肉類，緑黄色野菜類の摂取量が多いことが認められた。脂肪摂取量およびビタミン A も全国平均値より，高い水準にあった。わが国における肉類摂取量は 1965 年の 29.5 g から 1985 年は 71.7 g へと 20 年間に約 2.4 倍になった。増加ははじめの 10 年間によるところが大きい。時期を同じくして脳卒中死亡率は激減し，心臓病は増加することなくわが国の平均寿命は急伸長した。1972 年と 1982 年の沖縄県の肉類摂取はおのおの 102.5 g, 94.2 g である。わが国の肉類摂取量が増加する過程において沖縄県の摂取水準は極めて高い水準といえる。緑黄色野菜類の摂取量は全国平均より 30% 以上多い。ビタミン A の摂取水準が高いことに寄与しておりアンチオキシダントの豊富な摂取がうかがえる。主要死因別年齢調整死亡率[15]によれば沖縄県はがん，脳卒中および心臓病死亡率の極めて低い県である。動物性脂肪，コレステロールおよび良質なたんぱく質の摂取は脳卒中を予防する[16]。Framingham Cohort Study をはじめとする先行研究は，アンチオキシダントを豊富に含む緑黄色野菜や果物を摂取することが身体を酸化から守り，免疫力を高め，がん，脳卒中および心臓病による死亡のリスクを低減することを明らかにしている[17-22]。沖縄県にみられる栄養素摂取はこれら主要疾病による死亡のリスクを低下させる特徴をもちあわせている。沖縄県の長寿に寄与する要因に肉類と緑黄色野菜類の豊富な摂取があげられるかもしれない。

地域在宅高齢者の縦断研究[23]は，肉類，牛乳ならびに油脂類の高頻度摂取パタンが高次の生活機能の自立度の維持に寄与することを示している。高齢者では良質たんぱく質の摂取が疾病の予防や迅速な回復を促し，結果として高次の生活機能の自立度の維持に貢献していると推察できる。良質なたんぱく質の摂取は余命のみではなく活動的余命の伸長にも貢献する。

沖縄県にみられる食生活や栄養素摂取状況の特徴は高齢者の健康の維持増進に貢献する要因と考えられる。高齢者のための活動的平均余命を目指した食生活改善の介入プログラムに包含されるべきポイントと考えられる。

文 献

1) Shibata H, et al.: Nutrition for the Japanese elderly. Nutrition and Health 8: 165-175, 1992.
2) 国民衛生の動向，厚生の指標(臨時増刊), 43 (9): 444, 1996.
3) 厚生省公衆衛生局栄養課監修: 国民栄養の現状，昭和 47・48 年度国民栄養調査成績，第一出版.
4) 沖縄県環境保健部: 県民栄養の現状，昭和 57 年度県民栄養調査結果.
5) 沖縄県環境保健部: 県民栄養の現状，昭和 63 年度県民栄養調査結果.
6) 厚生省公衆衛生局栄養課監修: 国民栄養の現状，昭和 57 年度国民栄養調査結果，第一出版.

7) 厚生省保健医療局健康増進栄養課監修: 国民栄養の現状, 昭和63年国民栄養調査成績, 第一出版.
8) 国民衛生の動向, 厚生の指標(臨時増刊), 43 (9): 442, 1996.
9) World Health Organization: The uses of epidemiology in the study of epidemiology in the study of the elderly. WHO TR Series 706, 1984.
10) Shibata H, et al.: Possible factors influencing differece in rate of aging in Japan. Fact and research in gerontology, epidemiology and aging. Vellas BJ, et al. (eds) Serdi, Paris, pp. 51–59, 1994.
11) Shuichirou W, et al.: Mortality risks in the Japanese urban elderly fifteen-year follow-up of the Koganei Study. The XIV International Scientific Meeting of the International Epidemiolgical association, Program & Abstract 89, 1996.
12) Shibata H, et al.: Longitudinal changes of serum albumin in the elderly people living in the community. Age and Aging 20: 417–420, 1991.
13) Kant et al.: Dietary diversity and subsequent mortality in the first National Health and Nutrition Survey Epidemiologic Follow-up Study. Am J Clin Nutr 57: 434–440, 1993.
14) 厚生省保健医療局健康増進栄養課監修: 国民栄養の現状, 平成6年国民栄養調査成績, 第一出版.
15) 厚生大臣官房統計情報部編: 昭和60年主要死因別訂正死亡率, 人口動態統計特殊報告, 厚生統計協会.
16) 柴田　博: 栄養と脳卒中, 柴田　博編著: 中高年の疾病と栄養, 東京, 建帛社, pp. 20–37, 1996.
17) Todd S, Woodward M, Bolton SC.: An investigation of the relationship between antioxidant vitamin intake and coronary heart disease in men and women using disdriminant analysis. J Clin Epidemiol 48: 297–305, 1995.
18) Hertog MG, et al.: Flavonoid intake and long-term risk of coronary heart disease and cancer in the seven countries study. Arch Intern Med 155: 381–386, 1995.
19) Hertog MG, et al.: Dietary antioxidant flavonoids and risk of coronary heart disease, the Zutphen elderly study. Lancet 342: 1007–1011, 1993.
20) Block G.: Vitamin C and cancer prevention, the epidemiologic evidence. Am J Clin Nutr 53: 279s–282s, 1991.
21) Block G.: Epidemiologic evidence regarding vitamin C and cancer. Am J Clin Nutr 54: 1310s–1314s, 1991.
22) Gillman MW, et al.: Protective effect of fruits and vegetables on development of stroke in men. JAMA 273: 1113–1117, 1995.
23) 熊谷　修, 他: 地域高齢者の食品摂取パタンの生活機能「知的能動性」の変化に及ぼす影響, 老年社会科学, 16 (2): 146–155, 1995.

沖縄県民のミネラル摂取量と健康に関する研究

高橋正侑, 山本　茂, 新城澄枝, 吉川和江

[キーワード: ミネラル栄養]

はじめに

「身土不土」, 土地で生産される農産物や地下水を生涯利用する人々にとって, 健康に対して影響が予測される。ミネラル摂取量の差異が, 健康ひいては長寿に対してどのような要因となり得るかを検索する。

沖縄での土壌中のミネラル組成が, 地下水および栽培されている野菜を中心とする食品に影響していた。

沖縄県での大正期の食事を再現し, 現在の沖縄県および岡山県の人々の現在の食事を陰膳法にて収集して比較した結果, 沖縄県での大正期の食事に多くのミネラルが含まれている。

以上の結果, 沖縄県の人々はカルシウムの摂取が, 栄養所要量より不足していたのでなく, 上回っている結果を得た。

I. 緒　言

1. 研 究 目 的

珊瑚礁で形成された沖縄, その土地で生産される農産物や地下水を生涯利用する人々にとって, 健康に対して影響が予測される。ミネラル摂取量の差異が, 長寿への要因となり得るかを検索する。

2. 研究の背景

ミネラル類は高血圧症, 腎臓病, 骨代謝疾患, および貧血など各種疾病の発症に関係があり, ミネラルの摂取をどのようにすべきか, あるいは, ミネラルの相互作用による疾病予防の方法が研究され始めている。

Schroeder は[1] 軟水飲用地方の住民に循環器疾患の発生が高いことを報告し, また Sonneborn らは[2] 飲水由来のマグネシウムが循環器疾患の予防因子として大きいことも報告している。八瀬は[3] 紀伊半島およびグァム島で発症していた筋萎縮性側索硬化症 (ALS) がカルシウムとマグネシウム不足に起因していた事実を報告している。郡らは[4] 本邦の尿路結石症の発生頻度に地域差がみられる原因を究明するため, 全国各地の飲料水中のカルシウム, マグネシウム, ナトリウム, カリウム, 塩素, リン, 硫酸塩, 炭酸塩, フッ素を定量し, 文献と参照した地質, 尿路結石の頻度を検討した。その結果, Mg/Ca 比が高い地域は, 結石の発生頻度が低く, 反対に Mg/Ca 比が低い地域は, 結石の発生頻度が高かった。そして, 玄武岩地域の水質 Mg/Ca 比が高く, 花崗岩地域の水質は Mg/Ca

表1 沖縄県の人々の食品摂取量の年次推移（1人1日当たり）

(表中―上：全　国／下：沖縄県)　(/g)

事項＼調査年	昭和42年	43年	44年	45年	47年	52年	57年	63年	平成5年
調査月　全国／沖縄	5月／4月	5月／4月	5月／4月	5月／4月	11月／11月	11月／11月	11月／11月	11月／11月	11月／11月
総量	1,243／861	1,254／1,031	1,290／996	1,271／993	1,425／1,099	／1,208	／1,226	／1,238	／1,352
動物性食品	232.8／159.3	236.0／215.4	246.1／195.5	249.9／209.9	297.4／270.2	／268.4	／329.7	／323.3	／348.5
植物性食品	1,010.0／701.3	1,017.8／815.8	1,043.6／800.2	1,020.8／783.1	1,116.6／818.0	／919.7	／895.8	／914.9	／1,004.2
穀類	393.7／307.9	381.0／342.7	377.2／324.9	374.1／326.1	365.1／293.2	326.9／270.9	314.1／252.7	287.0／241.8	282.3／248.3
種実類	1.9／0.1	1.9／0.3	1.8／0.6	1.9／0.7	1.5／0.3	／0.5	／0.8	／1.1	／0.6
いも類	41.1／41.7	44.9／44.0	44.1／42.6	37.8／42.1	51.2／27.4	61.9／40.8	61.0／39.5	66.6／39.6	62.5／52.4
砂糖類	19.2／8.8	20.1／12.5	20.7／13.7	19.7／16.3	13.0／5.2	／10.8	／5.9	11.2／5.6	10.2／6.1
菓子類	32.4／7.2	36.0／17.6	36.9／12.5	36.7／11.5	35.9／18.7	／15.8	／14.3	20.8／16.8	20.3／12.4
油脂類	12.9／16.6	14.0／22.5	15.2／24.1	15.6／27.7	13.3／15.3	17.7／24.7	18.3／20.0	18.1／17.9	17.9／18.7
豆類	74.0／56.8	73.9／63.9	72.2／62.4	71.2／61.0	64.1／57.7	67.7／80.2	67.2／91.6	70.7／90.5	65.9／75.0
果実類	98.7／19.4	79.9／34.8	119.6／30.3	106.3／35.1	169.2／70.9	180.9／108.5	159.7／110.2	124.9／102.9	114.9／86.4
緑黄色野菜	44.0／68.3	47.7／81.0	46.2／84.1	50.2／62.8	83.3／111.5	59.3／82.5	58.7／82.4	72.8／106.9	81.6／103.4
その他の野菜	154.6／131.3	199.2／116.5	139.2／105.6	133.2／132.4	199.2／153.0	210.9／160.9	201.1／162.8	176.0／148.1	180.6／152.9
海藻類	6.9／2.7	6.2／4.8	6.8／4.0	6.9／	4.4／3.7	5.0／6.0	5.0／2.8	5.9／3.9	5.5／3.6
魚介類	84.0／61.3	86.3／79.8	86.8／65.4	87.4／60.1	92.7／61.2	88.5／71.1	90.2／63.9	96.1／79.4	96.2／79.9
獣鳥肉類	34.8／53.0	37.9／64.9	40.1／62.6	42.5／79.0	70.8／102.5				
卵類	38.9／26.9	37.9／32.0	41.3／28.7	41.2／30.6	38.7／31.3	40.8／31.7	40.0／42.4	43.1／38.0	42.7／34.2
乳類	75.4／18.1	74.1／38.7	78.0／38.8	78.9／40.2	95.2／75.2	106.8／60.0	124.2／110.4	122.2／118.5	130.8／132.2
調味嗜好品	／36.6	／67.5	／89.0	／53.8	116.4／61.1	116.4／118.1	114.6／87.1	126.7／116.6	143.3／235.6
加工食品					5.2／1.4	／6.1	／5.8	／14.9	／0.5
その他	／17.7				6.0／9.1	／13.6	／5.0	／6.6	／7.5

表2 沖縄県の人々の栄養素摂取量の年次推移（1人1日当たり）

(表中—上：全　国　/　下：沖縄県)

事項		調査年	昭和42年	43年	44年	45年	47年	52年	57年	63年	平成5年
調査月		全国 沖縄	5月 4月	5月 4月	5月 4月	5月 4月	11月 11月	11月 11月	11月 11月	11月 11月	11月 11月
熱量（Kcal）			2,228 1,744	2,224 2,049	2,242 1,985	2,210 2,037	2,279 1,896	2,185 1,995	2,136 1,914	2,057 1,897	2,034 1,927
たん白質	総量（g）		76.6 56.0	76.9 64.2	77.8 66.6	77.6 66.1	82.9 70.8	79.4 70.9	79.6 75.3	79.2 75.6	79.5 76.7
	動物性（g）		31.7 25.8	32.4 32.1	33.7 32.2	34.2 32.3	40.4 38.7	38.6 37.0	40.0 40.3	41.7 40.0	42.2 42.4
	植物性（g）		44.9 30.2	44.5 32.1	44.1 34.4	43.4 33.8	42.2 31.9	40.8 33.1	39.6 35.0	37.5 35.6	37.3 34.3
脂肪（g）			42.4 45.4	44.6 50.2	45.8 53.9	46.5 60.2	50.1 54.4	56.5 63.0	58.0 63.0	58.3 61.5	58.1 64.5
炭水化物（g）			382 267	375 300	377 300	368 291	359 269	323 278	306 247	289 244	285 245
カルシウム（mg）			529 295	529 480	537 470	536 477	549 430	550 477	559 525	524 492	537 503
鉄（mg）			 6.9	 12.0	 10.2	 10.1	13.9 10.5	10.9 12.4	10.8 10.5	11.1 10.4	11.2 10.5
食塩（g）			— 	— 	— 	— 	— 	13.4 10.3	12.3 10.4	12.2 10.4	12.8 10.8
ビタミン	A（IU）		1,407 1,203	1,421 1,371	1,490 1,069	1,536 1,320	2,067 2,007	2,095 1,670	2,120 3,787	2,596 3,083	2,603 3,198
	B_1（mg）		1.08 0.67	1.10 1.09	1.17 0.79	1.13 0.89	1.19 0.99	1.40 1.05	1.38 1.23	1.29 1.12	1.22 1.15
	B_2（mg）		0.92 0.64	0.96 0.94	0.99 0.74	1.00 0.79	0.98 0.77	1.24 0.91	1.26 1.27	1.32 1.19	1.34 1.25
	C（mg）		96 77	96 79	104 82	96 86	115 91	142 107	132 119	115 118	117 111
成人換算率	熱量		0.899 0.848	0.902 0.827	0.863 0.827	0.864 	0.820 0.830				
	たん白質		0.932 0.882	0.929 0.945	0.920 0.909	0.916 	0.900 0.890				
栄養比率	穀類カロリー比（%）		58.6 60.8	56.8 56.0	55.6 55.8	55.6 53.7	51.7 50.4				
	動物性たん白比（%）		41.4 46.1	42.1 50.0	43.3 48.3	44.1 48.9	48.7 54.7	48.6 52.2	50.3 53.5	52.7 52.9	53.1 55.3
対象世帯数			16,500 450	16,500 428	13,000 441	13,000 457	7,591 827	 709	7,000 330	6,000 310	 531

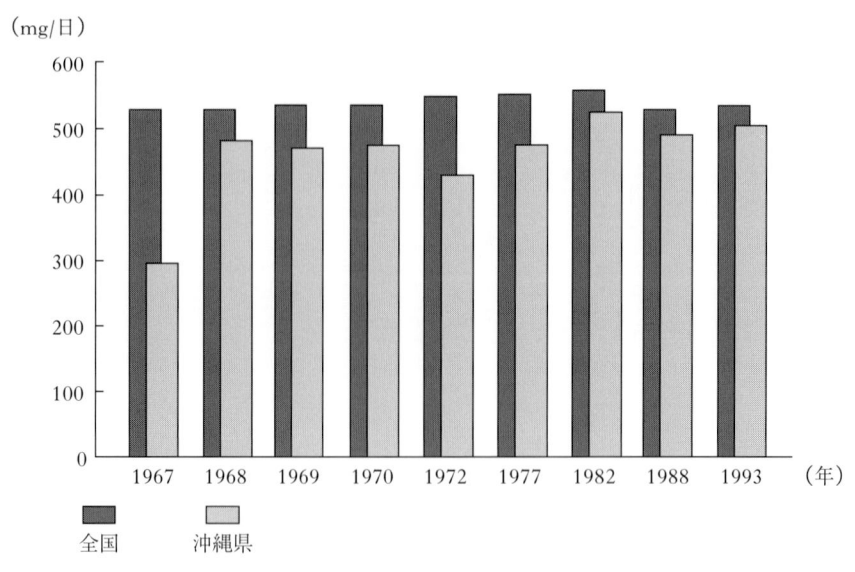

図1 Ca摂取量の年次推移（1人1日当たり）

比が低く，堆積岩地域の水質はCa, Mgの濃度がともに高く，石灰岩地域水質はCaが高濃度であった。尿路結石の発生頻度は，水質，地質を特徴とする地域性としてみられたと報告している。大浦らは[5]沖縄県における高血圧の疫学的研究を実施している。昭和48年から52年にかけて対象は10歳以上の，男6,352人，女10,407人の計16,759人の平均血圧値，高血圧発症頻度を検討した結果，沖縄県の一般住民の方が日本本土住民よりも低いことを，また一般住民の一日の食塩摂取量を算出した結果，与那域村では9.6g，国民栄養調査では10.3gであることを報告している。

沖縄県住民の平均血圧値の低値，高血圧発症頻度の低率の主な原因は，亜熱帯気候下の温暖な風土およびそれに関連した伝統的食習慣，特に適量に食塩摂取量に起因していると大浦らは言及している。

遠山は[6]沖縄県内における飲料水水質の健康影響を解析する目的で河川の水質，20市町の飲料水水質，その15成分濃度と各種疾病（女性14，男性12，両性12）死亡率の関係などを単相関分析，多変量解析して検討している。その結果，沖縄県の各河川水の平均的水質を比較すると，石灰質（島尻マージ）地域が非石灰質（国頭マージ）地域よりも，溶存物質量が高く，飲料水の水質にも同様な傾向が見られたと報告している。

女性の虚血性心疾患死亡率と飲料水中の陰イオン界面活性剤，リン酸イオン，および硫酸イオン濃度との間に正の相関があり，この場合，飲料水源がすべて沖縄本島中部の石灰質地域にあったとしている。また，子宮がん死亡率と飲料水中のフッ素濃度間には正の相関が見られたと報告している。

沖縄県民の食品摂取量と栄養素の摂取量[7]を示すと，表1と表2になる。沖縄県民のカルシウムの摂取量を表2より図示すると図1になる。沖縄県民カルシウム摂取量は低値を示している。この表1，図1に示した結果は主として食べ物よりのカルシウム摂取量である。しかも，沖縄県特有の食品も四訂食品標準成分表に記載がないため，食品成分表に記載されている類似食品より算出しているのが現状である。

3. 研究の概要

以上のことより，研究 A として，沖縄県における水および食品，特に沖縄で栽培された野菜，沖縄県特有の食品に焦点をあてカルシウム，マグネシウム，カリウム，鉄，亜鉛，銅などを分析して，沖縄県の人々がどのように摂取しているかを検索しようとした。

研究 B では，沖縄県民のミネラル摂取状況を把握するため，沖縄県での大正期の食事を再現した。そして，現在の沖縄県および岡山県の人々の食事を陰膳法にて収集し，各ミネラルを分析し，カルシウムとマグネシウムの摂取状況を検討した。

II. 研 究 方 法

1. 研究 A

1) 試料

沖縄県下の 26 地域の地下水および湧水と 45 地域の水道水(簡易浄水場を含む)を試料とした。なお，簡易浄水場の水を採取する場合，殺菌剤を加える直前の水を採取して試料とした。これらと比較するため市販ミネラルウォーター 27 種類と，日本本土 47 地域の水道水を試料とした。

2) 分析方法

i) pH 測定 pH メーター(東亜電波工業製 HM-305)にて 15°C で測定した。

ii) 地下水・湧水および水道水中のミネラル分析

Ca^{2+}, Mg^{2+}, K^+, Na^+, NH_4^+, Li^+, SO_4^{2-}, Cl^-, F^- の分析にはイオンクロマトアナライザー(横河電機製 IC500S)を用いた。分析にあたっては，各試料を 30 回分析し，その平均値を得た。イオンクロマトアナライザーを用いる際の注入シリンジ中には Cellulose Acetate Filter (HYDROPHILIC) 0.45 μm (ADVANTEC 製)が装着されているので，この Cellulose Acetate Filter よりのミネラルの溶解についてあらかじめ検討した。

予備実験で，脱イオン蒸留水(脱イオン蒸留水を実験室用・小型超純水装置［MILLIPORE (MILLI-QLabo)］に通過させた水，以下 DIW と省略する)を用いて，Cellulose Acetate Filter を 1～10 回の洗浄を繰り返すことによって，Filter よりの Mg^{2+} などのミネラルの溶離実験を試みた結果，3 回以上の洗浄によって，Mg^{2+} は 0.0045 mg/100 ml DIW，Ca^{2+} は 0.008 mg/100 ml DIW，Na^+ は 0.008 mg/100 ml DIW，K^+ は 0.01 mg/100 ml DIW と再現性の高い溶離値が得られた。しかも，それらの値が，ミネラルウォーターを分析する著者らの実験目的に影響を与えない範囲で適用できるので，以後，試料の分析にあたっては，Cellulose Acetate Filter をあらかじめ DIW で 3 回洗浄した後に分析に供した[8]。

iii) 食品中のミネラル分析

常法により乾燥，細粉した各食品を一定量採取，濃硝酸および過酸化水素水を一定量加え，加圧加熱湿式分解 (日本ゼネラル KK 製，MLS-1200MEGA) を実施した。

冷却，開封後パイレックス製トールビーカーに流入，濃硝酸，過酸化水素を加えホットプレートで湿式分解，乾固させた。それに 0.1N 塩酸を加え，超音波処理をしつつ溶解，定容して可検液とした。分析にあたっては同一試料を 3 回上述の方法で湿式分解し，各可検液を各 5 回分析してその平均値を得た。マグネシウム，カルシウム，カリウム，鉄，亜鉛，銅の分析には原子吸光分析法 (Varian 社製，SpectorAA800) で測定した[11]。なお，カルシウムの測定時には共存するリンの影響を除

表3 沖縄県民の大正期の再現食の献立

	内　容	摂食量
A氏献立	甘藷 沖縄豆腐 スクガラス(小魚の塩漬け) 具なし汁 かずら汁(甘藷の葉の味噌汁) よもぎ雑炊 大根の地漬け(大根の黒砂糖漬け)	(g) 4,050
B氏献立	甘藷 にんにくの地漬け(にんにくの黒砂糖漬け) エバの塩煮(小魚の塩煮) からしな汁 かずら雑炊(甘藷の葉の雑炊) 沖縄豆腐 スクガラス(小魚の塩漬け) らっきょう塩漬け	3,545
C氏献立	甘藷 いかがらす ちしゃ汁 エバの塩煮(小魚の塩煮) ミックス雑炊(かずら＋ちしゃ＋ほうれん草) 黒砂糖	3,665
D氏献立	甘藷 にがうりの地漬け(黒砂糖漬け) 具なし汁 からしな汁 イカ汁(イカの身とイカスミの汁物) からしな塩漬け らっきょうの塩漬け	4,475
E氏献立	甘藷 からしな炒め 大根汁(大根＋大根の葉の味噌汁) ミーバイ汁(魚の味噌汁) 黒砂糖 らっきょうの塩漬け	3,860
F氏献立	甘藷 きゅうり塩漬け 具なし汁 かずら汁(甘藷の葉の味噌汁) 豚汁 黒砂糖 沖縄豆腐 スクガラス(小魚の塩漬け)	4,705

くために可検液に塩化ランタンを終濃度 1000ppm になるように加え分析した。

2. 研究 B
大正期の沖縄県民のカルシウム，マグネシウム摂取量
1) 試料
a) 沖縄県の大正期の食事を尚ら[9]，外間ら[10] の文献を参照して 6 種類の 1 日分の食事を作成した(表3)。
b) 沖縄県島尻郡から男性 15 名の 1 日分の食事を収集した。
c) 岡山県内 5 地区より男性 10 名，女性 10 名の 1 日分の食事を収集した。
2) 分析方法

試料 a) および試料 b) の各々の全量をミキサーにて均一化し，冷蔵，分析に供した。ミキサーで均一化する場合，水分量が少なく均一化が困難な試料には一定量の蒸留水を加えて均一化した。
試料 c) の各々をミキサーにて均一化，凍結乾燥後，450°C で灰化して分析に供した。

表4 沖縄県下の地下水および湧水中のミネラル量 (No. 1) (mg/l)

No.	採取地	Ca^{2+}	Mg^{2+}	Na^+	K^+	NH_4^+	Li^+	備考
42	玉城村志堅原	76.79	6.00	35.62	9.12	*N.D.	*N.D.	
43	具志川市絵江州	101.70	18.23	52.08	2.22	N.D.	N.D.	
44	玉城村字玉城	10.88	2.40	17.55	1.11	N.D.	N.D.	
45	豊見城渡嘉敷の近く	169.21	28.22	47.21	1.61	N.D.	N.D.	
46	具志川市字喜武屋 686	11.57	2.34	17.95	1.29	N.D.	N.D.	
47	玉城村字糸数	91.18	14.97	29.51	4.62	N.D.	N.D.	
48	沖縄市久保田 1-28-2	83.08	19.51	31.52	1.33	N.D.	N.D.	
49	読谷村	90.65	5.23	54.54	5.55	N.D.	N.D.	
50	中城村字当間	146.76	24.60	55.33	43.35	N.D.	N.D.	
51	名護市宮里 104, 3-9-2	84.07	9.99	29.46	4.50	N.D.	N.D.	
52	本部町崎本部	46.10	6.77	33.56	4.19	N.D.	N.D.	
53	大宜味村押川 398	53.55	2.23	12.49	0.39	N.D.	N.D.	
54	東村慶佐次	67.78	4.40	15.62	1.86	N.D.	N.D.	
55	首里エッソ給油所	12.49	2.67	21.00	1.21	N.D.	N.D.	
56	西原町幸地	18.26	4.80	118.99	1.57	N.D.	N.D.	
57	西原町幸地みまつ給油所	19.45	5.03	117.15	1.24	N.D.	N.D.	
58	石垣村川平湾	4.07	1.83	19.74	1.93	N.D.	N.D.	
59	今帰仁村崎山	68.95	8.40	21.62	1.24	N.D.	N.D.	
60	水納島	80.02	28.78	130.71	6.17	N.D.	N.D.	
61	大宜味村押川 415	55.20	2.93	14.81	0.36	N.D.	N.D.	
62	国頭村奥間	48.68	7.45	17.20	4.56	N.D.	N.D.	
66	長寿の里，七滝の水	29.16	14.86	26.29	0.51	N.D.	N.D.	4
	(ラベル表示成分値)	(28.0)	(16.1)	(24.1)	(0.6)			
69	袖山浄水場	98.03	5.29	25.59	0.61	N.D.	N.D.	7
70	袖山浄水場	84.33	4.10	19.67	0.89	N.D.	N.D.	8
71	袖山浄水場	79.00	4.18		1.04	N.D.	N.D.	9
72	加治道浄水場	76.10	5.21	23.88	1.29	N.D.	N.D.	10

* N.D. = 検出せず

表5　日本本土の地下水(ミネラルウォーター)中のミネラル量　(mg/l)

試料 No.	地域	Packaging material	容量 (ml)	pH	Mg^{2+}	Ca^{2+}	K^+	Na^+	SO_4^{2-}	Cl^-	F^-
1	北海道	p	1,000	7.63	2.53 ± 0.04	6.81 ± 0.10	3.33 ± 0.02	8.91 ± 0.01	1.71 ± 0	13.71 ± 0.05	N.D.
2	北海道	glass	360	8.15	2.34 ± 0.02	12.44 ± 0.02	3.29 ± 0.03	11.20 ± 0.02	4.03 ± 0.07	8.21 ± 0.06	N.D.
3	北海道	p	1,500	7.58	1.83 ± 0	5.45 ± 0.02	1.63 ± 0.04	5.82 ± 0.01	1.25 ± 0.01	2.60 ± 0.02	N.D.
4	東北	p	1,000	6.97	0.66 ± 0.01	1.59 ± 0.02	1.27 ± 0.03	10.46 ± 0.01	4.01 ± 0.02	14.74 ± 0.03	N.D.
5	東北	p	1,000	7.87	1.15 ± 0.03	29.28 ± 0.03	1.29 ± 0.02	3.14 ± 0.02	1.79 ± 0.01	3.73 ± 0.02	N.D.
6	東北	p	1,000	8.21	11.05 ± 0.01	12.10 ± 0.04	1.84 ± 0.06	21.16 ± 0.10	0.72 ± 0.02	8.54 ± 0.09	N.D.
7	東北	can	340	7.95	5.31 ± 0.03	24.45 ± 0.07	2.18 ± 0.01	6.83 ± 0.02	1.06 ± 0.01	15.17 ± 0.04	N.D.
8	東北	p	1,000	7.17	0.67 ± 0.02	1.64 ± 0.01	1.86 ± 0.02	9.51 ± 0.01	3.87 ± 0.03	15.12 ± 0.03	N.D.
9	東北	p	1,000	6.77	1.68 ± 0.01	9.53 ± 0.04	1.87 ± 0.02	6.73 ± 0.01	4.82 ± 0.02	5.84 ± 0.02	N.D.
10	関東	p	1,000	7.83	0.79 ± 0.02	16.40 ± 0.16	2.00 ± 0.04	2.28 ± 0.02	5.63 ± 0.02	1.94 ± 0.04	N.D.
11	中部	p	1,000	6.47	5.12 ± 0.01	16.01 ± 0.06	5.47 ± 0.03	14.85 ± 0.04	28.81 ± 0.03	15.03 ± 0.01	N.D.
12	中部	p	1,000	7.74	1.63 ± 0.01	9.37 ± 0.05	3.38 ± 0.02	3.58 ± 0.01	1.98 ± 0.01	3.95 ± 0.01	N.D.
13	中部	p	1,500	7.10	1.17 ± 0.01	12.06 ± 0.02	3.18 ± 0.03	4.69 ± 0.02	1.98 ± 0.01	1.82 ± 0.02	N.D.
14	中部	p	1,000	7.98	4.79 ± 0.01	14.00 ± 0.04	3.60 ± 0.02	8.80 ± 0	5.20 ± 0.02	4.12 ± 0.02	0.17 ± 0.01
15	中部	p	1,000	8.80	5.38 ± 0	15.87 ± 0.12	2.90 ± 0.03	9.74 ± 0.03	4.53 ± 0.01	3.00 ± 0.02	0.15 ± 0
16	中部	p	1,000	7.82	2.82 ± 0.02	9.42 ± 0.06	1.20 ± 0.02	4.36 ± 0.02	0.80 ± 0.01	4.07 ± 0.10	N.D.
17	中部	p	1,500	7.91	4.50 ± 0.01	13.27 ± 0.01	1.85 ± 0.03	8.15 ± 0.02	6.15 ± 0.02	4.39 ± 0.03	N.D.
18	中部	p	1,000	8.12	0.91 ± 0.02	11.91 ± 0.08	0.48 ± 0.02	2.99 ± 0.01	1.35 ± 0.02	1.59 ± 0.02	N.D.
19	近畿	p	1,500	7.69	5.20 ± 0.01	30.08 ± 0.08	2.35 ± 0.10	15.19 ± 0.05	27.12 ± 0.07	12.98 ± 0.06	N.D.
20	近畿	p	1,500	7.60	4.84 ± 0.01	25.54 ± 0.02	1.00 ± 0.01	19.30 ± 0.06	10.82 ± 0.02	15.23 ± 0.06	0.19 ± 0.01
21	中国	p	1,000	7.84	1.51 ± 0.02	87.07 ± 0.01	1.56 ± 0.01	6.84 ± 0.02	8.26 ± 0.03	10.71 ± 0.03	N.D.
22	中国	p	1,000	7.77	1.61 ± 0.01	5.94 ± 0.01	7.72 ± 0.13	6.48 ± 0.03	1.78 ± 0.01	5.92 ± 0.03	N.D.
23	中国	p	240	7.49	1.32 ± 0.01	91.36 ± 0.18	0.59 ± 0.02	10.48 ± 0.08	6.66 ± 0.01	18.82 ± 0.04	N.D.
24	中国	can	1,000	7.41	1.98 ± 0.02	9.15 ± 0.02	2.11 ± 0.03	5.30 ± 0.02	5.50 ± 0	5.79 ± 0.01	N.D.
25	中国	p	1,000	7.57	1.40 ± 0.05	73.18 ± 0.11	1.31 ± 0.05	8.55 ± 0.05	9.28 ± 0.03	18.98 ± 0.04	N.D.
26	中国	glass	1,000	6.47	7.08 ± 0.01	20.84 ± 0.04	2.46 ± 0.04	11.89 ± 0.06	21.98 ± 0.05	11.98 ± 0.07	N.D.
27	九州	p	1,000	6.09	0.59 ± 0.02	1.05 ± 0.01	0.44 ± 0.01	6.23 ± 0.01	1.63 ± 0.01	7.61 ± 0.03	N.D.
Mean ± SD (n)				7.56 ± 0.60 (27)	2.96 ± 2.48 (27)	20.96 ± 24.08 (27)	2.30 ± 1.56 (27)	8.65 ± 4.72 (27)	6.40 ± 7.60 (27)	8.73 ± 5.60 (27)	0.17 ± 0.02 (3)

p = polyethylene terephthalate or polyvinyl chloride　　　N.D. = 検出せず

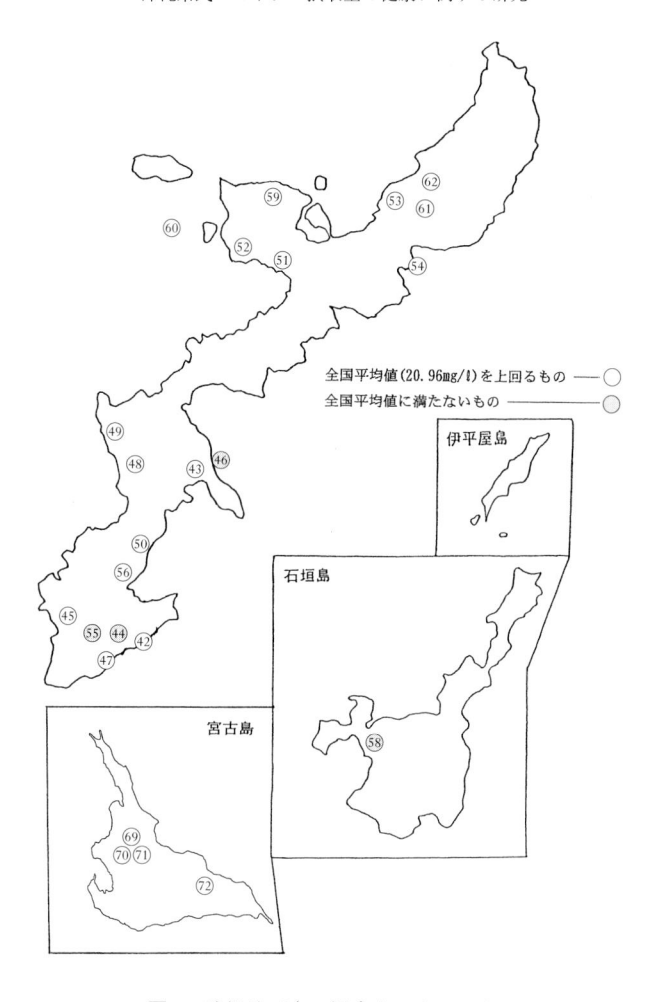

図2 沖縄地下水・湧水中のカルシウム

　各試料を一定量摂取したものに，濃硝酸，過酸化水素水を加え，加圧加熱湿式分解（日本ゼネラルkk製，MLS-1200MEGA）した。
　冷却，開封後パイレックス製トールビーカーに流入，濃硝酸，過酸化水素を加えホットプレートで湿式分解，乾固させた。それに0.1N塩酸を加え，超音波処理をしつつ溶解，定容して可検液とした。分析にあたっては同一試料を3回上述の方法で湿式分解し，各可検液を各5回分析してその平均値を得た。マグネシウム，カルシウム，カリウム，鉄，亜鉛，銅の分析には原子吸光分析法（Varian社製，SpectorAA800）で測定した[11]。なお，カルシウムの測定時には共存するリンの影響を除くために可検液に塩化ランタンを終濃度1000ppmになるように加え分析した。

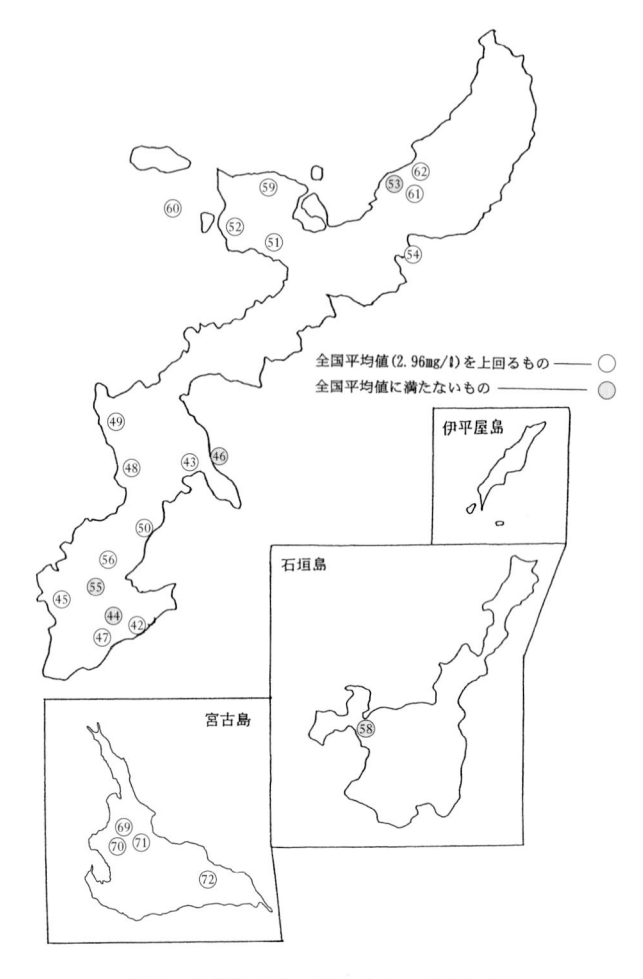

図3 沖縄地下水・湧水中のマグネシウム

III. 研 究 結 果

1. 研究 A

i) 沖縄県の地下水・湧水中のミネラル分析

沖縄県で飲用されている地下水・湧水 26 種における各ミネラル（Ca^{2+}, Mg^{2+}, Na^+, K^+, NH_4^+, Li^+）の含有量を分析した結果を表 4 に示した。それと比較するために日本本土のミネラルウォーター 27 種の同じミネラル含有量を表 5 に示した[8]。

両者と比較したものが，図 2〜図 5 である。各々のミネラル含有量が日本本土のミネラルウォーターの平均値を上回るものを澄色で示した。

K^+ の含有量を除いて，Ca^{2+}, Mg^{2+}, Na^+ 含有量で黄色を示すものが多く，沖縄県の地下水・湧水中には多くのミネラルが含まれていることが明瞭となった。しかも，局在性がはっきりしており，

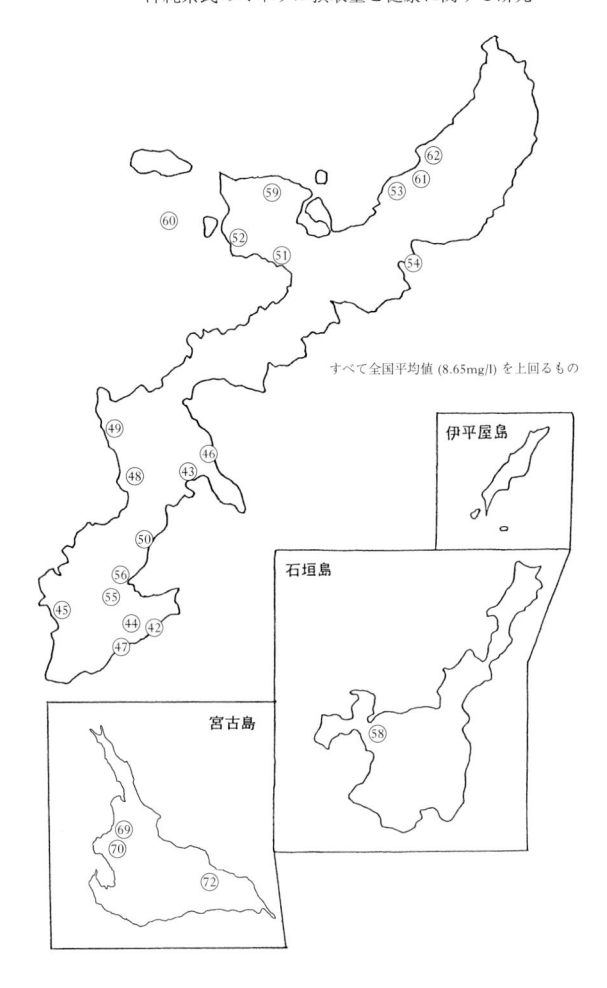

すべて全国平均値 (8.65mg/l) を上回るもの

図4 沖縄地下水・湧水中のナトリウム

沖縄の土壌分布図と対比してみると石灰質の島尻マージ土壌地域と非石灰質に国頭マージ土壌地域の地下水・湧水にカルシウム，マグネシウムの含有量が多いことが明らかになった。

ii) 沖縄県の水道水中のミネラル分析

沖縄県下での45地域の水道水における各ミネラル（Ca^{2+}, Mg^{2+}, Na^+, K^+, NH_4^+, Li^+）の含有量を分析した結果を表6に示した。それと比較するために日本本土の47地域の水道水中のミネラル含有量を表7に示した。両者を比較したものが図6〜図9である。各々のミネラル含有量が日本本土の水道水の平均値を上回るものを澄色で示した。

K^+の含有量を除いて，Ca^{2+}, Mg^{2+}, Na^+含有量で澄色を示すものが多く，沖縄県の水道水には多くのミネラルが含まれていることが判明した。しかも，沖縄県地下水・湧水中のミネラル含有量とほぼ同様に，石灰質の島尻マージ土壌地域と非石灰質の国頭マージ土壌地域にカルシウム，マグネシウムが含有されていることが明瞭となった。

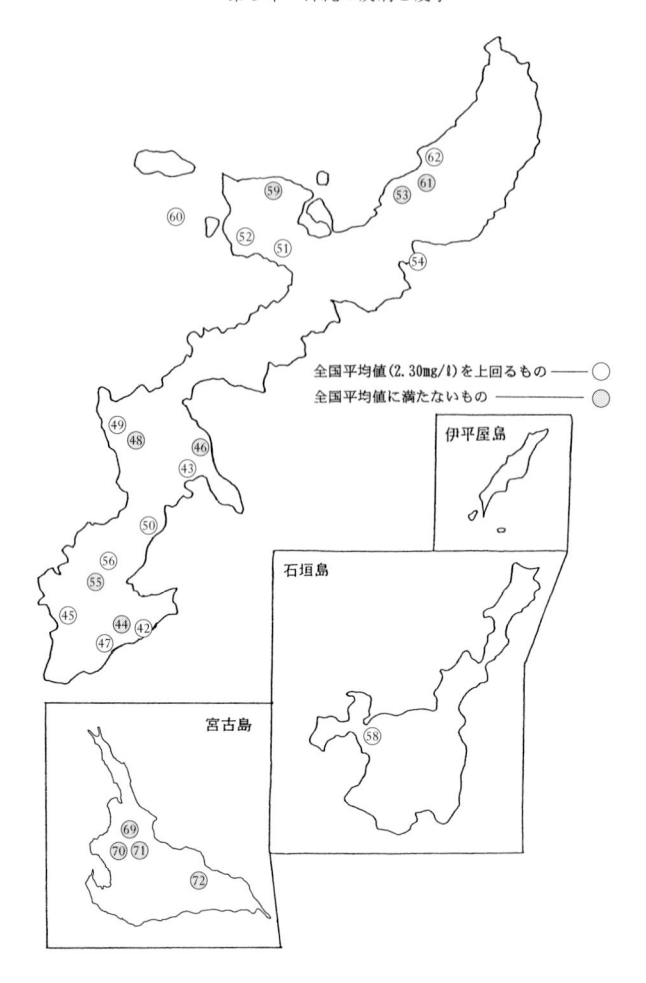

図5 沖縄地下水・湧水中のカリウム

iii) 沖縄県の食品中のミネラル分析

沖縄県で栽培されている野菜を中心に食品中のカルシウム，マグネシウム，カリウム，鉄，亜鉛，銅の含有量について分析し，表8～表16に示す結果を得た。

得られた各分析値を「四訂日本食品標準成分表」と対比して表示した。表中に「四訂日本食品標準成分表」値より分析値を減じたものを増減として表示した。下記の食品については「四訂日本食品標準成分表」に記載されていないため，参考食品を次のようにして用いた。

アワビタケ——ひらたけ
太もやし，もやし——緑豆もやし
ふ——車ふ
島かぼちゃ——日本かぼちゃ
タンカン——うんしゅうみかん普通
クガニ——シイクワシャー

表6 沖縄県下の水道水中のミネラル量（No. 1） (mg/l)

No.	採取地	Ca^{2+}	Mg^{2+}	Na^+	K^+	NH_4^+	Li^+	備考
1	玉城村志堅原	12.49	2.62	20.82	1.03	*N.D.	*N.D.	
2	宜野湾市	77.91	5.35	26.65	2.23	N.D.	N.D.	
3	首里石嶺	13.65	2.59	20.30	1.05	N.D.	N.D.	
4	那覇市国場	13.48	2.80	20.03	0.87	N.D.	N.D.	
5	具志川市字江州	18.08	2.96	20.16	1.14	N.D.	N.D.	
6	嘉手納町	17.18	2.98	20.65	1.06	N.D.	N.D.	
7	宜野湾市	72.79	4.79	26.15	2.00	N.D.	N.D.	
8	名護市為又	14.05	4.76	20.35	1.48	N.D.	N.D.	
9	名護市 (1)	70.15	9.92	59.68	2.17	N.D.	N.D.	
10	名護市 (2)	54.18	11.56	74.78	2.32	N.D.	N.D.	
11	名護市 (3)	67.57	11.96	81.55	3.18	N.D.	N.D.	
12	名護市為又	26.37	6.75	32.46	1.69	N.D.	N.D.	
13	伊平屋村前泊	21.47	21.44	46.57	1.96	N.D.	N.D.	
14	大宜味村	40.12	4.35	19.90	1.20	N.D.	N.D.	
15	大宜味根路銘	22.36	4.15	19.28	0.97	N.D.	N.D.	
16	国頭村辺土名	15.74	4.28	16.96	0.83	N.D.	N.D.	
17	今帰仁村今泊	51.74	4.82	16.66	1.08	N.D.	N.D.	
18	浦添市勢理容	75.83	6.00	21.43	2.62	N.D.	N.D.	
19	石川市	9.30	2.17	18.38	1.01	N.D.	N.D.	
20	沖縄市登川	9.84	2.33	18.18	1.25	N.D.	N.D.	
21	読谷村	11.02	2.41	18.06	0.99	N.D.	N.D.	
22	具志川市喜武屋 840-2	133.47	18.69	54.46	6.04	N.D.	N.D.	
23	糸満市西川町	11.12	2.30	17.36	1.07	N.D.	N.D.	
24	北谷町字吉原 987	55.40	3.84	20.45	1.92	N.D.	N.D.	
25	与那原町字与那原	14.38	2.68	16.75	1.00	N.D.	N.D.	
26	大里村字稲嶺	11.42	2.34	16.79	1.06	N.D.	N.D.	
27	読谷村字波平	14.29	2.68	17.53	1.24	N.D.	N.D.	
28	佐敷町字新里	13.82	2.63	17.17	1.03	N.D.	N.D.	
29	西原町坂田	11.48	2.34	17.16	1.07	N.D.	N.D.	
30	沖縄市久保田 1-28-2	70.46	4.88	25.23	1.93	N.D.	N.D.	
31	知念村知念海洋レジャーセンタ	10.81	2.33	17.33	1.17	N.D.	N.D.	
32	糸満市平和記念公園	115.35	9.25	57.06	3.26	N.D.	N.D.	
33	中城村字富間	17.34	3.09	18.10	1.34	N.D.	N.D.	
34	石垣市 Grand Hotel	6.51	2.09	18.07	2.14	N.D.	N.D.	
35	石垣市空港	6.23	2.07	17.90	1.91	N.D.	N.D.	
36	本部町国営沖縄記念公園	21.80	4.54	19.31	0.95	N.D.	N.D.	
37	今帰仁村与那嶺	6.39	4.98	39.85	0.81	N.D.	N.D.	
38	今帰仁村崎山	52.99	8.76	37.39	2.04	N.D.	N.D.	
39	本部町本部中学	57.09	4.84	14.45	0.70	N.D.	N.D.	
40	国頭村安波	13.75	1.83	8.19	0.73	N.D.	N.D.	
41	東村慶佐次	13.28	1.57	10.80	0.91	N.D.	N.D.	
67	城辺町友利	266.70	5.36	26.28	1.01	N.D.	N.D.	5
68	城辺町西里添	138.96	6.40	25.64	1.45	N.D.	N.D.	6
73	平良市西仲		5.80			N.D.	N.D.	11
74	城辺町西里添	114.48	5.39	25.74	1.47	N.D.	N.D.	12

* N.D. = 検出せず

表7 日本本土の水道水中のミネラル量（No.1） (mg/l)

試料 No.	Ca^{2+}	Mg^{2+}	Na$^+$	K$^+$	NH$_4^+$	SO$_4^{2-}$	Cl$^-$	F$^-$	備考
1	10.94	2.16	13.54	2.09	*N.D.	13.11	23.90	*N.D.	
2	19.11	3.06	16.19	1.66	N.D.	6.63	18.09	N.D.	
3	10.54	2.49	5.96	0.93	N.D.	11.17	8.72	N.D.	
4	9.71	1.66	7.85	0.79	N.D.	18.64	10.52	N.D.	
5	9.31	2.13	10.68	1.09	N.D.	10.48	15.83	N.D.	
6	12.82	1.92	14.09	0.80	N.D.	11.45	24.87	N.D.	
7	16.54	5.16	10.60	1.05	N.D.	11.36	15.95	N.D.	
8	8.98	2.17	8.42	0.67	N.D.	14.47	11.17	N.D.	
9	6.82	0.81	6.02	0.68	N.D.	7.21	9.69	N.D.	
10	8.40	1.22	7.22	0.70	N.D.	9.30	9.24	N.D.	
11	10.79	2.11	8.92	1.64	N.D.	26.49	12.44	N.D.	
12	31.64	1.19	2.49	0.39	N.D.	1.65	2.65	N.D.	
13	24.63	5.48	20.91	3.12	N.D.	32.95	37.65	N.D.	
14	26.94	5.16	24.51	3.13	N.D.	38.35	42.30	N.D.	
15	26.37	5.29	17.86	2.93	N.D.	38.46	30.71	N.D.	
16	20.67	5.13	9.05	1.15	N.D.	16.12	9.96	N.D.	
17	9.01	2.24	10.04	1.28	N.D.	10.76	15.81	N.D.	
18	11.70	2.38	9.59	0.64	N.D.	16.21	12.87	N.D.	
19	12.82	1.31	2.88	0.58	N.D.	8.38	5.16	N.D.	
20	22.02	5.37	10.12	2.13	N.D.	26.23	7.27	N.D.	
21	11.20	2.52	2.46	0.42	N.D.	5.22	3.26	N.D.	
22	8.68	0.92	5.95	0.83	N.D.	8.29	8.67	N.D.	
23	10.24	2.30	5.31	0.86	N.D.	9.48	5.45	N.D.	
24	22.46	2.66	8.93	1.36	N.D.	10.50	13.39	N.D.	
25	31.35	2.23	3.79	0.90	N.D.	7.44	4.91	N.D.	
26	13.08	1.90	9.72	2.16	N.D.	8.24	13.01	N.D.	
27	19.99	3.66	8.14	1.66	N.D.	22.07	10.74	N.D.	
28	16.10	2.50	19.98	2.51	N.D.	25.67	21.50	N.D.	
29	22.85	2.84	19.60	2.84	N.D.	24.01	24.29	N.D.	
30	14.71	1.27	16.36	1.24	N.D.	27.50	17.13	N.D.	
31	10.61	2.03	6.89	1.09	N.D.	6.43	9.58	N.D.	
32	19.27	2.37	6.65	1.04	N.D.	7.25	10.76	N.D.	
33	7.46	0.94	7.77	1.05	N.D.	5.83	9.75	N.D.	
34	17.31	2.28	12.40	2.11	N.D.	21.53	12.18	N.D.	
35	11.02	1.28	6.05	1.43	N.D.	4.97	7.77	N.D.	
36	7.51	2.01	11.79	1.06	N.D.	5.53	11.18	N.D.	
37	13.18	1.58	5.20	0.81	N.D.	11.16	5.46	N.D.	
38	25.13	3.03	9.53	1.76	N.D.	21.47	9.63	N.D.	
39	14.42	2.29	5.71	1.14	N.D.	10.58	8.29	N.D.	
40	14.21	2.17	3.58	0.33	N.D.	3.84	4.60	N.D.	
41	26.44	6.45	21.48	2.09	N.D.	38.37	17.49	N.D.	
42	10.43	1.67	7.28	1.04	N.D.	6.60	10.47	N.D.	
43	14.64	1.54	9.73	0.90	N.D.	9.69	15.58	N.D.	
44	10.37	2.16	8.21	0.52	N.D.	6.59	12.30	N.D.	
45	18.57	5.73	17.69	4.55	N.D.	9.05	15.26	N.D.	
46	13.98	4.51	9.30	2.62	N.D.	11.22	12.89	N.D.	
47	15.41	3.62	17.35	3.57	N.D.	8.35	24.74	N.D.	
Mean	15.54	2.70	10.29	1.48		14.18	13.73		
±SD	±6.60	±1.46	±5.46	±0.94		±9.65	±8.32		
(n)	(47)	(47)	(47)	(47)		(47)	(47)		

* N.D.＝検出せず

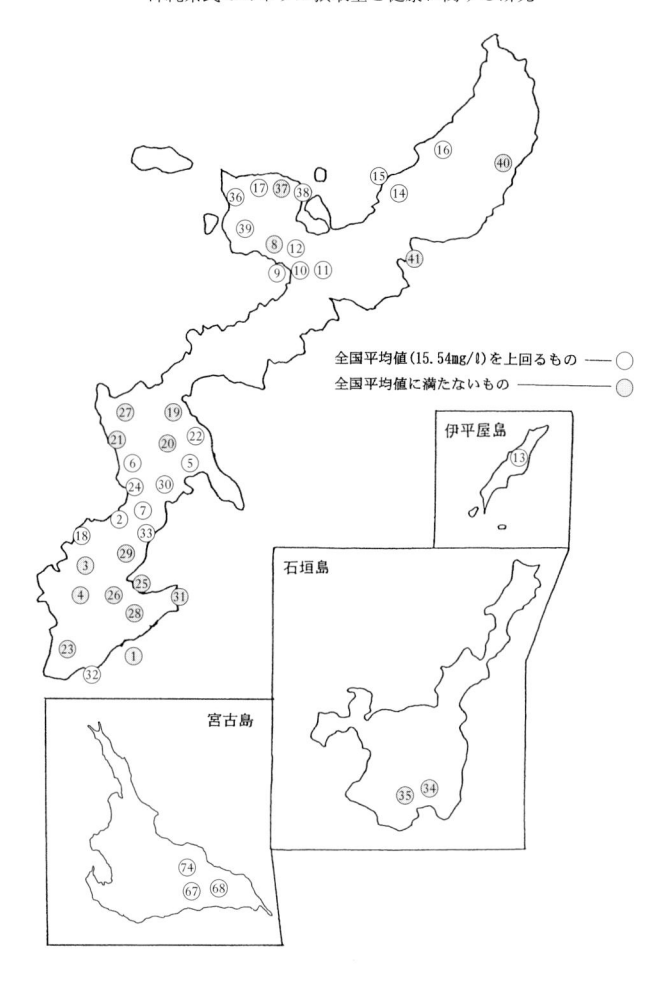

図6 沖縄水道水中のカルシウム

ねぎ──葉ねぎ

また，第二次世界大戦前まで沖縄県民が大量に摂取していた沖縄独特の紅芋については，「四訂日本食品標準成分表」に記載がなく，比較できなかった。

そして，現在も沖縄県民の人々が多く摂取している沖縄豆腐を分析した（表17）。特に"ゆしとうふ"の特性上，すべてを摂取しているので，詳細に分析した。これと比較するため日本本土の豆腐を分析し比較した（表18）。

表17でも判るように，この分析時に，沖縄豆腐のカルシウム値が著しく異なることが判明した。3回にわたり試料を得て分析したが，同様の結果であった。これは沖縄豆腐を製造している際に，"にがり"を凝固剤として併用していることによるものと判断した。

2. 研究 B

大正期の沖縄県民のカルシウム・マグネシウムの摂取量

尚ら[9]，外間ら[10]の文献を参考として表3に示す大正期の沖縄県民の日常食を6種再現して，摂

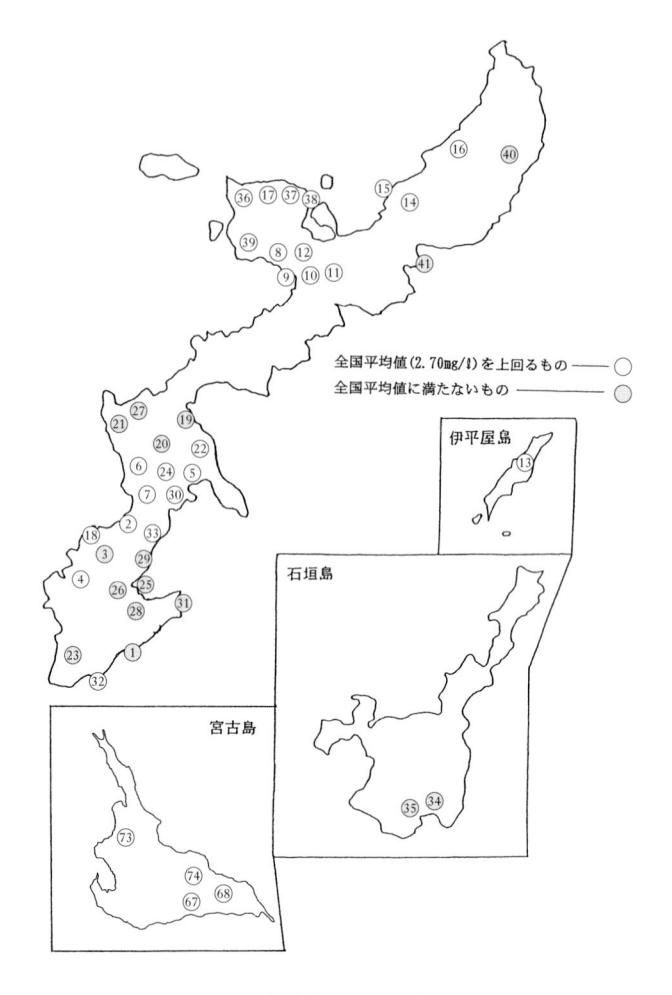

図7 沖縄水道水中のマグネシウム

取研究をするとともに，カルシウム，マグネシウムなどのミネラルに1日の摂取量を分析した結果，表19を得た。大正期の沖縄県民(男性)の1日の食事量は，現在の沖縄県民の人々の食事量，日本本土(岡山県)の人々の食事量を大幅に上回った。大正期の沖縄県民の食事内容はいも類が極めて多く，そのためか，1日のカルシウム，マグネシウムの摂取量は多く，現在のカルシウムの摂取量(図2参照)を大きく上回っている点であり，そのような食習慣をしていた人々が，現在長寿である現状である。

研究Bにおいては，現在長寿であられる沖縄の人々の食習慣が，大正期の食事の再現食で，その一端がかいま見られた。それはカルシウム摂取の面で，表2および図2のカルシウム摂取量よりかなり上回っていたのではないかという点である。

甘藷が1605年頃琉球に伝来して，以来，明治より大正にかけて，作付面積も多くなり，相当利用されていたようである[10]。今回の再現食も多くのいもが利用されており，沖縄県産のいもの中には相当量のミネラルが含有されていた。また外間ら[10]が記述している通り，沖縄豆腐が多く利用さ

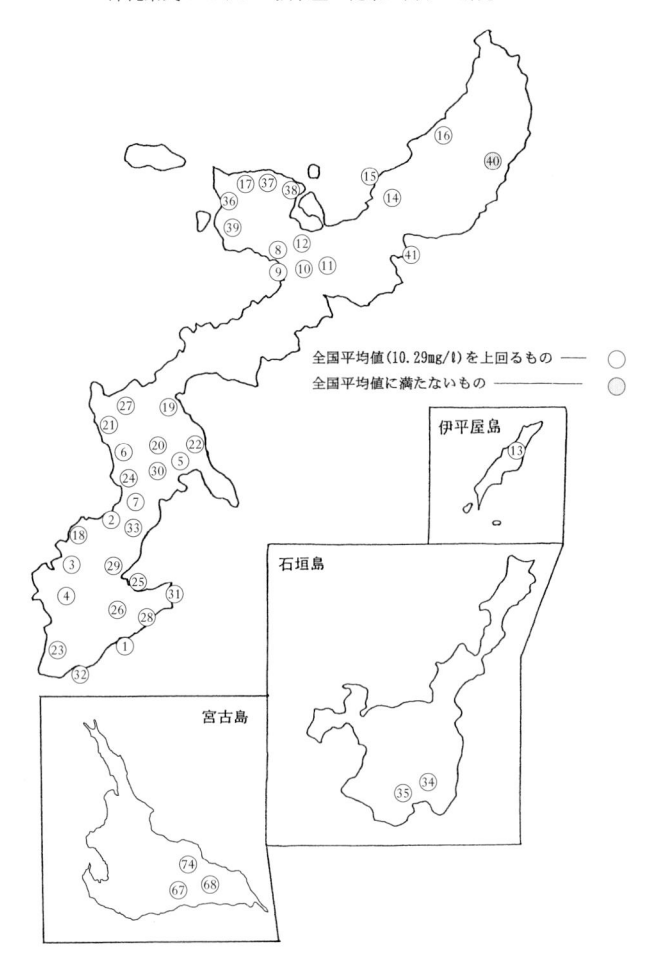

図8 沖縄水道水中のナトリウム

IV. 考 察

　沖縄県での地下水・湧水および水道水中のミネラル含有量を知る研究をした結果，日本本土の地下水(ミネラルウォーター)および水道水中のカルシウム含有量，マグネシウム含有量に比較して極めて多かった (表4～表7参照)。
　また，沖縄県で栽培された野菜を中心とする食品中のカルシウム，マグネシウムなどを分析した結果，表8～表16に示すように，「四訂日本食品標準成分表」記載値をかなり上回っていた事実がある。
　沖縄県民の疾病構造と，ミネラル摂取についての検索を，遠山ら[6]の研究を参考として実施せねばならないし，一層亜熱帯風土の沖縄の地形，土壌の特徴を知るべきである一つの事実を得た。と

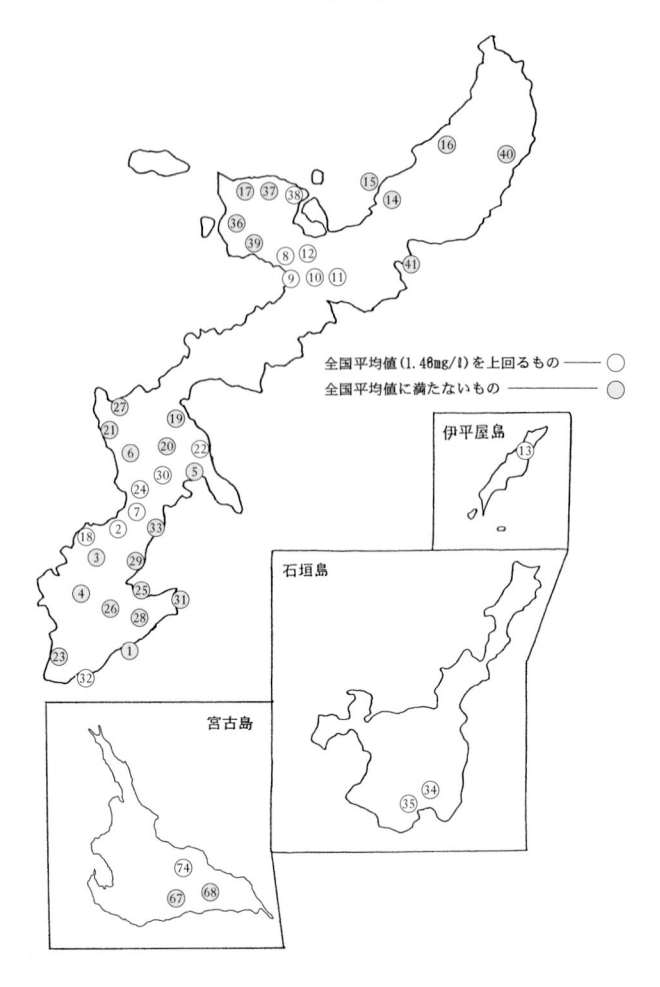

図9 沖縄水道水中のカリウム

くに研究Aにおいて，地下水・湧水および水道水中のミネラル分析をした結果，沖縄の土壌分布との関連を考察せねばならないことを痛感した。現在，嗜好飲料などからのミネラル摂取も研究されている[8,12,13]が，嗜好飲料よりも人々は多くの水を利用しているので，水の中のミネラルについても一層研究を進めるべきである。

　農作物を育てる上で土壌は非常に重要である。沖縄の土壌は，国頭マージ，島尻マージ，ジャーガル，沖積土壌の4つに分類されており，これらの土壌が全面積に占める割合は，国頭マージ53.4%，島尻マージ28.8%，ジャーガル9%，その他8.8%である。これらの土壌のうち農耕地は40.9%が島尻マージであり，国頭マージは31.8%，ジャーガルは18.0%，その他沖積土壌（カニク）が9.3%である。

　沖縄の地形の特徴と4つのマージの主特徴を大城の文より引用する[14]。

《国頭マージ》
　沖縄県本島中・北部，石垣島などに広く分布し，第三紀から四紀の洪積層や頁岩，粘板岩を母岩

表8 穀類のミネラル含量の食品成分表値と分析値の比較 (/100 g)

穀類		Ca (mg)			Mg (mg)			K (mg)		
食品番号	食品名	成分表値	分析値	増減	成分表値	分析値	増減	成分表値	分析値	増減
1-36c	ふ	25	61	+36	43	55	+12	130	125	-5

穀類		Fe (mg)			Zn (μg)			Cu (μg)		
食品番号	食品名	成分表値	分析値	増減	成分表値	分析値	増減	成分表値	分析値	増減
1-36c	ふ	4.2	2.9	-1.3	2200	2334	+134	320	364	+44

表9 いもおよびでん粉類のミネラル含量の食品成分表値と分析値の比較 (/100 g)

いもおよびでん粉類		Ca (mg)			Mg (mg)			K (mg)		
食品番号	食品名	成分表値	分析値	増減	成分表値	分析値	増減	成分表値	分析値	増減
2-5a	さつまいも	32	58	+26	25	22	-3	0.5	1.1	+0.6
*	紅芋	32	44	+12	25	17	-8	0.5	1.7	+1.2
2-11a	じゃがいも	5	19	+14	19	24	+5	0.5	1.1	+0.6

いもおよびでん粉類		Zn (μg)			Cu (μg)		
食品番号	食品名	成分表値	分析値	増減	成分表値	分析値	増減
2-5a	さつまいも	180	478	+298	130	207	+77
*	紅芋	180	466	+286	130	194	+64
2-11a	じゃがいも	230	438	+208	75	149	+74

*「四訂日本食品標準成分表」等に掲載されていないものであるが,さつまいもの標準値を参考とした.

表10 豆類のミネラル含量の食品成分表値と分析値の比較 (/100 g)

豆類		Ca (mg)			Mg (mg)			K (mg)		
食品番号	食品名	成分表値	分析値	増減	成分表値	分析値	増減	成分表値	分析値	増減
7-4a	ウズラマメ	130	46	-84	150	75	-75	1500	880	-620
7-22	沖縄豆腐	120	41	-79	55	54	-1	180	167	-13
*	ゆしどうふ	120	194	+74	55	459	+404	180	1523	+1343

豆類		Fe (mg)			Zn (μg)			Cu (μg)		
食品番号	食品名	成分表値	分析値	増減	成分表値	分析値	増減	成分表値	分析値	増減
7-4a	ウズラマメ	6.0	2.4	-3.6	2500	1703	-797	750	472	-278
7-22	沖縄豆腐	1.7	1.5	-0.2	900	1115	+215	160	252	+92
*	ゆしどうふ	1.7	5.3	+3.6	900	4762	+3862	160	1119	+959

*成分表値は沖縄豆腐を参考とした.

表11 野菜類のミネラル含量の食品成分表値と分析値の比較 (/100 g)

野菜類		Ca (mg)			Mg (mg)			K (mg)		
食品番号	食品名	成分表値	分析値	増減	成分表値	分析値	増減	成分表値	分析値	増減
12- 6a	インゲン	60	50	−10	23	18	−5	280	163	−117
−14a	オクラ	95	123	+28	44	50	+6	320	238	−82
*	島かぼちゃ	17	13	−4	17	25	+8	330	557	+227
−19a	カラシナ	110	130	+20	29	16	−13	470	—**	—
−20a	カリフラワー	24	30	+6	15	17	+2	380	376	−4
−24a	キャベツ	43	51	+8	14	11	−3	210	213	+3
−25a	きゅうり	24	28	+4	13	14	+1	210	205	−5
−34a	山東菜	75	121	+46	8	26	+18	230	—	—
−39a	春菊	90	91	+1	26	23	−3	610	362	−248
−41a	しょうが	12	18	+6	28	86	+58	340	473	+133
−50	セロリ	34	55	+21	8	9	+1	360	427	+67
−56a	大根	30	31	+1	7	7	±0	240	457	+217
−55a	大根菜	210	216	+6	16	35	+19	320	351	+31
−562	かいわれ	—	27	—	26	30	+4	—	82	—

野菜類		Fe (mg)			Zn (μg)			Cu (μg)		
食品番号	食品名	成分表値	分析値	増減	成分表値	分析値	増減	成分表値	分析値	増減
12- 6a	インゲン	1.0	0.5	−0.5	340	312	−28	60	74	+14
−14a	オクラ	0.6	0.4	−0.2	510	744	+234	140	138	−2
*	島かぼちゃ	0.4	0.3	−0.1	220	165	−55	100	56	−44
−19a	カラシナ	1.7	1.8	+0.1	640	157	−483	98	35	−63
−20a	カリフラワー	0.7	0.7	0	370	367	−3	49	33	−16
−24a	キャベツ	0.4	0.4	0	160	199	+39	22	21	−1
−25a	きゅうり	0.4	0.2	−0.2	230	186	−44	55	52	−3
−34a	山東菜	0.4	1.2	+0.8	260	213	−47	490	28	−462
−39a	春菊	1.9	1.7	−0.2	180	251	+71	100	80	−20
−41a	しょうが	0.3	0.9	+0.6	400	627	+227	95	178	+83
−50	セロリ	0.2	0.1	−0.1	130	100	−30	30	26	−4
−56a	大根	0.3	0.4	+0.1	120	256	+136	23	30	+7
−55a	大根菜	2.5	1.8	−0.7	260	417	+157	55	47	−8
−562	かいわれ	—	0.4	—	220	346	+126	41	27	−14

＊島かぼちゃ成分表値は，日本かぼちゃのものを参考とした。

とする鮮やかな赤土である。やや重粘質で，心土は強酸性を示す。この土は，温暖多雨な気候条件の影響を受けて，土壌中のカルシウムやマグネシウムなどのアルカリ分が溶脱した土壌である。有機物含量が低く，やせ地が大部分を占めている。この土は作物も育ちにくく，栽培される作物の種類も限られているが，パイナップル，茶，柑橘類などが栽培されている。

《島尻マージ》

本島中・南部，本部半島や伊江島，宮古群島などサンゴ礁石灰岩のみられる地域に広く分布している。黄色—黄褐色あるいは暗赤褐色の弱酸性—強アルカリ性土壌である。この土は，土層が薄いため水はけがよく，乾燥しやすく，干ばつの被害を受けやすい。国頭マージに比べて，カルシウム

表12 野菜類のミネラル含量の食品成分表値と分析値の比較の続き　　　　　　　　　　(　/100 g)

野菜類		Ca (mg)			Mg (mg)			K (mg)		
食品番号	食品名	成分表値	分析値	増減	成分表値	分析値	増減	成分表値	分析値	増減
-72	サラダ菜	50	59	+9	13	19	+6	370	41	-329
-73	レタス	21	31	+10	10	8	-2	220	208	-12
-74a	チンゲンツァイ	130	86	-44	16	10	-6	320	369	+49
12-81a	とうが	16	22	+6	11	6	-5	170	176	+6
-85	トマト・プチトマト	9	12	+3	8	11	+3	230	274	+44
-87	なす	16	14	-2	14	12	-2	220	172	-48
-92a	にがうり	14	24	+10	14	19	+5	260	262	+2
*	にがな	140	166	+26	22	17	-5	670	476	-194
-93a	にら	50	36	-14	11	18	+7	450	497	+47
-94a	にんじん	39	34	-5	9	10	+1	400	459	+59
*	きぃにんじん	39	80	+41	9	21	+12	400	695	+295
-97	ねぎ	80	224	+144	15	43	+28	200	498	+298
-108a	ピーマン	10	10	±0	12	13	+1	200	195	-5
-114a	ブロッコリー	49	51	+2	30	23	-7	530	339	-191

野菜類		Fe (mg)			Zn (μg)			Cu (μg)		
食品番号	食品名	成分表値	分析値	増減	成分表値	分析値	増減	成分表値	分析値	増減
-72	サラダ菜	2.2	0.3	-1.9	180	144	-36	42	17	-25
-73	レタス	0.5	0.4	-0.1	200	151	-49	38	22	-16
-74a	チンゲンツァイ	1.1	0.3	-0.8	210	152	-58	65	20	-45
12-81a	とうが	0.2	0.1	-0.1	150	62	-88	33	11	-22
-85	トマト・プチトマト	0.3	0.4	+0.1	130	190	+60	47	54	+7
-87	なす	0.4	0.2	-0.2	170	139	-31	55	60	+5
-92a	にがうり	0.4	0.4	±0	180	198	+18	47	46	-1
*	にがな	4.3	1.6	-2.7	440	461	+21	220	96	-124
-93a	にら	0.6	0.5	-0.1	270	292	+22	70	97	+27
-94a	にんじん	0.8	0.6	-0.2	140	388	+248	55	75	+20
*	きぃにんじん	0.8	3.1	+2.3	140	680	+540	55	126	+71
-97	ねぎ	1.0	1.1	+0.1	350	358	+8	55	49	-6
-108a	ピーマン	0.6	0.4	-0.2	170	189	+19	70	76	+6
-114a	ブロッコリー	1.9	0.7	-1.2	1100	649	-451	110	59	-51

やマグネシウムなどの植物養分を多く含み，土が軟らかいため地下部を利用する作物の産地を形成している。この土壌は沖縄県の農耕地の40％以上を占めている。

主な作物はサトウキビであるが，土が軟らかいため，人参，里芋，さつまいもなど地下部を利用する作物の産地となっている。

《ジャーガル》

下層にクチャと称される固い泥灰岩に由来するこの土は，勝連半島から東海岸を南下して東風平町，具志頭村および糸満市の一部まで広がる。この土壌は石灰岩が溶脱し堆積したものでセメントのような灰色を呈する重粘土質の土壌である。心土はpH8.0〜8.5の強アルカリを示す。

表 13 野菜類のミネラル含量の食品成分表値と分析値の比較続き　　　　　　　　　　(/100 g)

食品番号	食品名	Ca (mg) 成分表値	分析値	増減	Mg (mg) 成分表値	分析値	増減	K (mg) 成分表値	分析値	増減
−115a	へちま	12	12	±0	28	15	−13	150	135	−15
−120	クレソン	140	86	−54	16	14	−2	410	236	−174
−127a	もやし	17	13	−4	20	17	−3	130	106	−24
−127a	太もやし	17	8	−9	20	10	−10	130	98	−32
−132a	えんさい	85	115	+30	32	28	−4	430	—	—
	モロヘイヤ	—	243	—	—	71	—	—	739	—
−135	らっきょう	6	25	+19	13	23	+10	100	498	+398

食品番号	食品名	Fe (mg) 成分表値	分析値	増減	Zn (μg) 成分表値	分析値	増減	Cu (μg) 成分表値	分析値	増減
−115a	へちま	0.3	0.3	±0	250	227	−23	65	83	+18
−120	クレソン	1.3	0.8	−0.5	260	213	−47	60	29	−31
−127a	もやし	0.6	0.4	−0.2	340	309	−31	98	103	+5
−127a	太もやし	0.6	0.2	−0.4	340	184	−156	98	76	−22
−132a	えんさい	1.7	1.0	−0.7	290	214	−76	89	93	+4
	モロヘイヤ	—	1.0	—	—	822	—	—	311	—
−135	らっきょう	0.2	0.9	+0.7	430	519	+89	28	119	+91

* 「四訂日本食品標準成分表」等に記載されていないので, 島かぼちゃは日本かぼちゃ, にがなはよもぎ, きぃにんじんはにんじんの成分値を参考とした.
** — は「四訂日本食品標準成分表」等に記載されていないものおよび, 未分析のものを示す.

表 14 果実類のミネラル含量の食品成分表値と分析値の比較　　　　　　　　　　(/100 g)

食品番号	食品名	Ca (mg) 成分表値	分析値	増減	Mg (mg) 成分表値	分析値	増減	K (mg) 成分表値	分析値	増減
13−33	グアバ	9	22	+13	7	12	+5	290	214	−76
*	クガニ	22	25	+3	7	10	+3	240	192	−48
*	タンカン	22	17	−5	12	15	+3	150	262	+112
13−66b	パパイヤ	40	51	+11	14	18	+4	210	226	+16

食品番号	食品名	Fe (mg) 成分表値	分析値	増減	Zn (μg) 成分表値	分析値	増減	K (μg) 成分表値	分析値	増減
13−33	グアバ	0.1	0.3	+0.2	58	191	+133	26	97	+71
*	クガニ	0.1	0.3	+0.2	33	233	+200	41	72	+31
*	タンカン	0.1	0.4	+0.3	55	146	+91	37	36	−1
13−66b	パパイヤ	0.3	0.3	±0	110	181	+71	41	45	+4

*「四訂日本食品標準成分表」等に記載されていないので, クガニはシイクワシャー, タンカンはうんしゅうみかん普通の成分値を参考とした.

表15 きのこ類のミネラル含量の食品成分表値と分析値の比較 (/100 g)

きのこ類			Ca (mg)			Mg (mg)			K (mg)		
食品番号	食 品 名		成分表値	分析値	増減	成分表値	分析値	増減	成分表値	分析値	増減
*	アワビダケ		1	2	+1	15	24	+9	340	392	−52
きのこ類			Fe (mg)			Zn (μg)			Cu (μg)		
食品番号	食 品 名		成分表値	分析値	増減	成分表値	分析値	増減	成分表値	分析値	増減
*	アワビダケ		0.7	0.8	+0.1	1000	2126	+1126	150	124	−26

*「四訂日本食品標準成分表」等に記載されていないので，ひらたけの成分値を参考とした。

表16 藻類のミネラル含量の食品成分表値と分析値の比較 (/100 g)

藻 類		Ca (mg)			Mg (mg)			K (mg)		
食品番号	食 品 名	成分表値	分析値	増減	成分表値	分析値	増減	成分表値	分析値	増減
15-1	アオサ	950	72	+878	940	122	−818	620	55	−565
きのこ類		Fe (mg)			Zn (μg)			Cu (μg)		
食品番号	食 品 名	成分表値	分析値	増減	成分表値	分析値	増減	成分表値	分析値	増減
15-1	アオサ	5.3	2.3	−0.3	1100	312	−788	550	26	−524

表17 沖縄豆腐中のミネラル量 (/100 g)

		Ca (mg)	Mg (mg)	K (mg)	Fe (mg)	Zn (μg)	Cu (μg)
四訂日本食品標準成分表値 7-22 2919 沖縄豆腐		120	55	180	1.7	900	160
試料 No.							
206	ゆしとうふ(豆腐)	32	39	163	2.0	933	312
207	ゆしとうふ(豆腐)	56	34	231	2.4	993	335
206	ゆしとうふ(水分)	12	24	174	0.9	204	118
207	ゆしとうふ(水分)	32	18	271	1.1	147	125
206	ゆしとうふ(豆腐+水分)	44	63	337	2.9	1137	430
207	ゆしとうふ(豆腐+水分)	88	52	502	3.5	1140	460
192	島とうふ	37	51	147	1.6	1058	297
196	島とうふ	60	70	228	2.0	1159	217
193	木綿とうふ	43	40	143	1.7	1110	320
195	繁多川てづくり豆腐	35	49	124	1.5	1016	170
198	木綿とうふ	37	47	178	0.8	1174	207
199	もめん豆腐	46	69	183	2.1	1479	250
203	もめんとうふ	181	33	161	2.1	1214	171
205	もめんとうふ	197	32	132	2.0	1000	209
194	地釜豆腐	39	46	176	1.4	921	303
197	地釜豆腐	32	61	154	1.2	1018	251
204	地釜とうふ	80	46	165	3.4	1231	303

表18 日本本土の豆腐*のミネラル量　　　　　　　　　　　　　　　　　　　　　　　　　　（ /100 g）

		Ca (mg)	Mg (mg)	K (mg)	Fe (mg)	Zn (μg)	Cu (μg)
四訂日本食品標準成分表値 7-21-a 2917 豆腐―木綿―		120	32 (85)	85	1.4	680	150
試料 No.							
b	もめん	134	31	214	1.8	785	216
c	手づくりA社もめん	65	67	204	2.3	1022	259
d	B社もめん	70	63	174	2.0	1129	230
f	K社もめんとうふ	163	28	180	1.7	831	208
201	K社もめんとうふ	149	33	187	1.4	750	217
a	本にがり木綿	31	61	209	1.5	718	257
e	K社にがりもめん	54	71	198	2.3	945	191
200	K社にがりもめん	50	71	198	1.6	858	249
四訂日本食品標準成分表値 7-21-b 2913 豆腐―絹ごし―		90	29	140	1.1	650	160
202	M社きぬとうふ	42	78	258	0.2	640	159
202	〃（Homogenize）	49	77	290	0.1	673	175

*岡山，大阪で購入したもの

表19 沖縄県民のカルシウム・マグネシウム摂取量

	人数	摂食量/日 (g/日)	カルシウム 摂食量/日 (mg/日)	マグネシウム 摂食量/日 (mg/日)
a）沖縄県での 大正期の再現食	5	4,050 ± 485	2,158.77 ± 499.85	878.35 ± 103.97
b）岡山県での現在の食事	15	2,103 ± 518	608.98 ± 242.49	249.87 ± 86.69
c）岡山県での現在食(男)	10	2,671 ± 519	795.68 ± 224.88	257.62 ± 48.60
岡山県での現在食(女)	10	2,123 ± 532	551.47 ± 169.38	193.46 ± 29.72

　ジャーガルは植物養分の含量が高く，世界的にみても肥沃な土として分類される．しかし，排水が悪く，湿ると粘り気が強くなったり，乾くとコンクリートのように硬くなったり，深いヒビ割れができたりするなどきわめて扱いにくい土壌である．そのため農作業が困難である．一般に地上部を利用する作物の栽培が中心である．またアルカリ性であるので，好酸性の植物を植えると強度の鉄の欠乏症を起こし，枯死してしまうので好アルカリまたは耐アルカリ性作物がよくできる土壌である．
　主な作物はサトウキビであるが，土が硬く取り扱いにくいため，一般的に地下部を利用する作物の栽培が中心で，サヤインゲン，カボチャ，オクラ，冬瓜などが主な産物である．
《沖積土壌》
　河川の流域やデルタなど低地で，水によって運搬され堆積した土砂や海底にたまった土砂が陸化し，土壌生成作用を受けてできた土壌で，低地土(カクニ)ともいう．沖積土はその多くが海岸平野

部に分布しており，砂質，粗粒の褐色低地土，灰色低地土，グライ土が多い。低地は水田として利用され，帯状で高い所は畑に利用されている。地温が上がり易いため，施設栽培が多く行われている。

V. 結　語

（1）沖縄県下各地域の地下水・湧水および水道水中のミネラルを分析し，沖縄の土壌分布図をも考慮しつつ，日本全国のミネラルウォーターおよび水道水中のミネラルと比較検討した。その結果，沖縄県下の各地域の地下水および水道水中のカルシウム，マグネシウム値が日本全国の水道水中のカルシウム，マグネシウムの平均値を上回っていた。

（2）沖縄県下で栽培された野菜を中心に食品中のミネラルを分析した。その結果，「四訂日本食品標準成分表」に記載されているカルシウム，マグネシウムよりも多い食品が多かった。また，「四訂日本食品標準成分表」に記載されていない沖縄特有の食品にも，カルシウム，マグネシウムが多く含まれていた。

（3）沖縄県での大正期の食事を再現し，沖縄県および岡山県の人々の現在の食事を陰膳法にて収集して，カルシウム，マグネシウムなどのミネラルを分析した。その結果，予測以上の食事量であり，カルシウム，マグネシウムの摂取量であった。現在，ミネラル分析を継続中で，ミネラル摂取の面より解析中であるが，沖縄県民調査に示されているカルシウムの摂取量などには，測定されていなかったものがあり，相当量のカルシウム，マグネシウム量の算定不足があったのではないかと現段階では推論される。

文　献

1) Schroeder H A.: Relation between mortality from cardiovascular disease and treated water supplies. J. Am. Med. Assoc. 172: 1902–1908, 1960.
2) Sonneborn M, Mandelknow J.: German studies in health effects of inorganic drinking water constituents, Sci. Total Environment 18: 47–60, 1981.
3) 八瀬善郎: 運動ニューロン疾患の金属代謝，マグネシウム，1: 1–11, 1982.
4) 郡健二郎，石川泰章，片山孔一，児玉光正，高田昌彦，加藤良成，片岡喜代徳，井口正典，栗田　孝: 地質および飲料水中のマグネシウムによる尿路結石の予防効果について，マグネシウム，8: 229–239, 1989.
5) 大浦　孝，三村悟郎，佐久本政紀: 沖縄県における高血圧の疫学的研究，民族衛生，56: 64–71, 1990.
6) 遠山英一: 沖縄県における飲料水水質とその死因別死亡率の関係，民族衛生，61: 69–82, 1995.
7) 沖縄県環境保健部: 県民栄養の現状 平成5年度県民栄養調査成績，沖縄，1995.
8) 高橋正侑，石井浩子，菊永茂司: ミネラルの栄養学的評価（IX）—ビール，ミネラルウォーター中のミネラルについて—，ノートルダム清心女子大学紀要，37: 89–94, 1992.
9) 尚　弘子: 四季の食生活，尚　弘子他編: 日本の食生活全集47 聞き書沖縄の食事，東京，農山漁村文化協会，pp. 68–82, 1988.
10) 外間ゆき，新垣博子，尚　弘子，宮城節子，桂　正子，金城須美子，東盛キヨ子: 明治後期から大正初期にかけての沖縄における日常食の食品使用上の諸特徴，家政学雑誌，31: 145–153, 1980.
11) Shigeshi Kikunaga, Hiroko Ishii, Masayuki Takahashi: The bioavailability of magnesium in spinach and the effect of oxalic acid on magnesium utilization examined in diets of magnesium-deficient rats. J. Nutr. Sci. Vitaminol, 41: 671–685, 1995.
12) 吉永　淳，木村美恵子，永井清久，糸川嘉則，本郷哲郎，鈴木継美: 日本茶の亜鉛含量，日本栄養食糧

学会誌，40: 416-418, 1987.
13) 池辺克彦，西宗高弘，田中凉一: ICP 発光分析法による食品中の 17 金属元素量について―菓子類，調理加工品類，嗜好飲料類および調味料類―，食品衛生学雑誌，32: 183-191, 1991.
14) 大城喜信: 土と農業，木崎甲子郎，目崎茂和編: 著琉球の風水土，東京，築地書館 kk., pp. 101-112, 1984.

ライフスタイルの地域差と長寿並びに健康
―― 沖縄の食生活を中心とした文献的考察 ――

大藤高志, 佐藤　洋

[キーワード: 沖縄県の食生活, 長寿, 栄養, 人口動態統計]

　沖縄県の「県民栄養の現状」によると, 長寿である沖縄県の食生活の一般的な特徴として, 低食塩摂取, 高ビタミンAと緑黄色野菜の摂取, ほぼ適正な動物性・植物性脂質比, 低い糖質, 砂糖類, 菓子類の摂取などが挙げられる。これらは, 健康維持・増進に重要な要素であると考えられた。しかし, 長寿の老人がどのような一生を送っているかという実情を明らかにすること, 高い乳児死亡率などが女性の栄養障害に基づくものであるか否かを詳しく検討することも今後の重要な課題であると考えられた。

はじめに

　わが国の高齢化率は, 平成7 (1995) 年の時点では先進諸国とほぼ同程度であるが (14.8%), 平成12 (2000) 年には世界最高の水準となり, 21世紀初頭には, 世界のどの国もこれまで経験したことのない水準に達すると予測されている[1]。人口構造の高齢化に影響を与える要因は, 長寿化と少子化である。

　沖縄県の高齢化率は日本一ではないが, 沖縄の人は長寿であると言われている。確かに, 1996年「国民衛生の動向」[2]によると, 女性は昭和50年以降連続して平均寿命はわが国第1位であり, 男性は常に第1位ではないが上位に位置しており, 総じて沖縄県が, 県内地域差はあろうが, 長寿の県だと言って間違いないだろう。

　日本は最早充分長寿の国となっており, 今後は「健やかに長寿で, 出来る限り自立した質の高い生活を送ることが出来るようにすること」が求められる。このためには, 生涯にわたる健康づくりが不可欠で, この観点から沖縄県の長寿の実態を知ることは, これからの日本の高齢化社会対策を考えていく上で意義あることだろう。

　ところで, 長寿の実態を明らかにするためには, 本来, 経済因子を始めとする多因子を総合的に解析する必要があるが, それは筆者の能くするところではない。従って, 先ずわが国の人口動態統計を手がかりに, 沖縄県の食生活を中心としてこの問題の検討を始めたい。

　「平成7年度人口動態統計の概況」[3]によると, 沖縄県では, 三大死因である悪性腫瘍, 脳血管疾患, 心疾患(これらは基本的に老人の疾患である)を始め, 肺炎, 老衰などすべての死亡率が東北6県のそれよりも遥かに低い。当然ながら全国平均よりも有意に低い。三大死因による死亡率が極度に低いこと自体は重要で, そのような結果が如何なる条件の下で達成されたかが明らかになれば, 「健やかに老いるためには何が重要か」についてかなりの解答が得られることは明らかである。そ

れ故に，現在多方面からこの問題に検討が加えられているのであり，今回の班研究の課題にもなったと理解される。

ところで，人口動態の概況に関して以下の2点を指摘したい。第1点は，三大死因のみならず肺炎や老衰による死亡率も極めて低いことである。肺炎や老衰による死亡も少ないとなると，「沖縄の長寿の老人は然らば何で死亡するのか。沖縄の老人は一生をどう過ごしているのだろう」という疑問が生じてくるが，これに答える実態調査が必要であろう。自殺率と肝疾患による死亡率がやや高い傾向にあることに意味があるとすれば，沖縄の長寿も決して喜べないが，事実はそうではないのだろう。沖縄では病院で死亡する割合がやや高いので，死因を明らかにしやすい状態にあると思われる。第2点は，沖縄県の合計特殊出生率（1.87），出生率（13.2）は，山形の合計特殊出生率を除き東北各県のそれより遥かに高い一方で，乳児死亡率，新生児死亡率，周産期死亡率何れも東北各県より高値である事実である。新生児死亡率等の高値は，単に周産期・新生児医療体制の遅れを示しているのではなく，或いは女性側に栄養障害等の特殊な事情があるのではないのかと疑われる。要するに，「沖縄県は乳児死亡率，新生児死亡率等が大変高いにもかかわらず，それ以上に生まれる割合が大きいことと長寿であることで，高い人口自然増加率を維持している」のであり，殊に高い乳児死亡率などは極めて重大な問題だが，今回の研究の主題ではない。

ところで，長期にわたる地域性の高い食生活が疾病構造や死亡構造に特徴をもたらすと考えられている。そこで，沖縄県の食生活が，がん，脳卒中あるいは心疾患による死亡率の低い日本有数の長寿県を作り出した大きな要因であると考え，沖縄県の食生活全体の特徴を文献的に検討し，その特徴を通して東北地方が沖縄から学ぶべきものがあるならそれは何かを考察することとした。その際，沖縄県での極めて高い乳児死亡率等を説明する食生活上の特徴が見いだされるか否かにも注目した。

I. 研究方法

既に述べたように，沖縄県ではがん，脳卒中あるいは心疾患による死亡率が全国的に見て極めて低いので，今回は沖縄県の「県民栄養の現状」（平成5年度県民栄養調査成績）[4]を基に，「栄養と長寿並びに健康」の観点から文献的検討を行った。

II. 研究結果

沖縄県の栄養素等摂取量を全国と比較すると，カルシウムの摂取は不足していて，海草，小魚，牛乳の摂取増が奨励されている。エネルギー摂取，蛋白質摂取は全国平均をやや下回るもののほぼ適正な摂取範囲にある。脂質摂取はやや上回っていて，エネルギー比では30.1％とかなり高いが，植物性・動物性脂質の摂取比は1:1と良好である。この高い脂質摂取はやや高めの総コレステロール値と関連するものだろう。糖質摂取は少ない。

食塩摂取量の低さは特徴的で，10.8gは全国平均より2.1gも低い。ビタミンAの摂取量が全国をかなり上回る。逆に，ビタミンB_1，B_2，Cは少ない傾向にある。

食品数・食品群別摂取量の比較では，沖縄県で明らかに高いのは，その他の穀類，緑黄色野菜類，調味嗜好飲料類，獣鳥肉類等で，とりわけ緑黄色野菜と調味嗜好飲料類が高い。逆に摂取が明らか

に低いのは，米類，いも類，砂糖類，菓子類，果実類，キノコ類，魚介類で，果実類は殊に低い。油脂類はほぼ全国並みである。パン，麺類，種実類摂取量も低い傾向にある[4]。

沖縄県の高い乳児死亡率，新生児死亡率等を説明し得る食生活上の特徴を今回のデータに見いだすことはできないと思われた。

秋田県の3地点と岩手県の2地点での比較では，全死因ならびに胃がん標準化死亡比の最も低い岩手県の三陸で，蛋白質，カルシウム，ビタミンCの摂取が他の4地区に比して多い傾向にあり，全死因標準化死亡比の高い秋田県の鳥海で，カルシウム，鉄，ビタミンAとC摂取が少なかったが，結論として，栄養摂取量と標準化死亡比の間に有意な相関は認められていない。これまでの研究で味噌汁の摂取ががんの発症に抑制的に作用することが明らかにされているが，味噌汁の具が重要でその種類を増やすべきであるとされている[5]。

宮城県の都市部(仙台市)と農村地帯(田尻，涌谷)の比較では，涌谷，田尻で高い脳卒中，大腸がん，肝がんの発症率を両地域共通の食生活(米，味噌，漬け物の摂取)から説明できなかった[6]。

III. 考 察

今日，老化防止に役立つ因子は栄養と運動であるとされている。細胞死はプログラム死すら環境に影響され，環境の中で最も大切なのが栄養である[7]。胃がん，大腸がんなどの発症に，遺伝的要因よりも環境要因，特に食生活の果たす役割が大きいとされているが，疾病と環境との密接な関わりを示す好例がグアム島特有のパーキンソン・痴呆症である。本疾患の病因に関してアメリカ NIH の Gajdusek らの徹底的な研究がなされ，その結果，遺伝性や slow virus を含む感染症等は否定され，外因・環境要因説が残り，高アルミニウム・低カルシウム濃度の飲料水とある種の蘇鉄に含まれる neurotoxin が原因であろうとされた。この環境説の正当性は，第二次大戦後グアム島がアメリカ化され飲料，食糧事情が改善されるに伴い患者数が激減したこと，グアム島に移住し長年原住民と同じ環境下に過ごしたフィリピン人にも本疾患が発症した事実などから支持されている[8,9]。東ニューギニアの疾患 Kuru についても同じことが言える。本疾患の発症は，宗教的意味を持った食人の習慣が失われたことで消滅した[10]。

秋田県は東北を代表する脳卒中多発県であったが，現在の脳卒中発症率は1960年代の3分の1に減少し，平均寿命も全国平均とほぼ同程度に改善されてきている。この素晴らしい成果の原因は，一言で言えば「食塩摂取量が結果として減少したため」ということになるが，その成果は，実は多数の人々の長年の自己犠牲的活動を必要とした要因，即ち，関係者の長年月にわたる減塩の徹底や蛋白質摂取の増加のための食生活改善への取り組み，検診の普及と早期発見への寝食を忘れた懸命な努力に，時代とともに進んだ住環境の整備，農作業の機械化などが総合的に機能した結果であると考えられる。従って，沖縄県の低い食塩摂取量にしても，これを直ちに三大疾患による死亡率が低いことに結びつけても殆ど意味がないだろう。食生活を細かく要素に分解して分析する方法のみでは，正しい実態に基づいた健康維持・増進策は得にくいことを，秋田県と岩手県での比較，宮城県内2地域での比較の結論が示している[5,6]。

「最近国民の食塩摂取増加が現実に起きている」との厚生省の見解[11]に対して，「それは見かけ上の増加だ」との反論が出ている[12]。食塩摂取という問題ですら専門家の意見が一致するとは限らないのであり，現時点では，沖縄県の老人がどのような一生を迎えているかが明らかになっていない

以上，例えばカルシウム摂取量の不足をはじめとして食生活上の諸々のデータの解釈が難しいと思われる。ただ，前述の低食塩摂取量の他，高ビタミンAおよび緑黄色野菜の摂取，ほぼ適正な動物性・植物性脂質比，低い糖質や砂糖類・菓子類摂取などは，健康維持・増進にプラスに働く要素として評価し参考にすべきである。老化を遅らせる即ち細胞死を遅らせる要素の1つは，スーパーオキシドジムスターゼ活性を出来る限り維持するか低下させないことである[7]。

いずれにせよ今後，沖縄の長寿の老人の生涯の実態を踏まえた食生活に関する疫学的調査・検討が行われるべきだろうと思う。またこれは今回の主題ではないけれども，全国的に高い沖縄県の乳児死亡率，新生児死亡率，周産期死亡率は放置できないので，栄養の面からこの問題を追求すべきである。妊娠・出産可能な年代の女性の栄養状態がこの重大な問題に関わっていないのか，詳しい調査・研究が求められている。

日本は既に充分な長寿国であるが，沖縄県の食生活の特徴である，低食塩摂取，高ビタミンAと緑黄色野菜の摂取，ほぼ適正な動物性・植物性脂質比，低い糖質，砂糖類，菓子類の摂取などは，健康維持・増進にプラスの要素であり，東北地方もこれを参考にすべきであろう。それと同時に，人口動態統計に表れた数値に隠されている現実の姿を明らかにする目的で，長寿である沖縄の老人の生涯の実態，妊娠・出産可能世代の女性の栄養状態の実態に迫る食生活調査が行われるべきだと考える。

文 献

1) 総務庁: 高齢化社会白書のあらまし，官報資料版 第2037号，平成8年12月.
2) 国民衛生の動向，42巻9号，厚生統計協会，1995.
3) 厚生省大臣官房統計情報部: 平成7年度人口動態統計(確定数)の概況，1998.
4) 沖縄県環境保険部: 県民栄養の現状―平成5年度県民栄養調査成績―，平成7年3月.
5) 島田彰夫: 胃癌死亡率の地域差と住民の食生活，癌の臨床 32 (5): 692-698, 1986.
6) Nakatsuka H, Kasahara M, Watanabe T et al.: Urban-rural differences in food habits in north-eastern Japan. Ecology and Food Nutrition 21: 77-87, 1988.
7) 今堀和友: 老化とは何か，岩波新書 297, 1994.
8) Chen K-M, Makifuchi T, Garruto RM et al.: Parkinsonism-dementia complex in a Filipino imigrant: A clinocopathologic case report. Neurology 32: 1221, 1982.
9) Spencer PS, Nunn PB, Hugon J et al.: Guam amyotrophic lateral sclerosis parkinsonism dementia linked to a plant excitant neurotoxin. Science 237: 517, 1987.
10) Gadjusek DC: Unconventional viruses and the origin and disappearance of kuru. Science 197: 943, 1977.
11) 厚生省保健医療局健康増進栄養課: 平成6年国民栄養調査結果の概要，厚生の指標 43 (6): 39, 1996.
12) 竹森幸一: 国民栄養調査成績に見られる食塩摂取増加の要因解析(続報)，厚生の指標 44 (1): 15, 1997.

沖縄の民俗学的資料・文献による過去の食生活

伊達ちぐさ

[キーワード: 沖縄，過去の食事，さつまいも，豚肉，豚脂]

はじめに

　食事要因と長寿との関連を検討するためには，長寿者の現在の食事を調査するだけでなく，長寿者の過去の食事を明らかにすることが重要である。現在の長寿者が成人期に達した頃(大正時代から昭和初期)の沖縄の食事を民俗学的資料や文献をもとにして考察することにした。

　大正時代から昭和初期にかけての沖縄では，炊いたさつまいもとみそ汁が基本食で，これに主として夕食に野菜，魚，海草，豆腐などの副食が一品付けられていた。古くから養豚が盛んであること，中国大陸や台湾の影響も受けていたことから正月と盆には各家庭で豚を屠殺して食べ，余った肉は塩漬けにして保存し，月に1度程度の行事食として食べていた。また脂身からは脂肪を抽出して保存しておき，毎日の料理に調味料として利用した。当時の沖縄の食事の特徴は，主食として多量のさつまいもを摂取していたのでエネルギー，ミネラル類，ビタミン類の摂取は十分であったこと，豆腐や野菜や魚類も適度に摂取していたこと，少量ではあるが動物性脂肪を毎日摂取していたこと，行事食でたまには動物性たんぱく質を補給できたこと，塩辛い漬物を習慣として食べなかったので食塩摂取量も少なかったと推定されること，などから粗食ながらも本土の食事と比較するとバランスのとれた食事であったと推察できた。

I. 緒 言

　都道府県別生命表は昭和40年以来5年ごとに作成されてきたが，沖縄県については昭和50年，昭和55年，昭和60年，平成2年の4回作成されている[1]。沖縄県の平均寿命の全国順位は，男性では昭和50年は10位，昭和55年は1位，昭和60年は1位，平成2年は5位であった。女性は昭和50年以来1位を占めており，日本の長寿県である。わが国は男女とも世界でも有数の長寿国の一つであるので，沖縄県は世界でも冠たる長寿地域といえる。

　長寿を規定する要因は種々あげられるが，環境要因と遺伝要因が主たるものであると考えられている[2]。環境要因としては，気候風土，社会環境，家庭環境，職業，食事組成などがあげられる。食事は環境要因のひとつではあるが，重要な位置を占めている。長寿には現在の食生活のみならず過去の長年月にわたる食習慣が強く影響を及ぼしていると考えられるので，過去の沖縄における食生活の特徴を明らかにすることなくして，食事要因が長寿にどのように関与しているかを検討することは不可能である。そこで，現在の長寿者が成人期に達した大正時代から昭和初期の頃の食生活の特徴を，民俗学的資料や文献から明らかにすることにした。

II. 研究方法

1. 対象地域

沖縄県は大小 161 の島嶼から成っているが，有人島はその 3 割弱であると言われている。那覇からわが国の最西端の島である与那国島までの距離は，ほぼ東京から徳島県の距離に等しいくらい離れているので，島々や土地土地により農耕や漁労方法，祭や年中行事，料理や食物にはかなり相違がある[3]。したがって，本研究では沖縄本島の四地域(那覇:商業地域，糸満:本島南部の半農半漁地域，中頭:本島中部の農業地域，山原(瀬底島):本島北部の山地が多く耕地の少ない地域で漁業地域でもある)，宮古島，八重山(石垣)，与那国島の 7 地域に分けて食事の特徴を記載することにした。さらに，沖縄県の特徴を明らかにするため，対照地域として著者らの研究グループが長年にわたり脳卒中の疫学的研究を継続している新潟県 A-I 地区を選んだ。

2. 食事調査の方法

1) 大正時代から昭和初期までの食生活

文献と各種資料[3～6]の閲覧によった。

2) 昭和 10 年前後の食品摂取頻度

沖縄については，外間らによる科学研究費補助金研究成果報告書「沖縄における長寿者の食生活に関する研究」[7] を参照した。昭和 61 年～63 年に沖縄県本部町，知念村，那覇市，伊是名村，伊江村，粟国村の 85 歳以上の男性 63 名(平均年齢 87.5 歳)，女性 85 名(平均年齢 87.7 歳)の合計 148 名を対象に実施された，20～30 歳代当時の食品摂取頻度調査の結果を引用することにした。新潟県 A-I 地区については，著者らが昭和 51 年に女性 30 名(58～80 歳，平均 66 歳)を対象として，昭和 10 年前後の食事について聞き取った食品摂取頻度調査の結果[8] を引用した。沖縄の対象者の 72% は「ずっと生まれた場所に住んでいる」者で，新潟の対象者は全員昭和 10 年前後から調査時点まで継続して A-I 地区に居住しており，昭和 10 年頃に一般家庭で実際に調理に従事していた者であった。

III. 研究結果

1. 大正時代から昭和初期にかけての食生活

沖縄の 7 地域と新潟県 A-I 地区の日常食の特徴を示すため，料理を「よく食べたもの」，「時々食べたもの」，「たまに食べたもの」に分類して季節ごとに記載した。表 1 には基本食を，表 2 には副食をまとめて示した。

1) 基本食

① 主食

沖縄の日常食の基本は "うむ"(さつまいも)とみそ汁であった。さつまいもは煮て食べられる場合が多かった。くずいもはつぶして澱粉と混ぜて粘りを加え，"うむにー"(つぶしいも)として食べられていた。基本食に加えて，夕食には副食が時々付くというパターンであった。主食に用いられたさつまいもは，「12 人家族で 1 日分として 50 斤のうむを炊いた」という記録[3]に基づいて 1 人 1 日当たりの摂取量を計算すると 2.5 kg となることや，崎浜ら[9]が与那城村で 80 歳以上の老人から

表1 昭和初期における沖縄の日常食(基本食)
——文献的考察,沖縄本島四地域,宮古,石垣,与那国,新潟県 A-I 地区の比較——

		那覇	糸満	中頭	山原(瀬底島)	宮古島	八重山(石垣島)	与那国	新潟県 A-I 地区
		冬春夏秋	冬春夏秋	冬春夏秋	冬春夏秋	冬春夏秋	冬春夏秋	冬春夏秋	冬春夏秋
主食類	白飯	●●●●			○○○	○○○○		●●	
	粟飯								
	いも飯			●●●●					
	うむ(さつまいも)		●●●●	●●●●	●●●●	●●●●	●●●●	●●●●	
	じゅーしー(雑炊)	●●		●●●●		○○○○			
	そーみん(そーめん)	○	○○○○						
	白米かゆ					○○○○			
	かて飯(大根,大根葉)								●○
	かて飯(てんごぶかし)								○●
汁物	味噌汁の具								
	豆腐,はんだま	●●●●							
	豆腐,ねぎ,豚脂								
	とうがん,豚脂		●●	●●●					
	ちしゃ,豚脂		●●						
	すいぜんじな,豚脂				●				
	大根,からしな,豚脂			●					
	かんだばー			●					
	かぼちゃ,そーめん			●					
	あーさ,豚脂			●					
	魚,ねぎ				●				
	貝(琉球ひばり貝)				●				
	おから					●			
	大根葉,豚脂					●			
	豆腐					●●	●		
	あいご,ういきょう						●		
	卵						○		
	いもの葉,豚脂						●		
	大根,にんじん						●		
	にら,よもぎ						●		
	魚,へちま						●		
	たにし						●		
	大豆,ういきょうの葉						●●		
	へちま,いもかずら							●●●●	
	大根,二度いも								●○
	体菜								○
	青菜								○
	なす								○
	わらび								○
	その他の汁もの(具)								
	すまし(あーさ,豆腐)	●	●●						
	すまし(魚,豆腐)				●				
	呉汁			●		●			
	とうがん汁					●			
保存食	漬物,保存食類								
	たくあん	●●●●	●●	●●●		●●	●		○○○
	地漬け								
	パパヤ即席漬け					●			
	すくがらす		●●						
	いかがらす		●						
	油味噌					●			
	きゅうり漬物								○○○
	なす漬物								●○
	とばす(蓮根味噌漬)								○ ○○

●: よく食べたもの　○: 時々食べたもの

表2 昭和初期における沖縄の日常食(副食)
――文献的考察，沖縄本島四地域，宮古，石垣，与那国，新潟県 A-I 地区の比較――

	那覇				糸満				中頭				山原 (瀬底島)				宮古島				八重山 (石垣島)				与那国				新潟県 A-I 地区			
	冬	春	夏	秋	冬	春	夏	秋	冬	春	夏	秋	冬	春	夏	秋	冬	春	夏	秋	冬	春	夏	秋	冬	春	夏	秋	冬	春	夏	秋
んぶしー(実の多い汁物)																																
豆腐，菜っ葉類	●	●																														
へちま，ごーやー			●																													
ようさい				●																												
ちゃんぷるー																																
ごーやー，豆腐							●				●								●				●									
もやし，かぼちゃ，豆腐			●						●	●	●																					
しまな，豆腐	●																															
大根葉，ちしゃ，豆腐										●																						
大根，人参，豆腐																						●										
パパヤ，もやし，キャベツ																							●									
いりちー(炒め煮)																																
大根	●	●																														
人参			●																													
おから，人参					○	○	○	○																								
ちしゃ，ふだんそう									●	●																						
なまし																																
大根		●													●																	
もやし	●																															
うぶさー(味噌炒め煮)																																
大根，人参，豆腐等					●						●																					
黒いか											●																					
とうがん，豆腐																	●															
豆，菜っ葉																		●														
へちま																			●													
かぼちゃ																				●												
たこ，大根																					●											
にんにく葉，豆腐																						●										
野菜煮物(豆腐も入ることがある)																	●				●	●										
パパヤ炒め									●	●																						
パパヤ煮物																	○	○	○	○												
和物(豆腐，魚，野菜等)					●																●	●										
豆煮物(小豆，昆布，パパヤ)																	●				●											
ゆし豆腐					○	○	○	○									○	○	○	○	○											
豆腐													○	○	○	○	○	○	○	○					●	●	●	●				
魚(煮付け，さしみ，塩煮)					●	●	●	●					●				●	○	○	○	●	●			●	●	●	●				
ちきあぎー(魚のすり身の揚物)	●																															
煮豆(大豆，その他の豆)																													○	○	○	○
山菜・野菜のお浸しや和物																													○	○	○	○
根菜類の煮付け																													○	○	○	○
こぬかえび(野菜と煮付け)																													△			
めだかの佃煮																														△		
焼きふな																														△		
塩あじ(さけのこと)																																△
あゆ(焼き物)																															△	
さば(水煮，焼き漬)																																△
にしん(あぶり焼き)																														△		
ぬかいわしの焼き物																																△
うぐい(焼き物，味噌煮)																														△		

●：よく食べたもの　　○：時々食べたもの　　△：たまに食べたもの

聞き取りによって1人1日当たり3.6 kgと算出していることから，当時は1日当たり3 kg程度(廃棄率を10%とすると可食部は2.7 kg程度)の摂取量であった。

一方，新潟県A-I地区の日常食は，かて飯(かてまま)，みそ汁，漬物が基本で，主として夕食に副食が一品つけば上等というようなものであった。"かて"とはご飯にたし加えるもので，季節によって異なるが，大根や大根葉とくず米(てんごふかし)が主たるものであった。A-I地区近隣地域での「1年間に9人家族でうるち米36俵(うちくず米6俵，4斗入り)」という記録[6]から算出すると，1人1日当たり主食としての米の摂取量は4.5合弱(約600 g)となる。

両県の主食に含まれる栄養素量を1人当たり1日分として四訂日本食品標準成分表[10]を用いて計算すると，表3のようになった。

沖縄の地域別に主食を検討すると，那覇と与那国島は日常的に白飯が食されていた。那覇以外の地域は既述のように，日常食の主食はさつまいもであり，白飯は行事食とされていた。さつまいもと白飯以外には，"じゅーしー"(雑炊)がほとんどの地域で主食として食べられていた。"じゅーしー"には水気を多くして仕上げる"やふぁらじゅーしー"と，肉や野菜を入れて炊き込みご飯のように仕上げる"くふぁじゅーしー"があるが，日常的に摂取されていたのは前者で，後者は行事食であった。

② 汁もの

表2に示したように沖縄のみそ汁は具が豊富であり，特に青菜類が多いようであった。また，豚脂を加えていることも際立った特徴である。みそ汁以外に，あーさ(ひとえぐさ)という海草や豆腐を入れたすまし汁も季節によっては日常的に摂取されていたが，汁ものとしては，みそ汁が主であった。

新潟県A-I地区のみそ汁の具は，季節の山・野菜類が主なものであり，沖縄のように種類が豊富ではなかった。冬の間は大根や体菜の漬け菜が多かった。二度いも(じゃがいも)もみそ汁の味がよくなるので時々用いられたり，夏にはなすが，秋には大豆をつぶした"つぶし豆"が用いられることもあった。

③ 漬物類(保存食)

表3 沖縄および新潟県A-I地区における主食に含まれる栄養素量*
(大正〜昭和初期)

栄養素	沖縄 さつまいも (2.7 kg)	新潟県A-I地区 米 (600 g)
エネルギー (kcal)	3,321	2,136
たんぱく質 (g)	32.4	40.8
脂質 (g)	5.4	7.8
カルシウム (mg)	864	36
鉄 (mg)	13.5	3
カリウム (mg)	12,420	660
カロチン (μg)	270	0
VB1 (mg)	2.70	0.72
VB2 (mg)	1.35	0.18
VC (mg)	810	0

*四訂日本食品標準成分表より算出

沖縄ではみそ汁に加えて，漬物のような保存食が一品付けられる場合もあった。那覇ではたくあんが日常的に摂取されていたが，他の地域では長期保存がきく沖縄特産の黒砂糖で漬けた地漬(じーじき)が主たる漬物であった。大根，"もーうい"(しろうり)，"ごーやー"(にがうり)，らっきょうなどを黒砂糖で漬け込んでいた。これらの漬物は食事時に食べる地域もあるが，主としてお茶うけとして利用されていた。

"すくがらす"は，すく(あいご)の子を塩漬けにしたもので，おかずにしたり年寄りのお茶うけとしても用いられていた。"いかがらす"は，いかを細長く切って塩漬けにしたもので，保存しておき朝食時のさつまいもや豆腐と組み合わせてよく食べられていた。油味噌は豚肉を黒砂糖とみそを入れて味付けしたもので，さつまいものおかずやお茶うけに用いられていた。

新潟県 A-I 地区では，毎日の食事の中での漬物は欠かすことのできない大切なものであった。各家庭で毎年たくあん 150 本，大根のみそ漬け 100 本は欠かさず漬けたという。その他にも季節の野菜として，かぶ，きゅうり，なす，体菜，大根などが塩漬けで食されていた。野菜以外ではいわしを塩漬けにしておき，時々食べていた。

2) 副食
① 沖縄における日常食としての副食

沖縄では豆腐，葉菜類，根菜類を用いて具をたっぷりにしてみそ味で煮込む汁気の多い煮物"んぶしー"，季節の野菜と豆腐を手早く炒めた"ちゃんぶるー"，材料を炒めた後だし汁を加えて煮含める"いりちー"などの一品が主として夕食に付けられていた。これらの料理には豚脂や脂かすを加えていることが特徴であった。

豆腐は自家製で，汁の具，煮つけ，炒め煮，みそ煮にして普段の食事として食されていた。"ゆし豆腐"は，豆腐を箱に流し込んで固める前のもので，汁ごと鍋にとって少しだしを入れて沸騰させるか，そのまま食べていた。

また，"なまし"(酢の物)や，漁業を行っている地域では魚料理が副食として加えられることもあった。魚の調理方法は焼くことはほとんどなく，主として塩煮で食べられていた。ただし，与那国島においては魚の塩焼きやみそ漬けも利用されていた。

② 沖縄における行事食としての副食

沖縄の農家には必ず豚小屋があり，正月や盆に飼っていた豚をつぶしてご馳走とした。沖縄の豚料理の特徴はすべての部分を使いこなすことである。肉はもちろんのこと，血，内臓，耳，足，皮に至るまでおいしく料理して食べていた。残った肉は"すーちきー"(塩漬け)して貯蔵され，必要に応じて塩抜きをして行事の度に食されていた。沖縄の年中行事としては，農民の豊作祈願にちなんだもの，祖先崇拝の思想からきたもの，本土や中国から伝えられたものなど非常に多い。行事の度に米と豚肉を用いてご馳走がつくられていたので，月に 1 度は豚肉を食べていたことになる。また，やぎも沖縄では重要な動物性たんぱく質源であった。農家では手軽につぶして，豚肉のない時にやぎ汁やさしみにして食べていた。やぎ肉は豚肉と異なり，屠殺後はなるべく早く食べる方がよいとされ，保存されずに隣近所や親戚縁者が集まって，一時に食べる習慣になっていた。

沖縄は海に囲まれている割には魚料理があまり発達しなかったが，加工品としてのかまぼこは行事食としては欠かせないものであった。

③ 新潟県 A-I 地区の副食

新潟県 A-I 地区の副食は，煮豆，山・野菜のお浸しや和え物，根菜類の煮物が主なものであっ

た。動物性食品としては，冬に子ぶなどの雑魚を大根，玉ねぎ，里いもなどとともに具にしたみそ汁，川えびが採れた時せん切り大根と一緒にみそと酒粕で煮た物，春のめだか(うるめと呼ぶ)の佃煮，にしんの焼き物，夏のどじょうのはたきだんご汁，あゆ，うぐい，秋のさば，いわしが目立つ程度であった。鶏肉，卵，鮭，筋子，のっぺ(汁の多い煮物)，豆腐，団子類，飯ずしなどは晴れ食であった。

2. 昭和10年前後における主な食品群の摂取頻度

昭和10年前後での主な食品群の摂取頻度を沖縄と新潟県 A-I 地区についてまとめ，表3に示した。

沖縄の主食はやはりさつまいもが中心で，いもとみそ汁が基本であることには変わりがなかった。しかし，夕飯では約20%の人がご飯とみそ汁であると回答していることから，米を摂取する機会が増えているようであった。また，基本食に副食が付けられる頻度も増し，昼食と夕食については20%弱の人が毎日副食を付けていたと回答していた。日常的な副食として摂取頻度の高い食品は野菜類，魚介類，豆類(豆腐)で，毎日野菜類および魚介類または豆腐の副食を摂取しているようであった。

一方，A-I 地区ではかて飯が白い飯または麦飯(白い米飯に1～4割の麦)へと変わっていた。A-I 地区でのいも類も摂取頻度は高いが，これは煮物にして副食として摂取されているものであった。大正時代から昭和初期の頃に比較すると納豆を中心とする豆類と塩干魚の摂取頻度が多くなっているようであった。

IV. 考 察

さつまいも(甘藷)はフィリピンのルソン島から1594年に中国に伝わり，その後1605年に野国総管により沖縄に伝えられた。そして10余年後には沖縄全域にさつまいもの栽培は普及した。さつまいもは人間の主食となる一方で，豚や家畜の飼料にもなり，その上酒造りの原料としても適しており，沖縄の食生活の中心的位置を占めてきた。さつまいもの収穫は一斉に行わず必要量だけ収穫するため，畑には年中収穫可能なさつまいもが残されており，特別な貯蔵場所も不要なので非常に便利な主食であった。さつまいもは人間の食料を充実させることによって生活に安定をもたらし，その余裕によって家畜が肥えて繁殖し，その家畜によって土地が肥沃になるというように，さつまいも・人間・豚の関係は沖縄の農政上非常に重要なものであった[3]。

稲は中国から伝来したと言われているが，1600年代から沖縄の三大農作物(水稲・さつまいも・甘蔗)の一つとして二期作が行われてきた。しかし，昭和初期には那覇と与那国島以外の地域では白飯やもちは行事の時に晴れ食として食べられるだけであった。

当時のさつまいもや米の栄養素含有量が現代のものと同じであるとは限らないが，仮に現代と同じ組成として四訂日本食品標準成分表を用いて主食から摂取する栄養素量を計算してみた(表3)。これらの数値は摂取量そのものとして評価するのではなく，地域比較という意味で利用したい。すなわち，大量のさつまいもを主食として摂取していた沖縄では，米を主食としていた本土に比較するとエネルギーも多く，かつ微量栄養素の摂取量も多かったのではないかと推定された。

豚は1392年に中国の帰化人から沖縄に輸入されたと言われているが，当時の農家は食料が豊富

でなく豚の飼育の普及は不可能であった。しかし，既述のようにさつまいもが豚の飼料に適していたこと，気候が温暖で養豚に適していたこと，中国との国交が長かったことなどから，さつまいも導入後は養豚が一般農家に急速に普及していったらしい[3]。明治32年には沖縄での豚の屠殺頭数は，全国の5割余を占めていた[4]。やぎは1431年に中国から輸入され，農家の重要な家畜となっていた。昭和初期の家畜飼育頭数は，豚とやぎが圧倒的に多く，農家一戸当たり1.4頭であった。本土においては仏教の獣肉禁止の影響によりたんぱく質は主として植物由来または魚類によるものであった時代に，沖縄ではほとんどの人が月に1回程度と摂取頻度は多くないが，必ず豚肉ややぎ肉を食べていたのである。

動物性脂肪は少量ではあるが，毎日摂取していた。豚肉の脂身から加熱法で脂肪を抽出し，それを"あんだちぶ"と呼ばれる特別の容器に保存しておき，みそ汁，煮物，炒め物などとして日常的に使用していた。残った脂のしぼりかす(脂かす)も，薄塩をふって保存しておき炒め物，煮物，みそ汁に使用した。

海に囲まれているにもかかわらず，沖縄で漁業は振興せず，もっぱら自給を目的とするものであった。本土に比べて魚料理が発達しなかったのは，気候的に魚の鮮度を保ちにくかったことが原因と考えられている。珊瑚礁魚が多く大味なため，油で炒めてから煮るという沖縄独特の調理方法や，油で揚げるというように本土とは異なった調理方法でも魚類を食べていたのである。地域によっては日常的に魚料理を食べなかったところもあるが，行事食としてかまぼこを作り，脂缶に入れて祝いの日まで保存したという。また，かまぼこをかまどの上につるして薫製のように乾燥させ，鰹節の代わりに使われることもあった。

沖縄近海では，もずく，"あーさ"(ひとえぐさ)，"もーい"(いばらのり)が採れ日常食として食べられていたが，行事食用に北海道から昆布が持ち込まれていた。これらはだし用や塩昆布として用いるのではなく，豚肉と一緒に煮物や炒め物として用いられていた。沖縄の昆布の消費量は日本で一番多いと言われている[3]。

漬物は，気候の関係で浅漬はあまり発達せず，黒砂糖を使用する地漬けが主たるものである。塩漬けは長くても半年位しか保存できないが，黒砂糖漬けは2年も保存できるので，どの家庭でも漬けておいてお茶うけに利用されていた。塩辛い漬物を習慣的に食べないという点から，本土に比較して食塩摂取量は低かったであろうと推定できる。

地域別に食生活の特徴をみると，琉球王府時代から商都として栄えた那覇は，行事食として首里宮廷料理の伝統を偲ばせる華やかな食物が作られたという。

漁業の町である糸満では，那覇へ魚を売りにいって現金を得ていたが，売れ残った魚や小魚は自宅用として巧みに利用して料理していた。魚料理に加えて，5日に1度は作ったという大きい糸満豆腐が特徴であった。

畑作地帯の中頭では，基本食はさつまいもであったが，時に田芋，山芋，各種豆類や一年中豊富に採れる野菜を生かした食生活が営まれていた。

離島である瀬底島は，水は天水に頼らなければならず干ばつに苦しんでいたが，さつまいもとともに海から捕れた魚，貝，うに，たこなどが季節の味覚を添えていた。台風で畑のさつまいもが水腐れしたり，干ばつで被害を受けた時のために，さつまいもや蘇鉄を澱粉にしたり，魚を塩干ししたりして飢饉に備えていたという。

宮古島では，野の幸と山の幸に加えて，鷹，犬，かえる，かたつむり，蜂の子などの動物類を

様々に利用していた。

　石垣島では米の二期作を行っており，季節によってはさつまいもに加えて白飯も主食としていた。パパヤ(パパイア)をいろいろな調理方法で1年中利用することも特徴である。

　与那国島は，台湾から120 kmに位置する国境の島である。小学校を卒業するとほとんどの人が台湾に働きに行くというように台湾との交流が盛んであった。祭などの時の行事食は台湾のみならず中国大陸の影響も受けているのが特徴であるが，日常食の基本はさつまいもとみそ汁である。しかし，夕食時には粥や白飯を食べることが多かった。また，他の地域とは異なり行事食に牛肉を用いていたことも特徴の一つである[5]。

　以上のように地域によってそれぞれ特徴が異なるものの，総体的にみれば本土に比べると貧しいながらもエネルギーは十分で，たんぱく質もそこそこ摂取しており，ビタミンやミネラル類に富んだ食事であったと言えよう。特に，少量ではあっても毎日動物性脂肪が摂取されており，月に1回は豚肉から動物性たんぱく質も補給されていたという点に注目すべきである。

V. 結 論

　沖縄の過去(昭和初期)の食生活は，さつまいもとみそ汁を基本食として，野菜，魚，豆腐，海草の副食が一品，主として夕食につくような形態であり，貧しいものであった。しかし，大量のさつまいも摂取により十分なエネルギーとそこそこの量のたんぱく質を摂取できており，ミネラル・ビタミン類の摂取に不足はなかったであろうと推察された。それらに加えて，養豚が盛んであったこと，地理的な関係から中国大陸や台湾の食生活の影響も受けたことから，当時の本土では滅多に摂取されることのない動物性脂肪を毎日のように調味料として用いていた点，月に1回程度と頻度は低いが行事食として使用される豚肉を摂取することにより動物性たんぱく質も定期的に補給されていた点，塩辛い漬物を日常食として食べる習慣がなく食塩摂取量は本土より少なかったであろうと思われる点から，沖縄の食事は貧しいながらも当時の日本人の食事としてはバランスがよかったといえよう。

文 献

1) 厚生統計協会編: 国民衛生の動向，厚生の指標，46 (9，臨時増刊): 444, 1996.
2) 三村悟郎，村上啓治，佐久川よし子: 長寿地域の食習慣　日本における長寿地域，現代医療，23 (12); 35–43, 1991.
3) 日本の食生活全集　沖縄　編集委員会編: 聞き書き沖縄の食事，農山漁村文化協会，東京，1988.
4) 外間ゆき，他: 明治後期から大正初期にかけての沖縄における日常食の食品使用上の諸特徴，家政学雑誌，31 (3): 145–153, 1980.
5) 金城須美子: 与那国島の伝統的食生活の諸特徴，琉球大学教育学部紀要，26: 207–214, 1983.
6) 日本の食生活全集　新潟　編集委員会編: 聞き書き新潟の食事，東京: 農山漁村文化協会，1985.
7) 外間ゆき，他: 長寿者の食生活に関する聞き取り調査，沖縄における長寿者の食生活に関する研究，昭和63年度科学研究費補助金(一般研究 A) 研究成果報告書，2–14, 1989.
8) 田中平三，他: 新潟県農山村地区における栄養状態の変化と脳卒中，虚血性心疾患発生との関連，磯村孝二編: 厚生省循環器病委託研究 59 指-2　若年者から高齢者にいたる世代別栄養摂取の近年の変遷と循環器疾患の関連に関する研究，長野: 厚生省循環器病委託研究 59 指-2　若年者から高齢者にいたる世代別栄養摂取の近年の変遷と循環器疾患の関連に関する研究班事務局，47–63, 1987.
9) 崎浜喜久江，他: 沖縄県における長寿者の食生活に関する研究(その一)，第32回日本栄養改善学会講

演集,748–749, 1985.
10) 科学技術庁資源調査会編: 四訂日本食品標準成分表, 大蔵省印刷局, 東京, 1983.

沖縄の食生活

――国内および南米に居住する中年期男女に関する比較研究――

津金昌一郎

[キーワード: 食品摂取頻度，栄養素摂取量，脂質，塩分，ビタミンC，南米移住者]

はじめに

　沖縄に特徴的な食生活を明らかにする目的で，沖縄を含む国内5地域において，中年期男女を対象に行った疫学調査で得られた食品・栄養素摂取状況や生体試料中の食品・栄養素成分の濃度を比較検討した。また，南米ボリビア，ブラジル，ペルーへ移住した沖縄出身者についても他地域出身者との比較を行った。

　国内の対象は，沖縄県石川，岩手県二戸，秋田県横手，東京都葛飾北，長野県佐久の各保健所管内より無作為抽出した40～49歳の男性634名とその妻373名で，エコロジカル研究の一環として行って得た食品摂取頻度調査，3日間食事記録調査，血液・尿分析のデータを用いた。また，沖縄県具志川市・恩納村，岩手県二戸市・軽米町，秋田県横手市・雄物川町，東京都葛飾区，長野県南佐久郡8町村の40～59歳住民を対象とした，コホート研究のベースライン・アンケートにおける食品摂取頻度調査への回答データ(男性23,029名，女性25,914名)を用いた。また，ボリビアは，サンタクルス市郊外のオキナワ移住地(148名)とサンファン移住地(113名)で行った食品摂取頻度調査，ブラジルは，サンパウロの沖縄県人会員(51名)と岩手・秋田・長崎県人会員(54名)へ行った食品摂取頻度調査と24時間尿調査，ペルーは，リマで無作為抽出した日系人127名(内，父親が沖縄出身者67名)への食品摂取頻度調査のデータを用いた。

　沖縄県石川保健所管内地域の食生活の特徴として，牛肉，チーズ，炒め物・揚げ物の摂取頻度が高く，脂肪摂取量が多い，一方，塩蔵を含む魚介類，果物，漬け物，大豆製品，味噌汁の摂取頻度が低く，食塩摂取量が少ないという特徴が認められた。生体指標を用いた場合も，食生活を反映する結果であり，総コレステロール，中性脂肪，尿酸，ビタミンE濃度，リコペン濃度が高く，食塩，ビタミンC濃度が低かった。血漿ビタミンC濃度の低さは，栄養計算上のビタミンC摂取とは矛盾しており，果物摂取と相関し，野菜部分のビタミンCが"炒める"という沖縄に頻繁に行われる調理形態により，生体内のビタミンCとしての寄与が少ないことを示唆した。また，南米に在住する沖縄出身者においても，食生活について国内で認められた同様の特徴が検出された。

　沖縄の食生活は，日本の他地域のそれとは明らかに相違が認められ，その相違は南米へ移住した沖縄出身者の間にも継承されていた。

I. 緒言

沖縄は長寿であるとともに、その疾病構造が特異的で、本土と比較して脳血管疾患や悪性新生物による死亡が低率である。さらに、悪性新生物の中では、胃がんや乳がん死亡が低率である一方、肺がんや子宮がん死亡が高率であるという特色を有する。このような背景をもたらす要因の一つとして、食生活の差違が挙げられるが、中年期男女に焦点をあて、沖縄在住者の食品・栄養素の摂取状況を、他地域の在住者との比較を通して明らかにし、疾病構造との関連で考察する。また、国外へ移住した沖縄出身者において、沖縄の食生活の特徴が認められるか否かについても、あわせて検討を行う。

II. 研究方法

以下の研究の一環として収集した食品・栄養素摂取に関するデータに基づいて、沖縄と他地域の比較を行った。

A. エコロジカル研究[1]

がん、特に、胃がん死亡率に差がある国内5地域において、住民のライフスタイルや健康指標との関連を検討し、地域レベルでの胃がんリスクを規定する要因を明らかにすることを目的として行われた研究である。対象は、胃がん死亡率に較差が認められる沖縄県石川(超低リスク)、岩手県二戸(低リスク)、長野県佐久(中リスク)、秋田県横手(高リスク)、東京都葛飾北(高リスク)の5保健所管内の住民名簿より無作為抽出した40～49歳の男性合計880名(内、沖縄170名)のうち調査に参加した634名(内、沖縄129名)とその妻373名(内、沖縄93名)である。

調査は、沖縄石川と岩手二戸は1989年2月に、秋田横手と長野佐久は1990年2月に、東京葛飾北は1991年の2月に実施された。食生活の指標として、面接アンケートにより聞き取った38食品の摂取頻度、3日間の食事記録調査より計算された食品・栄養素摂取量、血液中の脂質や抗酸化微量栄養素濃度、24時間尿中の電解質量などのデータを用いた[2~6]。

調査の概要を表A-1に各地域の主要死因別死亡率を表A-2に、悪性新生物の部位別死亡率を表A-3に示した。沖縄石川地域の死亡の特徴としては、全死因、悪性新生物、脳血管疾患の年齢調整死亡率が男女ともに5地域の中で最も低いという点が挙げられる。また、心筋梗塞やその他心疾患による死亡率も日本全国と比較すると有意に低値である。また、悪性新生物死亡に関しては、男性の食道と白血病死亡が日本全国と比して有意に高く、胃、女性の結腸、肝臓、膵臓が有意に低いという特色がある。

B. 厚生省コホート研究[7]

大規模集団の長期追跡調査によって、がん・循環器疾患の危険因子を明らかにし、わが国の成人病対策を推進するための基礎資料を得ることを目的に行われている研究である。対象は、国内11保健所管内の約14万人の地域住民である。ここでは主として1990年の2月にベースライン調査が実施された、沖縄県石川保管所管内の具志川市と恩納村、岩手県二戸保健所管内の二戸市と軽米町、

表 A-1 エコロジカル研究の調査概要（40～49歳の男性とその妻）

	岩手県二戸保健所管内	秋田県横手保健所管内	東京都葛飾北保健所管内
主調査			
調査期間	1989年2月6日～23日	1990年1月22日～3月1日	1991年2月1日～3月19日
調査日数	13日間	15日間	16日間
対象者数	175名(男性)	170名(男性)	195名(男性)
調査数	134名(男性)	133名(男性)	118名(男性)
調査率	77%	78%	61%
妻の調査数	70名	80名	51名
妻の調査率*	52%	60%	43%
市町村別	二戸市　59(84)　妻 23(39) 軽米町　24(80)　妻 10(42) 九戸村　11(65)　妻 11(100) 浄法寺町　9(60)　妻　4(44) 一戸町　31(72)　妻 22(71)	横手市　50(77)　妻 25(50) 増田町　9(64)　妻　3(33) 平鹿町　19(86)　妻 14(74) 御物川町　14(82)　妻 10(71) 大森町　7(58)　妻　5(71) 十文字町　20(87)　妻 13(65) 山内村　5(63)　妻　4(80) 大雄村　9(100)　妻　6(67)	
オプション調査			
24時間尿	66名(男33, 女33)	73名(男43, 女30)	66名(男36, 女30)
食事調査	52名(男26, 女26)	91名(男50, 女41)	98名(男63, 女35)

	長野県佐久保健所管内	沖縄県石川保健所管内
主調査		
調査期間	1990年1月25日～2月7日	1989年2月13日～3月13日
調査日数	13日間	19日間
対象者数	170名(男性)	170名(男性)
調査数	120名(男性)	129名(男性)
調査率	71%	76%
妻の調査数	79名	93名
妻の調査率*	66%	72%
市町村別	佐久市　70(70)　妻 40(57) 臼田町　21(81)　妻 18(86) 佐久市　8(62)　妻　4(67) 八千穂村　5(63)　妻　5(100) 小海町　5(56)　妻　3(60) 南相木村　1(100)　妻　1(100) 北相木村　1(100)　妻　1(100) 南牧村　4(80)　妻　3(75) 川上村　5(71)　妻　4(80)	石川市　23(85)　妻 20(87) 具志川市　57(76)　妻 37(65) 恩納村　8(89)　妻　7(88) 宜野座村　6(86)　妻　6(100) 金武町　9(69)　妻　4(44) 与那城村　12(71)　妻　9(75) 勝連町　14(64)　妻 10(71)
オプション調査		
24時間尿	87名(男48, 女39)	64名(男32, 女32)
食事調査	87名(男41, 女46)	55名(男27, 女28)

*男性被調査者のうち妻の調査を行い得た者の割合

表 A-2　エコロジカル研究における対象地域の主要死因別年齢調整(世界人口)死亡率
（人口 100,000 対）(1985–1989)

	ICD 9	岩手 (二戸)	秋田 (横手)	東京 (葛飾北)	長野 (佐久)	沖縄 (石川)	全国*
男性							
全死因		630.39+	544.29	579.53+	475.35−	458.17−	527.74
悪性新生物	140–208	127.11−	154.66	169.44+	130.90−	115.89−	150.84
虚血性心疾患	410–414	34.07	24.28−	54.90+	16.65−	23.63−	31.75
他の心疾患	420–429	94.99+	62.77	32.97−	55.72	43.36−	58.10
脳血管疾患	430–438	100.51+	91.97+	78.85	69.99	35.29−	72.20
女性							
全死因		336.34+	329.99+	358.27+	274.94−	225.29−	304.28
悪性新生物	140–208	68.38−	78.20	88.37+	68.13−	56.05−	77.82
虚血性心疾患	410–414	12.82−	14.89	28.36+	12.82−	13.17−	17.44
他の心疾患	420–429	52.66+	41.83	30.65−	29.18−	20.15−	42.17
脳血管疾患	430–438	70.33+	67.75+	64.76+	50.37	21.10−	51.32

* 1987 年日本全国の平均値
+ 1987 年全国平均値に比べて 0.05% 水準で有意に高い
− 1987 年全国平均値に比べて 0.05% 水準で有意に低い

表 A-3　エコロジカル研究における悪性新生物の年齢調整(世界人口)部位別死亡率 (1985–1989)

部位	ICD 9	岩手 (二戸)	秋田 (横手)	東京 (葛飾北)	長野 (佐久)	沖縄 (石川)	全国*
男性							
食道	150	4.50−	12.26+	11.43+	8.37	12.00+	7.09
胃	151	29.34−	49.08+	49.11+	38.33	17.27−	38.01
結腸	153	6.71	9.87	9.91	6.88	7.04	8.07
直腸	154	8.03	5.77	7.32	4.84	4.40	6.20
肝	155	7.90−	8.97−	22.86	10.84−	10.80−	20.69
膵臓	157	10.98	8.88	7.93	6.27−	3.93−	8.60
肺	162	27.08	27.79	26.86	27.28	27.20	28.72
乳房	177	—	—	—	—	—	—
子宮	179–182	—	—	—	—	—	—
前立腺	185	4.49	2.68	6.16+	5.21	3.16	3.55
リンパ腺腫	200–203	1.69−	4.25	3.72	4.84	8.12+	4.97
白血病	204–208	2.24−	2.23−	4.90	4.94	10.08+	4.74
女性							
食道	150	0.12−	0.83	0.64	0.41−	1.18	1.00
胃	151	12.46−	21.09+	20.50	12.71−	6.02−	17.21
結腸	153	5.35	8.03	7.40	8.49	2.37−	5.85
直腸	154	3.28	3.65	2.25	4.98	1.74−	3.30
肝	155	3.62−	3.32−	6.28	5.30	2.59−	5.58
膵臓	157	4.65	4.85	4.34	4.43	2.36−	4.70
肺	162	6.44	7.82	8.45	6.51	7.70	7.86
乳房	177	5.37	3.85−	7.83	4.02−	4.21	5.94
子宮	179–182	3.80	1.77−	6.86	3.47	6.18	4.61
前立腺	185	—	—	—	—	—	—
リンパ腺腫	200–203	1.26−	3.01	2.65	2.21	4.71	2.74
白血病	204–208	2.79	3.57	2.56	4.04	6.50+	2.85

* 1987 年日本全国の平均値
+ 1987 年全国平均値に比べて 0.05% 水準で有意に高い
− 1987 年全国平均値に比べて 0.05% 水準で有意に低い

表 A-4a　エコロジカル研究における年齢調整月当たり平均食品摂取頻度スコア(男性)

	岩手 (二戸)	秋田 (横手)	東京 (葛飾北)	長野 (佐久)	沖縄 (石川)	p Value
米飯 (a)	4.3	4.3	2.7	3.7	2.7	p < 0.001
麺	8.5	7.8	11.0	8.8	10.4	p < 0.001
パン	5.5	4.5	10.4	6.4	8.5	p < 0.001
牛肉	1.9	3.6	5.4	4.0	7.3	p < 0.001
豚肉	6.5	8.7	6.9	8.9	8.4	p < 0.01
鶏肉	6.7	6.5	4.3	6.0	6.6	p < 0.01
ベーコン，ハム，ソーセージ	5.6	7.8	5.0	7.9	8.0	p < 0.001
レバー(きも)，もつ	2.4	1.8	2.1	1.7	2.0	n.s.
卵	14.1	14.6	12.5	15.4	14.3	n.s.
チーズ	2.0	1.9	2.2	2.9	4.4	p < 0.001
牛乳や乳製品(チーズを除く)	11.8	10.6	12.4	14.6	11.7	p < 0.05
川魚	1.4	2.0	0.7	1.8	0.3	p < 0.001
青身魚	10.8	8.6	8.1	10.0	6.3	p < 0.001
赤身魚	7.0	8.9	6.8	8.3	7.1	p < 0.01
白身魚	6.4	5.0	3.7	4.7	4.1	p < 0.001
イカ，タコ	5.6	6.1	3.9	5.3	4.2	p < 0.01
カニ，エビ	2.0	4.1	2.9	2.2	1.6	p < 0.001
貝類	3.9	4.4	4.4	4.5	1.8	p < 0.001
果物	16.6	14.6	10.6	17.2	9.2	p < 0.001
みかん (b)	9.1	5.0	2.6	9.3	4.2	p < 0.001
りんご (b)	5.1	2.2	0.9	1.9	0.8	p < 0.001
オレンジ 100% ジュース	2.0	1.6	1.5	1.6	2.0	n.s.
他の果汁 100% ジュース	2.2	1.5	1.4	1.3	0.9	n.s.
低果汁分のオレンジジュース	1.6	2.9	1.6	1.9	2.4	n.s.
葉が緑の野菜	15.5	13.9	13.3	17.6	17.5	p < 0.001
黄色野菜	10.0	8.9	9.1	13.2	11.1	p < 0.001
その他の野菜	17.8	19.4	16.8	20.8	19.2	p < 0.001
野菜の漬物	17.7	18.5	15.0	20.3	7.6	p < 0.001
いも類	7.8	8.1	7.6	12.5	6.8	p < 0.001
きのこ類	6.4	7.1	5.9	8.5	4.2	p < 0.001
海草類	14.3	14.8	12.0	14.8	10.6	p < 0.001
大豆，大豆製品	19.7	20.1	13.5	14.6	13.3	p < 0.001
大豆以外の豆類	1.2	1.9	2.3	3.1	3.0	p < 0.01
味噌汁 (a)	2.8	2.5	1.2	1.8	1.4	p < 0.001
日本茶(緑茶) (a)	3.1	3.5	3.3	4.3	3.6	n.s.
中国茶(ウーロン茶) (a)	0.2	0.1	0.4	0.2	0.6	p < 0.001
紅茶 (a)	0.03	0.02	0.16	0.07	0.04	p < 0.01
コーヒー (a)	1.1	1.5	2.2	1.3	2.4	p < 0.001

(a): 杯/日
(b): 個/週

表 A-4b エコロジカル研究における年齢調整月当たり平均食品摂取頻度スコア(女性)

	岩手 (二戸)	秋田 (横手)	東京 (葛飾北)	長野 (佐久)	沖縄 (石川)	p Value
米飯 (a)	3.3	3.3	2.7	2.9	2.5	p < 0.001
麺	7.5	5.9	7.5	8.1	8.1	n.s.
パン	8.1	5.3	14.0	10.3	12.9	p < 0.001
牛肉	1.1	2.4	4.3	2.5	5.7	p < 0.001
豚肉	9.2	9.5	10.4	9.6	6.3	p < 0.001
鶏肉	9.0	7.8	5.9	7.7	6.6	p < 0.05
ベーコン, ハム, ソーセージ	7.0	8.2	5.8	8.3	8.4	n.s.
レバー(きも), もつ	1.9	1.0	1.1	1.2	2.1	n.s.
卵	17.3	17.2	14.3	17.5	16.5	n.s.
チーズ	2.2	1.5	2.3	3.7	5.9	p < 0.001
牛乳や乳製品(チーズを除く)	17.1	12.5	16.9	16.7	14.3	p < 0.01
川魚	0.5	1.5	0.2	1.3	0.8	p < 0.05
青身魚	10.8	9.6	9.1	10.1	6.0	p < 0.001
赤身魚	7.6	8.0	6.9	9.0	5.3	p < 0.001
白身魚	8.7	4.8	5.6	5.1	2.9	p < 0.001
イカ, タコ	5.4	5.1	2.8	4.6	2.5	p < 0.001
カニ, エビ	1.2	4.3	2.4	3.1	1.1	p < 0.001
貝類	5.0	3.7	4.1	5.1	2.7	p < 0.01
果物	20.9	19.7	17.6	21.9	13.9	p < 0.001
みかん (b)	8.9	6.3	5.8	11.7	4.6	p < 0.001
りんご (b)	4.4	2.7	1.1	2.2	1.1	p < 0.001
オレンジ 100% ジュース	1.4	1.2	1.4	1.5	1.2	n.s.
他の果汁 100% ジュース	1.1	1.2	1.2	1.2	1.3	n.s.
低果汁分のオレンジジュース	1.4	1.4	1.1	0.7	1.5	n.s.
葉が緑の野菜	18.1	14.2	15.6	19.2	19.6	p < 0.001
黄色野菜	16.6	13.8	13.6	17.1	16.5	p < 0.01
その他の野菜	19.9	20.8	18.6	22.2	19.9	p < 0.01
野菜の漬物	20.0	20.0	13.9	20.6	6.1	p < 0.001
いも類	11.2	11.5	12.0	17.1	10.4	p < 0.001
きのこ類	9.1	8.1	10.1	9.9	6.5	p < 0.01
海草類	17.4	15.5	14.0	17.3	14.3	p < 0.01
大豆, 大豆製品	22.2	21.0	16.5	17.3	15.6	p < 0.001
大豆以外の豆類	4.2	3.7	2.8	4.2	3.3	n.s.
味噌汁 (a)	2.4	1.9	1.1	1.7	1.4	p < 0.001
日本茶(緑茶) (a)	2.5	3.2	3.0	3.5	3.0	n.s.
中国茶(ウーロン茶) (a)	0.3	0.1	0.4	0.7	0.8	p < 0.05
紅茶 (a)	0.05	0.05	0.21	0.12	0.09	n.s.
コーヒー (a)	1.0	1.1	2.0	1.5	1.8	p < 0.01

(a): 杯/日
(b): 個/週

長野県佐久保健所管内の南佐久郡8町村，秋田県横手保健所管内の横手市と雄物川町，東京都葛飾保健所管内の葛飾区の40〜59歳の住民合計約5万人より自記式アンケートで得られた38食品の摂取頻度のデータを用いた。

沖縄石川地域では，10,453名（該当住民の74%）（男性5,156名，女性5,297名），岩手二戸では，9,101名（74%）（男性4,228名，女性4,873名），秋田横手では，11,754名（75%）（男性5,471名，女性6,283名），長野佐久では，10,887名（89%）（男性5,410名，女性5,477名）からアンケートの回答を得た。また，東京都葛飾保健所については，1990年から1994年の5年間に葛飾保健所の40歳と50歳の節目健康診査の受診者のアンケート回答6,748名（男性2,764名，女性3,984名）のデータを用いており，地域住民の無作為抽出標本でないことと，平均年齢が5歳ほど若いことを留意する必要がある。ベースライン・アンケート調査の概要を表B-1に示した。

C. 国外在住の沖縄系住民の食生活

1) ボリビア・サンタクルス郊外在住の日本人移住者[8]

第二次大戦後にボリビアに移住しサンタクルス市の郊外に設置された2つの集団移住地（沖縄からの移住者でのみ構成されるオキナワ移住地と主として長崎など九州からの移住者で構成されるサンファン移住地）に居住する日本人の移住者に対して1986年に実施した食生活アンケート調査（食品摂取頻度調査）のデータを用いた。オキナワ移住地において148名（男性66名，平均年齢56歳，女性82名，同54歳），サンファン移住地において118名（男性61名，同55歳，女性57名，同56歳）から回答が得られた。食品の摂取頻度を，1986年現在と移住前の日本における状況のそれぞれについて回答してもらった[9]。

2) ブラジル・サンパウロの県人会所属の日系人[10]

ブラジル・サンパウロ市にある沖縄，岩手，秋田，長崎の各県人会の会員に対して1990年に食生活を含むライフスタイルの聞き取り調査を実施した。沖縄県人会員51名，他の3県人会員54名の40〜59歳の男性より，食品摂取頻度のデータが得られた。

3) ペルー・リマ在住の日系人[11]

ペルー・リマ市に在住者より無作為抽出した日系人に対して実施したリマ日系社会総合調査に参加し，食生活に関するアンケート（食品摂取頻度調査）に回答した127名（男性53名，女性74名）の40〜59歳の男女のデータを用いた。このうち67名（男性29名，女性38名）は父親が沖縄県の出身者であったため，そうでないペルーの日系人との比較を試みた。

III. 研 究 結 果

A. エコロジカル研究

38食品の摂取頻度について，殆ど食べない: 0，週1〜2日: 6，週3〜4日: 14，殆ど毎日: 24の各スコアを与えて，月当たりの摂取頻度に変換した数値を男性については表A-4a，女性については表A-4bに示した。一部，頻度の高い食品（米飯，味噌汁，嗜好飲料）については，1日当たりの摂取杯数を，みかんとりんごについては，前の週7日間に食べた個数を質問した結果を示した。5地域中，沖縄で最も摂取頻度の高い食品は，男女ともに牛肉とチーズとベーコン・ハム・ソーセージであった。逆に最も低い食品は，青身魚（女性のみ），赤身魚（女性のみ），白身魚（女性のみ），川

表 A-5　エコロジカル研究における1日当たりの栄養摂取量(平均±標準偏差)

部位	岩手 (二戸)	秋田 (横手)	東京 (葛飾北)	長野 (佐久)	沖縄 (石川)	p Value
男性						
エネルギー (kcal)	2,554±86	2,330±64	2,197±61	2,203±72	2,204±86	p<0.01
たんぱく質 (g)	89±2	86±2	88±2	87±2	87±2	n.s.
動物性たんぱく質 (g)	41±3	44±2	46±2	46±2	49±3	n.s.
脂質 (g)	51±3	51±2	61±2	54±2	74±3	p<0.001
動物性脂質 (g)	28±2	28±2	31±2	30±2	40±2	p<0.001
炭水化物 (g)	337±8	308±6	302±5	316±7	273±8	p<0.001
カルシウム (mg)	602±38	498±28	513±26	546±31	569±37	n.s.
リン (mg)	1,349±34	1,313±25	1,281±23	1,307±28	1,271±33	n.s.
鉄 (mg)	14±1	13±0	12±0	12±0	13±1	p<0.01
食塩 (NaCl量) (g)	15±1	15±0	13±0	14±1	12±1	p<0.01
カリウム (mg)	3,065±112	2,875±82	2,781±77	2,775±92	2,863±110	n.s.
レチノール (μg)	597±201	846±147	364±138	342±165	706±196	n.s.
カロテン (μg)	3,219±296	3,045±216	2,813±203	2,904±243	3,561±288	n.s.
ビタミン B_1 (mg)	1±0	1±0	1±0	1±0	1±0	n.s.
ビタミン B_2 (mg)	2±0	1±0	1±0	1±0	1±0	n.s.
ナイアシン (mg)	18±1	20±1	20±1	20±1	20±1.0	n.s.
ビタミン C (mg)	101±9	101±6	102±6	112±7	117±8	n.s.
女性						
エネルギー (kcal)	2,145±111	1,943±88	1,934±86	1,849±91	1,712±98	p<0.01
たんぱく質 (g)	74±3	75±2	75±2	75±2	70±3	n.s.
動物性たんぱく質 (g)	34±3	38±3	39±2	38±3	34±3	n.s.
脂質 (g)	47±3	51±2	54±2	52±3	66±3	p<0.001
動物性脂質 (g)	27±3	29±2	28±2	29±2	30±2	n.s.
炭水化物 (g)	292±8	278±6	272±6	276±7	252±7	p<0.001
カルシウム (mg)	531±51	440±40	465±39	541±41	460±45	n.s.
リン (mg)	1,109±44	1,102±35	1,089±34	1,135±36	1,007±39	n.s.
鉄 (mg)	12±1	12±1	11±1	11±1	11±1	n.s.
食塩 (NaCl量) (g)	13±1	13±1	11±1	12±1	11±1	p<0.01
カリウム (mg)	2,843±141	2,754±110	2,577±107	2,740±2,740	2,651±124	n.s.
レチノール (μg)	549±295	419±232	36±225	129±239	467±260	n.s.
カロテン (μg)	2,865±423	2,661±332	2,486±321	2,862±342	3,298±372	n.s.
ビタミン B_1 (mg)	1±0	1±0	1±0	1±0	1±0	n.s.
ビタミン B_2 (mg)	1±0	1±0	1±0	1±0	1±0	n.s.
ナイアシン (mg)	15±1	17±1	17±1	17±1	17±1.0	n.s.
ビタミン C (mg)	101±13	112±10	114±10	126±11	111±12	n.s.

　エネルギーは年齢，BMI，1週間のアルコール摂取量，喫煙，運動量，学歴で補正した．その他の栄養素はさらにエネルギーを連続変数として補正した．

表 A-6　エコロジカル研究における血清脂質および尿酸濃度（平均±標準偏差）

部位	岩手 (二戸)	秋田 (横手)	東京 (葛飾北)	長野 (佐久)	沖縄 (石川)	p Value
男性						
対象者数	132	130	113	117	119	
総コレステロール (mg/dl)	193 ± 37	195 ± 34	202 ± 34	196 ± 35	202 ± 33	n.s.
中性脂肪 (mg/dl)	125 ± 73	148 ± 138	139 ± 112	144 ± 94	163 ± 142	n.s.
HDL コレステロール (mg/dl)	47 ± 12	51 ± 13	52 ± 12	49 ± 13	49 ± 13	$p < 0.01$
尿酸 (mg/dl)	5.4 ± 1.3	5.2 ± 1.3	5.6 ± 1.2	5.6 ± 1.5	5.7 ± 1.4	$p < 0.05$
女性(配偶者)						
対象者数	67	79	50	77	83	
総コレステロール (mg/dl)	185 ± 33	182 ± 32	186 ± 38	181 ± 27	192 ± 38	n.s.
中性脂肪 (mg/dl)	72 ± 32	82 ± 30	78 ± 31	73 ± 28	104 ± 78	$p < 0.001$
HDL コレステロール (mg/dl)	52 ± 11	57 ± 12	57 ± 12	58 ± 11	53 ± 13	$p < 0.01$
尿酸 (mg/dl)	3.5 ± 0.8	3.3 ± 0.8	3.7 ± 0.9	3.6 ± 0.9	4.0 ± 0.9	$p < 0.001$

表 A-7　エコロジカル研究における 24 時間尿中電解質値（平均±標準偏差）

部位	岩手 (二戸)	秋田 (横手)	東京 (葛飾北)	長野 (佐久)	沖縄 (石川)	p Value
男性						
対象者数	33	43	36	48	32	
評価対象者数	28	37	33	38	29	
尿量 (ml)	1,433 ± 591	1,497 ± 761	1,639 ± 750	1,562 ± 651	1,211 ± 469	n.s.
クレアチニン (g)	0.97 ± 0.29	1.12 ± 0.34	1.38 ± 0.60	1.05 ± 0.43	1.11 ± 0.37	$p < 0.01$
NaCl (g)	9.9 ± 3.56	13.4 ± 6.58	14.7 ± 8.15	11.9 ± 5.26	8.0 ± 3.21	$p < 0.001$
K (g)	1.33 ± 0.56	1.73 ± 0.80	1.98 ± 0.90	1.67 ± 0.99	1.26 ± 0.46	$p < 0.01$
Ca (g)	0.14 ± 0.07	0.17 ± 0.08	0.18 ± 0.10	0.16 ± 0.10	0.11 ± 0.05	$p < 0.05$
Mg (g)	0.07 ± 0.03	0.07 ± 0.03	0.09 ± 0.03	0.06 ± 0.03	0.06 ± 0.02	$p < 0.001$
女性(配偶者)						
対象者数	33	30	30	39	32	
評価対象者数	26	24	29	33	28	
尿量 (ml)	1,348 ± 444	1,094 ± 420	1,287 ± 453	1,165 ± 324	1,071 ± 381	n.s.
クレアチニン (g)	0.82 ± 0.21	0.72 ± 0.19	0.79 ± 0.26	0.66 ± 0.21	0.78 ± 0.22	n.s.
NaCl (g)	10.1 ± 3.19	11.9 ± 4.08	12.2 ± 4.93	9.1 ± 3.68	7.7 ± 2.67	$p < 0.001$
K (g)	1.42 ± 0.43	1.54 ± 0.52	1.90 ± 0.75	1.50 ± 0.70	1.29 ± 0.42	$p < 0.01$
Ca (g)	0.16 ± 0.10	0.14 ± 0.08	0.13 ± 0.08	0.12 ± 0.07	0.12 ± 0.05	n.s.
Mg (g)	0.07 ± 0.02	0.06 ± 0.02	0.07 ± 0.02	0.06 ± 0.03	0.05 ± 0.02	$p < 0.05$

表 A-8　エコロジカル研究における男性血漿中のビタミン C，ビタミン E，リコペン濃度*（μmole/L）

	岩手 （二戸）	秋田 （横手）	東京 （葛飾北）	長野 （佐久）	沖縄 （石川）
対象者数	131	132	118	114	128
ビタミン A					
中央値	2.3	2.8	2.3	2.5	2.2
平均±標準偏差	2.4±0.5	2.8±0.6	2.4±0.5	2.5±0.6	2.2±0.6
ビタミン C					
中央値	45	45	46	48	36
平均±標準偏差	46±15	45±14	44±16	47±13	35±15
ビタミン E					
中央値	22	22	21	23	25
平均±標準偏差	23±7	23±7	23±8	24±7	27±9
β-カロテン					
中央値	0.24	0.14	0.26	0.28	0.23
平均±標準偏差	0.31±0.24	0.20±0.17	0.32±0.23	0.36±0.31	0.29±0.22
リコペン					
中央値	0.09	0.06	0.16	0.13	0.22
平均±標準偏差	0.12±0.13	0.08±0.07	0.21±0.16	0.15±0.11	0.27±0.21

表 A-9　エコロジカル研究における血清中の微量元素濃度

	岩手 （二戸）	秋田 （横手）	東京 （葛飾北）	長野 （佐久）	沖縄 （石川）
男性					
対象者数	134	132	118	121	129
カルシウム（μg/ml）	103±16	103±11	85±6	94±6	100±19
銅（μg/ml）	1.21±0.26	0.96±0.17	1.00±0.16	0.96±0.18	1.11±0.31
マグネシウム（μg/ml）	23.3±3.1	22.3±2.4	18.9±1.5	20.0±1.7	22.5±4.0
亜鉛（μg/ml）	0.86±0.20	1.03±0.18	0.96±0.20	0.82±0.20	0.84±0.24
セレン（ng/ml）	135±21	146±18	146±18	139±17	134±22
女性					
対象者数	69	79	51	77	92
カルシウム（μg/ml）	95±15	100±10	83±5	90±5	109±19
銅（μg/ml）	1.19±0.23	0.91±0.16	1.00±0.17	0.92±0.15	1.23±0.70
マグネシウム（μg/ml）	21.8±3.5	22.0±2.7	18.7±1.4	19.4±1.7	22.7±3.7
亜鉛（μg/ml）	0.75±0.15	0.96±0.17	0.89±0.16	0.77±0.19	0.78±0.21
セレン（ng/ml）	123±16	130±17	134±18	130±27	126±22

表 B-1　厚生省コホート研究のベースラインアンケート調査の概要

	岩手二戸保健所	秋田横手保健所	東京葛飾保健所	長野佐久保健所	沖縄石川保健所
対象者年齢	40〜59歳	40〜59歳	40歳, 50歳	40〜59歳	40〜59歳
対象市町村	二戸市, 軽米町	横手市, 雄物川町	葛飾区	南佐久郡8市町村	具志川市, 恩納村
調査期間	1990年2〜3月	1990年6〜9月	1990年6月〜1994年10月	1990年2〜4月	1990年2〜8月
対象者数	12,330	15,782	7,094*	12,231	14,206
回答者数	9,510	12,002	6,835	11,055	10,582
回答率	77%	76%	96%	90%	75%
有効回答数	9,101	11,754	6,748	10,887	10,453
有効回答率	74%	75%	95%	89%	74%

＊40歳, 50歳節目健康診断受診者

魚(男性のみ), いか・たこ(女性のみ), かに・えび, 貝類, いも類, きのこ類, 果物, みかん(女性のみ), りんご(男性のみ), 漬け物, 大豆製品などであった. また, 味噌汁についても東京よりは高いものの他地域に比較して低かった.

　3日間の食事記録調査から計算して得られた栄養素の摂取量について表 A-5 に示した. 沖縄は他地域に比較して, 男女ともに, 脂肪が高く, 食塩が低いという特徴が認められた. また, カロテンの摂取量が高い傾向にあった.

　食生活に関する生体指標として, 血清中の脂質・尿酸濃度を表 A-6 に, 24時間尿中の電解質の排泄量を表 A-7 に示した. 他地域と比較すると, 総コレステロール, 中性脂肪, 尿酸が高値を示す一方, 尿中の電解質はいずれも低値を示した. 特に, 食塩排泄量が5地域中でも男女ともに明らかな低値であった. また, 血漿中のビタミンC, E, β-カロテン, リコペン濃度を表 A-8 に示した. 沖縄は, ビタミンE, リコペン濃度が高く, ビタミンC濃度が低いという特徴が認められた. さらに, 血清中の微量元素濃度を表 A-9 に示したが, セレンを始めとして, 他地域と比して沖縄が異なっているという知見は見いだせなかった.

B.　厚生省コホート研究

　38食品と4つの食習慣について, 殆ど食べない: 0, 週1〜2日: 6, 週3〜4日: 14, 殆ど毎日: 24 の各スコアを与えて, 月当たりの摂取頻度に変換した数値を男性については表 B-2a, 女性については表 B-2b に示した. 一部, 頻度の高い食品(米飯, 味噌汁, 嗜好飲料)については, 1日当たりの摂取杯数を質問した結果を示した. 5地域中, 沖縄で顕著に摂取頻度の高い食品は, 牛肉とチーズとベーコン・ハム・ソーセージで, 逆に顕著に低い食品は, 果物, 漬け物, 新鮮な魚介類, 干魚・塩魚, 塩蔵魚卵, 塩から・練りウニ, きのこ類, 海草類, 牛乳・乳製品(チーズは除く)などであった. また, 炒め物や揚げ物などの料理の摂取頻度も突出して高かった. 味噌汁については, 東京とともに, 顕著に低かった. これらの特徴は男女ともに認められた.

　肉類, 魚介類, 野菜類の調理方法について, 最も頻度の高いものを選択してもらった結果を, 男性は表 B-3a に, 女性は表 B-3b に示した. いずれの食品群の調理法も沖縄は際だって他地域と異なっており, 肉類は"煮る", 魚介類は"揚げる"と"煮る", 野菜類は"炒める"の頻度が最も高かった.

表 B-2a 厚生省コホート研究における月当たり平均食品および食事摂取頻度スコア(男性)

	岩手 (二戸)	秋田 (横手)	東京 (葛飾北)	長野 (佐久)	沖縄 (石川)
米飯 (a)	4.2	4.0	3.0	3.9	2.6
味噌汁	22.8	22.5	18.1	21.1	18.1
味噌汁 (a)	2.7	2.3	1.1	1.9	1.2
麺類(インスタントラーメンは除く)	7.0	6.9	8.7	7.6	7.8
インスタントラーメン	2.7	2.1	2.9	2.8	3.2
パン	5.2	4.6	9.2	6.0	8.7
バター,マーガリン	4.2	3.3	7.4	5.0	7.0
果物	14.0	12.0	11.4	14.4	8.5
葉が緑の野菜	13.5	15.4	11.3	13.3	14.7
黄色野菜	10.7	9.2	9.0	11.2	11.5
その他の野菜	14.9	17.0	14.1	15.9	12.2
ドレッシングやマヨネーズ	6.0	7.2	8.2	7.6	6.1
野菜の漬物	16.8	17.6	13.4	18.3	4.4
きのこ類	6.8	6.8	6.2	7.5	4.2
いも類	8.2	7.3	7.2	11.9	7.8
海草類	13.2	13.6	11.6	12.8	10.6
大豆・豆腐・油揚・納豆	17.8	17.7	12.5	13.3	12.6
大豆以外の豆類	3.0	3.6	3.4	3.9	3.7
卵	14.3	14.1	12.2	16.4	14.3
牛乳や乳製品(チーズは除く)	13.4	12.8	11.6	14.1	10.6
チーズ	2.4	2.5	2.9	3.3	4.6
牛肉	3.2	4.6	6.2	4.1	7.1
豚肉	8.0	8.1	7.3	8.8	7.7
とり肉	7.7	7.0	5.9	7.0	6.9
ベーコン,ハム,ソーセージ	5.4	6.4	5.7	6.2	7.4
レバー(きも)	4.2	3.5	2.7	2.6	3.4
新鮮な魚介類	12.6	13.9	9.2	10.4	7.3
干魚・塩魚	9.5	9.2	6.6	9.1	2.5
塩蔵魚卵	5.8	7.9	4.0	4.3	0.9
塩からや練りうに	4.3	4.9	2.4	3.8	1.0
日本茶(緑茶) (a)	1.9	2.8	1.9	3.4	2.2
中国茶(ウーロン茶) (a)	0.2	0.3	0.7	0.3	0.6
紅茶 (a)	0.1	0.1	0.1	0.1	0.2
その他のお茶 (a)	0.4	0.6	0.4	0.4	1.0
コーヒー (a)	1.0	0.7	1.3	0.8	1.2
牛乳 (a)	0.9	0.7	0.7	1.0	0.7
コーラ・ジュース (a)	0.3	0.5	0.3	0.2	0.4
果汁100%ジュース (a)	0.2	0.2	0.2	0.1	0.2
野菜ジュース (a)	0.2	0.2	0.2	0.1	0.2
朝食(コーヒーやジュースだけは除く)	21.7	22.0	19.5	22.0	17.4
家庭で食べる夕食	22.8	22.6	20.9	22.6	22.3
間食や夜食	8.6	7.8	6.9	8.1	8.4
炒め物や揚げ物	12.0	11.5	11.9	13.0	17.3

(a): 杯/日

表 B-2b　厚生省コホート研究における月当たり平均食品および食事摂取頻度スコア(女性)

	岩手 (二戸)	秋田 (横手)	東京 (葛飾北)	長野 (佐久)	沖縄 (石川)
米飯 (a)	3.3	3.0	2.4	2.9	2.2
味噌汁	22.4	21.9	18.1	20.1	17.8
味噌汁 (a)	2.3	2.0	1.0	1.5	1.2
麺類(インスタントラーメンは除く)	6.9	6.4	7.0	7.2	6.8
インスタントラーメン	1.8	1.3	2.0	1.9	2.3
パン	7.4	6.9	12.0	8.5	11.3
バター，マーガリン	5.4	4.2	10.0	6.6	8.3
果物	18.7	15.9	16.9	19.5	10.8
葉が緑の野菜	14.9	17.5	13.7	14.3	16.0
黄色野菜	13.4	11.8	12.8	14.7	14.0
その他の野菜	16.6	19.1	17.9	18.0	13.8
ドレッシングやマヨネーズ	8.0	9.6	10.4	10.1	6.8
野菜の漬物	18.0	19.3	15.3	20.2	5.0
きのこ類	7.5	7.9	8.9	8.5	5.4
いも類	10.2	9.4	10.5	14.4	9.8
海草類	14.3	14.9	14.2	14.7	12.6
大豆・豆腐・油揚・納豆	19.1	19.3	14.9	14.8	14.3
大豆以外の豆類	3.3	4.1	4.2	4.7	4.3
卵	14.4	14.7	13.9	16.7	14.5
牛乳や乳製品(チーズは除く)	15.3	13.9	16.3	16.0	13.1
チーズ	2.3	1.9	3.7	3.4	4.9
牛肉	2.6	3.7	6.1	3.1	6.8
豚肉	8.0	7.8	8.7	9.4	7.5
とり肉	8.3	8.0	7.1	8.1	7.2
ベーコン，ハム，ソーセージ	5.5	6.4	6.7	6.7	7.2
レバー(きも)	3.7	2.5	2.3	2.1	3.7
新鮮な魚介類	13.2	15.5	10.0	11.2	7.2
干魚・塩魚	9.8	10.3	7.5	9.9	2.6
塩蔵魚卵	5.4	8.0	4.5	4.3	0.8
塩からや練りうに	3.0	3.7	1.6	2.4	0.6
日本茶(緑茶) (a)	1.6	2.9	2.3	3.4	2.2
中国茶(ウーロン茶) (a)	0.4	0.4	0.7	0.4	0.7
紅茶 (a)	0.1	0.1	0.2	0.1	0.2
その他のお茶 (a)	0.5	0.7	0.6	0.7	1.0
コーヒー (a)	0.9	0.6	1.2	0.7	1.2
牛乳 (a)	1.0	0.9	1.0	1.0	0.8
コーラ・ジュース (a)	0.2	0.2	0.2	0.1	0.3
果汁100%ジュース (a)	0.2	0.2	0.2	0.1	0.2
野菜ジュース (a)	0.2	0.2	0.2	0.1	0.2
朝食(コーヒーやジュースだけは除く)	21.8	21.7	21.4	21.9	17.8
家庭で食べる夕食	23.5	23.5	23.3	23.5	23.1
間食や夜食	13.0	12.9	11.2	13.0	11.2
炒め物や揚げ物	12.5	11.9	12.7	14.1	18.2

(a): 杯/日

表 B-3a 厚生省コホート研究における最も多く食べる料理の調理方法の割合(男性)(%)

		岩手 (二戸)	秋田 (横手)	東京 (葛飾北)	長野 (佐久)	沖縄 (石川)
肉類	生	0.7	0.4	0.7	0.4	0.5
	煮る	25.4	23.7	10.0	32.3	52.0
	焼く	46.0	41.7	50.5	37.4	18.8
	揚げる	7.4	11.7	7.6	12.0	6.0
	炒める	19.5	20.1	29.7	16.8	21.8
	その他	1.1	2.4	1.5	1.1	1.0
魚介類	生	7.8	10.9	25.0	5.5	19.0
	煮る	12.7	15.6	10.7	11.1	27.4
	焼く	78.1	70.7	62.8	80.6	15.6
	揚げる	0.6	0.7	0.7	1.5	34.4
	炒める	0.1	0.2	0.1	0.4	2.0
	その他	0.7	1.9	0.8	0.8	1.6
野菜類	生	22.2	32.1	36.5	38.4	13.8
	煮る	46.6	24.7	25.7	37.0	12.8
	焼く	0.9	0.4	0.2	0.1	0.4
	揚げる	0.8	2.2	0.3	0.3	0.3
	炒める	26.8	33.7	35.3	21.2	71.7
	その他	2.6	6.9	2.0	3.1	0.9

表 B-3b 厚生省コホート研究における最も多く食べる料理の調理方法の割合(女性)(%)

		岩手 (二戸)	秋田 (横手)	東京 (葛飾北)	長野 (佐久)	沖縄 (石川)
肉類	生	0.0	0.1	0.2	0.0	0.2
	煮る	24.2	21.5	9.2	26.1	57.5
	焼く	35.2	31.4	45.1	29.4	13.9
	揚げる	12.9	16.1	9.4	18.7	6.0
	炒める	26.0	27.8	34.6	23.5	21.3
	その他	1.7	3.1	1.4	2.1	1.1
魚介類	生	1.9	3.1	10.8	1.4	11.2
	煮る	13.1	17.8	16.4	13.2	27.3
	焼く	83.5	76.0	71.2	82.8	17.1
	揚げる	0.5	0.7	0.6	1.3	40.8
	炒める	0.2	0.2	0.3	0.3	2.1
	その他	0.7	2.2	0.7	1.0	1.6
野菜類	生	17.8	25.1	21.0	33.8	8.7
	煮る	53.2	32.0	47.3	39.9	10.6
	焼く	0.9	0.2	0.1	0.2	0.3
	揚げる	0.7	1.0	0.1	0.2	0.2
	炒める	25.5	35.8	29.9	23.4	79.0
	その他	2.0	5.9	1.6	2.5	1.1

表 C1-1a　移住前および現在のボリビア在住日本人移住者の食品摂取頻度(男性)

項目	頻度	現在 (1986)		p Value	移住前(日本)		p Value
		オキナワ	サンファン		オキナワ	サンファン	
米飯	≧3杯/日	39	45	n.s.	78	83	n.s.
パン	≧1回/日	52	59	n.s.	14	12	n.s.
牛乳	≧1回/日	32	30	n.s.	8	13	n.s.
乳製品	≧1回/日	26	39	n.s.	3	3	n.s.
卵	≧1回/日	39	51	n.s.	16	10	n.s.
牛肉	≧1回/週	85	87	n.s.	14	26	n.s.
豚肉	≧1回/週	23	13	n.s.	43	13	$p < 0.001$
鶏肉	≧1回/週	33	79	$p < 0.001$	14	15	n.s.
その他の獣肉	≧1回/月	50	43	n.s.	5	17	$p < 0.05$
川魚	≧1回/週	40	82	$p < 0.001$	12	31	$p < 0.05$
海魚	≧1回/週	5	18	$p < 0.05$	60	92	$p < 0.001$
味噌汁	≧1回/日	83	64	$p < 0.05$	98	92	n.s.
豆腐	≧1回/日	14	8	n.s.	9	10	n.s.
漬物	≧1回/日	15	38	$p < 0.01$	34	79	$p < 0.001$
緑黄色野菜	≧1回/日	56	43	n.s.	55	62	n.s.
その他の野菜	≧1回/日	58	49	n.s.	58	62	n.s.
果物	≧1回/日	17	43	$p < 0.01$	9	26	$p < 0.05$
コーヒー	≧1杯/日	73	64	n.s.	20	21	n.s.
日本茶	≧1杯/日	73	77	n.s.	75	90	$p < 0.05$
ジュース,コーラ	≧1杯/日	6	5	n.s.	17	3	$p < 0.05$

表 C1-1b　移住前および現在のボリビア在住日本人移住者の食品摂取頻度(女性)

項目	頻度	現在 (1986)		p-Value	移住前(日本)		p-Value
		オキナワ	サンファン		オキナワ	サンファン	
米飯	≧3杯/日	12	33	$p < 0.01$	59	81	n.s.
パン	≧1回/日	70	77	n.s.	13	11	n.s.
牛乳	≧1回/日	39	32	n.s.	6	12	n.s.
乳製品	≧1回/日	25	30	n.s.	9	4	n.s.
卵	≧1回/日	32	46	n.s.	15	16	n.s.
牛肉	≧1回/週	79	89	n.s.	6	32	$p < 0.001$
豚肉	≧1回/週	24	11	$p < 0.05$	38	16	$p < 0.01$
鶏肉	≧1回/週	22	79	$p < 0.001$	13	28	$p < 0.05$
その他の獣肉	≧1回/月	41	43	n.s.	13	5	n.s.
川魚	≧1回/週	38	84	$p < 0.001$	9	18	n.s.
海魚	≧1回/週	4	19	$p < 0.01$	53	93	$p < 0.001$
味噌汁	≧1回/日	87	53	$p < 0.001$	98	95	n.s.
豆腐	≧1回/日	15	7	n.s.	14	14	n.s.
漬物	≧1回/日	17	54	$p < 0.001$	27	89	$p < 0.001$
緑黄色野菜	≧1回/日	68	65	n.s.	67	79	n.s.
その他の野菜	≧1回/日	65	68	n.s.	60	68	n.s.
果物	≧1回/日	26	63	$p < 0.001$	19	25	n.s.
コーヒー	≧1杯/日	63	61	n.s.	15	26	n.s.
日本茶	≧1杯/日	64	77	n.s.	69	98	$p < 0.001$
ジュース,コーラ	≧1杯/日	11	4	n.s.	6	5	n.s.

表 C 2–1 サンパウロの県人会所属の男性日本人移住者の食品摂取頻度

食品	頻度	沖縄県人会員	岩手・秋田・長崎県人会員	P-Value
米飯	≥1回/日	86.3	94.4	n.s.
みそ汁	≥1回/日	35.3	51.9	n.s.
漬物	≥1回/日	2.0	33.3	$p < 0.001$
緑茶	≥1回/日	45.1	46.3	n.s.
コーヒー	≥1回/日	74.5	75.9	n.s.
パン	≥1回/日	51.0	44.4	n.s.
緑黄色野菜	≥1回/日	45.1	38.9	n.s.
黄色野菜	≥1回/日	15.7	25.9	n.s.
その他の野菜	≥1回/日	41.2	61.1	$p < 0.05$
果物	≥1回/日	58.8	53.7	n.s.
大豆製品	≥1回/週	82.4	90.7	n.s.
その他の豆類	≥1回/日	9.8	3.7	n.s.
牛肉	≥1回/週	33.3	27.8	n.s.
豚肉	≥1回/週	35.3	33.3	n.s.
鶏肉	≥1回/週	96.1	81.5	$p < 0.05$
青身の魚	≥1回/週	86.3	83.3	n.s.
赤身の魚	≥1回/週	52.9	64.8	n.s.
白身の魚	≥1回/週	29.4	48.2	$p < 0.05$
卵	≥1回/週	15.7	18.5	n.s.
乳製品	≥1回/週	54.9	38.9	n.s.
チーズ	≥3日/週	23.5	18.5	n.s.

C1.　ボリビア在住の日本人移住者

　調査時点（1986年）のボリビアと移住前の日本における食品摂取頻度について，オキナワ移住地とサンファン移住地とを比較した結果を，男性については，表 C1–1a，女性については，表 C1–1b に示した。ボリビアにおいては，沖縄出身者で，味噌汁と豚肉（女性）の摂取頻度が有意に高い一方，鶏肉，川魚，海魚，漬け物，果物の摂取頻度が有意に低値を示した。移住前の日本での食生活の比較では，魚，漬け物，果物の摂取頻度が低く豚肉が高いという傾向は同様であったが，味噌汁や鶏肉の摂取頻度に大きな差は認めていない。

C2.　サンパウロの県人会所属の日系人

　21食品の摂取頻度について，沖縄県人会員と岩手・秋田・長崎県人会員との比較を表 C2–1 に示した。沖縄県人会員は，鶏肉に摂取頻度が有意に高いのに比して，味噌汁，漬け物，その他野菜，白身魚の摂取頻度が有意に低かった。しかしながら，牛肉，チーズ，果物，大豆製品など，日本在住者で沖縄で特徴的であった食品には差を認めなかった。

　図 C2 には，24時間尿中に排泄された食塩の排泄量とナトリウム/カリウム比を示した。沖縄県人会員において両指標ともに有意に低値であった。

C3.　リマ在住の日系人

　31食品の摂取頻度についてデータを得たが，父親が沖縄出身か否かの群で，明らかな差異を認めた食品は漬け物のみであり，男女ともに，沖縄系において摂取頻度が明らかに低値であった（図 C3）。

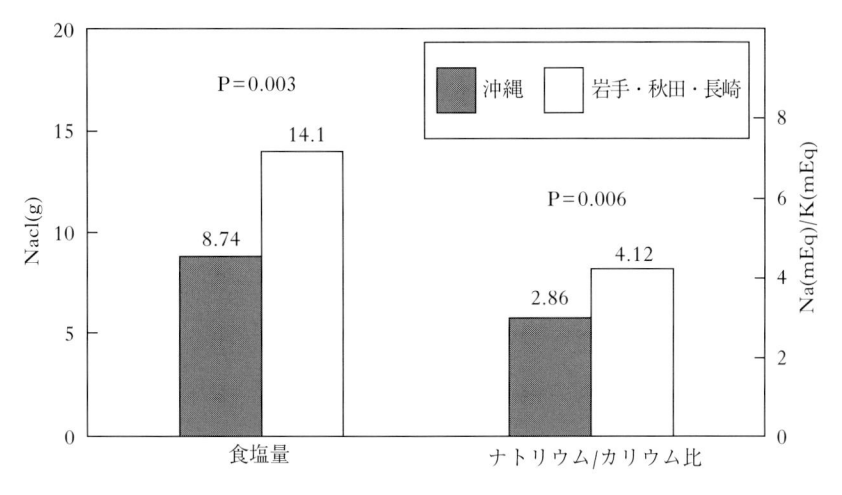

図 C2 サンパウロ沖縄県人会員と岩手・秋田・長崎県人会員における一日尿中に排泄された食塩量とナトリウム/カリウム イオン比の平均値の比較（40–59 歳，男性）

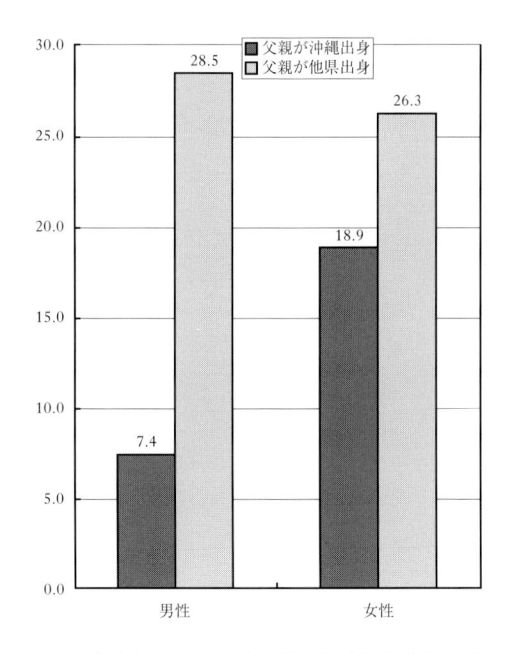

図 C3 リマ在住日系人における漬け物を毎週摂取する人の割合(%)

IV. 考 察

　沖縄に特徴的な食生活を明らかにする目的で，沖縄を含む国内 5 地域において，中年期男女を対象に行った疫学調査(エコロジカル研究とコホート研究のベースライン調査)で得られた食品・栄養素摂取状況や生体試料中の食品・栄養素成分の濃度を比較検討した．両研究ともに食品摂取頻度調査で得られた沖縄県石川保健所管内地域の特徴は同様の傾向を認めており，牛肉，チーズ，炒め

物・揚げ物の摂取頻度が高い一方，塩蔵を含む魚介類，果物，漬け物，大豆製品，味噌汁の摂取頻度が低いという結果であった。また，3日間の食事記録からは，脂肪が高く，食塩摂取が低いという結果が得られた。そして，このような食生活の反映として，生体成分中の総コレステロール，中性脂肪，尿酸，ビタミンE濃度が高く，食塩，ビタミンC濃度が低いという結果が得られている。また，調理方法も他地域と比較して肉類・魚介類は"焼く"の代わりに，"煮る"，"揚げる"であり，タンパク質の加熱により生成される発がん物質の摂取量が低いことが期待される。野菜類は"生"，"茹でる"の代わりに，"炒める"という調理方法が頻繁にとられており，ビタミンCの多くが調理により破壊されていることが予想される。これは，栄養計算上のビタミンC摂取量が高いにもかかわらず，生体中のビタミンC濃度が低値である結果を，果物の摂取頻度が低い事実とともに説明するものと考える。また，全体として，"揚げる"，"炒める"などの油を用いた調理形態が好んで用いられており，脂肪摂取量の多さに結びついているものと思われる。

　沖縄石川地域の死因別死亡率で認められた，悪性新生物(特に，胃がん)，脳血管疾患死亡率が低いことを，上記食生活との関連で考察すると，胃がんについては塩分摂取量が低いこと(ビタミンCが低いこととは相反しているが)，脳血管疾患については，コレステロールなどの脂肪摂取量が高いことなどが，関連している可能性を示唆するものと考える。しかしながら，コレステロールと脳血管疾患との関連は，U-shape と考えられているので，過去において沖縄以外の地域のコレステロール摂取量が極端に低値であり，出血性脳血管疾患が多発していた時代に，沖縄が脳血管疾患に対しては理想的で，かつ，心筋梗塞のリスク上昇に直結しない至適量を摂っていたと解釈することもできる。他地域のコレステロール，脂肪摂取量が上昇してきた現在，沖縄が相対的優位でいられるのか，また，理想レベルを超してはいないのかなど，今後の動向が注目される。

　沖縄に特徴的な食生活が，国外在住者においても認められるか否かを明らかにする目的で，ボリビア・サンタクルス市，ブラジル・サンパウロ市，ペルー・リマ市の各地に居住する沖縄出身者の食生活についても，他地域の出身者との比較を行った。1世が中心で沖縄のアイデンティティを強く持ちながら生活している，ボリビアの沖縄県出身者のみで構成される農業移住地の在住者とブラジルの沖縄県人会所属者の調査では，国内在住者でも認められた魚介類と漬け物の摂取頻度が低いという特徴は明らかであった。ブラジルでの24時間尿の食塩排泄量は，他県人会所属者よりも有意に低値であり，沖縄県人会員における塩分摂取量が低いという特性は顕著であった。但し，牛肉摂取の多さと果物摂取の低さについては，牛肉・果物が安価で豊富なブラジルにおいては，もはや差異として検出することはできなかった。ペルーの日系人については，2・3世が中心の世代になっており，沖縄系か否かの差異は漬け物の摂取頻度を除いては殆ど認められなかった。しかしながら，沖縄の人が漬け物を食べないという特徴が，ペルーの2・3世の間でも認められたことは，興味深い結果であった。

V. まとめ

　沖縄県石川保健所管内地域の食生活の特徴として，牛肉，チーズ，炒め物・揚げ物の摂取頻度が高く，結果として脂肪摂取量が多い，一方，塩蔵を含む魚介類，果物，漬け物，大豆製品，味噌汁の摂取頻度が低く，結果として食塩摂取量が少ないという特徴が認められた。生体指標を用いた場合も，食生活を反映する結果であり，総コレステロール，中性脂肪，尿酸，ビタミンE，リコペン

濃度が高く，食塩，ビタミンC濃度が低かった。血漿ビタミンC濃度の低さは，栄養計算上のビタミンC摂取とは矛盾しており，果物摂取と相関し，野菜部分のビタミンCが"炒める"という沖縄に頻回に行われる調理形態により，生体内のビタミンCとしての寄与が少ないことを示唆した。南米に在住する沖縄出身者においても，国内で認められた特徴が検出された。

謝辞

本研究をまとめるに当たって特に協力して頂きました，国立がんセンター研究所支所・臨床疫学研究部の佐々木敏，坪野吉孝，小林実夏，相川律子および沖縄県石川保健所の金城マサ子，東朝幸の各位に心より感謝致します。

文献

1) S. Tsugane et al.: Cross-sectional epidemiologic study for assessing cancer risks at the population level. I. Study design and participation rate. J Epidemiol, 2: 75–81, 1992.
2) S. Tsugane et al.: Cross-sectional epidemiologic study for assessing cancer risks at the population level. II. Baseline data and correlation analysis. J Epidemiol, 2: 83–89, 1992.
3) S. Tsugane et al.: Cross-sectional study with multiple measurements of biological markers for assessing stomach cancer risks at the population level. Environ Hlth Perspect, 98: 207–210, 1992.
4) K. Karita et al.: Serum selenium levels in middle-aged Japanese men in Sao Paulo, Brazil and in five areas in Japan. Biomed Res Trace Elements, 5: 77–84, 1994.
5) Y. Tsubono et al.: Food consumption and gastric cancer mortality in five regions of Japan. Nutr & Cancer, 27: 60–64, 1997.
6) Y. Tsubono et al.: Nutrient consumption and gastric cancer mortality in five regions of Japan. Nutr & Cancer, 27: 310–315, 1997.
7) 渡辺昌他編: 厚生省多目的コホートベースラインデータ，東京: 日本公衆衛生協会，1996.
8) 石井裕正・津金昌一郎編: ボリビアにおける日本人移住者の環境と健康，東京: 慶應通信，1990.
9) S. Tsugane: Changes and differences in eating habits of immigrants from Okinawa and those from the Japanese mainland in the Republic of Bolivia. Jpn J Hlth Human Ecology, 55: 124–132, 1989.
10) 津金昌一郎: サンパウロ在住日系人のライフスタイルと健康，In 柳田利夫編: アメリカの日系人—都市・社会・生活—，東京: 同文舘，1995.
11) 津金昌一郎: ライフスタイルと健康—サンパウロ在住者との比較を通して，In 柳田利夫編: リマの日系人—ペルーにおける日系社会の多角的分析，東京: 明石出版，1997.

沖縄県内の地域集団における食事摂取の特性

長谷川恭子, 川端輝江

[キーワード: 高動物性たん白質, バランスよい食事, 低塩, 地域特性]

目的: 沖縄県民の食生活を調査することにより, 健康と食生活との関わりを検索する。

方法: 沖縄本島2地区, 離島(準離島を含む)5地区の50–79歳の男女について, 24時間思い出し法, 質問紙による食生活および健康調査を実施した。

結果: 沖縄県対象者はバランスのとれた, 食品数の多い食事をしているが, 地域特性が強いので, 一概に総括することはできない。動物性, 植物性たん白質の摂取量はすべての対象者で高かった。

I. 緒　言

沖縄県民は平均的に長寿であるばかりではなく, 百歳になっても健康な生活をおくっている人が多い。

一年中を通して温暖な気候風土に恵まれていること, 緩やかな性格(テーゲー主義)に加えて, 食生活が「健康な長寿」の重要な因子になっていることは筆者らのものを含めて, これまで多くの報告がある[1–3]。今回は1986年から1994年までの調査結果を総括して沖縄の食生活の特徴を再確認することを目的とするが, 沖縄県内は地域特性が強く, 平均像を画くことは困難であるので, 地域特性に焦点をあてて検討する。

II. 研究方法

1. 調査地域と調査時期

表1と図1に調査地域の分類と調査年を示す。調査月は平安座(11月), 糸満(9月)を除き各年5月～6月である。沖縄本島2ヵ所, 準離島(昔は離島, 現在は海中道路, 橋などで本島と連結されている)2ヵ所, 離島3ヵ所である。

2. 調査対象者

50歳代から70歳代の男性188名, 女性198名, 合計386名である(表2)。

3. 調査方法

1) 食生活調査

訪問聞き取り（24時間思い出し法）調査

買い取り法による実測調査

表1 調査地域の分類，調査年

分類 I	地区	分類 II	分類 III			調査年
			沖縄本島	準離島	離島	
都市部	西原町小波津	会社	X			1986
	糸満市	漁業	X			1989
農・漁村部	玉城村奥武島	漁・農業		X		1986
	平安座島	漁業		X		1988
（畜産）	伊是名島	農・畜・漁業			X	1987
	石垣島新栄町	漁業			X	1990
	座間味島	農・漁業			X	1994

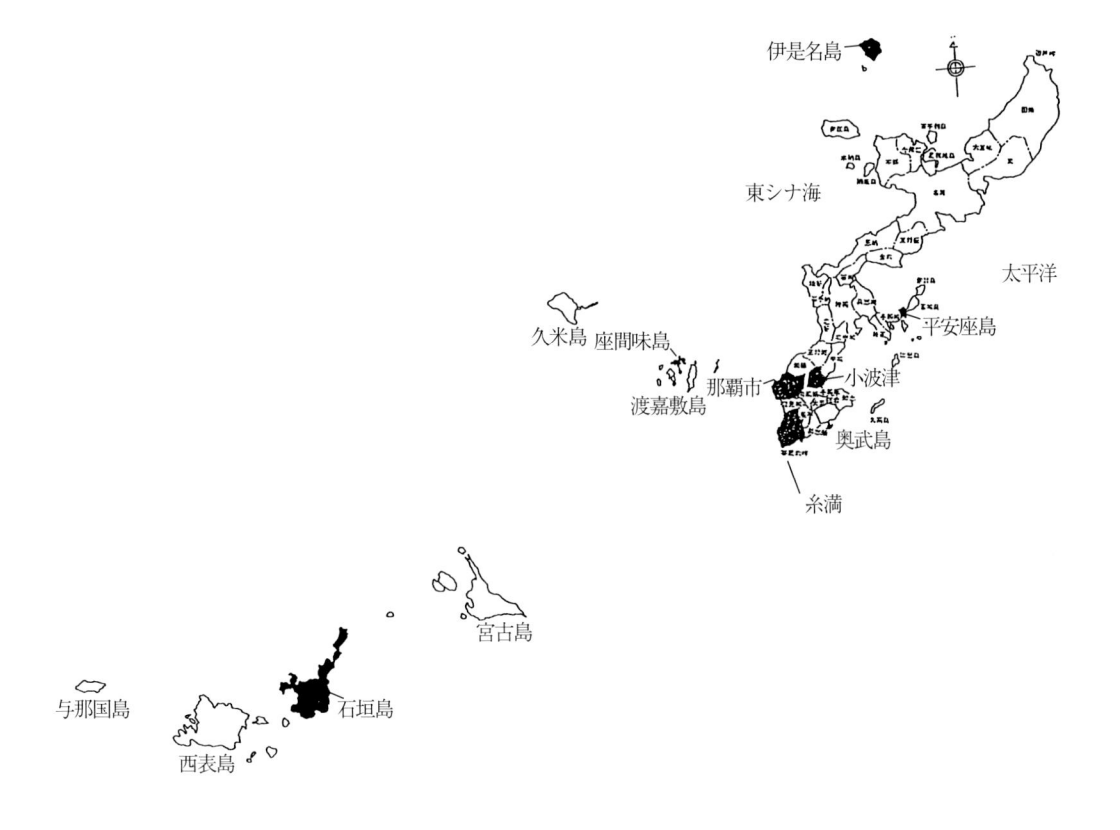

図1 調査地域

表2 地区別年齢階級別調査対象者数 (人)

	男性				女性				合計
	50歳代	60歳代	70歳代	計	50歳代	60歳代	70歳代	計	
都市部									
西原町小波津	7	4	2	13	8	2	2	12	25
糸満市	15	8	6	29	11	10	2	23	52
農・漁村部									
玉城村奥武島	6	7	4	17	9	7	1	17	34
平安座島	3	9	6	18	5	9	5	19	37
伊是名島	19	20	21	60	24	33	27	84	144
石垣市新栄町	4	6	6	16	5	5	5	15	31
座間味島	11	22	2	35	8	20	0	28	63
合計	65	76	47	188	70	86	42	198	386

表3 食品数・食品群別摂取量の年次推移 (単位: g)

食品群　　(世帯数)	平成5年度全県平均(531)	昭和63年度全県平均(310)	昭和57年度全県平均(330)	昭和47年度全県平均(827)	平成4年度全県平均(4959)
食品数	34.6	18.5	—	—	
植物性食品	1004.2	—	—	—	1019.8
動物性食品	348.5	—	—	—	345.3
米類	176.2	186.1	182.7	208.1	197.3
パン類	34.7	33.3	41.4	47.2	39.4
麺類	29.1	16.5	23.2	34.0	37.2
その他穀類	8.3	5.9	—	—	2.0
種実類	0.6	1.1	—	—	1.5
いも類	52.4	39.6	39.5	27.4	65.0
砂糖類	6.1	5.6	5.9	5.2	10.6
菓子類	12.4	16.8	14.3	18.7	20.9
油脂類	18.7	17.9	20.0	15.3	18.0
豆類	75.0	90.5	91.6	56.8	67.5
果実類	86.4↓↓	102.9	110.2	70.9	126.1
緑黄色野菜類	103.4↑	106.9	82.4	111.5	80.9
その他野菜類	152.9	148.1	162.8	151.7	177.0
きのこ類	4.3	2.6	—	—	10.7
海藻類	3.6	3.9	—	—	5.6
調味嗜好飲料類	235.6↑↑↑	116.6	87.1	61.1	146.8
魚介類	79.9↓	79.4	63.9	61.2	96.8
獣鳥肉類	97.5↑↑	86.5	94.2	102.5	75.1
卵類	34.2	38.0	42.4	31.3	43.3
乳・乳製品類	132.2	118.5	119.4	75.2	129.0
加工食品類	0.5	14.9	5.8	1.4	—
その他食品類	7.5	6.6	5.0	8.9	5.2

沖縄県民栄養の現状(平成5年度　県民栄養調査結果)

質問紙による食生活調査
2) 健康調査
老人保健法による住民検診(食生活調査を検診日程前後とした)
質問紙による健康調査

4. 沖縄県民の公的発表[4]による食生活の推移

表3からわかるように，全国平均に比べて沖縄県民が多く摂取している食品群は以下の3群である。

① 調味嗜好飲料類(特に泡盛中心の酒類)
② 獣鳥肉類(特に豚肉)
③ 緑黄色野菜

一方，全国平均より低いものは果実類である。

III. 研 究 結 果

表4は全対象者の食品群別摂取量を沖縄県および全国の平均と比較したものである。

1. 食品群別摂取量について
① 全対象者

対象者は沖縄県平均と類似の摂食傾向を示したが，肉類については豚肉およびその加工品の摂取

表4 男女別食品群別摂取量 (g/日)

	男性 n = 188	女性 n = 198	〈沖縄〉 n = 531	〈全国〉
穀類	420.6 ± 14.4	324.6 ± 12.1***	477.4	538.4
種実類	0.7 ± 0.3	0.9 ± 0.3	0.6	1.4
いも類	41.1 ± 4.2	43.8 ± 4.3	52.4	62.5
砂糖類	7.6 ± 1.0	7.0 ± 0.7	6.1	10.2
菓子類	9.5 ± 1.6	11.8 ± 1.5	12.4	20.3
油脂類	21.0 ± 1.1	19.5 ± 1.1	18.7	17.9
豆類	96.5 ± 6.0	89.1 ± 5.7	75	65.9
果実類	45.5 ± 9.1	39.3 ± 5.8	86.4	114.9
緑黄色野菜	91.9 ± 5.7	91.0 ± 5.3	103.4	81.6
その他の野菜	157.8 ± 7.6	147.8 ± 7.4	157.2	180.6
海藻類	12.2 ± 1.4	11.8 ± 1.4	3.6	5.5
調味嗜好飲料	165.4 ± 19.9	87.5 ± 13.7**	235.6	143.3
魚介類	139.8 ± 7.6	105.6 ± 5.6***	79.9	96.2
肉類	72.9 ± 4.4	64.9 ± 3.9	97.5	73.7
卵類	39.1 ± 2.1	33.9 ± 2.0	34.2	42.7
乳類	63.3 ± 8.6	63.3 ± 8.4	132.2	130.8

〈沖縄〉: 沖縄県民栄養調査 (1993年)　〈全国〉: 国民栄養調査 (1993)
*** $p < 0.01$　** $p < 0.01$
平均値 ± 標準誤差

が牛肉，鳥肉より有意に多く，さらに小腸などの豚副生物の摂取が多いことが特徴であった。
　また，魚介類の摂取が多かったのも特徴的であったが，今回の調査地域のなかに，沖縄一の漁港である糸満地区があること及び，沖縄では自宅近郊の浜で自家用の漁獲をしている人が多いことによる。

表5　沖縄本島，準離島および離島別食品群別摂取量　　　　　　　　　　　　　　　　(g/日)

	沖縄本島	準離島	離島	本島 vs 準離島	本島 vs 離島	準離島 vs 離島
男性	n = 42	n = 35	n = 111			
穀類	519.5 ± 22.8	504.3 ± 20.9	356.7 ± 19.7		***	***
種実類	0.1 ± 0.1	0.5 ± 0.3	0.9 ± 0.4			
いも類	22.5 ± 5.4	41.6 ± 8.5	47.9 ± 6.2		**	
砂糖類	8.9 ± 3.3	13.3 ± 2.1	5.3 ± 0.8			**
菓子類	10.5 ± 4.0	4.0 ± 1.9	10.8 ± 2.3			*
油脂類	15.5 ± 2.2	22.3 ± 2.3	22.6 ± 1.5	*	**	
豆類	88.8 ± 9.1	101.2 ± 12.3	97.9 ± 8.7			
果実類	58.6 ± 34.2	35.0 ± 7.1	43.9 ± 8.2			
緑黄色野菜	80.3 ± 10.3	91.5 ± 10.3	96.5 ± 8.2			
その他の野菜	124.5 ± 12.2	159.1 ± 12.3	169.9 ± 11.2	*	**	
海藻類	7.0 ± 1.7	14.4 ± 4.0	13.6 ± 1.9		*	
調味嗜好飲料	247.8 ± 50.8	259.6 ± 62.9	104.5 ± 17.7		*	*
魚介類	203.5 ± 24.0	138.5 ± 11.4	116.1 ± 7.5	*	**	
肉類	71.3 ± 8.6	74.3 ± 8.6	73.0 ± 6.1			
卵類	33.2 ± 4.5	32.5 ± 4.3	43.4 ± 2.9			*
乳類	35.9 ± 10.8	78.2 ± 15.2	68.9 ± 13.1	*		
女性	n = 35	n = 36	n = 127			
穀類	416.2 ± 26.8	410.8 ± 20.3	274.9 ± 14.7		***	***
種実類	0.4 ± 0.3	0.9 ± 0.6	1.0 ± 0.4			
いも類	17.3 ± 4.4	48.1 ± 10.0	49.9 ± 5.9	**	***	
砂糖類	8.0 ± 2.1	10.6 ± 1.7	5.7 ± 0.8			*
菓子類	16.6 ± 4.8	5.1 ± 2.5	12.4 ± 1.8	*		*
油脂類	16.5 ± 2.8	18.9 ± 2.1	20.6 ± 1.3			
豆類	72.8 ± 10.1	98.6 ± 11.7	90.8 ± 7.8			
果実類	31.9 ± 12.6	30.1 ± 6.4	43.9 ± 8.1			
緑黄色野菜	73.1 ± 11.3	87.4 ± 9.8	96.9 ± 7.1			
その他の野菜	105.1 ± 12.8	154.4 ± 13.4	157.6 ± 10.1	**	**	
海藻類	9.2 ± 2.3	13.7 ± 3.1	12.0 ± 1.9			
調味嗜好飲料	110.5 ± 39.3	184.1 ± 53.5	53.7 ± 9.3			*
魚介類	132.2 ± 17.8	113.6 ± 7.5	95.9 ± 6.9			
肉類	61.5 ± 7.8	62.0 ± 6.8	66.7 ± 5.3			
肉類	25.9 ± 3.2	32.1 ± 4.1	36.6 ± 2.8		*	
乳類	49.2 ± 15.1	60.1 ± 15.3	68.2 ± 11.7			

*** $p < 0.001$　　** $p < 0.01$　　* $p < 0.05$
平均値 ± 標準誤差

今回の対象者は乳・乳製品の摂取量が県平均，全国平均に比べて低かった。これは離島への輸送（フェリーが1日に1回など）状況によるところが大きい。

② 本島，準離島と離島(表5)

男女ともに穀類摂取量では本島，準離島が離島より有意に高く，いも類摂取量では離島が有意に

表6 都市，漁村および農村別食品群別摂取量 (g/日)

	都市	漁村および農村
男性	n = 42	n = 146
穀類	519.5 ± 22.8	392.1 ± 16.6 ***
種実類	0.1 ± 0.1	0.8 ± 0.3 *
いも類	22.5 ± 5.4	46.4 ± 5.1 **
砂糖類	8.9 ± 3.3	7.2 ± 0.9
菓子類	10.5 ± 4.0	9.2 ± 1.8
油脂類	15.5 ± 2.2	22.6 ± 1.3**
豆類	88.8 ± 9.1	98.7 ± 7.2
果実類	58.6 ± 34.2	41.7 ± 6.5
緑黄色野菜	80.3 ± 10.3	95.3 ± 6.7
その他の野菜	124.5 ± 12.2	167.3 ± 9.0**
海藻類	7.0 ± 1.7	13.8 ± 1.7**
調味嗜好飲料	247.8 ± 50.8	141.6 ± 20.8
魚介類	203.5 ± 24.0	121.4 ± 6.3**
肉類	71.3 ± 8.6	73.4 ± 5.1
卵類	33.2 ± 4.5	40.8 ± 2.4
乳類	35.9 ± 10.8	71.1 ± 10.6*
女性	n = 35	n = 163
穀類	416.2 ± 26.8	304.9 ± 13.1***
種実類	0.4 ± 0.3	1.0 ± 0.3
いも類	17.3 ± 4.4	49.5 ± 5.1***
砂糖類	8.0 ± 2.1	6.8 ± 0.7
菓子類	16.6 ± 4.8	10.8 ± 1.5
油脂類	16.5 ± 2.8	20.2 ± 1.1
豆類	72.8 ± 10.1	92.5 ± 6.6
果実類	31.9 ± 12.6	40.9 ± 6.5
緑黄色野菜	73.1 ± 11.3	94.8 ± 6.0
その他の野菜	105.1 ± 12.8	156.9 ± 8.4**
海藻類	9.2 ± 2.3	12.3 ± 1.6
調味嗜好飲料	110.5 ± 39.3	82.5 ± 14.4
魚介類	132.2 ± 17.8	99.8 ± 5.6
肉類	61.5 ± 7.8	65.7 ± 4.4
卵類	25.9 ± 3.2	35.6 ± 2.4 *
乳類	49.2 ± 15.1	66.4 ± 9.7

*** p < 0.001　　** p < 0.01　　* p < 0.05
平均値 ± 標準誤差

高かった。

　肉類摂取量は男女ともに居住区域による差はなかったが，男性の魚介類摂取量が本島が離島より有意に高かったのは，本島対象者に糸満市(後述)が含まれているからである。

　③　都市，漁村および農村(表6)

　この表は，全対象地区を都市部，漁村部および農村部に分けて集計したものである。調査した漁村部，農村部の対象者は，都市部対象者にくらべ穀類の摂取は有意に少ないが，いも類の摂取量は有意に多かった。また肉類の摂取量は両者に差がなかった一方，魚介類が都市部に有意に多かったのは前述した理由による。沖縄の農村は砂糖きび栽培，生花またはパイナップル栽培などに従事している人が多く，本土の穀類(米)を主とする農村と異なることが，穀類摂取の少なさに関連していることがアンケート結果からも判明した。緑黄色野菜は両者に差がなかったが，その他の野菜は農・漁村が有意に多食していた。

2.　食品群別摂取量因子分析結果(図2)

　図2は，今回の対象地区全地域で摂取されていた食品群を因子分析した結果で，横軸に第一因子，縦軸に第二因子の負荷量をとったものである。

　第一因子を規定するものは，Aで示される油脂類，緑黄色野菜，いも類，卵類，その他の野菜などの食品群であった。これらはいずれもチャンプルーとよばれる沖縄独特の炒めものに用いられる食品群である。第二因子負側には果実類，乳類などが示され，肉類は穀類，まめ類，魚介類，海草

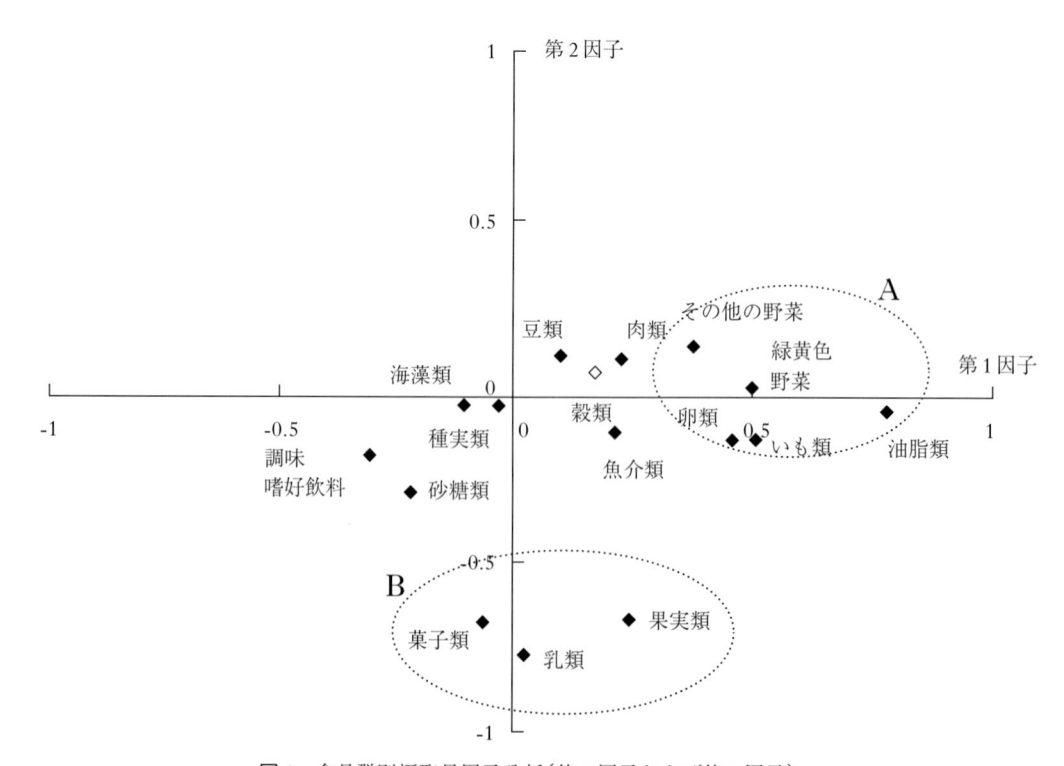

図2　食品群別摂取量因子分析(第1因子および第2因子)

表7 肉類摂取量の多い地域(小波津)と魚類摂取量の多い地域(奥武島および糸満)における食品群別摂取量

(g/日)

	小波津	奥武島	糸満	小波津 vs 奥武島	小波津 vs 糸満	奥武島 vs 糸満
男性	n = 13	n = 17	n = 29			
穀類	611.4 ± 41.3	540.1 ± 29.6	478.3 ± 24.1		*	
種実類	0.2 ± 0.2	0.3 ± 0.2	0			
いも類	24.0 ± 7.9	50.0 ± 16.1	21.8 ± 7.0			
砂糖類	5.9 ± 2.2	13.4 ± 3.9	10.2 ± 4.7			
菓子類	12.8 ± 4.8	2.9 ± 1.4	9.5 ± 5.4			
油脂類	27.1 ± 4.6	26.3 ± 3.8	10.3 ± 1.7		**	***
豆類	135.4 ± 14.2	106.9 ± 20.4	68.0 ± 9.3		***	
果実類	20.4 ± 9.0	35.9 ± 9.9	75.7 ± 49.3			
緑黄色野菜	121.2 ± 19.1	87.2 ± 10.8	62.0 ± 10.7		*	
その他の野菜	200.8 ± 19.5	169.6 ± 15.5	90.3 ± 10.5		***	***
海藻類	13.4 ± 4.2	13.8 ± 4.1	4.1 ± 1.4			*
調味嗜好飲料	92.5 ± 31.6	74.4 ± 20.5	317.4 ± 68.6		**	**
魚介類	85.2 ± 11.6	149.9 ± 15.9	256.5 ± 29.5	**	***	**
肉類	122.5 ± 12.6	83.4 ± 14.1	48.4 ± 8.1	*	***	*
卵類	49.6 ± 5.5	39.0 ± 6.1	25.8 ± 5.5		**	
乳類	74.0 ± 25.2	54.9 ± 19.6	18.9 ± 9.7			
女性	n = 12	n = 17	n = 23			
穀類	494.6 ± 48.8	459.9 ± 29.7	375.3 ± 29.0		*	*
種実類	0	1.4 ± 1.3	0.7 ± 0.5			
いも類	18.2 ± 7.4	51.8 ± 16.6	16.9 ± 5.5			
砂糖類	9.3 ± 4.1	12.0 ± 2.8	7.3 ± 2.5			
菓子類	7.6 ± 2.8	3.2 ± 2.1	21.3 ± 7.0			*
油脂類	21.2 ± 3.0	24.5 ± 3.5	14.0 ± 3.8			
豆類	120.9 ± 16.8	120.3 ± 20.6	47.8 ± 9.1		**	**
果実類	15.4 ± 6.5	29.5 ± 9.7	40.5 ± 18.7			
緑黄色野菜	126.3 ± 19.5	88.5 ± 9.4	45.3 ± 10.0		**	**
その他の野菜	188.7 ± 11.9	182.0 ± 18.4	61.5 ± 9.9		***	***
海藻類	15.9 ± 4.5	18.4 ± 5.1	5.7 ± 2.3			*
調味嗜好飲料	24.1 ± 3.9	26.5 ± 4.2	155.6 ± 58.0		*	*
魚介類	59.5 ± 10.4	130.1 ± 8.1	170.2 ± 22.9	***	***	
肉類	94.3 ± 12.6	74.8 ± 10.1	44.3 ± 7.9		**	*
卵類	37.8 ± 3.8	42.8 ± 5.7	19.7 ± 4.0		**	**
乳類	48.8 ± 25.5	39.1 ± 17.9	49.3 ± 19.1			

*** p < 0.001   ** p < 0.01   * p < 0.05
平均値 ± 標準誤差

類,種実類などとともに原点に近い位置に示された。

3. 特徴的対照群の食品群別摂取量と沖縄県平均, 全国平均との比較

① 肉類摂取量の多い地域—中頭郡西原町小波津地区および島尻郡玉城村奥武島[5](表7, 図3)
図3に示すように, 小波津, 奥武島ともに, 肉類とくに豚肉およびその副生物の摂取量が全国平

図3 肉類の種類別摂取比率

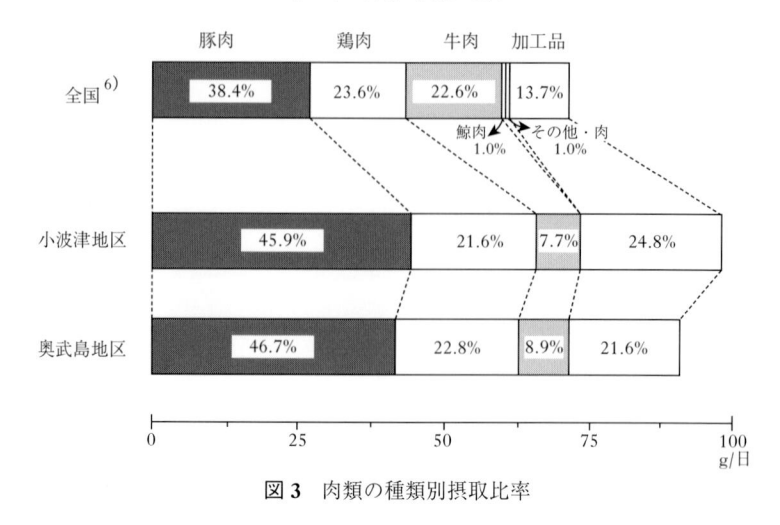

均[6]とくらべて多く，沖縄県平均[4]は全国平均と比べると多いことがわかる。奥武島は漁村として選んだ地域であったが，結果的には魚も肉も多く摂取しており，沖縄の多くの村落の特徴を示していた。

② 魚類摂取量の多い地域──糸満市漁業協同組合(漁協)対象者(表7)

沖縄の魚食について検討する目的で意図的に漁協従業員とその家族について調査した結果を表7右側に示す。対象男性は「サバニ船」という小型船による沿岸漁業の従事者である。表に示すように(生)魚の摂取量が先述の県民栄養調査，国民栄養調査結果と比較すると有意に多い。

一方豚肉摂取量は小波津，奥武島に比べて有意に少ない。魚食については調査時期が重要な因子となることは言うまでもないが，私達が調査した時期 (9月) はシビマグロとよばれる小型マグロといかの水揚げが多かった。また刺し身の摂取にともない，醤油の摂取量が沖縄としては多かったこと，漁のない日は刺し身で酒(泡盛)を飲むことが多い(嗜好飲料の摂取量が多い)など，漁師独特の生活習慣が現れている。

IV. 考　察

亜熱帯地方という地理的条件も一因ではあるが，食品を偏りなくとれる第一の方法として，沖縄ではチャンプルーという炒めものを殆ど毎食とっていることがあげられる。複数の野菜，鶏卵，豆腐，麩などを油炒めにするチャンプルーは多くの食品を一度に摂取するのに適している上に，一年中亜熱帯気候のなかで，料理を腐敗させずに保つのにも適している。

また，沖縄は産地ではない昆布を豚肉などと長時間煮て昆布も食するラフテー，足テビチなどは昆布の脂溶性ビタミン（V.A）を豚の脂で吸収しやすくするなど，伝統的な琉球料理に学ぶべき点が多い。

さらに沖縄本島はサンゴ礁性の土壌であるため，沖縄産の野菜類はミネラル含有量が本土のものと比べ有意に高いものが多いことが，沖縄県民の骨太の骨格につながる一因であると考える。

琉球料理には中国の薬食同源の思想が強く残っており，その伝播経路についても諸説あり，私達

も台湾華僑，中国福建省などの調査も沖縄調査と平行して実施している．

V. 結　語

以上示した調査結果からみた長寿県沖縄の食生活の特徴は次の6点に集約できる．
1. 動物性たん白質(肉類，魚類)の摂取量が多い
2. まめ類(特に豆腐)の摂取量が多い
3. 野菜の摂取量が多い
4. 海藻類(特になが昆布)の摂取量が多い
5. 塩分(漬物なども)摂取量が少ない
6. 食事の中に薬草(よもぎなど)をよく用いる

これらのすべてを満たしているのが沖縄の食事の特徴で，その結果栄養素摂取のバランスがとれている．

しかし，前述したように沖縄県内では食生活の地域特性があり，一部の調査結果で一概に"沖縄"の食生活という総括をすることは危険である．

文　献

1) 宮城重二: 日本一の長寿県沖縄に学ぶ健康長寿食，女子栄養大学出版部，東京，pp. 50–64, 1993.
2) 香川靖雄: 栄養学雑誌 36 (1): 19–38, 1978.
3) Hasegawa, K. et al.: Nutritional Assessment in Community Health and Nutrition in Japan. Essential FA and Eicosanoids 81–83, 1992.
4) 沖縄県民栄養の現状 1995 (平成5年度県民栄養調査結果).
5) 石川香織，他: 沖縄県の栄養調査成績　第1報，女子栄養大学紀要 18: 127–136, 1987.
6) 国民栄養の現状 1987 (昭和60年国民栄養調査成績).

国民栄養調査法による食事摂取量の沖縄と全国の比較および経年推移

松村康弘

[キーワード: 国民栄養調査, 沖縄県, 栄養素摂取量, 栄養素密度]

　1975年から1994年の国民栄養調査データを用いて, 栄養素摂取量および栄養素密度について, 沖縄県と全国とを横断的および経年的に比較検討した。

　沖縄県は全国に比べて, エネルギー摂取量が少なく, ビタミンA, Eを除いたその他の栄養素についても少なかった。しかし, 脂肪摂取量, 脂肪エネルギー比率は沖縄県が高く, 栄養素密度では, ビタミンA, E, ナイアシン, マグネシウムが高いのが特徴的であった。

I. 緒　言

　わが国の国民栄養調査は, 諸外国からの食糧援助を受けるための基礎資料作成の目的で, GHQの指令に基づいて昭和20年に東京都民を対象に実施されたのが始まりである。その後, このようなデータにより栄養改善の必要性が認められ栄養改善法が昭和27年に制定され, 国民栄養調査が法律に基づく調査となり, その目的も食糧確保から一歩進んで, 国民の食生活の改善, 体位の向上, 食糧政策への利用, ひいては国民の健康の確保に資することとなり[1], 毎年各都道府県からサンプリングされた世帯を対象として行われてきている。

　これらの調査結果は「国民栄養の現状」として公表されているが, 都道府県別の摂取量に関するデータは公表されていない。これに対して, 山口ら[2]は1980～1984年の5年間における都道府県別栄養素摂取量を検討し, 都道府県を単位として, 摂取栄養素データとがんなどの死亡率との関連を地理的・生態学的に検討するために都道府県別の国民栄養調査データが有用である可能性を示唆しており, その利用が望まれる。各都道府県は毎年国民栄養調査の対象ではあるが, 沖縄県は1946年から1971年まではその対象県ではなく, 1972年からそのデータが整備されている[3]。

　このような国民栄養調査結果のうち, 電子化されて保存されている1975（昭和50）年から1994（平成6）年までの結果を用いて, 沖縄県と全国との栄養素摂取量の横断的比較および経年変化を検討することを目的とした。

II. 研究方法

　1975～1994年の国民栄養調査結果データの磁気テープを厚生省保健医療局健康増進栄養課の許可を受けて提供してもらい, それらを解析対象とした。

　当該データは, 都道府県別に解析するには, 単年度ごとの客体数が不十分な県があるために, 20

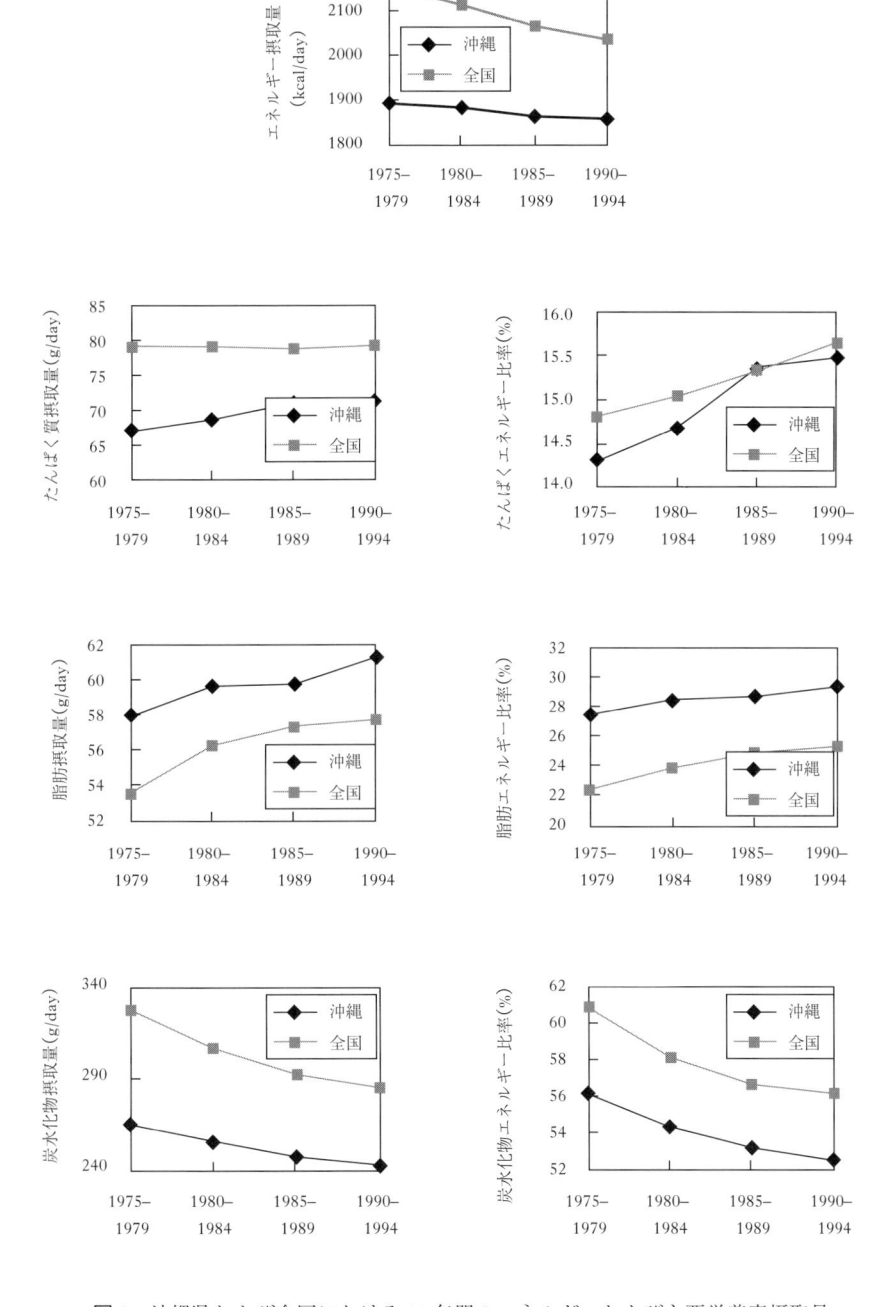

図1　沖縄県および全国における20年間のエネルギーおよび主要栄養素摂取量

年間を5年ごとに4区分し，各区分における都道府県別の1人1日当たりの栄養素摂取量について重みづき平均値を求めた。

解析に際しては，摂取量の値の他に，摂取エネルギー1,000 kcal当たりの摂取栄養素量(栄養素密度)を求め，それらの変数も解析対象とした。

上記解析対象変数について，沖縄県の値と全国の値との比較を行った。また，各変数について，4つの年区分間の経年推移を沖縄県および全国について検討した。

III. 研 究 結 果

1. エネルギーおよび主要栄養素

沖縄県および全国における1975年から1994年までのエネルギー摂取量，炭水化物摂取量，たんぱく質摂取量，脂肪摂取量を図1に示した。

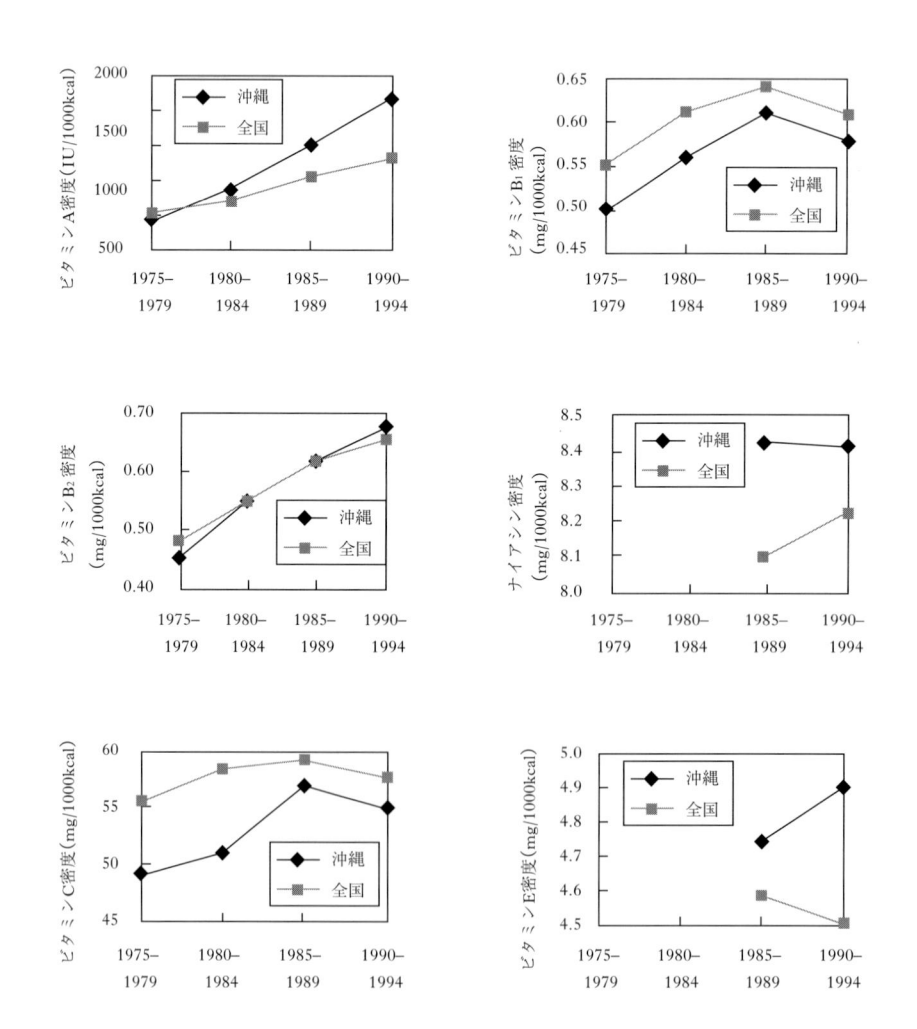

図2 年次別にみた沖縄県および全国における摂取ビタミン密度

すべての年次区分において，沖縄県は全国に比べてエネルギー，たんぱく質および炭水化物摂取量は有意に少なく，脂肪摂取量は多かった。これらをエネルギーの供給比率でみると，脂肪エネルギー比率は沖縄県が全国に比べて各年次区分において有意に高く，炭水化物エネルギー比率は全国

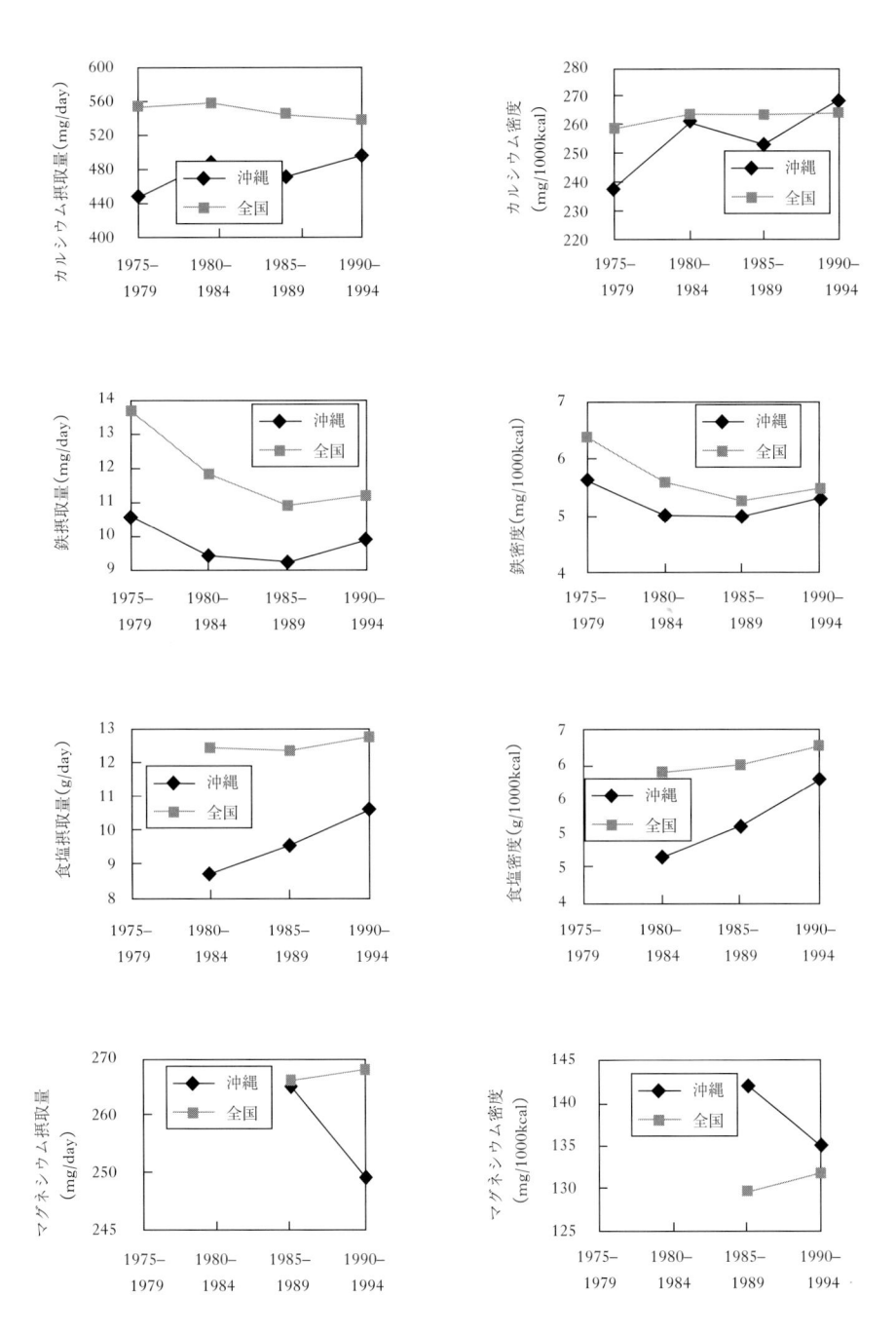

図3 年次別にみた沖縄県および全国のミネラル摂取量および密度

より低かった。たんぱく質エネルギー比率は 1985 年以降ほぼ全国並みとなっていた。

　沖縄県の各摂取量年次推移については，たんぱく質が全国ではほとんど変化がないのに対して，やや増加傾向を示し全国とは異なっていたが，それ以外は全国と同様の傾向を示し，エネルギーおよび炭水化物摂取量は減少傾向，脂肪摂取量は増加傾向を示していた。

2. ビタミン類摂取量

　検討したビタミン摂取量(ビタミン A，ビタミン B_1，ビタミン B_2，ナイアシン，ビタミン C，ビタミン D，ビタミン E)において，ビタミン A およびビタミン E を除いたその他のビタミン摂取量は，沖縄県が各年次において全国より少なかった。沖縄県のビタミン A, E 摂取量は全国とほぼ同じであった。経年的には沖縄県のビタミン摂取量は全国と同様の年次推移を示していた。

　これらを摂取エネルギー 1,000 kcal 当たりに換算した栄養素密度でみたものを図2に示した。栄養素密度では，ビタミン B_1, C については摂取総量と同様に沖縄県が全国より少なかったが，ビタミン B_2 は沖縄県と全国はほぼ同じであり，ビタミン A については，年次が進むにつれ沖縄県が全国より多くなっていた。ナイアシン，ビタミン E については，摂取総量とは逆に，沖縄県が全国より多かった。

3. ミネラル摂取量

　ミネラル摂取量(カルシウム，鉄，食塩(ナトリウム)，マグネシウム)の摂取量および摂取密度を図3に示した。

　カルシウム，鉄，食塩の摂取量は各年次において沖縄県が全国より少ないが，その差は年とともに縮まっていた。摂取密度についても同様の傾向であったが，カルシウム摂取密度については 1990～1994 年には沖縄県の方が全国を上回っていた。

　マグネシウム摂取量は 1985～1989 年では沖縄県は全国とほぼ同量であったが，1990～1994 年には全国より少なかった。しかし，摂取密度では，沖縄県が全国より高いが，その差は年とともに縮まっていた。

IV. 考　察

　沖縄県は日本の中でも長寿県として知られており，1975 年，1980 年，1985 年，1990 年における都道府県別生命表の平均寿命は，女性は各年度とも1位であり，男性は 1975 年は 10 位，1990 年は 5 位であるが，その他の年では 1 位である[4]。このような長寿を規定する要因として食生活の重要性が指摘されている。

　本研究では，1972 年から沖縄県でも実施されている国民栄養調査の内，1975 年から 1994 年間の 20 年間の国民栄養調査データを用いて，全国との横断的比較および経年変化の観点から，沖縄県の食生活の特徴づけを行った。

　国民栄養調査は世帯を単位とした調査であり，個人の摂取状況を反映したものではないことに留意する必要があるが，都道府県別比較などのような地理的・生態学的検討には十分有用であると考えられる[2]。ただし，単年ごとには対象世帯数が少ない県もあり，本研究では5年ごとの荷重平均によって検討した。

沖縄県における総摂取量を反映するエネルギー摂取量は全国に比べて有意に少なく，都道府県別にみても各年次において最少であった。その供給源である，たんぱく質，炭水化物の摂取量は全国より低レベルであったが，脂肪摂取量は高レベルであった。エネルギー比率は，脂肪エネルギー比率が全国に比べて有意に高く，各年次では25〜30%の間であることが特徴的であった。これは，脂肪含量の多い食材を多く摂取する他に，調理方法として油脂を使用する揚げ物や炒め物が多いことによると推察される。

　ビタミン類，ミネラル類に関しては，ビタミンB_1, B_2, C，ナイアシン，カルシウム，鉄，食塩，マグネシウムの摂取量はエネルギー摂取量同様，沖縄県が全国に比べて少ない傾向であったが，ビタミンA, Eは全国とほぼ同じレベルであった。これらの栄養素摂取量は，通常の生活を自由に営んでいる一般集団では，総エネルギー摂取量と正の相関を示すことが多い[5〜7]。したがって，疾病や長寿との関連性を解析する場合，このような栄養素摂取量は，その絶対値だけでなく，総エネルギー摂取量を調整したものを用いることも重要である[8,9]。そのような観点から本研究では，エネルギー摂取量を調整した値として，栄養素密度についても検討した。その結果，沖縄県の摂取栄養素密度では，ビタミンB_2は全国並みであり，ビタミンA，ナイアシン，ビタミンEは全国より高い値を示した。また，カルシウムの密度は全国並みになってきており，マグネシウムの密度は全国より高かった。このような抗酸化作用をもつ栄養素の密度が高いことは，長寿との関連を探る上で興味ある結果であった。

　エネルギー摂取量は体格とも関連することが考えられ，これらの栄養素摂取量を検討する上でも，体格によるエネルギー摂取の補正も必要となってくるが，国民栄養調査が世帯単位の調査なので直接的な補正はできなかった。

　食生活の特徴を探る上で，食品群あるいは食品別摂取量についても検討する必要があるが，それらのデータについては，現在チェックを進めている状況であり，今後の課題として残された。

文　献

1) 厚生省保健医療局健康増進栄養課: 平成8年版　国民栄養の現状, 第一出版, 東京: 1996.
2) M. Yamaguchi, R. Suzue, et al.: Summary of National Nutrition Survey 1980–1984 by Prefecture, Jpn. J. Clin. Oncol. 20: 113–120, 1990.
3) N. Yoshiike, Y. Matsumura, et al.: National nutrition survey in Japan, J. Epidemiol. Vol. 6, No. 3: S189–S200, 1996.
4) 厚生統計協会編: 国民衛生の動向, 厚生の指標, 46 (9): 444, 1996.
5) M. Jain, G. M. Cook, et al: A case-control study of diet and colorectal cancer, Int. J. Cancer. 26: 757–768, 1980.
6) J. L. Lyons, J. W. Gardner, et al.: Methodologic issues in epidemiologic studies of diet and cancer, Cancer Res. 43: 2392S–2396S, 1983.
7) T. Gordon, M. Fisher, et al.: Some difficulties inherent in the interpretation of dietary data from free-living populations, Am. J. Clin. Nutr. 39: 152–156, 1984.
8) R. B. Shekelle, O. Paul, et al.: Diet and coronary heart disease (letter), N. Engl. J. Med. 313: 120, 1985.
9) C. H. Kushi, M. Lozy, et al.: Diet and coronary heart disease (correspondence), N. Engl. J. Med. 313: 119–120, 1985.

生物学的マーカーによる他の国内集団との比較研究

水嶋春朔

[キーワード: 客観的生物学的栄養マーカー, 24時間尿, ナトリウム, カリウム, タウリン, 3メチルヒスチジン]

　研究者らは, 栄養と循環器疾患リスクファクターを検討する世界24ヵ国55集団を対象とした循環器疾患と栄養国際共同研究（WHO-CARDIAC Study, 循環器疾患の一次予防に関するWHO国際共同研究センター（センター長: 家森幸男京都大学大学院教授））などにより, 栄養と循環器疾患リスクファクターの関係, 沖縄の食習慣が循環器疾患の予防上有益であることを検討し報告してきた。この共同研究は, 各集団から48–56歳の男女各100名を対象者として抽出し, 身体測定, 血圧測定, 病歴, 生活習慣に関する問診に加え, 栄養に関しては, 食物摂取頻度とともに空腹時採血, 24時間採尿を行い, 客観的生物学的栄養マーカー（24時間尿中の電解質（ナトリウム, カリウム, カルシウム, マグネシウム）, 尿素窒素, アミノ酸（タウリン, 3メチルヒスチジン）, さらに血清総コレステロール, 血漿リン脂質脂肪酸）の分析を実施している。

　本研究においては, 沖縄県中頭郡与那城村および西原町の男女住民計234名（年齢48–56歳）を対象とし, 同一のプロトコールで行われた他の6地域の集団（弘前, 富山, 広島, 島根, 別府, 久留米）との比較検討をすることで, 沖縄の食生活の栄養学的特徴を明らかにすることを目的として, 24時間尿中の電解質（ナトリウム, カリウム, カルシウム, マグネシウム）, 尿素窒素, アミノ酸（タウリン, 3メチルヒスチジン）の検討を行った。

　その結果, 沖縄の食生活の以下のような栄養学的特徴が明らかとなった。

1) 食塩摂取量（24時間尿中ナトリウム排泄量は食塩換算で, 男性で9.2g, 女性で7.8g）が最も少なく, ナトリウム/カリウム比（男性4.3, 女性3.6）が最も小さい。
2) 24時間尿中3メチルヒスチジン排泄量が最も多く, 魚介類を含んだ動物性蛋白質全体の摂取量が多い。
3) 身体的特徴として背が低く, 体重が多めで, 肥満度が高い。

I. 緒　言

　沖縄の長寿に関与する要因のひとつに特徴的な食事, 栄養摂取があげられるが[1], これまで, 栄養摂取の推定に客観的生物学的栄養マーカーを用い, 同一の方法により日本の他の地域集団との比較検討をした研究は数少ない。

　研究者らは, 栄養と循環器疾患リスクファクターを検討する世界24ヵ国55集団を対象とした循環器疾患と栄養国際共同研究（WHO-CARDIAC Study, 循環器疾患の一次予防に関するWHO国際共同研究センター（センター長: 家森幸男京都大学大学院教授））として実施された栄養疫学調査において, 栄養

と循環器疾患リスクファクターの関係，沖縄の食習慣が循環器疾患の予防上有益であることを検討し報告してきた[2-8]。この共同研究は，各集団から48-56歳の男女各100名を対象者として抽出し，身体測定，血圧測定，病歴，生活習慣に関する問診に加え，栄養に関しては，食物摂取頻度とともに空腹時採血，24時間採尿を行い，客観的生物学的栄養マーカー(24時間尿中の電解質(ナトリウム，カリウム，カルシウム，マグネシウム)，尿素窒素，アミノ酸(タウリン，3メチルヒスチジン)，さらに血清総コレステロール，血漿リン脂質脂肪酸)の分析を実施している[2]。

本研究においては，沖縄県中頭郡与那城村および西原町の男女住民計234名(年齢48-56歳)を対象とし，この集団における栄養学的特徴を疫学調査から得られた客観的生物学的栄養マーカーに注目し，他の6地域の集団(弘前，富山，広島，島根，別府，久留米)との比較検討をすることで，沖縄の食生活の栄養学的特徴を明らかにすることを目的として，24時間尿中の電解質(ナトリウム，カリウム，カルシウム，マグネシウム)，尿素窒素，アミノ酸(タウリン，3メチルヒスチジン)の検討を行った。

II. 研 究 方 法

1) 対象地域

沖縄県中頭郡与那城村および西原町を対象地域とした。与那城村は沖縄市から約10km東の与勝半島の金武湾側に位置し，西原町は那覇市より約15km東に位置する。

2) 対象集団

沖縄県中頭郡与那城村(1985年)および西原町(1989年)において琉球大学第二内科(三村悟郎教授)の実施した住民検診受診者のうち年齢48-56歳の男女計234名を対象とした。住民検診全体の参加率は約40%であった。与那城村(1985年)および西原町(1989年)における調査結果に明らかな差はみられず，両者を合わせて解析の対象とした。

3) 他の地域集団

青森県弘前市近郊，富山県富山市近郊，広島県広島市近郊，島根県大田市，大分県別府市近郊，福岡県久留米市近郊の6地域において同一の方法にて実施した。

4) 測定項目

「循環器疾患と栄養国際共同研究」(WHO-CARDIAC Study)のプロトコールに従い，身体測定，血圧測定，病歴，生活習慣に関する問診に加え，栄養に関しては，食物摂取頻度とともに空腹時採血，24時間採尿を行い，客観的生物学的栄養マーカーとして24時間尿中の電解質(ナトリウム，カリウム，カルシウム，マグネシウム)，尿素窒素，アミノ酸(タウリン，3メチルヒスチジン)，クレアチニンの分析を行った。

5) 分析方法

炎光分析(ナトリウム，カリウム)，原子吸光(カルシウム，マグネシウム)，自動分析器(尿素窒素，クレアチニン)，アミノ酸分析器(アミノ酸)などを使用した。

6) 24時間採尿の判定基準

循環器疾患研究教育に関するWHO国際共同研究センター(スウェーデン)からの報告書に基づき，体重555当たりの24時間尿中クレアチニン排泄量を算出し，男性14.4-33.6，女性10.8-25.2のものを適切な24時間採尿ができた判定基準とした。

7) 解析対象者

24 時間尿中マーカーの解析では，利尿剤など排泄に影響を及ぼす薬剤の服用者および 6) の 24 時間採尿の判定基準を満たさない者を除外した．

8) 統計解析

各地域集団の平均，標準偏差（SD）を算出した．

III. 研 究 結 果

各地域集団の対象者数および年齢，身長，体重，肥満度を表 1 に示した．肥満度（BMI）は体重（kg）を身長（m）の二乗で除して算出した．男女ともに沖縄の集団は他の集団に比べて，身長が低

表1 対象者数，年齢，身長，体重，肥満度(平均値および標準偏差（SD）)

性	地域	人数	年齢	年齢-SD	身長(cm)	身長-SD	体重(kg)	体重-SD	肥満度	肥満度-SD
男性	沖縄	90	52.5	1.6	161.6	6.0	65.0	8.0	24.8	2.3
	弘前	101	52.5	2.1	163.1	5.6	62.0	7.3	23.3	2.6
	富山	105	52.1	1.6	162.3	5.7	62.4	9.3	23.6	3.1
	広島	45	52.6	1.3	162.8	8.0	60.9	9.3	22.9	2.9
	島根	98	52.1	1.5	162.4	6.0	61.5	8.8	23.3	2.7
	別府	152	51.8	1.4	162.9	5.6	63.4	8.7	23.9	2.8
	久留米	126	52.4	1.6	162.9	5.9	59.3	8.0	22.3	2.6
女性	沖縄	141	52.4	1.7	149.8	5.1	55.8	9.3	24.8	3.9
	弘前	105	52.6	1.4	150.8	5.1	53.2	7.5	23.3	3.3
	富山	136	52.3	1.4	149.1	5.4	53.3	7.7	24.0	3.3
	広島	39	51.8	1.4	149.4	4.6	51.8	6.5	23.2	2.5
	島根	100	52.0	1.4	152.1	5.2	53.6	7.3	23.1	2.8
	別府	177	52.1	1.4	151.6	4.6	54.4	7.5	23.7	3.0
	久留米	126	52.4	1.7	150.7	5.0	52.2	8.0	23.0	3.1

肥満度 = 体重（kg）/身長（m）^{2}

表2 24 時間尿中電解質排泄量(平均値および標準偏差（SD）)

性	地域	人数	NaCl*(g/day)	NaCl-SD	K(mEq/day)	K-SD	Na/K	Na/K-SD	Ca(mg/day)	Ca-SD	Mg(mg/day)	Mg-SD
男性	沖縄	45	9.2	3.9	41.1	19.8	4.3	1.7	160.9	66.5	80.2	27.3
	弘前	62	15.3	4.9	48.1	17.9	6.0	2.5	203.5	92.5	78.8	30.2
	富山	79	13.8	4.8	43.8	13.0	5.5	1.6	221.0	95.0	103.1	36.6
	広島	36	12.2	5.7	43.2	19.1	5.1	2.0	180.8	84.7	58.2	25.0
	島根	77	12.0	3.8	48.8	15.8	4.5	1.5	219.1	95.4	87.8	31.8
	別府	114	11.8	4.9	45.4	16.9	4.7	1.7	218.4	98.9	99.0	36.5
	久留米	96	13.8	4.9	58.2	23.9	4.4	1.7	163.6	88.8	78.0	41.6
女性	沖縄	70	7.8	2.6	39.7	12.9	3.6	1.5	142.7	64.3	63.9	22.4
	弘前	72	14.3	5.8	54.0	21.5	4.7	1.4	200.4	104.6	74.2	31.5
	富山	105	13.0	4.4	45.8	17.3	5.2	1.8	207.6	91.1	90.6	26.4
	広島	28	10.7	5.3	43.2	19.1	4.2	1.7	140.3	64.3	54.1	18.2
	島根	77	10.3	4.4	52.3	19.5	3.6	1.6	180.7	91.3	81.4	33.4
	別府	141	10.4	3.5	44.0	15.6	4.4	1.7	203.1	83.5	82.4	31.8
	久留米	102	12.5	3.1	54.9	20.3	4.1	1.2	174.4	99.2	75.4	59.0

*24 時間尿中ナトリウム排泄量を食塩（NaCl g/day）量に換算した．

表3 24時間尿中尿素窒素（UN），アミノ酸排泄量（平均値および標準偏差）

SEX	CENTER	N	UN (g/day)	UN-SD	TAU (μmol/day)	TAU-SD	3M-HIS (μmol/day)	3M-SD
Males	沖縄	45	10.3	3.2	2077.5	1251.1	386.4	162.6
	弘前	62	10.5	3.2	3134.9	1934.6	340.2	418.2
	富山	79	9.1	2.3	2018.7	1889.7	210.4	67.8
	広島	36	8.9	2.9	1732.3	1351.3	217.7	223.3
	島根	77	9.8	2.8	2052.7	1483.2	197.1	84.0
	別府	114	9.9	2.7	2561.1	1542.9	284.5	288.9
	久留米	96	10.0	3.2	3311.8	2775.4	322.5	200.7
Females	沖縄	70	7.6	3.3	1951.8	1824.4	305.1	150.1
	弘前	72	9.2	2.7	3036.1	2633.3	200.3	74.3
	富山	105	7.4	1.9	1152.0	631.1	143.1	59.7
	広島	28	7.0	2.2	1264.9	1077.1	115.5	56.3
	島根	77	7.6	2.3	1458.7	1010.1	128.9	59.9
	別府	141	7.8	2.2	1772.2	1213.7	179.7	75.6
	久留米	102	8.2	2.6	1658.6	1064.0	180.8	79.3

TAU＝タウリン，3M-HIS＝3メチルヒスチジン

く，体重が最も重かった。その結果，肥満度の平均値も男女ともに24.8と最も高かった。

表2に24時間尿中電解質排泄量を示した。ナトリウム排泄量は食塩換算で，男性で9.2g，女性で7.8gとそれぞれ7集団中最も少なかった。カリウム排泄量は男女とも最も少なかった。ナトリウム/カリウム比は，ナトリウム排泄量の少なさを反映して，男女それぞれで最も小さい値であった。またカルシウムおよびマグネシウム排泄量は比較的少ない方であった。

表3には，24時間尿中尿素窒素および含硫アミノ酸であるタウリンと3メチルヒスチジン排泄量を示した。尿素窒素は，男性においては弘前に次いで多く，女性では少ない方であった。タウリンは男性では平均的で，女性ではやや多い方であった。3メチルヒスチジンは，男女ともに最も多かった。

IV. 考 察

循環器疾患と栄養国際共同研究（WHO-CARDIAC Study）の標準化されたプロトコールにより実施された疫学調査研究結果を用いて，客観的生物学的栄養マーカーに注目した比較検討を行った結果，沖縄の食生活のいくつかの栄養学的特徴が明らかとなった。

48-56歳の年代において，沖縄の集団は男女とも，背がやや低く，体重がやや重い傾向があり，その結果他の6集団に比較して最も肥満度が高い結果であった。

24時間尿中電解質排泄量の検討から，ナトリウム排泄量は食塩換算で，男性で9.2g，女性で7.8gであり，男女とも7集団中で最も少なかったことが明らかとなった。摂取した食塩中のナトリウムが100%尿中に排泄されるのではなく，汗や糞便にも含まれるのであるが，体内のナトリウムバランスが保たれている状態では，尿中ナトリウム排泄量が食塩摂取量のほぼ90%を反映すると考えられる[9]。したがって，沖縄の集団における食塩摂取量は他の集団に比べて低いといえる。

カリウム排泄量は，男女とも最も少なかった。摂取されたカリウムの尿中排泄量はナトリウムよ

りも低く77%という報告がある[9]。カリウムには尿中ナトリウム排泄の作用があり，ナトリウム/カリウム比が3となるのが望ましいとされている。沖縄の集団は，7集団の中ではナトリウム排泄量が最も低かったことを反映して，一番低いナトリウム/カリウム比であった。

　カルシウム排泄量は，沖縄の集団は，7集団の中では最も低かった。尿中カルシウム排泄量はカルシウム摂取量を反映しない。腎の近位尿細管で，生理的にナトリウムとカルシウムは相互に再吸収を阻害しあうことが知られ[10]，尿中ナトリウム排泄量とカルシウム排泄量は強い正の相関をすることが循環器疾患と栄養国際共同研究（WHO-CARDIAC Study）においても示されている[5]。よって沖縄の集団の低い尿中カルシウム排泄量は，一義的には低い尿中ナトリウム排泄量を反映していると考えられる。

　マグネシウム排泄量は比較的少ない方であった。尿中マグネシウム排泄量の意義づけはまだ十分行われていない[9,11]。

　24時間尿中尿素窒素および含硫アミノ酸であるタウリンと3メチルヒスチジン排泄量はいずれも蛋白質摂取を反映すると考えられる。尿素窒素は動物性，植物性を合わせた蛋白質全体の摂取を反映する。タウリンは魚介類に多く含まれるが，七面鳥や鶏の赤身にも多く含まれる[12-14]。3メチルヒスチジンは，アクチンおよびミオシンに結合しているアミノ酸であり，動物性蛋白質の摂取量を反映すると考えられる[15]。沖縄の集団においては，尿素窒素は，男性においては弘前に次いで多く，女性では少なく，タウリンは男性では平均的で，女性ではやや多く，3メチルヒスチジンは，男女ともに最も多かった。したがって，こうした結果は，沖縄の集団における蛋白質摂取は，魚介類を含んだ動物性蛋白質全体の摂取が他の集団に比較して多いということを示唆している。

　本研究の対象集団は，琉球大学第二内科(三村悟郎教授)の実施した住民検診受診者のうち年齢48–56歳の男女計234名であり，住民検診全体の参加率は約40%であった。参加しなかった者を対照とした調査を行い比較検討するなど，集団の代表性に関する検討をする必要があるが，この点に関しては十分にはなされていない。よって本研究で得られた知見から沖縄の食生活全体の特徴の推測として敷衍することには慎重であるべきであるが，沖縄の食生活に関する他の研究においても低食塩，豚肉摂取を中心とした高動物性蛋白質摂取が指摘されており[16,17]，本研究の結果はこれらと矛盾しない結果と考えられる。

V. 結　語

　循環器疾患と栄養国際共同研究（WHO-CARDIAC Study）の標準化されたプロトコールにより実施された疫学調査研究結果を用いて，客観的生物学的栄養マーカーに注目した比較検討を行った結果，沖縄の食生活のいくつかの栄養学的特徴が明らかとなった。第1には，食塩摂取量が少なく，ナトリウム/カリウム比が小さい。第2に，魚介類を含んだ動物性蛋白質全体の摂取量が多い。また関連して第3に，身体的特徴として，背が低く，体重が多めで，肥満度が高いということが示唆された。

　今後さらに，脂質摂取のマーカーである血清総コレステロールや血漿リン脂質脂肪酸の検討をすすめ，沖縄の食生活の栄養学的特徴をさらに明らかにしていく必要がある。

　最後に本研究が基盤とした循環器疾患と栄養国際共同研究（WHO-CARDIAC Study）を組織し，計画，調査を実施され，御指導をいただいた家森幸男京都大学大学院教授他の循環器疾患の一次予防

に関する WHO 国際共同研究センターの関係者および各地域の共同研究者の諸先生方に深く感謝申し上げます。

文 献

1) Mizushima S, Yamori Y: Nutritional improvement, cardiovascular diseases and longevity in Japan. Nutrition and Health 8: 97–105, 1992.
2) Excerps from the WHO CARDIAC Study Protocol. Journal of Cardiovascular Pharmacology 16 (Suppl. 8): S75–S77, 1990.
3) Yamori Y, et al.: International cooperative study on the relationship between dietary factors and blood pressure: A report from the Cardiovascular Diseases and Alimentary Comparison Study. Journal of Cardiovascular Pharmacology 16 (Suppl. 8): S43–S47, 1990.
4) Yamori Y, et al.: Gene-environmental interaction in hypertension, stroke and atherosclerosis in experimental models and supportive findings from a world-wide cross sectional epidemiological study — A WHO-CARDIAC Study. Clinical and Experimental Pharmacology and Phisiology 19 (Suppl. 20): 43–52, 1992.
5) Yamori Y, et al.: International cooperative study on the relationship between dietary factors and blood pressure: A preliminary report from the Cardiovascular Diseases and Alimentary Comparison (CARDIAC) Study. Nutrition and Health 8: 77–90, 1992.
6) Mizushima S, et al.: The relationship of dietary factors to cardiovascular diseases among Japanese immigrants, originally from Okinawa, in Brazil. Hypertension Research 15: 45–56, 1992.
7) Yamori Y, et al.: Nutritional factors for stroke and major cardiovascular diseases: International epidemiological comparioson of dietary prevention. Health Reports 1994; 6 (1): 181–188, 1994.
8) 家森幸男, 他: 高血圧, 主要循環器疾患の栄養因子—食事による予防のための国際比較研究, Deutsche Medizinische Wochenschrift (日本語版) 24: 1825–1841, 1994.
9) Walter W. Nutritional Epidemilogy. New York: Oxford University Press, 1990.
10) McCarron DA, Henry HJ, Morris CD: Human nutrition and blood pressure regulation: an integrated approach. Hypertension 4 (Suppl. III): III-2–III-13, 1982.
11) Mizushima S: Roles of seafoods and magnesium intake on prevention of cardiovascular disease: Findings from international nutritional epidemiological study. Yokohama Medical Bulletin, 1996.
12) Laidlaw SA, Grosvenor M, Kopple JD: The taurine content of common foodstuffs. Journal of Parenteral and External Nutrition 14: 183–188, 1990.
13) Mizushima S, et al.: Effects of oral taurine supplementation on lipids and sympathetic nerve tone. Advanced Experimental Medical Biology 403: 615–622, 1996.
14) Yamori, et al.: Is taurine a preventive nutritional factor of cardiovascular diseases or just a biological marker of nutrition? Advanced Experimental Medical Biology 403: 623–629, 1996.
15) Long CL, et al.: Metabolism of 3-methylhistidine in men. Metabolism 24: 929–935, 1975.
16) 家森幸男: 世界の食と健康長寿—沖縄の伝統食に学ぶ, 沖縄県編, 長寿のあしあと—沖縄県長寿の検証記録, 沖縄: 沖縄県環境保健部予防課, pp. 343–356, 1995.
17) 尚 弘子: 沖縄独特の食と医食同源, 沖縄県編, 長寿のあしあと—沖縄県長寿の検証記録, 沖縄: 沖縄県環境保健部予防課, pp. 369–374, 1995.

沖縄の特徴的な食生活，身体活動，保健行動に関する多施設共同疫学調査

吉池信男，伊達ちぐさ，比嘉政昭，長谷川恭子，城田知子，安藤富士子，田中平三

[キーワード: 生活習慣，食事調査，身体活動度，疫学調査，保健行動]

　沖縄における長寿の背景要因として考えられる生活習慣を，食生活・栄養のみならず身体活動，健康にかかわる知識・態度・行動等も含めて多面的にとらえ，その特徴を明らかにすることを目的として，多施設共同研究による疫学調査を実施した．すなわち，沖縄2地域(市部，村部)および比較対照のための5地域(東京，新潟，愛知，兵庫，福岡)をフィールドとして設定し，40～69歳の地域一般住民を対象として，栄養素摂取量，身体活動度，食生活，喫煙・飲酒，運動習慣，余暇の状況，血圧や体重管理に関する行動，検診受診行動などに関する調査を実施し，沖縄におけるそれらの特徴を記載した．

　その結果，食生活，栄養素摂取量以外の生活習慣因子については，概して，沖縄―対照5地域との間の差よりも，むしろ沖縄村部―市部間の差の方が顕著であった．しかし，栄養素摂取量については，沖縄村部―市部間の差異は少なく，沖縄村部・市部―対照5地域間の差が際だっていた．すなわち，総エネルギー，総たんぱく質，動物性たんぱく質については，沖縄村部・市部，特に男性においては対照5地域よりも摂取量は低かった．一方，脂肪エネルギー比については，沖縄村部・市部では対照5地域と比較して3.5%程度高かった．食塩摂取量については，沖縄村部では特に低く，対照5地域よりも約4g低かった．減塩に関する知識，嗜好，態度，行動については，沖縄村部・市部，特に沖縄市部では対照5地域と比べて望ましい傾向にあった．

　肥満度（Body Mass Index; BMI）は，沖縄村部・市部ともに対照5地域と比較して1.2 kg/m^{2}程度高く，BMIが26.4以上の者の割合は7～11%程度高かった．しかし，総身体活動度は，沖縄村部では対照5地域よりも高く，沖縄市部では対照5地域よりも低く，"沖縄"としての特徴的な所見は得られなかった．

I. 緒　言

　沖縄における食生活の特徴に関する研究では，長寿との接点を求めて，"百寿者"などの高齢者を対象とした調査研究[1]が比較的多いようである．しかし，生活習慣病のリスクファクターが顕在化してくる40～60歳代の一般住民を対象とし，他の複数地域と比較可能なかたちで，食生活・栄養のみならず生活習慣を多面的・総合的にとらえた疫学的研究は少ない．特に，エネルギー摂取と消費のバランスを検討する上で不可欠な身体活動度に関して，地域集団を対象として，沖縄の実態を定量的に評価したものはほとんどない．

　そこで，本研究では，沖縄2地域および比較のための5地域（東京，新潟，愛知，兵庫，福岡）を

フィールドとして設定し，多施設共同研究による疫学調査を実施した。すなわち，標準化された方法により，栄養素摂取量，身体活動度を定量的に把握するとともに，食生活，喫煙・飲酒，運動習慣，余暇の状況，血圧や体重管理に関する行動，検診受診行動および主観的健康度などを記載し，沖縄に特徴的な生活習慣因子に関する検討を行った。

II. 研 究 方 法

1. 調 査 対 象

1) 沖縄県内の対象集団

地域一般集団として，沖縄県島尻郡大里村の5地区(稲嶺，真境名，稲福，大城，グリーンタウン)および那覇市に在住する一般住民を対象とした。前者の大里村は，那覇市の東南約9kmに位置し，農業従事者の割合は18%で，サトウキビ，野菜，果樹などが主に生産されている。

2) 比較対照のための対象集団

東京都多摩市，新潟県新発田市の4地区(赤谷，米倉，松浦，五十公野)，愛知県知多郡東浦町，兵庫県宍粟郡一宮町，福岡県粕屋郡久山町の8地区(上久原，中久原，下久原，東久原，上山田，下山田，猪野，草場)の5地域の一般住民を比較対照のための集団とした。

以上の地域7集団において，表1に性・年齢階級別内訳を示す者に対して，1996〜98年に調査を実施した。

2. 調 査 方 法

1) 標本抽出

40, 50, 60歳代の男女計6カテゴリーについて，各地域の住民台帳を枠として層化無作為抽出を実施した。なお，標本数は統計学的に定め ($\alpha = 0.05, \beta = 0.20$)，各カテゴリーの調査人数を20〜30名とした。

2) 労働・運動を中心とした身体的活動度調査

表1 調査対象者の性・年齢階級別人数

解析対象人数	沖縄 2 地域			対照 5 地域						総計
	大里村	那覇市	小計	東京都多摩市	新潟県新発田市	愛知県東浦町	兵庫県一宮町	福岡県久山町	小計	
40歳代男性	29	24	53	24	11	27	21	15	98	151
50歳代男性	31	23	54	21	9	25	23	12	90	144
60歳代男性	34	23	57	22	13	22	27	21	105	115
男性計	94	70	164	67	33	74	71	48	293	457
40歳代女性	36	36	72	23	28	24	32	20	127	199
50歳代女性	34	33	67	21	20	24	27	16	108	175
60歳代女性	33	30	63	19	35	24	30	22	130	140
女性計	103	99	202	63	83	72	89	58	365	567
合計	197	169	366	130	116	146	160	106	658	1024

① 年齢，性，職種などの人口学的情報と，運動意欲，休暇の状況・過ごし方など身体活動に関連する一般的な質問，② 仕事での身体活動度，③ 余暇での身体活動度，の3つの構成からなる質問票を開発した。そして，よく訓練されたインタビュアーによる聞き取りを行い，個人の平均的な身体活動度を算出した。この身体活動度調査法は，24時間行動記録法とは対照的に，年間を通じての労働および余暇の身体活動の状況について，1年を2ヵ月（8週間）ごとの6つの期間に分けて，各種の身体活動の強度（METs），時間(分)，頻度(回/8週間)の3つの要素を聞き取るものである。そして，これらをデータベース化し，1年間の労働および余暇の身体活動度を表す指標に加えて，労働・余暇の活動における強度別の分布等を検討するための各種変数を求めた[2]。

3) 喫煙・飲酒など保健行動に関する調査

行動科学的な視点に立ち，個人の生活習慣上の問題点を，"保健知識"，"保健態度"，"保健行動"の3つの段階に関して評価するための質問票を用い，自己記入の後，面接にて確認を行った。

4) 食事調査

24時間思い出し法を採用し，調査前日1日分の食事について，栄養士が面接調査をおこなった。その際，従来の"生の食材料"だけではなく，実際に口にする形の"料理"，"食物"とその容積を聞き取った[3]。食品等の重量換算には，実物大写真集である「グラムの本」を，また，料理の容積の推定には，国立健康・栄養研究所で開発した3次元のフードスケールを用いた。栄養素計算には，第4次改定版日本標準食品成分表[4]を用いた。

5) 精度管理

血清総コレステロール，HDLコレステロールに関しては，大阪府立成人病センターを中央施設として，米国CDC（Center for Disease Control）に準じた精度管理を実施した。また，血圧測定に関しても米国のHDFP（Hypertension Detection Follow-up Program）における方法により，測定者のトレーニングを実施した[5]。

3. 解析方法

沖縄の2地域に関しては個別に集計・解析を行った。一方，沖縄以外の5地域のデータについては，プールしたデータを比較対照群として用いた。

調査を行った各項目について，① 運動，身体活動，余暇，② 過去1年間の余暇および労働の身体活動度，③ 減塩にかかわる行動を中心とした食習慣，④ 栄養素摂取量，⑤ 肥満，高脂血症，⑥ 飲酒，⑦ 喫煙，⑧ 血圧管理，⑨ 検診受診行動，主観的健康度等に大別した。特に，保健行動に関連する部分については，知識レベル，態度・行動レベルに整理して，各指標の平均値および割合を，性・年齢階級別に求めた。40，50，60歳代および男女の計6カテゴリーの重みづけを等しくして，直接法による年齢ないし性別の調整を行った。すなわち，男女別に年齢調整の値を求め，全体としては性・年齢調整の値を求めて，当該地域の指標とした。

各地域ごとの比較については，沖縄の2地域間〔表中(A)対(B)〕，および沖縄の各地域と他の5地域との間〔表中(A)対(R)，(B)対(R)〕で有意差の検定を行った。連続変数の平均値については，性・年齢を調整した共分散分析による2群間の差を，カテゴリー変数については，表中「選択肢」の下線部分に従って2値に変換した後に，フィッシャーの直接確率法により，2群間の比の差について検定を行い，p値を示した。また，性・年齢調整後の2群間の差を$\triangle(\beta)$として表中に記載した。

III. 研 究 結 果

1. 運動，身体活動，余暇(表2)

健康と運動との関連に関する知識については，沖縄県大里村(A: 以下，沖縄村部と称す)と比べて，那覇市内(B: 沖縄市部と称す)では良好な傾向にあった。歩数の目安(「1日1万歩」)に関する知識では，沖縄の各2地域は他の5地域(R: 以下，対照5地域)と比べて，特に女性において良好であった。

日常生活における車への依存度については，沖縄村部では，沖縄市部と比べて高かったが，沖縄2地域ともに対照5地域よりも有意に低かった。また，運動習慣に関しては，沖縄村部では沖縄市部と比べて低かったが，沖縄村部・市部ともに対照5地域よりも有意に高かった。

休暇については，盆休み，年末年始，ゴールデンウィークともに，沖縄村部・市部は，対照5地域と比べて取得者割合が低い傾向にあった。

2. 過去1年間の習慣的な身体活動度(表3)

総身体活動度(睡眠時間を除く時間の平均METs係数)については，沖縄村部では対照5地域よりも高く，沖縄市部では逆に対照5地域よりも低かった。

余暇の身体活動度については，沖縄村部，沖縄市部ともに比較的高いレベルにあり，一日当たりの平均時間としてみると，歩行程度の軽い運動(2.5 METs相当)，中等度以上の運動(4.5 METs以上)は，どちらも対照5地域と比べて有意に長かった。また，余暇の身体活動として，50 METs/日以上，すなわち，"歩行程度の運動"(= 2.5 METs)を1日20分以上行う者の割合は，沖縄市部では対照5地域と比べて有意に高かった。

労働の身体活動度については，沖縄村部では対照5地域と比べて高く，逆に沖縄市部では対照5地域と比べて低かった。沖縄村部では特に4.5 METs以上に相当する"力を要する作業"に従事する時間が，男女ともに長い傾向にあった。

3. 減塩行動などの食生活(表4)

減塩に関して正しい知識を持つ者，減塩の意義を認める者，減塩指向の態度をもつ者，薄味を好む者，減塩が実践できていると自己評価する者の割合は，沖縄村部と沖縄市部との間では大きな差はなく，沖縄の2地域，特に沖縄市部では対照5地域と比べて有意に高かった。

朝食を欠かさず摂る者の割合は，沖縄村部・市部ともに対照5地域と比べて有意に低かった。また，牛乳飲用習慣のある者の割合は，沖縄村部・市部ともに，対照5地域と比較して10%程度高かった。

4. 栄養素摂取量(表5, 6)

総エネルギー摂取量は，沖縄村部・市部では対照5地域と比較して，200 kcal程度低かった。この傾向は，女性よりも，男性で顕著であった。総たんぱく質，動物性たんぱく質についても同様の傾向にあった。それに対して総脂肪摂取量(絶対値)は，沖縄村部・市部と対照5地域とではほぼ同等であった。脂肪の種類では，沖縄村部・市部は比較5地域と比べて，魚介類由来の脂肪量が少なく植物性脂肪の摂取量が多かった。食事性コレステロールについては，沖縄村部・市部では対照5地

表2 運動，身体活動，余暇に関する比較

		沖縄 大里村（A）						沖縄 那覇市内（B）					
		男性		女性		男女計		男性		女性		男女計	
知識	1.1 歩数と健康との関連について正しい知識をもつ者の割合	84.0%	(81.5%) (83.3%) (87.1%)	90.1%	(100%) (82.4%) (87.9%)	87.0%		88.7%	(79.2%) (91.3%) (95.7%)	91.6%	(97.2%) (90.9%) (86.7%)	90.2%	
	1.2a 運動と肥満との関連について正しい知識をもつ者の割合	64.0%	(67.9%) (75.9%) (48.4%)	55.3%	(61.8%) (58.8%) (45.5%)	59.7%		73.9%	(100%) (65.2%) (56.5%)	74.8%	(72.2%) (78.8%) (73.3%)	74.3%	
	1.2b 運動と肥満との関連について正しい知識をもつ者の割合	79.6%	(82.1%) (80.0%) (76.7%)	89.0%	(93.9%) (91.2%) (81.8%)	84.3%		92.8%	(100%) (87.0%) (91.3%)	91.4%	(100%) (90.9%) (83.3%)	92.1%	
態度・行動	1.3 短い距離でも車を利用する者の割合	39.1%	(46.4%) (46.7%) (24.1%)	27.7%	(47.1%) (23.5%) (12.5%)	33.4%		14.3%	(16.7%) (4.3%) (21.7%)	18.0%	(25.0%) (9.1%) (20.0%)	16.1%	
	1.4a 週3回以上，汗をかくほどの運動・スポーツを行う者の割合	5.0%	(7.7%) (3.6%) (3.7%)	4.6%	(0.0%) (6.5%) (7.4%)	4.8%		21.5%	(16.7%) (8.7%) (39.1%)	25.7%	(25.0%) (21.2%) (31.0%)	23.6%	
	1.4b 週3回以上，汗をかくほどの仕事を行う者の割合	17.6%	(7.1%) (14.8%) (30.8%)	17.3%	(15.2%) (9.1%) (27.6%)	17.4%		15.0%	(12.5%) (8.7%) (23.8%)	15.8%	(22.2%) (18.2%) (7.1%)	15.4%	
	1.5 「運動不足」と思う者の割合	66.5%	(71.4%) (73.3%) (54.8%)	76.2%	(76.5%) (67.6%) (84.4%)	71.3%		69.9%	(75.0%) (78.3%) (56.5%)	65.2%	(72.2%) (66.7%) (56.7%)	67.6%	
	1.6 運動をすることのある者の割合	53.0%	(53.6%) (46.7%) (58.6%)	42.3%	(35.3%) (51.5%) (40.0%)	47.6%		66.8%	(66.7%) (60.9%) (72.7%)	60.0%	(55.6%) (54.5%) (70.0%)	63.4%	
	1.7a 1週間以上の休暇(盆休み)をとる者の割合	3.7%	(0.0%) (11.1%) (0.0%)	14.5%	(4.5%) (22.2%) (16.7%)	9.1%		4.8%	(0.0%) (0.0%) (14.3%)	15.7%	(12.5%) (12.5%) (22.2%)	10.3%	
	1.7b 1週間以上の休暇(年末年始)をとる者の割合	12.6%	(4.3%) (24.0%) (9.5%)	10.6%	(10.7%) (16.7%) (4.5%)	11.6%		5.8%	(0.0%) (8.7%) (8.7%)	6.1%	(2.8%) (12.1%) (3.3%)	5.9%	
	1.7c 1週間以上の休暇(ゴールデンウィーク)をとる者の割合	2.9%	(0.0%) (8.7%) (0.0%)	1.2%	(3.6%) (0.0%) (0.0%)	2.0%		2.9%	(0.0%) (0.0%) (8.7%)	2.9%	(5.6%) (3.0%) (0.0%)	2.9%	

注）（ ）内の値は，上段から40歳代，50歳代，60歳代。
各性別および男女計の値は，各性・年齢別カテゴリーの重みづけを等しくして，直接法により算出した。
① 沖縄県内の2地域（AおよびB）間，② 沖縄2地域（A），（B）と対照5地域（R）間でデータの比較を行った。
** p < 0.01， * p < 0.05， # p < 0.10

沖縄の特徴的な食生活，身体活動，保健行動に関する多施設共同疫学調査　271

対照5地域 (R)			調査(質問)項目		(A) vs. (B)		(A) vs. (B)		(A) vs. (B)	
男性	女性	男女計	質問	選択肢	Δ(β)	p	Δ(β)	p	Δ(β)	p
80.7% (74.7%)	77.8% (72.8%)	79.2%	健康のためには1日に約1万歩，歩くのがよい	1.正, 2.誤, 3.分からない	-3.1%	0.40	7.8%	0.00**	10.9%	0.01*
(78.9%)	(78.3%)				-4.7%	0.49	3.3%	0.19	8.0%	0.84
(88.3%)	(82.2%)				-1.5%	0.81	12.3%	0.00**	13.8%	0.00**
61.8% (67.7%)	62.7% (70.2%)	62.2%	肥満を改善するには，どのような運動がよいですか	重い物を持ち上げて，筋肉をつける →1.正, 2.誤, 3.分からない	-14.7%	0.00**	-2.5%	0.15	12.1%	0.01
(71.1%)	(65.1%)				-9.9%	0.17	2.2%	0.15	12.1%	0.11
(46.6%)	(52.7%)				-19.4%	0.00**	-7.3%	0.58	12.1%	0.05*
86.0% (91.7%)	84.1% (90.4%)	85.0%	肥満を改善するには，どのような運動がよいですか	速足で歩いたり，ゆっくり走る →1.正, 2.誤, 3.分からない	-7.8%	0.03*	-0.7%	0.18	7.0%	0.07#
(80.0%)	(81.1%)				-13.2%	0.02*	-6.4%	0.89	6.7%	0.37
(86.4%)	(80.6%)				-2.4%	0.63	4.9%	0.04*	7.4%	0.15
45.5% (51.0%)	33.7% (53.6%)	39.6%	歩いて10分あまりの距離なら，車を使わずに歩きますか	1.いつも歩く, 2.3回に2回は歩く, 3.3回に1回は歩く, 4.ほとんど歩かない	17.2%	0.00**	-6.2%	0.00	-23.5%	0.00**
(53.3%)	(29.2%)				24.8%	0.00	-6.4%	0.00	-31.2%	0.00**
(32.0%)	(18.4%)				9.7%	0.13	-6.1%	0.01**	-15.7%	0.01*
8.6% (3.3%)	7.6% (3.3%)	8.1%	運動・スポーツなどで，定期的にからだを動かすことによって汗をかいたり，強く息切れすることがありますか	1.週に3回以上, 2.週に1~2回, 3.滅多にない	-18.0%	0.00**	-3.3%	0.00**	15.5%	0.00**
(8.2%)	(11.2%)				-16.5%	0.00**	-3.7%	0.24	12.9%	0.04*
(14.4%)	(8.4%)				-21.1%	0.00**	-3.0%	0.00**	18.1%	0.00**
20.3% (16.0%)	18.1% (11.2%)	19.2%	仕事で，定期的にからだを動かすことによって汗をかいたり，強く息切れすることがありますか	1.週に3回以上, 2.週に1~2回, 3.滅多にない	2.0%	0.77	-1.8%	0.34	-3.8%	0.29
(25.0%)	(21.9%)				2.6%	0.82	-2.7%	0.36	-5.3%	0.68
(20.0%)	(21.3%)				1.4%	1.00	-0.8%	0.81	-2.3%	0.30
68.5% (81.3%)	67.6% (76.0%)	68.0%	ご自身を運動不足だと思いますか	1.思わない, 2.思う, 3.どちらとも言えない	3.8%	0.42	3.3%	0.57	-0.5%	0.56
(68.9%)	(70.1%)				-3.4%	0.73	-2.0%	1.00	1.4%	1.00
(55.3%)	(56.6%)				11.0%	0.12	8.6%	0.39	-2.4%	0.45
49.6% (57.3%)	37.3% (38.3%)	43.4%	どのような運動でも結構ですが，何か運動することがありますか	1.全くない, 2.ある	-15.8%	0.01**	4.2%	0.00**	20.0%	0.00**
(47.8%)	(34.6%)				-13.8%	0.10	3.4%	0.06#	17.2%	0.09#
(43.7%)	(38.9%)				-17.8%	0.02*	5.0%	0.00**	22.7%	0.00**
19.7% (25.3%)	20.7% (26.3%)	20.2%	お盆の休みは何日くらいとれましたか	*7日以上休みのとれた者	-1.2%	1.00	-11.1%	0.00**	-9.9%	0.00**
(16.9%)	(19.7%)				-1.1%	1.00	-16.0%	0.00**	-14.9%	0.00**
(16.9%)	(16.1%)				-1.3%	0.72	-6.2%	0.17	-4.9%	0.45
39.5% (42.9%)	27.2% (31.3%)	33.4%	年末年始の休みは何日くらいとれましたか	*7日以上休みのとれた者	5.7%	0.07*	21.7%	0.00**	27.4%	0.00**
(47.7%)	(31.0%)				6.8%	0.16	26.9%	0.00**	33.7%	0.00**
(28.0%)	(19.4%)				4.6%	0.27	16.6%	0.00**	21.2%	0.03*
9.2% (12.9%)	6.0% (6.3%)	7.6%	ゴールデンウィークの休みは何日くらいとれましたか	*7日以上休みのとれた者	-0.8%	1.00	-5.5%	0.01**	-4.7%	0.01**
(8.1%)	(8.0%)				0.0%	1.00	-6.3%	0.05#	-6.3%	0.05#
(6.5%)	(3.8%)				-1.7%	0.64	-4.8%	0.10#	-3.1%	0.10#

(上段から，男女 / 男性 / 女性)

表3 過去1年間の身体活動度に関する比較

		沖縄 大里村 (A)				沖縄 那覇市内 (B)				
		男性		女性		男女計	男性		女性		男女計
2.1	総身体活動度(睡眠時間を除く)	2.12	(2.18)	2.16	(2.12)	2.14	1.72	(1.74)	1.92	(1.95)	1.82
			(1.95)		(2.27)			(1.65)		(1.95)	
			(2.23)		(2.08)			(1.77)		(1.86)	
2.2	余暇の身体活動度(METs×分/日)	96.8	(70.3)	56.9	(67.8)	76.9	122.2	(93.6)	125.1	(125.2)	123.6
			(42.2)		(57.2)			(81.1)		(111.2)	
			(177.9)		(45.7)			(191.9)		(138.8)	
2.2a	余暇の身体活動時間【歩行程度の軽い運動】(分/日)	23.5	(10.7)	9.6	(5.7)	16.6	15.9	(11.0)	23.4	(17.2)	19.7
			(9.9)		(5.5)			(12.7)		(18.8)	
			(50.0)		(17.7)			(24.1)		(34.3)	
2.2b	余暇の身体活動時間【中等度以上の強度の運動】(分/日)	8.5	(9.7)	6.8	(11.2)	7.6	16.0	(12.6)	13.3	(14.6)	14.7
			(3.2)		(8.8)			(9.4)		(13.6)	
			(12.7)		(0.3)			(26.1)		(11.8)	
2.3	労働の身体活動度(METs×分/日)	1186	(1428)	1346	(1337)	1266	627	(781)	936	(1000)	781
			(1053)		(1550)			(634)		(1013)	
			(1076)		(1151)			(464)		(794)	
2.3a	労働による身体活動時間【坐位の仕事】(分/日)	111	(118)	57	(84)	84	213	(279)	81	(83)	147
			(200)		(56)			(252)		(88)	
			(14)		(31)			(107)		(73)	
2.3b	労働による身体活動時間【歩行・立位の仕事】(分/日)	153	(254)	295	(326)	224	94	(96)	270	(297)	182
			(103)		(322)			(95)		(283)	
			(103)		(238)			(91)		(231)	
2.3c	労働による身体活動時間【肉体作業】(分/日)	141	(136)	116	(88)	129	13	(18)	30	(30)	21
			(110)		(147)			(4)		(37)	
			(177)		(113)			(16)		(24)	
2.1a	総身体活動度が低い者の割合	28.4%	(15.0%)	9.0%	(8.7%)	18.7%	68.5%	(70.8%)	15.7%	(11.4%)	42.1%
			(47.6%)		(0.0%)			(82.6%)		(9.1%)	
			(22.7%)		(18.2%)			(52.2%)		(26.7%)	
2.2c	余暇の身体活動度が"歩行程度の運動を1日20分毎日行う"以上の者の割合	42.4%	(30.0%)	30.8%	(30.4%)	36.6%	47.1%	(50.0%)	56.5%	(45.7%)	51.8%
			(38.1%)		(34.6%)			(30.4%)		(63.6%)	
			(59.1%)		(27.3%)			(60.9%)		(60.0%)	

注) ( )内の値は，上段から40歳代，50歳代，60歳代．
　　各性別および男女計の値は，各性・年齢別カテゴリーの重みづけを等しくして，直接法により算出した．
　　① 沖縄県内の2地域 (AおよびB) 間，② 沖縄2地域 (A), (B) と対照5地域 (R) 間でデータの比較を行った．
　　** $p<0.01$，* $p<0.05$，# $p<0.10$

対照 5 地域 (R)				備考	(A) vs. (B)		(A) vs. (B)		(A) vs. (B)	
男性		女性	男女計		Δ(β)	p	Δ(β)	p	Δ(β)	p
1.95	(2.01)	1.96 (1.97)	1.96	*睡眠時間を除く身体活動係数 (METs)	0.31	0.00**	0.19	0.00**	−0.12	0.00**
	(1.97)	(1.98)			0.40	0.00**	0.17	0.01*	−0.23	0.00**
	(1.87)	(1.94)			0.24	0.00**	0.19	0.00**	−0.04	0.08#
55.8	(42.6)	37.1 (26.7)	46.4		−48.0	0.00**	30.8	0.00**	79.3	0.00**
	(53.5)	(47.7)			−25.0	0.35	42.3	0.01**	66.5	0.00**
	(71.2)	(37.0)			−67.2	0.00**	19.7	0.03*	88.1	0.00**
10.7	(4.6)	7.3 (4.1)	9.0	*2.5 METs の運動	−4.1	0.35	7.4	0.00**	11.5	0.00**
	(11.2)	(8.9)			7.8	0.29	13.3	0.00**	5.3	0.12
	(16.2)	(8.9)			−13.7	0.01**	2.1	0.35	15.9	0.00**
5.8	(6.3)	4.0 (3.4)	4.9	*4.5 METs 以上の運動	−6.8	0.01*	2.9	0.05#	9.8	0.00**
	(5.0)	(5.6)			−7.6	0.10#	2.8	0.27	10.3	0.00**
	(6.0)	(3.2)			−6.4	0.05#	2.8	0.10	9.3	0.00**
1019	(1209)	1166 (1252)	1093		480	0.00**	177	0.00**	−300	0.00**
	(1077)	(1197)			560	0.00**	169	0.06#	−393	0.00**
	(772)	(1049)			414	0.00**	185	0.00**	−231	0.00**
181	(239)	90 (112)	136	*1.5 METs の作業	−59	0.00**	−51	0.00**	7	0.58
	(202)	(105)			−102	0.00**	−70	0.00**	32	0.16
	(102)	(54)			−24	0.16	−34	0.04*	−10	0.51
145	(151)	357 (382)	251	*2.5 METs の作業	41	0.01*	−29	0.06#	−71	0.00**
	(139)	(347)			59	0.01*	7	0.75	−51	0.01*
	(144)	(343)			26	0.22	−61	0.00**	−87	0.00**
78	(90)	30 (29)	54	*4.5 METs 以上の作業	105	0.00**	76	0.00**	−28	0.00**
	(90)	(38)			129	0.00**	64	0.00**	−66	0.00**
	(55)	(25)			86	0.00**	86	0.00	0	0.98
45.0%	(40.2%)	14.8% (12.3%)	29.9%	*睡眠時間を除く身体活動係数: 1.75 METs 未満	−23.4%	0.00**	−11.2%	0.02*	12.2%	0.03*
	(44.9%)	(17.4%)			−40.1%	0.00**	−16.6%	0.02*	23.5%	0.00**
	(50.0%)	(14.8%)			−6.8%	0.24	−5.9%	0.18	0.9%	0.87
32.8%	(26.8%)	25.3% (20.8%)	29.1%	*余暇の身体活動度 50 METs×分/日以上	−15.2%	0.01*	7.5%	0.00**	22.7%	0.00**
	(35.9%)	(28.3%)			−4.7%	1.73	9.6%	0.25	14.3%	0.25
	(35.7%)	(26.9%)			−25.7%	0.00**	5.5%	0.00**	31.2%	0.00**

(上段から,男女/男性/女性)

表 4 減塩行動など食生活に関する比較

			沖縄 大里村 (A)					沖縄 那覇市内 (B)				
			男性		女性		男女計	男性		女性		男女計
知識	3.1	食塩摂取量ついて正しい知識をもつ者の割合	51.3%	(39.3%) (56.7%) (58.1%)	83.0%	(85.3%) (90.9%) (72.7%)	67.2%	61.6%	(50.0%) (52.2%) (82.6%)	78.3%	(63.9%) (90.9%) (80.0%)	69.9%
	3.2a	減塩の方法について正しい知識をもつ者の割合	65.7%	(71.4%) (64.3%) (61.3%)	87.1%	(79.4%) (100%) (81.8%)	76.4%	78.4%	(91.7%) (78.3%) (65.2%)	87.6%	(97.2%) (78.8%) (86.7%)	83.0%
	3.2b	減塩の方法について正しい知識をもつ者の割合	67.3%	(68.0%) (82.1%) (51.6%)	90.8%	(96.8%) (100%) (75.8%)	79.0%	81.3%	(87.5%) (78.3%) (78.3%)	86.9%	(86.1%) (87.9%) (86.7%)	84.1%
	3.3	食塩摂取量ついて正しい知識をもつ者の割合	24.7%	(25.0%) (26.7%) (22.6%)	31.6%	(47.1%) (26.5%) (21.2%)	28.2%	31.3%	(41.7%) (17.4%) (34.8%)	44.0%	(47.2%) (51.5%) (33.3%)	37.7%
	3.4a	緑黄色野菜について正しい知識をもつ者の割合	22.8%	(35.7%) (16.7%) (16.1%)	54.6%	(62.5%) (52.9%) (48.5%)	38.7%	31.3%	(41.7%) (21.7%) (30.4%)	64.0%	(69.4%) (75.8%) (46.7%)	47.6%
	3.4b	緑黄色野菜について正しい知識をもつ者の割合	71.0%	(85.2%) (66.7%) (61.3%)	88.0%	(87.9%) (91.2%) (84.8%)	79.5%	85.6%	(91.7%) (78.3%) (87.0%)	94.5%	(100%) (97.0%) (86.7%)	90.1%
態度・行動	3.5	朝食を欠かさずとる者の割合	72.7%	(64.3%) (70.0%) (83.9%)	81.3%	(73.5%) (73.5%) (97.0%)	77.0%	64.3%	(66.7%) (52.2%) (73.9%)	75.1%	(72.2%) (69.7%) (83.3%)	69.7%
	3.6	食品数を多くとるようにしている者の割合	32.0%	(14.3%) (36.7%) (45.2%)	53.4%	(55.9%) (58.8%) (45.5%)	42.7%	34.6%	(12.5%) (43.5%) (47.8%)	56.3%	(61.1%) (54.5%) (53.3%)	45.5%
	3.7	間食をほとんど毎日する者の割合	29.4%	(35.7%) (26.7%) (25.8%)	34.5%	(40.6%) (29.4%) (33.3%)	31.9%	15.8%	(12.5%) (13.0%) (21.7%)	39.3%	(38.9%) (42.4%) (36.7%)	27.5%
	3.8	牛乳をほとんど毎日飲む者の割合	39.3%	(23.1%) (43.3%) (51.6%)	61.6%	(48.5%) (66.7%) (69.7%)	50.5%	45.8%	(37.5%) (52.2%) (47.8%)	55.6%	(41.7%) (48.5%) (76.7%)	50.7%
	3.9	減塩の意義を認める者の割合	93.2%	(92.9%) (90.0%) (96.8%)	98.0%	(100%) (94.1%) (100%)	95.6%	95.7%	(95.8%) (91.3%) (100%)	98.0%	(97.2%) (100%) (96.7%)	96.8%
	3.10	減塩指向の態度をもつ者の割合	80.8%	(82.1%) (70.0%) (90.3%)	95.1%	(94.1%) (94.1%) (97.0%)	87.9%	90.0%	(87.5%) (87.0%) (95.7%)	95.8%	(97.2%) (97.0%) (93.3%)	92.9%
	3.11	薄味を好む者の割合	47.1%	(42.9%) (53.3%) (45.2%)	74.3%	(64.7%) (76.5%) (81.8%)	60.7%	42.9%	(41.7%) (43.5%) (43.5%)	72.8%	(72.2%) (72.7%) (73.3%)	57.8%
	3.12	減塩が実践できていると自己評価する者の割合	75.7%	(66.7%) (73.3%) (87.1%)	77.2%	(85.3%) (73.5%) (72.7%)	76.4%	78.7%	(70.8%) (87.0%) (78.3%)	80.6%	(83.3%) (81.8%) (76.7%)	79.6%

注) ( )内の値は，上段から40歳代，50歳代，60歳代．
各性別および男女計の値は，各性・年齢別カテゴリーの重みづけを等しくして，直接法により算出した．
① 沖縄県内の2地域 (AおよびB) 間，② 沖縄2地域 (A)，(B) と対照5地域 (R) 間でデータの比較を行った．
** p < 0.01，* p < 0.05，# p < 0.10

対照 5 地域 (R)			調査(質問)項目		(A) vs. (B)		(A) vs. (B)		(A) vs. (B)	
男性	女性	男女計	質問	選択肢	Δ(β)	p	Δ(β)	p	Δ(β)	p
57.4% (50.0%)	68.7% (72.0%)	63.0%	健康のためには,食塩は1日10g以上とらない方がよい	1.正, 2.誤, 3.分からない	−2.8%	0.65	4.1%	0.30	6.9%	0.09#
(53.3%)	(67.3%)				−10.3%	0.26	−6.1%	0.33	4.2%	0.59
(68.9%)	(66.7%)				4.7%	0.38	14.3%	0.01**	9.6%	0.08#
65.4% (63.5%)	81.7% (88.0%)	73.6%	次のことは良い減塩方法である	旬の物,新鮮な素材を使う→1.正, 2.誤, 3.分からない	−6.6%	0.11	2.8%	0.50	9.4%	0.01*
(61.8%)	(81.9%)				−12.7%	0.08#	0.3%	1.00	13.0%	0.04*
(70.9%)	(75.2%)				−0.5%	1.00	5.4%	0.23	5.9%	0.17
71.3% (77.1%)	79.1% (88.0%)	75.2%	次のことは良い減塩方法である	冷凍食品,加工食品を多めに使う→1.正, 2.誤, 3.分からない	−5.1%	0.21	3.9%	0.28	8.9%	0.01**
(70.8%)	(87.5%)				−14.0%	0.05*	−4.0%	0.42	10.1%	0.10#
(66.0%)	(61.7%)				4.0%	0.50	11.8%	0.01**	7.8%	0.06#
37.0% (37.5%)	41.4% (51.2%)	39.2%	激しい肉体労働をしている人は,食塩をできるだけ多めに取らなければならない	1.正, 2.誤, 3.分からない	−9.5%	0.03*	−11.0%	0.01**	−1.5%	1.00
(35.6%)	(43.4%)				−6.5%	0.38	−12.2%	0.04*	−5.7%	0.41
(37.9%)	(29.5%)				−12.4%	0.08#	−9.8%	0.11	2.7%	0.57
38.1% (43.8%)	58.6% (68.8%)	48.4%	次の野菜は,"緑黄色野菜"である	きゅうり→1.正, 2.誤, 3.分からない	−8.9%	0.03*	−9.6%	0.02*	−0.7%	0.80
(36.7%)	(56.6%)				−8.4%	0.21	−15.3%	0.01**	−6.9%	0.34
(34.0%)	(50.4%)				−9.3%	0.19	−4.0%	0.49	5.4%	0.30
78.8% (82.3%)	95.3% (98.4%)	87.1%	次の野菜は,"緑黄色野菜"である	にんじん→1.正, 2.誤, 3.分からない	−10.6%	0.00**	−7.6%	0.01**	3.0%	0.28
(78.7%)	(95.3%)				−14.6%	0.03*	−7.8%	0.11	6.8%	0.24
(75.5%)	(92.2%)				−6.6%	0.13	−7.4%	0.02*	−0.8%	0.80
82.3% (71.9%)	85.8% (79.2%)	84.0%	朝食は毎日食べていますか	1.いつも食べている, 2.食べるが牛乳やくだものなど簡単なものだけ, 3.週に3〜4回, 4.ほとんど食べず	7.4%	0.15	−7.0%	0.03*	−14.3%	0.00**
(85.6%)	(85.0%)				8.5%	0.30	−9.5%	0.07#	−18.0%	0.00**
(89.3%)	(93.0%)				6.3%	0.31	−4.4%	0.27	−10.7%	0.01*
32.3% (17.9%)	50.1% (46.4%)	41.2%	食品数をなるべく多くとるように心がけていますか	1.いつも考えている, 2.時々考えている, 3.あまり考えていない, 4.ほとんど考えない	−2.8%	0.52	1.5%	0.80	4.2%	0.30
(26.7%)	(45.8%)				−2.6%	0.87	−0.3%	1.00	2.3%	0.89
(52.4%)	(58.1%)				−2.9%	0.67	3.3%	0.65	6.2%	0.31
17.1% (13.5%)	45.7% (51.2%)	31.4%	3食以外におやつ,夜食など間食をしますか	1.ほとんど毎日間食する, 2.2日に1回はする, 3.たまにする, 4.ほとんどしない	4.4%	0.65	0.5%	0.86	−3.9%	0.46
(15.6%)	(47.7%)				13.6%	0.06#	12.3%	0.02*	−1.4%	0.86
(22.3%)	(38.3%)				−4.9%	0.56	−11.3%	0.05#	−6.4%	0.30
35.3% (29.5%)	44.3% (36.8%)	39.8%	牛乳は飲んでいますか	1.ほとんど毎日飲む, 2.2日に1回は飲む, 3.たまに飲むだけ, 4.ほとんど飲まない	−0.2%	0.92	10.7%	0.01**	10.9%	0.02*
(36.7%)	(40.2%)				−6.5%	0.52	4.0%	0.45	10.5%	0.13
(39.8%)	(55.8%)				6.0%	0.39	17.3%	0.00**	11.3%	0.09#
88.8% (87.5%)	95.1% (96.0%)	92.0%	塩分を控えめにすることはあなたの健康にとって良いことだと思いますか	1.大いに思う, 2.思う, 3.あまり思わない, 4.ほとんど思わない	−1.2%	0.58	3.7%	0.11	4.9%	0.03*
(86.7%)	(97.2%)				−2.5%	0.73	4.4%	0.31	6.9%	0.11
(92.2%)	(92.2%)				0.1%	1.00	2.9%	0.27	2.8%	0.27
76.7% (70.8%)	93.1% (94.4%)	84.9%	塩分を控えめにしたいと思いますか	1.大いに思う, 2.思う, 3.あまり思わない, 4.ほとんど思わない	−5.0%	0.10	3.1%	0.40	8.0%	0.01**
(76.7%)	(93.5%)				−9.2%	0.12	4.1%	0.47	13.4%	0.01*
(82.5%)	(91.5%)				−0.8%	1.00	2.0%	0.65	2.7%	0.36
33.9% (30.2%)	61.0% (59.2%)	47.5%	薄味のものと塩味の濃いものでは,全体としてどちらが好きですか	1.塩味が好き, 2.どちらかというと塩味が好き, 3.どちらかというと薄味が好き, 4.薄味が好き	2.9%	0.83	13.3%	0.00**	10.4%	0.01**
(36.7%)	(61.7%)				4.2%	0.63	13.2%	0.03*	8.9%	0.17
(35.0%)	(62.0%)				1.6%	0.87	13.4%	0.01*	11.8%	0.03*
52.3% (41.7%)	71.2% (64.0%)	61.7%	実際に現在,塩分を控えめにできていると思いますか	1.十分できている, 2.まあできている, 3.あまりできていない, 4.できていない	−3.2%	0.52	14.7%	0.00**	17.9%	0.00**
(51.1%)	(72.9%)				−3.0%	0.85	23.4%	0.00**	26.4%	0.00**
(64.1%)	(76.7%)				−3.4%	0.60	6.0%	0.26	9.4%	0.06#

(上段から,男女 / 男性 / 女性)

表5 栄養素摂取量等に関する比較 (1)

		沖縄 大里村 (A)				沖縄 那覇市内 (B)		
		男性	女性	男女計	男性	女性	男女計
4.1	総エネルギー (kcal)	1973 (2388) (1834) (1698)	1531 (1689) (1491) (1413)	1752	1991 (2166) (1896) (1910)	1698 (1877) (1668) (1550)	1844
4.2	総たんぱく質 (g)	71.0 (82.3) (68.4) (62.2)	59.0 (66.4) (56.3) (54.4)	65.0	73.0 (80.3) (71.6) (67.0)	66.2 (70.4) (65.0) (63.3)	69.6
4.3	動物性たんぱく質 (g)	36.2 (43.1) (35.8) (29.8)	30.7 (35.8) (29.3) (27.0)	33.5	38.2 (46.2) (36.8) (31.7)	33.1 (36.4) (31.4) (31.5)	35.7
4.4	総脂肪 (g)	59.3 (71.9) (56.2) (49.7)	48.3 (52.3) (47.4) (45.3)	53.8	61.4 (69.7) (63.4) (51.1)	54.0 (62.0) (49.3) (50.6)	57.7
4.5	動物性脂肪【魚介類由来を除く】(g)	22.4 (27.8) (20.9) (18.6)	18.7 (21.5) (17.2) (17.5)	20.6	23.0 (27.3) (22.8) (19.0)	20.2 (24.6) (17.6) (18.5)	21.6
4.6	植物性脂肪 (g)	32.7 (37.7) (33.0) (27.5)	26.7 (27.7) (27.0) (25.4)	29.7	31.7 (32.6) (33.9) (28.5)	29.8 (33.1) (28.0) (28.4)	30.8
4.7	魚介類由来の脂肪 (g)	4.1 (6.4) (2.3) (3.6)	2.9 (3.1) (3.2) (2.4)	3.5	6.7 (9.7) (6.7) (3.5)	3.9 (4.2) (3.8) (3.7)	5.3
4.8	飽和脂肪酸 (g)	15.6 (19.5) (14.1) (13.1)	12.9 (14.1) (13.4) (11.2)	14.2	15.4 (17.4) (15.4) (13.4)	14.3 (15.8) (13.1) (13.9)	14.9
4.9	単価不飽和脂肪酸 (g)	21.7 (26.6) (20.5) (18.2)	16.9 (18.9) (16.4) (15.3)	19.3	23.0 (26.2) (24.2) (18.5)	19.1 (22.4) (17.2) (17.7)	21.0
4.10	多価不飽和脂肪酸 (g)	15.6 (18.0) (15.3) (13.5)	12.3 (13.0) (11.8) (12.2)	14.0	16.2 (18.0) (17.2) (13.5)	14.0 (16.0) (12.7) (13.1)	15.1
4.11	P/S 比	1.19 (1.11) (1.24) (1.23)	1.12 (1.10) (1.11) (1.16)	1.16	1.15 (1.15) (1.19) (1.11)	1.11 (1.13) (1.18) (1.03)	1.13
4.12	コレステロール (mg)	321 (407) (310) (244)	290 (354) (269) (247)	305	289 (363) (309) (194)	284 (368) (236) (246)	286

注）（ ）内の値は，上段から 40 歳代，50 歳代，60 歳代．
各性別および男女計の値は，各性・年齢別カテゴリーの重みづけを等しくして，直接法により算出した．
① 沖縄県内の 2 地域（A および B）間，② 沖縄 2 地域（A），（B）と対照 5 地域（R）間でデータの比較を行った．
$**\ p < 0.01$, $*\ p < 0.05$, $\#\ p < 0.10$

	対照 5 地域 (R)				(A) vs. (B)		(A) vs. (B)		(A) vs. (B)	
男性		女性		男女計	$\Delta(\beta)$	p	$\Delta(\beta)$	p	$\Delta(\beta)$	p
2252	(2461)	1781	(1842)	2017	−106	0.08#	−267	0.00**	−155	0.00**
	(2263)		(1895)		−22	0.83	−285	0.00**	−261	0.00**
	(2032)		(1607)		−168	0.02*	−247	0.00**	−79	0.14
81.8	(86.4)	70.5	(72.4)	76.2	−5.0	0.04*	−11.3	0.00**	−6.2	0.00**
	(84.0)		(76.2)		−2.1	0.59	−11.1	0.00**	−8.8	0.01**
	(75.2)		(63.1)		−7.1	0.02*	−11.4	0.00**	−4.3	0.11
42.7	(46.8)	36.6	(39.2)	39.6	−2.2	0.25	−6.1	0.00**	−3.9	0.03 *
	(44.7)		(40.4)		−2.3	0.55	−6.5	0.02*	−4.4	0.12
	(36.5)		(30.0)		−2.3	0.31	−5.8	0.01*	−3.5	0.14
56.3	(66.5)	53.2	(60.0)	54.7	−4.2	0.09#	−1.3	0.54	2.6	0.25
	(54.4)		(57.6)		−2.1	0.61	2.9	0.36	5.1	0.14
	(47.9)		(41.9)		−5.7	0.06#	−4.9	0.09#	0.7	0.80
21.0	(24.7)	19.7	(23.6)	20.3	−1.1	0.45	0.1	0.91	1.2	0.34
	(21.5)		(20.6)		−0.6	0.82	1.4	0.45	2.0	0.32
	(16.7)		(14.9)		−1.6	0.40	−1.0	0.51	0.5	0.72
28.1	(32.0)	26.5	(29.4)	27.3	−1.4	0.38	2.2	0.08#	3.4	0.01**
	(26.9)		(27.8)		1.0	0.70	4.5	0.02*	3.5	0.07#
	(25.3)		(22.3)		−3.2	0.10	0.2	0.92	3.3	0.04*
7.2	(9.7)	7.0	(7.1)	7.1	−1.7	0.01*	−3.6	0.00**	−2.0	0.11
	(6.0)		(9.3)		−2.5	0.04*	−3.0	0.03*	−0.5	0.75
	(5.8)		(4.7)		−1.0	0.18	−4.1	0.03*	−3.2	0.09#
15.2	(17.9)	14.7	(17.1)	14.9	−0.8	0.34	−0.8	0.20	−0.2	0.78
	(14.6)		(15.8)		0.1	0.94	0.4	0.73	0.3	0.81
	(13.0)		(11.3)		−1.4	0.15	−1.9	0.03*	−0.5	0.54
20.2	(24.5)	19.1	(22.2)	19.6	−1.8	0.08#	−0.5	0.58	1.2	0.19
	(19.2)		(20.6)		−1.2	0.49	1.5	0.24	2.8	0.05#
	(16.8)		(14.4)		−2.2	0.07#	−2.2	0.05*	0.0	1.00
14.4	(16.5)	13.7	(14.5)	14.1	−1.2	0.07#	−0.2	0.71	0.9	0.13
	(14.0)		(15.0)		−0.7	0.54	1.1	0.18	1.8	0.04*
	(12.9)		(11.6)		−1.7	0.06#	−1.3	0.12	0.3	0.72
1.06	(1.06)	1.06	(0.95)	1.07	0.03	0.64	0.09	0.04*	0.06	0.14
	(1.07)		(1.07)		0.05	0.56	0.11	0.05*	0.06	0.26
	(1.12)		(1.16)		0.01	0.91	0.07	0.26	0.0	0.32
347	(387)	347	(386)	363	17	0.38	−58	0.00**	−74	0.00**
	(448)		(360)		32	0.30	−59	0.04*	−88	0.00**
	(300)		(296)		6	0.81	−57	0.02*	−62	0.01**

(上段から,男女/男性/女性)

表6 栄養素摂取量等に関する比較 (2)

	沖縄 大里村 (A)					沖縄 那覇市内 (B)				
	男性		女性		男女計	男性		女性		男女計
4.13 カルシウム (mg)	514	(589)	467	(482)	490	513	(499)	628	(579)	570
		(489)		(499)			(537)		(611)	
		(463)		(420)			(502)		(693)	
4.14 カリウム (mg)	2425	(2585)	2254	(2295)	2339	2513	(2381)	2826	(2701)	2670
		(2262)		(2313)			(2541)		(2988)	
		(2428)		(2154)			(2618)		(2790)	
4.15 食塩 (g)	8.9	(10.5)	7.7	(8.3)	8.3	11.1	(10.3)	8.7	(9.7)	9.9
		(8.2)		(6.7)			(11.5)		(7.4)	
		(7.9)		(8.0)			(11.3)		(9.1)	
4.16 鉄 (mg)	9.0	(9.6)	8.1	(8.4)	8.5	9.7	(9.4)	10.1	(10.4)	9.9
		(8.9)		(7.7)			(9.6)		(10.1)	
		(8.5)		(8.0)			(10.1)		(10.0)	
4.17 ビタミンA	2055	(2255)	2032	(2150)	2043	2202	(2397)	2829	(2952)	2516
		(1856)		(2018)			(2199)		(2328)	
		(2054)		(1928)			(2011)		(3207)	
4.18 ビタミン B_1	0.83	(0.91)	0.76	(0.80)	0.80	1.20	(1.07)	1.00	(0.99)	1.10
		(0.79)		(0.75)			(1.71)		(1.08)	
		(0.79)		(0.73)			(0.84)		(0.92)	
4.19 ビタミン B_2	1.25	(1.44)	1.11	(1.21)	1.18	1.33	(1.49)	1.32	(1.35)	1.32
		(1.24)		(1.11)			(1.36)		(1.31)	
		(1.06)		(1.01)			(1.13)		(1.31)	
4.20 ビタミンC	122.1	(114.0)	152.7	(142.2)	137.4	104.8	(97.8)	136.5	(122.2)	120.6
		(127.8)		(195.7)			(108.7)		(159.5)	
		(124.5)		(120.3)			(107.8)		(127.8)	
4.21 たんぱく質エネルギー比	14.9	(14.5)	15.4	(15.8)	15.1	14.8	(14.9)	15.8	(15.2)	15.3
		(15.5)		(15.1)			(15.1)		(15.7)	
		(14.6)		(15.3)			(14.3)		(16.5)	
4.22 脂肪エネルギー比	27.4	(28.2)	27.9	(27.5)	27.7	27.5	(28.6)	28.3	(29.8)	27.9
		(27.8)		(28.1)			(29.8)		(26.5)	
		(26.2)		(28.2)			(23.9)		(28.6)	
4.23 炭水化物エネルギー比	49.9	(47.6)	55.9	(55.4)	52.9	49.6	(45.9)	54.3	(51.3)	52.0
		(47.1)		(56.5)			(51.3)		(56.9)	
		(55.0)		(55.9)			(51.7)		(54.8)	
4.24 アルコールエネルギー比	7.9	(9.7)	0.7	(1.3)	4.3	8.1	(10.5)	1.5	(3.6)	4.8
		(9.6)		(0.2)			(3.8)		(0.8)	
		(4.3)		(0.7)			(10.1)		(0.2)	
4.25 摂取食品数(品目/日)	20.4	(21.1)	22.8	(23.0)	21.6	25.2	(24.5)	27.1	(28.2)	26.2
		(19.9)		(22.4)			(26.7)		(26.9)	
		(20.2)		(22.9)			(24.2)		(26.4)	

注) ( )内の値は,上段から40歳代,50歳代,60歳代。
各性別および男女計の値は,各性・年齢別カテゴリーの重みづけを等しくして,直接法により算出した。
① 沖縄県内の2地域 (AおよびB) 間,② 沖縄2地域 (A),(B) と対照5地域 (R) 間でデータの比較を行った。
** $p < 0.01$, * $p < 0.05$, # $p < 0.10$

	対照 5 地域 (R)				(A) vs. (B)		(A) vs. (B)		(A) vs. (B)	
	男性		女性	男女計	Δ(β)	p	Δ(β)	p	Δ(β)	p
565	(553)	619	(585)	592	−89	0.00**	−107	0.00**	−18	0.49
	(569)		(674)		0	1.00	−55	0.14	−52	0.17
	(573)		(599)		−157	0.00**	−151	0.00**	7	0.84
2754	(2679)	2846	(2742)	2800	−359	0.00**	−469	0.00**	−112	0.20
	(2812)		(3098)		−92	0.63	−335	0.01*	−241	0.06#
	(2773)		(2698)		−567	0.00**	−588	0.00**	−22	0.85
12.5	(12.7)	11.9	(11.6)	12.2	−1.6	0.00**	−4.0	0.00**	−2.4	0.00**
	(12.7)		(12.6)		−2.2	0.00**	−3.7	0.00**	−1.4	0.02*
	(12.0)		(11.3)		−1.1	0.02*	−4.2	0.00**	−3.1	0.00**
10.7	(10.5)	10.7	(10.4)	10.7	−1.5	0.00**	−2.2	0.00**	−0.7	0.06#
	(10.8)		(11.5)		−0.7	0.23	−1.7	0.00**	−1.0	0.09#
	(10.8)		(10.1)		−2.1	0.00**	−2.6	0.00**	−0.5	0.30
2743	(3087)	2672	(2485)	2707	−507	0.04*	−661	0.03*	−136	0.68
	(2672)		(2645)		−145	0.67	−675	0.15	−542	0.31
	(2470)		(2886)		−787	0.03*	−634	0.12	166	0.70
0.99	(1.06)	0.94	(0.96)	0.96	−0.29	0.00**	−0.17	0.00**	0.12	0.02*
	(0.96)		(1.00)		−0.37	0.03*	−0.16	0.00**	0.21	0.05*
	(0.95)		(0.85)		−0.24	0.00**	−0.18	0.00**	0.06	0.24
1.48	(1.59)	1.43	(1.44)	1.45	−0.15	0.01**	−0.28	0.00**	−0.16	0.03*
	(1.50)		(1.54)		−0.08	0.31	−0.24	0.00**	−0.16	0.08#
	(1.36)		(1.29)		−0.21	0.01**	−0.31	0.00**	−0.11	0.18
102.9	(86.9)	129.1	(105.8)	116.0	17.0	0.21	21.6	0.01**	5.5	0.42
	(105.6)		(151.0)		17.3	0.29	18.6	0.07#	1.9	0.84
	(116.3)		(130.5)		16.8	0.41	23.8	0.06#	7.9	0.42
14.8	(14.2)	15.9	(15.8)	15.3	−0.2	0.61	−0.2	0.42	0.0	0.87
	(15.0)		(16.1)		0.1	0.91	0.1	0.86	0.0	0.92
	(15.1)		(15.8)		−0.4	0.41	−0.5	0.18	−0.1	0.77
22.4	(24.3)	26.1	(28.6)	24.2	−0.3	0.75	3.3	0.00**	3.4	0.00**
	(21.9)		(26.4)		0.0	0.98	5.1	0.00**	5.1	0.00**
	(20.9)		(23.2)		−0.4	0.68	1.8	0.03*	2.2	0.01**
53.8	(51.0)	56.9	(54.5)	55.4	1.1	0.34	−2.3	0.01**	−3.0	0.00**
	(53.9)		(56.1)		0.3	0.88	−3.8	0.01**	−4.2	0.01**
	(56.4)		(60.2)		1.7	0.22	−1.0	0.34	−2.6	0.01*
9.1	(10.4)	1.1	(1.1)	5.1	−0.6	0.51	−0.8	0.24	−0.1	0.91
	(9.2)		(1.3)		−0.3	0.87	−1.3	0.37	−0.9	0.55
	(7.6)		(0.9)		−0.9	0.22	−0.3	0.32	0.5	0.26
27.4	(28.4)	29.7	(30.2)	28.6	−4.7	0.00**	−7.0	0.00**	−2.3	0.00**
	(27.4)		(30.3)		−4.7	0.00**	−7.0	0.00**	−2.3	0.01*
	(26.4)		(28.8)		−4.4	0.00**	−6.9	0.00**	−2.6	0.00**

(上段から,男女/男性/女性)

表7 肥満, 高脂血症に関する比較

			沖縄 大里村 (A)						沖縄 那覇市内 (B)					
			男性		女性		男女計		男性		女性		男女計	
知識	5.1	血清コレステロールと虚血性心疾患との関連について正しい知識をもつ者	76.6%	(82.1%) (80.0%) (67.7%)	86.2%	(82.4%) (88.2%) (87.9%)	81.4%		79.8%	(91.7%) (73.9%) (73.9%)	85.0%	(80.6%) (87.9%) (86.7%)	82.4%	
知識	5.2a	運動と肥満との関連について正しい知識をもつ者の割合	64.0%	(67.9%) (75.9%) (48.4%)	55.3%	(61.8%) (58.8%) (45.5%)	59.7%		73.9%	(100%) (65.2%) (56.5%)	74.8%	(72.2%) (78.8%) (73.3%)	74.3%	
知識	5.2b	運動と肥満との関連について正しい知識をもつ者の割合	79.6%	(82.1%) (80.0%) (76.7%)	89.0%	(93.9%) (91.2%) (81.8%)	84.3%		92.8%	(100%) (87.0%) (91.3%)	91.4%	(100%) (90.9%) (83.3%)	92.1%	
態度・行動	5.3	1年間に血清総コレステロールを一度も測らなかった者の割合	56.8%	(81.5%) (56.7%) (32.3%)	60.2%	(70.6%) (67.6%) (42.4%)	58.5%		32.9%	(33.3%) (26.1%) (39.1%)	62.1%	(66.7%) (69.7%) (50.0%)	47.5%	
態度・行動	5.4	高コレステロール血症を指摘された者の割合	36.7%	(21.4%) (53.3%) (35.5%)	34.7%	(17.6%) (44.1%) (42.4%)	35.7%		51.5%	(45.8%) (56.5%) (52.2%)	46.2%	(38.9%) (36.4%) (63.3%)	48.9%	
態度・行動	5.5	高脂血症用剤服薬者の割合	3.2%	(0.0%) (0.0%) (9.7%)	12.0%	(2.9%) (8.8%) (24.2%)	7.6%		7.2%	(0.0%) (13.0%) (8.7%)	4.3%	(0.0%) (3.0%) (10.0%)	5.8%	
態度・行動	5.6	1年間に体重を2回以下しか測らなかった者の割合	16.7%	(14.3%) (6.9%) (29.0%)	7.2%	(2.9%) (2.9%) (15.6%)	12.0%		15.7%	(16.7%) (21.7%) (8.7%)	4.1%	(2.8%) (6.1%) (3.3%)	9.9%	
態度・行動	5.7	自己の「標準体重」を正しく認識している者の割合	67.6%	(76.0%) (66.7%) (60.0%)	85.9%	(90.6%) (84.4%) (82.6%)	76.7%		88.2%	(82.6%) (95.7%) (86.4%)	95.1%	(91.7%) (97.0%) (96.6%)	91.6%	
リスク・ファクター	5.8	血清総コレステロール (mg/dl)	215.5	(208.2) (222.1) (216.3)	212.5	(189.3) (214.5) (233.7)	214.0		212.4	(220.0) (208.5) (208.5)	208.2	(197.9) (201.9) (224.6)	210.3	
リスク・ファクター	5.9	HDL コレステロール (mg/dl)	52.6	(50.4) (54.1) (53.4)	56.0	(54.2) (54.4) (59.4)	54.3		50.4	(55.6) (50.9) (44.5)	60.9	(66.5) (63.0) (53.3)	55.6	
リスク・ファクター	5.8a	高コレステロール血症者の割合	44.5%	(44.7%) (41.9%) (46.9%)	41.7%	(14.3%) (47.1%) (63.6%)	43.1%		42.7%	(54.2%) (39.1%) (34.8%)	31.7%	(13.9%) (21.2%) (60.0%)	37.2%	
リスク・ファクター	5.10	Body Mass Index	24.64	(24.90) (24.78) (24.25)	24.19	(23.89) (24.55) (24.13)	24.42		24.6	(24.77) (24.43) (24.68)	23.6	(23.65) (23.27) (24.02)	24.14	
リスク・ファクター	5.10a	過体重者の割合	26.3%	(32.1%) (22.6%) (24.2%)	21.6%	(20.0%) (23.5%) (21.2%)	24.0%		21.3%	(33.3%) (17.4%) (13.0%)	20.2%	(22.2%) (15.2%) (23.3%)	20.7%	
リスク・ファクター	5.1	中年期に体重が20%以上増加した者の割合	33.0%	(41.7%) (41.4%) (16.0%)	35.0%	(40.6%) (37.5%) (26.9%)	34.0%		46.4%	(47.8%) (52.4%) (39.1%)	28.8%	(41.7%) (28.1%) (16.7%)	37.6%	

注) ( )内の値は, 上段から40歳代, 50歳代, 60歳代.
　各性別および男女計の値は, 各性・年齢別カテゴリーの重みづけを等しくして, 直接法により算出した.
　① 沖縄県内の2地域 (AおよびB) 間, ② 沖縄2地域 (A), (B) と対照5地域 (R) 間でデータの比較を行った.
　** $p < 0.01$, * $p < 0.05$, # $p < 0.10$

対照 5 地域 (R)				調査(質問)項目		(A) vs. (B)		(A) vs. (B)		(A) vs. (B)	
男性		女性		男女計	質問	選択肢	Δ(β)	p	Δ(β)	p	Δ(β)	p
80.0%	(78.1%)	83.1%	(83.1%)	81.6%	血液中のコレステロールが高すぎると，狭心症や心筋梗塞になりやすくなる	1. 正, 2. 誤, 3. 分からない	−1.0%	0.78	−0.2%	1.00	0.9%	0.38
	(83.3%)		(84.1%)				−3.2%	0.70	−3.4%	0.46	−0.2%	0.35
	(78.6%)		(82.2%)				1.1%	0.84	3.0%	0.54	1.9%	0.87
61.8%	(67.7%)	62.7%	(70.2%)	62.2%	肥満を改善するには，どのような運動がよいですか	重い物を持ち上げ，筋肉の力をつける→1. 正, 2.誤, 3. 分からない	−14.7%	0.00**	−2.5%	0.55	12.1%	0.01*
	(71.1%)		(65.1%)				−9.9%	0.17	2.2%	0.71	12.1%	0.11
	(46.6%)		(52.7%)				−19.4%	0.00**	−7.3%	0.21	12.1%	0.05*
86.0%	(91.7%)	84.1%	(90.4%)	85.0%	肥満を改善するには，どのような運動がよいですか	速足で歩いたり，ゆっくり走る→1. 正, 2. 誤, 3. 分からない	−7.8%	0.03*	−0.7%	0.91	7.0%	0.07#
	(80.0%)		(81.1%)				−13.2%	0.02*	−6.4%	0.13	6.7%	0.37
	(86.4%)		(80.6%)				−2.4%	0.63	4.9%	0.27	7.4%	0.15
52.1%	(59.4%)	58.2%	(70.4%)	55.2%	この1年間で，自分の血液のコレステロールを調べたことがありますか	1.ない, 2. 値も大体覚えている, 3. あるが，値は覚えていない, 4. 分からない・覚えていない	11.0%	0.14	3.3%	0.56	−7.7%	1.00
	(45.6%)		(52.3%)				24.0%	0.01**	4.7%	0.63	−19.3%	0.04*
	(51.5%)		(51.9%)				−1.9%	0.77	2.0%	0.82	3.9%	0.10#
28.6%	(26.0%)	33.6%	(19.2%)	31.1%	「コレステロールが高い」と言われたことがありますか	1. ない, 2.ある, 3. 分からない・覚えていない	−13.1%	0.02*	4.6%	0.25	17.7%	0.00**
	(34.4%)		(38.3%)				−14.8%	0.08#	8.2%	0.15	22.9%	0.00**
	(25.2%)		(43.4%)				−11.5%	0.15	1.1%	0.91	12.6%	0.19
4.1%	(1.0%)	6.9%	(0.8%)	5.5%	血液のコレステロールを下げる薬を飲んだことがありますか	1. 飲んだことがない, 2. 以前飲んだことがある, 3.現在，定期的に飲むように処方を受けている	1.8%	0.40	2.1%	0.30	0.3%	0.71
	(5.6%)		(6.5%)				−4.0%	0.47	−0.9%	1.00	3.1%	0.37
	(5.8%)		(13.3%)				7.7%	0.07#	5.1%	0.14	−2.5%	0.25
12.5%	(14.6%)	9.0%	(8.1%)	10.7%	この1年で何回くらい体重を測ったことがありましたか	1. 毎月1回は測る, 2. 年に5～6回, 3. 年に3～4回, 4. 年に1～2回かそれ以下	2.1%	0.49	1.2%	0.69	−0.8%	1.00
	(12.2%)		(9.3%)				1.0%	1.00	4.2%	0.29	3.2%	0.20
	(10.7%)		(9.4%)				3.1%	0.54	−1.8%	0.69	−4.9%	0.25
88.0%	(89.9%)	83.6%	(85.1%)	85.8%	あなたの身長では「標準体重」はどのくらいになると思いますか	*自分の身長に対する「標準体重」を，BMI 20～24の間の値として指摘できる者の割合	−14.9%	0.00**	−9.1%	0.02*	5.9%	0.04*
	(90.1%)		(82.8%)				−20.7%	0.00**	−20.4%	0.00**	0.2%	1.00
	(83.9%)		(82.9%)				−9.2%	0.07#	2.3%	0.62	11.5%	0.00**
208.4	(212.3)	217.0	(206.6)	212.7			3.7	0.37	0.9	0.78	−6.4	0.06#
	(210.7)		(220.8)				3.2	0.59	7.4	0.10#	0.5	0.91
	(202.2)		(223.6)				4.0	0.47	−4.6	0.25	−11.1	0.02*
48.7	(48.0)	52.8	(54.0)	50.8			−1.9	0.20	3.6	0.02*	7.1	0.00**
	(49.5)		(52.9)				2.3	0.31	4.0	0.07#	3.5	0.19
	(48.6)		(51.5)				−5.3	0.01**	3.1	0.15	9.7	0.00**
34.0%	(36.1%)	46.6%	(29.9%)	40.3%	血清総コレステロール値 ≥ 220 mg/dl		5.9%	0.16	2.8%	0.62	−3.1%	0.07#
	(38.4%)		(51.4%)				1.9%	0.87	10.6%	0.06#	8.7%	0.57
	(27.5%)		(58.3%)				10.0%	0.14	−4.9%	0.37	−14.9%	0.00**
23.1	(23.0)	23.0	(22.71)	23.05			0.31	0.34	1.35	0.00**	1.14	0.00**
	(23.45)		(23.15)				0.01	0.98	1.48	0.00**	1.32	0.00**
	(22.92)		(23.01)				0.55	0.23	1.23	0.00**	1.00	0.01*
12.6%	(12.4%)	14.1%	(11.9%)		BMI ≥ 26.4 (kg/m²)		3.2%	0.53	10.6%	0.00**	7.4%	0.01**
	(11.6%)		(16.2%)				5.1%	0.58	13.7%	0.00**	8.7%	0.19
	(13.7%)		(14.2%)				1.3%	0.863	7.5%	0.087#	6.2%	0.012*
23.9%	(25.8%)	21.4%	(26.8%)	22.7%	20歳代前半の体重はどれ位ですか	*(調査時点の体重−20歳代前半の体重)/20歳代前半の体重×100 ≥ 20%の者	−3.6%	0.733	11.3%	0.002**	15.0%	0.002**
	(26.7%)		(20.2%)				−13.4%	0.127	9.1%	0.107	22.5%	0.002**
	(19.2%)		(17.3%)				6.2%	0.437	13.6%	0.008**	7.4%	0.124

(上段から，男女/男性/女性)

表8 飲酒に関する比較

			沖縄 大里村（A）					沖縄 那覇市内（B）				
			男性		女性		男女計	男性		女性		男女計
知識	6.1	適正な飲酒量について正しい知識をもつ者の割合	60.1%	(59.3%) (50.0%) (71.0%)	54.5%	(50.0%) (58.8%) (54.5%)	57.3%	64.3%	(66.7%) (47.8%) (78.3%)	64.5%	(69.4%) (60.6%) (63.3%)	64.4%
	6.2	アルコールと血圧との関連について正しい知識をもつ者の割合	80.0%	(64.0%) (85.7%) (90.3%)	88.8%	(87.5%) (87.9%) (90.9%)	84.4%	80.1%	(75.0%) (73.9%) (91.3%)	82.5%	(69.4%) (84.8%) (93.3%)	81.3%
態度・行動	6.3	"飲酒は社交上欠かせない"と考える者の割合	64.9%	(57.1%) (66.7%) (71.0%)	45.6%	(50.0%) (32.4%) (54.5%)	55.3%	58.2%	(83.3%) (52.2%) (39.1%)	23.2%	(25.0%) (21.2%) (23.3%)	40.7%
	6.4	"多量飲酒が良いことだ"と思う者の割合	11.1%	(7.1%) (10.0%) (16.1%)	7.0%	(8.8%) (2.9%) (9.1%)	9.0%	11.4%	(12.5%) (8.7%) (13.0%)	2.0%	(2.8%) (0.0%) (3.3%)	6.7%
	6.5	習慣的(週4日以上)飲酒者の割合	44.0%	(50.0%) (40.0%) (41.9%)	4.0%	(5.9%) (2.9%) (3.0%)	24.0%	42.7%	(54.2%) (30.4%) (43.5%)	6.6%	(13.9%) (6.1%) (0.0%)	24.7%
	6.6	過剰飲酒者の割合	39.4%	(55.6%) (39.3%) (23.3%)	4.0%	(2.9%) (5.9%) (3.0%)	21.7%	48.5%	(54.2%) (56.5%) (34.8%)	6.7%	(16.7%) (6.0%) (3.3%)	27.6%
	6.7	"飲酒を適正量までに抑えよう"とは思わない飲酒者の割合	27.8%	(50.0%) (25.0%) (8.3%)	—		27.8%	22.5%	(23.1%) (14.3%) (30.0%)	—		22.5%
	6.8	「休肝日」を設けようとは思わない飲酒者の割合	24.6%	(15.4%) (25.0%) (33.3%)	—		24.6%	10.7%	(7.7%) (14.3%) (10.0%)	—		10.7%
リスク・ファクター	6.9	γGTP (IU/L)	54.2	(60.0) (48.2) (54.4)	27.8	(25.7) (22.4) (35.2)	41.0	38.2	(49.3) (23.7) (41.7)	17.5	(15.2) (18.6) (18.6)	27.8
	6.9a	γGTP 高値者の割合	31.8%	(48.3%) (25.8%) (21.2%)	8.0%	(2.9%) (2.9%) (18.2%)	19.9%	15.8%	(25.0%) (4.3%) (18.2%)	3.0%	(2.8%) (3.0%) (3.3%)	9.4%

注）（ ）内の値は，上段から40歳代，50歳代，60歳代．
各性別および男女計の値は，各性・年齢別カテゴリーの重みづけを等しくして，直接法により算出した．
① 沖縄県内の2地域（AおよびB）間，② 沖縄2地域（A），（B）と対照5地域（R）間でデータの比較を行った．
** $p < 0.01$, * $p < 0.05$, # $p < 0.10$

対照 5 地域 (R)				調査(質問)項目		(A) vs. (B)		(A) vs. (B)		(A) vs. (B)	
男性		女性		男女計	質問	選択肢	$\Delta(\beta)$	p	$\Delta(\beta)$	p	$\Delta(\beta)$	p
83.4%	(84.4%)	82.7%	(83.2%)	83.0%	健康上,飲酒は週に5日以下,1日約1～2合までが良い	1.正,2.誤,3.分からない	−7.1%	0.16	−25.7%	0.00**	−18.7%	0.00**
	(82.2%)		(85.7%)				−4.2%	0.62	−23.3%	0.00**	−19.1%	0.00**
	(83.5%)		(79.1%)				−10.0%	0.15	−28.2%	0.00**	−18.2%	0.00**
74.7%	(70.8%)	77.0%	(72.8%)	75.9%	血圧値を下げる,または上げない良い方法はどれですか	アルコール類を飲み過ぎない→1.正,2.誤,3.分からない	3.1%	0.32	8.5%	0.01**	5.5%	0.28
	(78.9%)		(83.7%)				−0.1%	1.00	5.3%	0.25	5.3%	0.87
	(74.5%)		(74.4%)				6.2%	0.23	11.8%	0.01**	5.6%	0.32
64.4%	(74.0%)	37.7%	(37.7%)	51.1%	お酒を飲むことは人づきあいに欠かせないと思いますか	1.大いに思う,2.思う,3.あまり思わない,4.思わない	14.6%	0.00**	4.2%	0.22	−10.4%	0.02*
	(67.8%)		(36.8%)				6.7%	0.41	0.5%	0.90	−6.2%	0.58
	(51.5%)		(38.8%)				22.5%	0.00**	7.9%	0.17	−14.5%	0.01*
13.9%	(15.8%)	2.4%	(0.8%)	8.2%	お酒をたくさん飲めることは良いことだと思いますか	1.大いに思う,2.思う,3.あまり思わない,4.思わない	2.3%	0.32	0.9%	0.54	−1.4%	0.86
	(18.9%)		(1.9%)				−0.3%	1.00	−2.8%	0.72	−2.5%	1.00
	(6.9%)		(4.7%)				4.9%	0.17	4.5%	0.06#	−0.4%	1.00
64.1%	(71.9%)	9.1%	(11.1%)	36.6%	あなたはアルコール類をどれくらい飲まれますか	1.ほとんど毎日,2.週に4～5日,3.週に1～3日,4.月に2～3回,5.ほとんど飲まない,6.以前は飲んだが今は止めている	−0.7%	0.90	−12.6%	0.00**	−11.9%	0.01**
	(61.1%)		(7.4%)				1.3%	1.00	−20.1%	0.00**	−21.4%	0.01**
	(59.2%)		(8.7%)				−2.7%	0.37	−5.1%	0.10#	−2.4%	0.68
33.6%	(37.5%)	4.7%	(4.1%)	19.1%	【飲酒者のみ】1回にどれくらい飲まれますか(2種類以上飲む方は全部お書き下さい)	*1回当たりの平均飲酒量が日本酒換算で2合を超える者の割合	−5.9%	0.37	2.5%	0.52	8.4%	0.07#
	(30.3%)		(7.5%)				−9.1%	0.26	5.8%	0.44	14.9%	0.02*
	(33.0%)		(2.4%)				−2.7%	0.37	−0.7%	1.00	2.0%	0.62
11.0%	(14.7%)	—		11.0%	【週4日以上の飲酒者】「アルコールを飲むとしても1日1～2合までにする」のはあなたの健康にとって良いと思います	1.大いに思う,2.思う,3.あまり思わない,4.思わない	5.3%	1.00	16.8%	0.01**	11.5%	0.04*
	(14.8%)											
	(3.4%)											
20.6%	(22.1%)	—		20.6%	【週4日以上の飲酒者】「休肝日」を設けていますか	1.週に2日以上,2.週に1日くらい,3.意識していないが,今後考えたい,4.意識していないし,今後も特に考えない	13.9%	0.39	−10.0%	1.00	3.9%	0.81
	(18.2%)											
	(21.7%)											
44.1	(53.7)	17.4	(14.4)	30.7			12.7	0.00**	10.2	0.00**	−4.1	0.21
	(42.5)		(19.0)				16.0	0.02*	10.4	0.08#	−7.8	0.28
	(36.0)		(18.9)				10.2	0.00**	10.4	0.00**	−1.2	0.54
16.3%	(18.6%)	2.3%	(0.9%)	9.3%	γGTP ≧ 60 IU/L		10.4%	0.004**	10.6%	0.000**	0.1%	0.646
	(18.6%)		(2.9%)				15.9%	0.028*	15.5%	0.003**	−0.5%	0.721
	(11.8%)		(3.3%)				4.9%	0.214	5.6%	0.015*	0.7%	1.000

(上段から,男女 / 男性 / 女性)

表9 喫煙に関する比較

			沖縄 大里村 (A)					沖縄 那覇市内 (B)				
			男性		女性		男女計	男性		女性		男女計
知識	7.1	タバコと虚血性心疾患との関連について正しい知識をもつ者の割合	64.2%	(53.6%) (70.0%) (69.0%)	73.4%	(70.6%) (67.6%) (81.8%)	68.8%	72.8%	(79.2%) (73.9%) (65.2%)	62.9%	(55.6%) (69.7%) (63.3%)	67.8%
	7.2	タバコとがんとの関連について正しい知識をもつ者の割合	47.6%	(44.4%) (50.0%) (48.4%)	69.4%	(64.7%) (67.6%) (75.8%)	58.5%	59.8%	(70.8%) (47.8%) (60.9%)	60.9%	(55.6%) (60.6%) (66.7%)	60.4%
	7.3	受動喫煙について正しい知識をもつ者の割合	71.7%	(64.3%) (73.3%) (77.4%)	91.1%	(91.2%) (91.2%) (90.9%)	81.4%	81.2%	(95.8%) (69.6%) (78.3%)	85.1%	(77.8%) (90.9%) (86.7%)	83.2%
態度・行動	7.4	公共の場所(レストラン等)における禁煙・分煙に積極的な者の割合	80.9%	(82.1%) (80.0%) (80.6%)	91.1%	(94.1%) (82.4%) (96.9%)	86.0%	90.0%	(91.7%) (91.3%) (87.0%)	93.0%	(94.4%) (87.9%) (96.7%)	91.5%
	7.5	公共の場所(公民館等)における禁煙・分煙に積極的な者の割合	83.4%	(92.9%) (76.7%) (80.6%)	91.0%	(97.1%) (85.3%) (90.6%)	87.2%	97.1%	(100%) (95.7%) (95.7%)	94.8%	(97.2%) (93.9%) (93.3%)	96.0%
	7.6	医療機関における全面禁煙に積極的な者の割合	55.8%	(59.3%) (50.0%) (58.1%)	56.0%	(56.3%) (61.8%) (50.0%)	55.9%	69.8%	(83.3%) (65.2%) (60.9%)	68.6%	(66.7%) (75.8%) (63.3%)	69.2%
	7.7	習慣的な喫煙者の割合	19.6%	(35.7%) (16.7%) (6.5%)	2.0%	(0.0%) (2.9%) (3.0%)	10.8%	25.7%	(25.0%) (30.4%) (21.7%)	4.9%	(8.3%) (3.0%) (3.3%)	15.3%
	7.8	一時的に喫煙しない方法を活用している喫煙者の割合	20.0%	(10.0%) (0.0%) (50.0%)	—		20.0%	4.2%	(12.5%) (0.0%) (0.0%)	—		2.1%
	7.9	禁煙,節煙をしたいと考えている喫煙者の割合	70.0%	(70.0%) (40.0%) (100%)	—		70.0%	54.2%	(50.0%) (12.5%) (100%)	—		54.2%

注) ( )内の値は,上段から40歳代,50歳代,60歳代。
各性別および男女計の値は,各性・年齢別カテゴリーの重みづけを等しくして,直接法により算出した。
① 沖縄県内の2地域 (AおよびB) 間,② 沖縄2地域 (A), (B) と対照5地域 (R) 間でデータの比較を行った。
** $p<0.01$, * $p<0.05$, # $p<0.10$

沖縄の特徴的な食生活，身体活動，保健行動に関する多施設共同疫学調査　　285

対照 5 地域 (R)				調査(質問)項目		(A) vs. (B)		(A) vs. (B)		(A) vs. (B)	
男性		女性	男女計	質問	選択肢	Δ(β)	p	Δ(β)	p	Δ(β)	p
72.1%	(76.0%)	55.3% (56.0%)	63.7%	たばこを吸うと，狭心症や心筋梗塞になりやすくなる	1.正, 2.誤, 3.分からない	1.0%	0.65	5.1%	0.12	4.1%	0.92
	(72.2%)	(54.2%)				−8.6%	0.30	−7.9%	0.18	0.7%	0.75
	(68.0%)	(55.8%)				10.5%	0.13	18.0%	0.00**	7.5%	0.81
56.4%	(63.5%)	56.6% (56.8%)	56.5%	たばこを吸うと，肺がん以外のがんにもなりやすくなる	1.正, 2.誤, 3.分からない	−1.9%	0.91	2.0%	0.51	3.9%	0.72
	(52.2%)	(58.1%)				−12.2%	0.15	−8.8%	0.18	3.5%	1.00
	(53.4%)	(55.0%)				8.4%	0.24	12.7%	0.02*	4.3%	0.64
81.4%	(85.4%)	81.1% (85.6%)	81.3%	自分でたばこを吸っていなくても，他人のたばこの煙を吸い込むことが多いとがんになりやすくなる	1.正, 2.誤, 3.分からない	−1.8%	0.78	0.1%	0.83	1.9%	1.00
	(81.1%)	(84.1%)				−9.5%	0.19	−9.7%	0.07#	−0.2%	0.86
	(77.7%)	(73.6%)				6.0%	0.20	10.0%	0.02*	4.0%	0.87
87.8%	(89.6%)	90.3% (89.6%)	89.0%	食堂，レストランでは，喫煙はどのようにするのが良いと思いますか	1.全体的に禁煙, 2.喫煙コーナーを設ける, 3.制限は必要ない, 4.分からない	−5.5%	0.13	−3.0%	0.30	2.4%	0.61
	(86.7%)	(89.7%)				−9.0%	0.12	−6.9%	0.11	2.1%	0.46
	(87.3%)	(91.5%)				−1.9%	0.80	0.9%	1.00	2.7%	0.82
91.7%	(91.7%)	92.4% (94.4%)	92.0%	公民館，集会所では，喫煙はどのようにするのが良いと思いますか	1.全体的に禁煙, 2.喫煙コーナーを設ける, 3.制限は必要ない, 4.分からない	−8.8%	0.00**	−4.8%	0.06#	3.9%	1.00
	(92.1%)	(94.4%)				−13.7%	0.00**	−8.3%	0.03*	5.4%	0.53
	(91.2%)	(88.4%)				−3.8%	0.41	−1.4%	0.68	2.4%	0.77
48.8%	(49.0%)	61.0% (60.5%)	54.9%	病院，医院では，喫煙はどのようにするのが良いと思いますか	1.全体的に禁煙, 2.喫煙コーナーを設ける, 3.制限は必要ない, 4.分からない	−13.3%	0.01*	1.0%	1.00	14.3%	0.05#
	(49.4%)	(58.9%)				−14.0%	0.07#	7.0%	0.27	21.0%	0.01*
	(48.0%)	(63.6%)				−12.6%	0.08#	−5.0%	0.42	7.6%	0.80
41.8%	(51.0%)	4.7% (7.9%)	23.2%	あなたはたばこを吸いますか	1.まったく吸わない, 2.1年以上前に禁煙, 3.この1年間に禁煙, 4.時々吸っている, 5.習慣的に吸っている	−4.5%	0.33	−12.4%	0.00**	−7.9%	0.07#
	(40.0%)	(3.7%)				−6.1%	0.34	−22.2%	0.00**	−16.1%	0.08#
	(34.3%)	(2.3%)				−2.9%	0.28	−2.7%	0.39	0.2%	0.81
0.0%	(0.0%)	—	0.0%	【喫煙者のみ】吸いたくなった時，吸わなくてすむような方法を知っていますか	1.知っていてよく使う, 2.知っているがあまり使わない, 3.知らないが知りたい, 4.特に知りたいとも思わない	17.9%	0.56	20.0%	0.01*	4.2%	0.21
	(0.0%)										
	(0.0%)										
68.4%	(72.0%)	—	68.4%	【喫煙者のみ】あなたはたばこを止めたいと思っていますか	1.ぜひ止めたい, 2.本数は減らしたい, 3.あまり思わない, 4.止める気はまったくない	15.8%	0.36	1.6%	0.79	−14.3%	0.03*
	(63.9%)										
	(69.4%)										

(上段から，男女 / 男性 / 女性)

表 10 血圧管理に関する比較

			沖縄 大里村（A）				沖縄 那覇市内（B）		
			男性	女性	男女計	男性	女性	男女計
知識	8.1	降圧薬に関して正しい知識をもつ者の割合	47.4% (53.6%) (43.3%) (45.2%)	67.2% (76.5%) (70.6%) (54.5%)	57.3%	71.2% (87.5%) (56.5%) (69.6%)	65.3% (61.1%) (84.8%) (50.0%)	68.3%
	8.2a	血圧と肥満との関係について正しい知識をもつ者の割合	77.3% (82.1%) (82.1%) (67.7%)	89.0% (96.9%) (88.2%) (81.8%)	83.2%	84.3% (83.3%) (73.9%) (95.7%)	86.1% (83.3%) (84.8%) (90.0%)	85.2%
	8.2b	血圧と食塩摂取との関係について正しい知識をもつ者の割合	83.3% (83.3%) (82.8%) (83.9%)	92.9% (93.8%) (93.9%) (90.9%)	88.1%	91.3% (100%) (78.3%) (95.7%)	97.0% (94.4%) (100%) (96.7%)	94.2%
	8.2c	血圧と飲酒との関係について正しい知識をもつ者の割合	80.0% (64.0%) (85.7%) (90.3%)	88.8% (87.5%) (87.9%) (90.9%)	84.4%	80.1% (75.0%) (73.9%) (91.3%)	82.5% (69.4%) (84.8%) (93.3%)	81.3%
態度・行動	8.3	1年間に血圧を一度も測らなかった者の割合	20.5% (32.1%) (13.3%) (16.1%)	16.8% (14.7%) (20.6%) (15.2%)	18.7%	5.7% (4.2%) (4.3%) (8.7%)	3.1% (0.0%) (6.1%) (3.3%)	4.4%
	8.4	自分の血圧値を知らない者の割合	28.4% (39.8%) (23.3%) (22.6%)	13.8% (20.6%) (11.8%) (9.1%)	21.1%	8.5% (12.5%) (4.3%) (8.7%)	8.9% (13.9%) (6.1%) (6.7%)	8.7%
	8.5	高血圧を指摘されている者の割合	24.4% (17.9%) (20.0%) (35.5%)	20.0% (9.1%) (20.6%) (30.3%)	22.2%	37.1% (37.5%) (30.4%) (43.5%)	19.8% (5.6%) (27.3%) (26.7%)	28.5%
	8.6	降圧薬服薬者の割合	14.4% (10.7%) (3.3%) (29.0%)	12.0% (2.9%) (8.8%) (24.2%)	13.2%	14.4% (8.3%) (4.3%) (30.4%)	10.7% (0.0%) (12.1%) (20.0%)	12.5%
リスク・ファクター	8.7a	収縮期血圧（mmHg）	130.2 (126.2) (125.4) (139.0)	121.7 (115.9) (120.9) (128.2)	126.0	130.4 (130.4) (126.4) (134.4)	123.5 (115.1) (124.2) (131.2)	126.9
	8.7b	拡張期血圧（mmHg）	79.9 (80.6) (78.4) (80.7)	75.7 (74.5) (76.5) (76.1)	77.8	83.8 (88.5) (84.3) (78.6)	77.5 (75.4) (80.2) (76.9)	80.7
	8.7c	高血圧者の割合	40.5% (28.6%) (32.3%) (60.6%)	24.6% (20.0%) (23.5%) (30.3%)	32.5%	45.7% (45.8%) (39.1%) (52.2%)	24.2% (8.3%) (24.2%) (40.0%)	35.0%

注）（ ）内の値は，上段から40歳代，50歳代，60歳代．
　　各性別および男女計の値は，各性・年齢別カテゴリーの重みづけを等しくして，直接法により算出した．
　① 沖縄県内の2地域（AおよびB）間，② 沖縄2地域（A），（B）と対照5地域（R）間でデータの比較を行った．
　** $p<0.01$，* $p<0.05$，# $p<0.10$

対照5地域 (R)			調査(質問)項目		(A) vs. (B)		(A) vs. (B)		(A) vs. (B)	
男性	女性	男女計	質問	選択肢	$\Delta(\beta)$	p	$\Delta(\beta)$	p	$\Delta(\beta)$	p
64.3% (62.5%)	67.7% (71.2%)	66.0%	血圧が高くなった時だけきちんと薬を飲めば良い	1. 正, 2. 誤, 3. 分からない	−11.0%	0.05*	−8.7%	0.05*	2.3%	0.44
(71.1%)	(73.8%)				−23.8%	0.00**	−16.9%	0.01**	6.9%	0.66
(59.2%)	(58.1%)				1.9%	0.88	−0.5%	1.00	−2.4%	0.12
71.7% (71.7%)	76.6% (83.2%)	74.2%	血圧値を下げる、または上げない良い方法はどれですか	肥満を改善する→1. 正, 2. 誤, 3. 分からない	−2.0%	0.66	9.0%	0.01*	11.0%	0.06#
(71.1%)	(80.0%)				−7.0%	0.31	5.6%	0.41	12.6%	0.24
(72.5%)	(66.7%)				2.9%	0.67	12.4%	0.01**	9.4%	0.18
89.2% (92.7%)	89.4% (95.2%)	89.3%	血圧値を下げる、または上げない良い方法はどれですか	減塩する→1. 正, 2. 誤, 3. 分からない	−6.1%	0.05#	−1.2%	0.79	4.8%	0.38
(87.8%)	(87.7%)				−8.0%	0.16	−5.9%	0.18	2.1%	0.59
(87.3%)	(85.3%)				−4.2%	0.21	3.5%	0.44	7.6%	0.10
74.7% (70.8%)	77.0% (72.8%)	75.9%	血圧値を下げる、または上げない良い方法はどれですか	アルコール類を飲み過ぎない→1. 正, 2. 誤, 3. 分からない	3.1%	0.32	8.5%	0.01**	5.5%	0.28
(78.9%)	(83.7%)				−0.1%	1.00	5.3%	0.25	5.3%	0.87
(74.5%)	(74.4%)				6.2%	0.23	11.8%	0.01**	5.6%	0.32
12.5% (20.8%)	9.5% (12.5%)	11.0%	この1年間、何回くらい血圧を測定しましたか	1. 1回も測らなかった, 2. 1回くらい測った, 3. 2〜3回くらい, 4. 5〜6回くらい, 5. それ以上	14.2%	0.00**	7.7%	0.01**	−6.6%	0.02*
(8.9%)	(6.5%)				14.8%	0.01*	8.0%	0.08#	−6.8%	0.25
(7.8%)	(9.3%)				13.7%	0.00**	7.3%	0.05#	−6.4%	0.05*
18.0% (29.2%)	14.6% (22.4%)	16.3%	この1年間の自分の血圧はどれくらいか知っています	1. 測るたびに記録している, 2. だいたい知っている, 3. 測ったが覚えていない、または知らない, 4. 測っていないので知らない	12.4%	0.00**	4.8%	0.19	−7.6%	0.14
(12.2%)	(12.1%)				19.9%	0.00**	10.4%	0.05*	−9.5%	0.30
(12.6%)	(9.3%)				4.9%	0.38	−0.8%	1.00	−5.7%	0.37
35.7% (19.8%)	29.8% (16.0%)	32.8%	高血圧、または「血圧が高い」と言われたことはありますか	1. ない, 2. ある, 3. 分からない・覚えていない	−6.3%	0.39	−10.6%	0.01**	−4.3%	0.18
(38.9%)	(35.5%)				−12.7%	0.12	−11.3%	0.05#	1.4%	0.78
(48.5%)	(38.0%)				0.2%	1.00	−9.8%	0.06#	−10.0%	0.14
16.9% (3.1%)	14.0% (3.2%)	15.4%	血圧を下げる薬を飲んだことがありますか	1. 飲んだことがない, 2. 以前飲んだことがある, 3. 現在、定期的に飲むように処方を受けている	0.6%	0.75	−2.2%	0.49	−2.9%	0.21
(14.4%)	(17.8%)				0.0%	1.00	−2.5%	0.63	−2.5%	0.30
(33.0%)	(20.9%)				1.3%	0.82	−2.0%	0.74	−3.3%	0.59
130.9 (122.4)	127.8 (118.8)	129.3	2回測定の平均値		−1.0	0.52	−3.5	0.03*	0.3	0.84
(131.6)	(130.7)				−0.1	0.97	−0.8	0.72	1.0	0.69
(138.7)	(134.0)				−1.7	0.44	−6.0	0.01**	−0.2	0.94
80.4 (79.0)	76.5 (73.5)	78.4	2回測定の平均値		−2.7	0.01*	−0.7	0.46	3.1	0.00**
(82.2)	(79.0)				−3.8	0.02*	−0.5	0.71	3.6	0.02*
(79.9)	(76.9)				−1.8	0.21	−0.8	0.52	2.8	0.03*
31.3% (18.8%)	26.8% (12.6%)	29.1%	収縮期血圧 140 mmHg 以上または拡張期血圧 90 mmHg 以上		−2.4%	1.00	−0.2%	0.93	2.2%	0.33
(34.2%)	(27.4%)				−5.2%	0.63	2.5%	0.62	7.8%	0.16
(41.0%)	(40.5%)				0.4%	0.87	−3.0%	0.61	−3.4%	0.78

(上段から, 男女 / 男性 / 女性)

表 11 検診受診行動，主観的健康度などに関する比較

			沖縄 大里村（A）				沖縄 那覇市内（B）		
			男性	女性	男女計		男性	女性	男女計
知識	9.1	検診と胃がんの早期発見との関連について正しい知識をもつ者の割合	33.6% (22.2%) (40.0%) (38.7%)	53.6% (52.9%) (44.1%) (63.6%)	43.6%		31.4% (33.3%) (30.4%) (30.4%)	39.1% (22.2%) (48.5%) (46.7%)	35.3%
態度・行動	9.2	胃がん検診を受診する者の割合	55.6% (39.3%) (50.0%) (77.4%)	66.4% (61.8%) (61.8%) (75.8%)	61.0%		70.1% (62.5%) (78.3%) (69.6%)	67.0% (63.9%) (63.6%) (73.3%)	68.5%
	9.3	子宮がん検診を受診する者の割合	—	89.1% (91.2%) (88.2%) (87.9%)	89.1%		—	79.2% (86.1%) (84.8%) (66.7%)	79.2%
	9.4	乳がん検診を受診する者の割合	—	87.1% (91.2%) (85.3%) (84.8%)	87.1%		—	76.2% (80.6%) (84.8%) (63.3%)	76.2%
	9.5	乳がんの自己検診を行う者の割合	—	61.8% (52.9%) (79.4%) (53.1%)	61.8%		—	73.7% (55.6%) (78.8%) (86.7%)	73.7%
	10.1	健康であると自覚する者の割合	62.6% (67.9%) (56.7%) (63.3%)	70.6% (79.4%) (79.4%) (53.1%)	66.6%		75.6% (83.3%) (78.3%) (65.2%)	67.5% (69.4%) (69.7%) (63.3%)	71.5%
	10.2	健康の維持・向上を望む者の割合	98.8% (96.4%) (100%) (100%)	98.0% (100%) (97.1%) (96.9%)	98.4%		97.2% (91.7%) (100%) (100%)	95.8% (97.2%) (97.0%) (93.3%)	96.5%

注）（　）内の値は，上段から 40 歳代，50 歳代，60 歳代．
各性別および男女計の値は，各性・年齢別カテゴリーの重みづけを等しくして，直接法により算出した．
①沖縄県内の 2 地域（A および B）間，②沖縄 2 地域（A），（B）と対照 5 地域（R）間でデータの比較を行った．
** $p < 0.01$, * $p < 0.05$, # $p < 0.10$

域と比べて 60～70 mg/日程度低い傾向にあった．脂肪エネルギー比については，沖縄村部・市部では対照 5 地域と比較して 3.5% 程度高かった．

カルシウム摂取量については，沖縄市部では，対照 5 地域とほぼ同等であったが，沖縄村部では 500 mg/日に満たない低いレベルにあった．カリウム摂取量は，沖縄村部では特に低く（約 2,300 mg/日），対照 5 地域よりも 500 mg 近くも低かった．食塩摂取量については，沖縄村部では特に低く（8.3 g/日），対照 5 地域よりも約 4 g 低かった．その他，鉄，ビタミン B_2 摂取量，摂取食品数は，沖縄村部・市部では対照 5 地域と比較して有意に低かった．

5. 肥満，高脂血症に関する知識，態度，行動，危険因子（表 7）

血清コレステロールと虚血性心疾患との関連について，正しい知識を持つ者の割合は，沖縄村部・市部ともに，対照 5 地域とほぼ同等であった．高コレステロール血症を指摘されたことのある

対照5地域（R）			調査（質問）項目		(A) vs. (B)		(A) vs. (B)		(A) vs. (B)	
男性	女性	男女計	質問	選択肢	Δ(β)	p	Δ(β)	p	Δ(β)	p
35.6% (30.2%) (28.9%) (47.6%)	45.7% (35.2%) (50.0%) (51.9%)	40.6%	胃がん検診で見つかるがんは手術で100%近く治すことができる	1.正, 2.誤, 3.分からない	8.3% 2.2% 14.4%	0.11 0.74 0.03*	3.0% -1.9% 7.9%	0.45 0.80 0.18	-5.4% -4.2% -6.6%	0.27 0.47 0.41
73.0% (69.8%) (74.4%) (74.8%)	59.2% (51.6%) (60.7%) (65.1%)	66.1%	今年，胃がん検診を受けましたか	1.もう既に受けた, 2.これから受ける予定, 3.受ける予定はない, 4.いまのところ未定	-7.5% -14.5% -0.5%	0.22 0.10# 1.00	-5.1% -17.4% 7.3%	0.34 0.00** 0.21	2.5% -2.9% 7.8%	0.85 0.88 0.62
—	57.5% (65.0%) (62.6%) (44.9%)	57.5%	【女性のみ】今年，子宮がん検診を受けましたか	1.もう既に受けた, 2.これから受ける予定, 3.受ける予定はない, 4.いまのところ未定	9.9%	0.08#	31.6%	0.00**	21.7%	0.00**
—	39.3% (42.3%) (43.0%) (32.6%)	39.3%	【女性のみ】今年，乳がん検診を受けましたか	1.もう既に受けた, 2.これから受ける予定, 3.受ける予定はない, 4.いまのところ未定	10.9%	0.07#	47.8%	0.00**	37.0%	0.00**
—	58.9% (55.3%) (66.4%) (55.1%)	58.9%	【女性のみ】今年，乳がんの自己検診法を行っていますか	1.月に1回以上, 2.年に数回, 3.たまに(年に1回くらい), 4.方法は知っているがしていない, 5.方法を教えてもらったことがない	-11.8%	0.13	2.9%	0.57	14.8%	0.06#
77.9% (73.7%) (78.9%) (81.0%)	80.0% (76.2%) (91.7%) (72.0%)	78.9%	あなたは，ご自身で平素健康だと感じていらっしゃいますか	1.非常に健康だと思う, 2.健康な方だと思う, 3.あまり健康でない, 4.健康ではない	-4.9% -13.0% 3.2%	0.43 0.09# 0.65	-7.7% -12.2% -3.2%	0.05# 0.03* 0.61	-2.8% 0.8% -6.3%	0.55 1.00 0.37
96.8% (100%) (100%) (90.5%)	94.6% (100%) (91.7%) (92.0%)	95.7%	あなたは，ご自分の健康についてどのようにしたいと思っていますか	1.今よりも良くしたい, 2.今の状態を保ちたい, 3.積極的には考えたことはない, 4.どうでも良いと思っている, 5.その他	1.9% 1.6% 2.1%	0.32 0.58 0.44	1.9% 3.0% 0.7%	0.33 0.31 1.00	0.0% 1.4% -1.4%	0.42 1.00 0.26

（上段から，男女 / 男性 / 女性）

者の割合は，沖縄村部，市部ともに対照5地域よりも高かった．しかし，血清総コレステロールの平均値に関しては，沖縄市部の女性で対照5地域と比べて有意に低かった他には大きな差は認められなかった．一方，HDLコレステロール値については，沖縄村部・市部では対照5地域と比べて高い傾向にあった．

自己の「標準体重」を正しく認識している者の割合は，沖縄村部では，市部と比べて著しく低かった．一方，Body Mass Index（以下，BMI）の平均値では，沖縄村部と沖縄市部との間で差はなく，一方，沖縄村部・市部と対照5地域との間には1.2 kg/m^2前後の差が認められた．また，BMIが26.4以上の者の割合は，沖縄村部・市部では対照5地域と比較して7〜11%程度多く，その傾向は沖縄村部の男性で特に顕著であった．中年期に体重が20%以上増加した者の割合は，沖縄村部・市部では対照5地域と比較して11〜15%程度高かった．

6. 飲酒に関する知識，態度，行動(表8)

適正な飲酒量について正しい知識をもつ者の割合は，沖縄村部・市部ともに対照5地域よりも低かった。しかしアルコールと血圧との関連に関する知識では，沖縄市部は対照5地域よりも正しく回答した者の割合が大きかった。

"飲酒は社交上欠かせない"と考える者は，沖縄村部では沖縄市部よりもかなり多く，特に女性でその傾向は顕著であった。習慣的飲酒者(週4日以上)は，沖縄村部・市部ともに対照5地域よりも少なく，特に男性については各々20%程度も少なかった。一方，一回に日本酒換算で2合以上飲酒する者の割合は，沖縄市部男性で対照5地域よりも高かった。また，"飲酒を適正量までに抑えよう"とは思わない飲酒者の割合は，沖縄村部・市部の男性で対照5地域よりも高かった。γGTPについては，沖縄村部では，沖縄市部および対照5地域よりも平均値が高値を示した。

7. 喫煙に関する知識，態度，行動(表9)

沖縄村部の女性では，喫煙に関して正しい知識をもつ者の割合は，対照5地域と比較して高かった。沖縄村部は，沖縄市部と比較して公共の場所や医療機関での禁煙・分煙に対して積極的な者は少なかった。習慣的な喫煙者は，沖縄村部・市部ともに対照5地域と比較して少なかった。特に男性では喫煙率として約15〜20%以上も低かった。

8. 血圧管理に関する知識，態度，行動，危険因子(表10)

沖縄村部の男性では，降圧薬に関して正しい知識をもつ者は，沖縄市部よりも少なかった。一方，血圧と肥満との関係について正しい知識をもつ者の割合は，沖縄村部・市部ともに対照5地域よりも高かった。また，血圧と飲酒との関連について正しい知識をもつ者の割合は沖縄村部で対照5地域よりも高かった。

1年間に一度も血圧測定を受けなかった者および自分の血圧値を知らない者の割合は，沖縄村部は沖縄市部と比較して高かった。一方，高血圧を指摘されている者の割合は沖縄村部では，対照5地域と比較して約10%低かった。収縮期血圧の平均値としてみると，沖縄村部では対照5地域よりも3.5 mmHg低かった。一方，拡張期血圧の平均値については，沖縄市部では対照5地域よりも約3 mmHg高かった。

9. 検診受診行動，主観的健康度など(表11)

子宮がん検診および乳がん検診の受診率(これから受診する予定の者も含む)は，沖縄村部・市部ともに対照5地域よりも高かった。

主観的健康度，健康の維持・向上に対する態度については，沖縄村部・市部，対照5地域の間で大きな差は認められなかった。

IV. 考 察

今回，調査対象とした沖縄の2地域は，那覇市近郊の農村と那覇市内であり，沖縄本島内においても近い距離に位置している。しかし，村部，市部のそれぞれの特徴は比較的明確であり，本研究と同じ調査方法によって全国13地区の共同研究[6,7]で得られた，農村部—都市部間の差異として記

載された特徴とほぼ同様のものであった。調査対象地域においては，地域一般住民をなるべく代表するようなかたちでサンプリングを行ったが，この2地域が沖縄県全体を代表するサンプルではないことには十分に留意すべきである。一方，比較対照のために沖縄県以外で設定した5ヵ所のフィールドも，首都圏，北陸，中部，中国，九州という広がりをもつものの"沖縄県以外の日本"を代表するサンプルではない。しかし，前述した全国13地区の共同研究により得られた"pooled data"と比較すると，この「対照5地域」のデータは大きく異なることはなく，沖縄における特徴を検討するための対照としてふさわしいものと考えた。しかし，調査地域の特性あるいはサンプルの代表性に関する限界を考慮に入れた上で，今回得られたデータを検討する必要があろう。

本研究の特徴は，栄養・食生活のみならず多面的な生活習慣をとらえようとしたことにある。しかし，食生活，栄養素摂取量以外の生活習慣因子については，概して，沖縄―対照5地域との間の差よりも，むしろ沖縄村部―市部間の差の方が顕著であった。例えば，総身体活動度は，沖縄村部(2.14 METs)，対照5地域(1.96 METs)，沖縄市部(1.82 METs)の順に低くなっており，村部―市部の差異が際だつ結果となった(表3)。また，健康にかかわるさまざまな知識を問う質問に対する回答についても，沖縄市部が村部よりも概して正答率が高い傾向にあった。

しかし，栄養素摂取量については，沖縄村部―市部間の差異は少なく，沖縄村部・市部―対照5地域間の差が際だっていた。例えば，総エネルギー，総たんぱく質，動物性たんぱく質については，沖縄村部・市部ともに対照5地域と比較して摂取量は低かった。そしてこの傾向は特に男性において顕著であった。一方，総脂肪摂取量については，沖縄2地域は対照5地域とほぼ同等であったが，質的には全く異なっていた。すなわち，沖縄では，魚介類からの脂肪，コレステロールの摂取量は低く，逆に植物性脂肪の摂取量が多かった。総エネルギー摂取量が低い分，脂肪エネルギー比は，沖縄2地域では約3.5%程度高かった。さらに，食塩摂取量は沖縄村部・市部ともに平均で10gに満たないレベルであり，鉄，ビタミンB_2摂取量，摂取食品数も対照5地域と比較して少なかった。これらの知見は，国民栄養調査データベースを用いた予備的解析[8,9]の結果とも良く符合するものである。しかし，従来国民栄養調査は世帯単位で実施されてきており，調査客体の性・年齢構成等の違いによるバイアスを調整することが困難であった[10]。そこで，対象を40～69歳の成人に限定し性・年齢調整を行った上で解析を行った本研究結果は，沖縄における栄養素摂取上の特徴をより明確に示すという意味において，従来の知見に加える価値はあろう。

減塩を中心とする食生活に関する知識，態度，行動レベルでの解析では，興味深いデータが得られた。すなわち，減塩については，目標達成のためにはある一定の知識やスキルを有することが望まれる。態度に関する尺度としてoutcome expectancyやself-efficacyが強固な者ほど行動変容が容易であると言われている[11]。さらに，わが国の食文化の背景としては"塩分への嗜好"が基本的に強いと思われ，塩分に対する嗜好の個人差あるいは集団間の差を正しく評価することも大切であろう。そのような視点から沖縄村部および市部の減塩に関するデータを検討すると，沖縄市部では概して食塩摂取量に関して，あるいは減塩の方法に関して正しい知識を持つ者の割合が多く，さらに，態度としてoutcome expectancyやself-efficacyも強固であり，薄味への親和性も高く，自己評価による減塩実践の程度も，対照5地域と比較して良好であった。一方，沖縄村部では，沖縄市部におけるこのような顕著な特徴は弱まる傾向にあったが，薄味への親和性および減塩実践の程度については沖縄市部と同様に，たいへん良好な傾向にあった。すなわち，地域における旧来からの"食習慣"，"食文化"ということのみならず，健康との関連からも沖縄においては減塩が実行しやすい素

地があるのかもしれない。

　沖縄においては，BMI など身長，体重から算出される肥満度が，わが国の他地域と比較して高いことはよく知られている[12]。今回検討した範囲でも，BMI の平均値は，沖縄村部・市部ともに対照5地域と比較して 1.2 kg/m² 程度高く，さらに BMI が 26.4 以上の者の割合は 7〜11% 程度高かった。エネルギー摂取量に関しては，沖縄2地域では，対照5地域と比較して 200 kcal 程度低いことはすでに述べた通りである。それに対して，総身体活動度は，沖縄村部では対照5地域よりも高く，沖縄市部では逆に対照5地域よりも低かった。これは，主に労働の身体活動度の差異によるもので，例えば，4.5 METs 以上を目安とする中等度以上の労働作業時間は，沖縄村部で平均 129 分であったのに対し，沖縄市部では 21 分，対照5地域ではその中間の 54 分であった(表3)。すでに述べたように，このようなデータは，沖縄に特徴的というわけではなく，きわめて一般的な事実として村部—市部の労働形態の違いを示したものであろう。したがって，身体活動の多寡から沖縄における"BMI の高値"を説明できるものではないと考えられる。遺伝的なバックグラウンドや，気候などの環境因子が基礎代謝に与える影響等をむしろ考える必要があるように思われた。

V. 結　語

　生活習慣病のリスクファクターが顕在化してくる 40〜60 歳代の一般住民を対象とし，他の複数地域と比較可能なかたちで，栄養・食生活を中心とした生活習慣要因に関する疫学的記述を試みた。その結果，沖縄に特徴的と思われる栄養素摂取パターンをより明確なかたちで示すことができた。また，沖縄における"BMI の高値"の要因としては，遺伝的なバックグラウンドや居住環境と基礎代謝との関連などを検討する必要があると思われた。

文　献

1) Chan-YC, et al.: Dietary, anthropometric, hematological and biochemical assessment of the nutritional status of centenarians and elderly people in Okinawa, Japan. J Am Coll Nutr, 16 (3): 229-35, 1997.
2) 吉池信男, 他: 余暇の身体活動と労働による身体活動の差異と循環器疾患リスクファクター, 協栄生命研究助成論文集, XIII: 67-75, 1997.
3) 伊達ちぐさ, 他: 24 時間思い出し法から見た食事調査法—誤差要因と今後の適用について, 第 52 回日本栄養・食料学会大会, 沖縄, 1998.
4) 科学技術庁資源調査会編: 四訂日本食品標準成分表, 大蔵省印刷局, 東京, 1982.
5) Yoshiike-N, et al.: Quality control for blood pressure measurement in population studies. Journal of Clinical Epidemiology, 50: 1169-1173, 1997.
6) 吉池信男, 他: 全国 13 地区における生活習慣等のモニタリング研究, 第 7 回日本疫学会総会, 東京, 1997.
7) 吉池信男: 平成 10 年度厚生科学総合研究事業　国民栄養調査の再構築に関する研究報告書, 1999.
8) Yamaguchi-M, et al.: Summary of National Nutrition Survey 1980-1984 by prefecture. Jpn J Clin Oncol, 20: 113-120, 1990.
9) 吉池信男, 他: 県別の栄養素摂取量に関する最近 20 年間の経年推移—国民栄養調査データからの再解析, 第 51 回日本栄養食糧学会大会, 東京, 1997.
10) Yoshiike-N, et al.: Trends of average intake of macronutrients in 47 prefectures of Japan from 1975 to 1994-possible factors that may bias the trend data Journal of Epidemiology, 8 (3): 160-167, 1998.
11) 中山健夫, 他: 公衆栄養活動と行動科学, 栄養学雑誌, 48: 205-211, 1990.
12) 吉池信男, 他: 身体計測値からみた沖縄の栄養学的特徴—20 年間の経年変化の地域差について, 平成 9 年度長寿科学総合研究事業報告書, 1998.

第4章　沖縄における長寿背景要因
　　──疾病構造とライフスタイルを中心に──

第4章概説

佐藤秩子

a) はじめに

現在沖縄県は日本一の長寿県とされている。この実態の各方面からの調査・解明はひろく人類全体の"長寿への道"への指針になるものと思われる。本土と地理的にも離れた島嶼地域であり，さらに沖縄県内においても各島々によって気候的にも風俗習慣的にも異なった環境のもとにあり，その遺伝的背景にもこれまでいろいろの論議がなされ，要因は複雑である。また沖縄県から多くの移民が入植しているハワイ，ブラジルにおいて，異なった環境でも同様に長寿を保っているか否かの検討成績も，環境，遺伝両因子の沖縄長寿に関わる問題の解明に一役買うと思われる。

b) 海外の沖縄県人の動向

森口は日本人が多く住んでいるブラジルの日本人の百寿者率は沖縄の百寿者率より低く，ハワイ在住の沖縄県人のそれは，沖縄県以上に高いことを報告し，沖縄在住とブラジル在住の沖縄県人について肥満度，食事の内容，血清生化学的検査成績，心電図 ST-T の変化を比較し，食事の内容が百寿者率に深く関わっていることを報告している[1]。

さらに家森は世界25ヵ国57地域に亘り，WHO の協力により栄養と健康の調査を行い，また，沖縄には成人病が非常に少なく，とくに心臓病，脳卒中による死亡率は日本中で男女ともに最低であること，食塩の摂取が少ない点を始め栄養環境の影響を強調している[2]。

c) 沖縄では本質的な老化の過程が異なるか？

この問いに応えるべくこれまでの肝を中心とした田内らの地理病理学的検索成績[3]と琉球大学病理剖検例肝（男32例，女性例は少数のため，参考例にとどめた）の微計測的検討成績を比較検討した（図1, 2）。この図には年代を異にする在日日本人例，在ハワイ日本人（かなりの沖縄出身者が含まれている），米白人例の成績も同時にプロットされている。琉球大学例の肝重量，肝細胞体・核の大きさは，在日日本人 B 群に近い値を示し，在ハワイ日本人をやや下回る。肝細胞体の大きさは各検討群の中で最も大である。肝重量の逐齢的減少，これの原因をなす細胞減数，減数による機能減衰を代償するための核の増容とこれに栄養環境の影響が加わった細胞体の増容は，本質的な，生理的な老化の過程で肝臓にみられる所見として田内らによって報告され，百寿者にいたるまで，ほぼ直線的に推移することが確かめられている[4]。琉球大学病理剖検例肝の所見はやや症例数が少ないとはいえ，肝細胞の逐齢的減数という老化の本質的なところでは他の検討群と全く変わっていないということができ，栄養環境が何か沖縄長寿に役割を演じているとするならば，むしろ生命に関連するような疾患発生への関与を考える方が妥当であろうとの感を深くさせる。

最も本質的な老化の過程をみることが容易で栄養環境の影響もよく反映している肝臓を検索対象としてまず沖縄と本土との間に本質的な老化の進行に差のないことをつかみ得た。

第 4 章概説

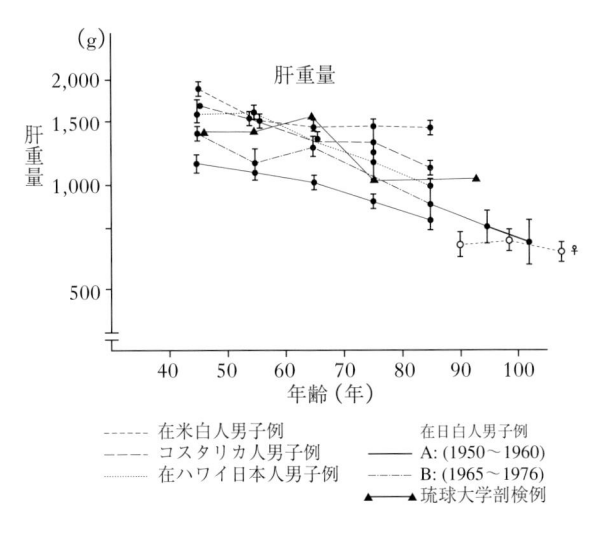

(g) 肝重量

年齢 (年)

------ 在米白人男子例　　　　　在日白人男子例
— — コスタリカ人男子例　—— A: (1950〜1960)
……… 在ハワイ日本人男子例　—·— B: (1965〜1976)
▲—▲ 琉球大学剖検例

図1　肝重量の年齢的消長

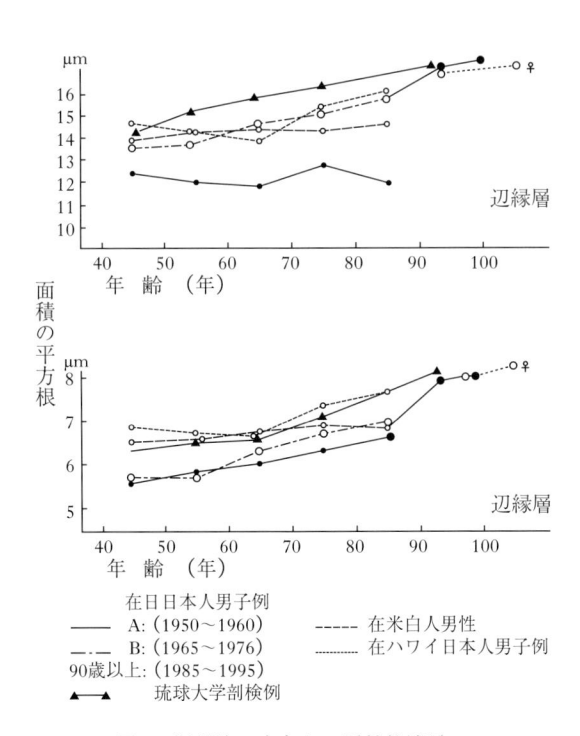

辺縁層

年齢 (年)

面積の平方根

辺縁層

年齢 (年)

在日日本人男子例
——— A: (1950〜1960)　　　- - - - 在米白人男性
—·—　B: (1965〜1976)　　　……… 在ハワイ日本人男子例
90歳以上: (1985〜1995)
▲—▲　琉球大学剖検例

図2　肝細胞の大きさの逐齢的消長

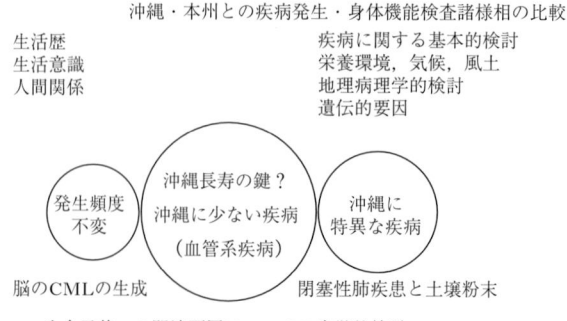

沖縄・本州との疾病発生・身体機能検査諸相の比較

生活歴　　　　　　　　疾病に関する基本的検討
生活意識　　　　　　　栄養環境，気候，風土
人間関係　　　　　　　地理病理学的検討
　　　　　　　　　　　遺伝的要因

発生頻度　　沖縄長寿の鍵？　　沖縄に
不変　　　　沖縄に少ない疾病　特異な疾病
　　　　　　（血管系疾病）

脳のCMLの生成　　　　　閉塞性肺疾患と土壌粉末

生命予後への関連要因についての疫学的検討
疾病発生に関する環境要因検討のための動物実験

図3　沖縄長寿の背景を探る
　　　ライフスタイル調査

d)　長寿と疾病

　長寿に最も支配的に関与すると思われるのは成熟期後の疾病であろうと考えられる。長寿と遺伝的要因が種々取り沙汰されてはいるが，それらは，致死的ないくつかの疾病の発症には影響するであろうが，生理的な老化過程に直接影響するところは少ないと考えられる。視点を成熟期後の疾病の発現様相の特徴を分析することに絞り，基本的な発生要因の抽出，環境・栄養・ライフスタイルなどの背景要因と疾病とのかかわりについて本土と沖縄との差の究明にあたった。模式図を描いて，関連の見られる事項を列挙してそれらの関連性を考えてみた（図3）。

e)　日本病理剖検輯報の示す成績

　日本病理剖検輯報に登録された1982–1991年間における琉球大学医学部病理学教室における剖検例と名古屋市厚生院付属病院剖検例とで，主死因における血管障害の様相を比較し，同時に日本病理剖検輯報記載の琉球大学と日本全国における各種のがんの発現様相についても比較した[5]。

　病理剖検例の検討により，名古屋地区に比して沖縄の80歳以下では，血管障害を主死因とするものが少なく，がんの発生様相においても日本全国では胃がんが多く，沖縄の剖検例では食道がん，大腸がんが多かった（図4, 5）。

　沖縄では子宮がん，肺がんが本土に比して多いという現実があったが，復帰後15年にして子宮がんの方は本土並みになった。これには，検診，治療その他の医療水準のレベル・アップは見逃せないが，沖縄における1985年およびここ10年間の肺がん標準化死亡率(全国＝100)は男性130.1，女性132.8でともに有意に高率である，一方喫煙率は，全国成人喫煙率に比して沖縄男性は20%低率である[6]。この点については多角的に解析が進められている。

f)　沖縄に特異的な疾患・少ない疾患の発生様相

　沖縄土壌粒子の住民の肺への沈着，これによる呼吸器系にひろがる病変，については，この後個々に詳述されるが，疾病と寿命との関連は決して単純なものではない。

　沖縄における喫煙率は全国でも低い方である。しかし，一方ある一離島(久米島)の住民を対象に

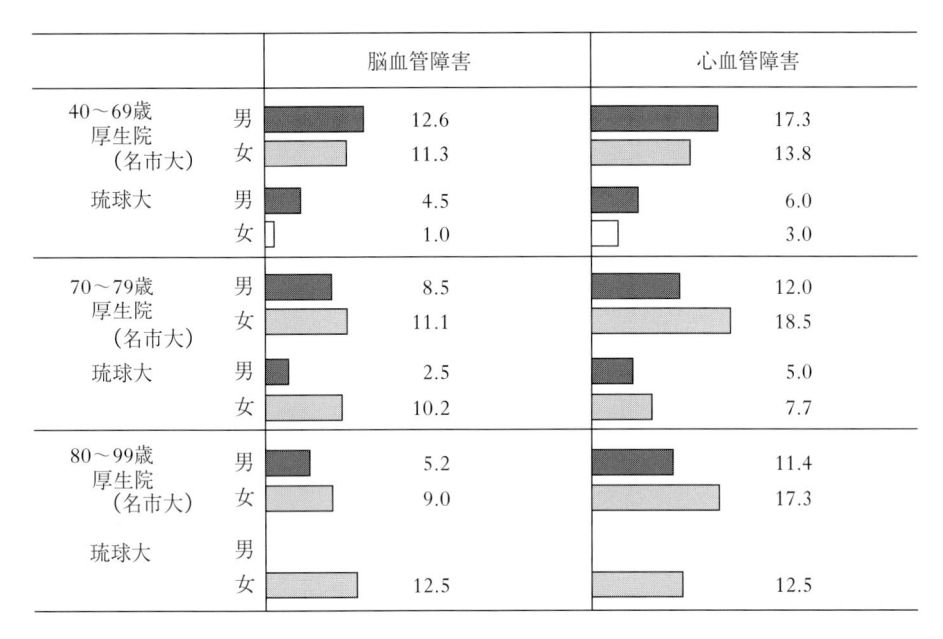

		脳血管障害	心血管障害
40〜69歳 厚生院 (名市大)	男	12.6	17.3
	女	11.3	13.8
琉球大	男	4.5	6.0
	女	1.0	3.0
70〜79歳 厚生院 (名市大)	男	8.5	12.0
	女	11.1	18.5
琉球大	男	2.5	5.0
	女	10.2	7.7
80〜99歳 厚生院 (名市大)	男	5.2	11.4
	女	9.0	17.3
琉球大	男		
	女	12.5	12.5

図4　年齢差，性差による主死因の地域別比較[5]
（沖縄と中部日本の剖検例による）
男女それぞれの総数に対する%で表現した。

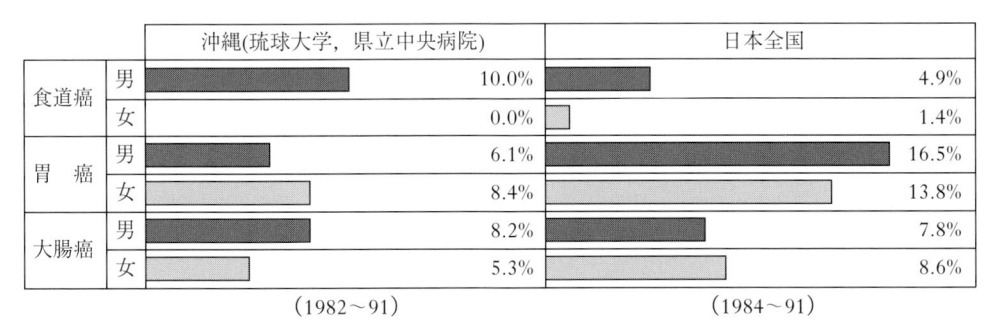

		沖縄(琉球大学, 県立中央病院)	日本全国
食道癌	男	10.0%	4.9%
	女	0.0%	1.4%
胃癌	男	6.1%	16.5%
	女	8.4%	13.8%
大腸癌	男	8.2%	7.8%
	女	5.3%	8.6%
		(1982〜91)	(1984〜91)

図5　癌の発現率の地域別比較(剖検例による)[5]
日本病理剖検輯報記載から

した653名の14年間の縦断的観察の結果(稲福，安次富，鈴木)，死亡時年齢85歳以上の晩期死亡に対して，喫煙習慣は有意に生存曲線に影響を及ぼしていることがあきらかで，直接・間接はともあれ，沖縄長寿と喫煙習慣には関連は認められるとすることができる。この現象は愛知県における15年間の縦断的研究成績においてもほぼ同傾向であり，喫煙習慣の影響は心・血管系の疾病発症にも（プラスに），肺がん発生にも（マイナスに）関連して，この正負両面的な関わり方の解釈はなかなか難しい。成績の解析は単純ではないことを窺わせる。

　沖縄に少ない疾患としては血管系の病変があり，沖縄長寿にかなりの役割を演じていると考えられる。臨床所見の沖縄・本州地区の比較，動脈硬化に関する基本的な検討——栄養環境の影響も含めて——が試みられている。その病変に本土との差のないものもある。個々についてはこの後述べ

られるが，これらの多様な疾病の発現様相解明を，地理病理学的，臨床医学的，疫学的に進めることによって"長寿への道"に大きな指針を与えることができるならば，と念じるものである(図3)。

g) 沖縄における長寿文化と新しい長寿圏

医学的検討に，一方では沖縄における社会構造と民族儀礼に関する問題がからまってきているのが現実である。沖縄には長寿を支える文化"長寿文化"というものがあるといわれてきている。村落ないしは島において自治や運営，共同労働の慣行，祭祀信仰組織，いずれの側面でも年長者が地域の組織の中に組みこまれ，とりわけ祭祀や自治運営では高い位置づけがなされていた。ひとびとが長寿者を祝福し，その長寿と健康にあやかろうとするその基底には祖先崇拝と結びついた親への孝という儒教的な倫理，規範が窺われている(稲福)[7]。沖縄長寿についての論議は盛んであるが，疾病の発生に関しても，医学的な論議よりも"長生きの沖縄風"を主張する人も多く[8]，単なる疫学的考察などでは満足させられない人が多い。

長寿地域が単なる長命地域ではなく，健康長寿地域であることについての具体的基準を求めるため，鈴木らは，地域別に84歳以上の生存者数を求め，次に84歳以上の寝たきり老人数と痴呆老人数を除いて分子とし，各地域のコホート人口を分母にして割った値から disability free rate (%) を求めた。沖縄における disability free rate は遠距離島では低く，中部圏域が最も高く，従来長寿地域と呼ばれた北部は rate がもっとも低い地域となっている。一般に長寿圏として沖縄の北部地区のように空気も水も清く穏やかな農村地帯を想像しがちであるが，disability free rate の算出結果から長寿地域のイメージの書き換えに迫られている。新たに長寿地域と考えられる中部地区は都市の周辺で，基地の騒音に悩ませられている地域でもある。これは一方では遠距離島に低いのと同義に解釈して，この中部地区には，県立あるいは大学病院があり，医療的には恵まれている点が考慮されるべきであるという意見も当然出てくる。さらにこの地域は沖縄の民族文化を根強く残しており，文化的背景，人生観を含めた精神面の"生きがい"の果たす役割も考えさせられる成績である。

h) 生活場所移動の影響

沖縄は他県とは異なって祖先崇拝と呼ばれる伝統的行事が多く，最終的には祖先と家族に見守られた安らかな死がもっとも重要視されている。復帰後沖縄における高齢者人口に対する特別養護老人ホームの充足率は全国で最も高くなった。しかし，沖縄人にとってのホームへの入所はこれまでの習慣との差があまりに大きく，身体的・精神的影響が強いことが懸念されてきている。保良は，ホームへの入所が家庭から，病院あるいは施設からとにわけて，その後の影響について差があるか否かを検討し，背景にある長寿要因を探ろうと試みた[9]。

i) 栄養環境と寿命についての動物実験

実験動物においては，市販の一般配合飼料を自由に与えていれば，ラットでは12ヵ月過ぎ頃から重症の腎病変で，ほとんど死亡してしまうことが知られており，60%に量を制限した飼料を与えることでこの腎病変から免れ，老齢ラットを得ることができる[10]。これらのラットの病変は，慢性腎症として取り扱われ，摂取蛋白質の種類よりも摂取総エネルギーの過剰がもっとも問題になっている(この研究グループの伊藤の成績——後述——を参照)。ラットでは動脈硬化とは関係なく栄養環境と関連する致命的な腎病変が考えられる一方，ヒトでは腎動脈硬化を原因とする腎病変はより重要

な問題となっている。

　老化と寿命は異なる。生理的老化にオーバーラップして，寿命の長短を左右する疾病の発現様相に沖縄長寿の鍵を握る諸問題のかなりの部分があると思われるが要因があまりに複雑にからみ合っていて，それを解きほぐす決定的な鍵に乏しい現状である。さらに疾病の発現様相について考える時，その発生についての各種の要因によって，発現の時期にズレの起こることもあろうし，治療効果，さらにそれが致命的であるか否かも関係してくるであろうし，一般的な栄養環境の影響を論じるのにも，その環境が人生のどの時期に主として影響したかによっても，結果は異なり，直線的な因果関係を求めることが危険であろうとさえ現在は感じている。いずれにしても疾病の発現様相を多角的に検索を進めて行こうとしている。

文　献

1) 森口幸雄: 海外の日本人百寿者, "日本の百寿者"—生命の医学的究極像を探る—(田内　久, 佐藤秩子, 渡辺　務編)中山書店, 東京, pp. 277–282, 1997.
2) 家森幸男: 世界の食と健康長寿—沖縄の伝統食に学ぶ—, 長寿のあしあと, 沖縄県長寿の検証記録, 沖縄県, pp. 343–356, 1995.
3) H. Tauchi, T. Sato, Y. Ito: Morphological aspects of aging liver: half a century of progress in Japan. Arch. Gerontology & Geriatrics, 19: 135–144, 1994.
4) 佐藤秩子: 病理剖検所見, 1. 肝, 1)に同じ, pp. 223–232.
5) 田内　久: はじめに—近年のわが国の百寿者の実態に迫る—, 1)に同じ, p. 1–12.
6) 大野良之, 他: 沖縄県における肺がん発生と関連要因に関する研究(第3報), 平成元年度喫煙科学研究財団研究年報: 13–26, 1990.
7) 稲福みき子: 沖縄の民族社会と長寿者, 2)に同じ, pp. 493–505.
8) 古波蔵保好: 長生きの沖縄風, 2)に同じ, pp. 506–507.
9) 保良昌徳: 沖縄県高齢者のリロケーションイフェクトに関する基礎的研究　長寿科学総合研究平成9年度研究報告, vol. 5: 231–235, 1998.

動脈硬化症の自然史に関する病理学的考察

石川由起雄, 石井壽晴

[キーワード: 動脈硬化症, 高脂血症, 高血圧症, 血行力学的因子, アポリポ蛋白]

はじめに

　百歳老人の剖検例においては，全身諸動脈に高度の硬化性病変が観察され，冠状動脈には石灰化を伴う著明なアテローム硬化性内腔狭窄を認めることが多い[1]。また，百歳老人の多くに動脈硬化性疾患による死亡が認められる[2]。しかし，血清脂質や血圧といった動脈硬化危険因子についての調査では，百歳老人は非常に優秀な数値を示している[3]。この事実は，動脈硬化症の危険因子の研究において，年齢因子が第一に上げられることを如実に示す成績と思われ，さらに動脈硬化の発生と進展の制御の困難さをも示している。

　翻れば，高脂血症や高血圧などの動脈硬化危険因子が加わると，長寿達成は困難であるともいえる。これまで動脈硬化症の危険因子には年齢因子，血清総コレステロールや血圧の他，空腹時血糖[4]，喫煙[5]，HDL-コレステロール[6]が知られているが，これら危険因子と動脈硬化症の相関は，中年期以後のみならず，若年者においても確認されている[7,8]。約30年前の国際比較によると，日本の血清コレステロール値および心筋梗塞発生率は先進国のなかで最低であった[9]。しかしながら，近年，血清コレステロール値の漸増傾向がみられ[10]，将来，動脈硬化症の進展促進とともに，心筋梗塞の発生率の増加が予測される。

　このような背景から，長寿達成には，若年期から動脈硬化危険因子を制御し，動脈硬化症の進展を予防する必要があると考えられる。動脈硬化症の制御には，危険因子と動脈硬化症の進展との相関性について深く理解することが肝要である。そこで，本稿では，これまでの剖検例の研究成果をふまえて，動脈硬化症の自然史について，病理統計学的および組織学的に概観する。

I. 動脈硬化症の加齢性変化

　動脈硬化性病変の肉眼的所見は，脂肪染色で染まる脂肪線条（fatty streak, FS），白色調の隆起を示す線維斑（fibrous plaque），出血・血栓・潰瘍を伴う複雑性病変（complicated lesion）および石灰化病変（calcified lesion）の4つに分類されるが，後3者は隆起性病変（raised lesion, RL）として一括されることが多く，動脈硬化度の評価は，動脈全表面積に占めるFSとRLの面積百分率によって示される[11]。図1は，日本人（東京）の大動脈および冠状動脈におけるFSおよびRLの面積比を，年齢階層別に検討したものである[12]。ここに用いた933剖検例は，冠動脈疾患やそれに関連する疾患を認めない症例である（basal group）。胸部・腹部大動脈とも共通して，FSは10歳未満の小児期にすでに発生しており，40歳代あるいは50歳代まではFSの比率が優位であるが，以後は進行性

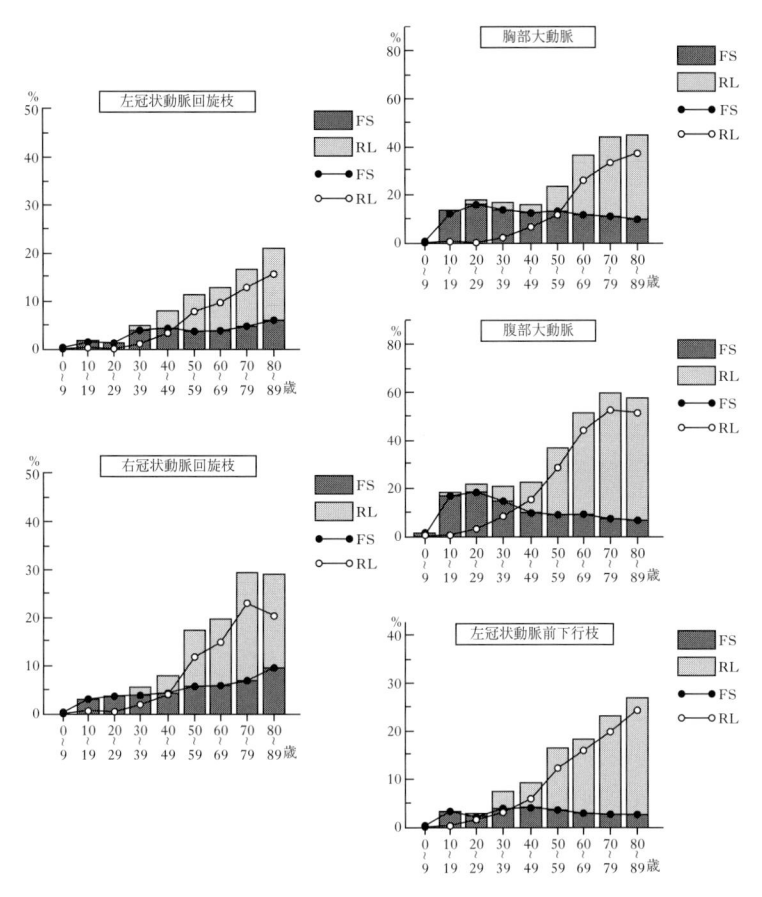

図1 胸・腹部大動脈，左右冠状動脈における動脈硬化度の年齢的推移
FS: 脂肪線条，RL: 隆起性病変

病変である RL の比率が凌駕するようになる。胸・腹部大動脈両者を比較すると，RL 優位の年齢層が，腹部大動脈で約10年早い傾向にあった。また，basal group における冠状動脈3枝の硬化度は，大動脈のそれより軽度であったものの，小児期での FS 発生や40-50歳代以降での RL 面積比率の優位傾向は大動脈と同様であった。以上の成績から，動脈硬化性病変の進行過程を予測すると，初期病変である FS を先行病変として，数十年という歳月を経て進行性病変，すなわち RL が発生・拡大したと想定される。

しかし，上述の成績は，一定部位の経時的観察による FS から RL への移行の証明ではなく，なお FS が RL の先行病変である説に疑問が残る。これまで冠状動脈[13]あるいは頸動脈[14]の一定部位における観察から，FS のみの分布と RL のみの分布は，それぞれほぼ一致することから FS から RL への移行が示唆されている。そこでアテローム硬化症の進展様式，特に RL の母地病変としての FS の当否を吟味するため，剖検冠状動脈および大動脈を切開し，FS および RL を色別し，画像解析にてそれぞれの分布を年齢階層別に解析した[15]。図2は，左冠状動脈前下行枝および右冠状動脈の硬化進行に伴う FS および RL の分布である。動脈硬化の進行に伴う病変分布の変化を検討すると，FS も RL もまず近位側に発生し，同部位における FS の出現頻度はしだいに減少する

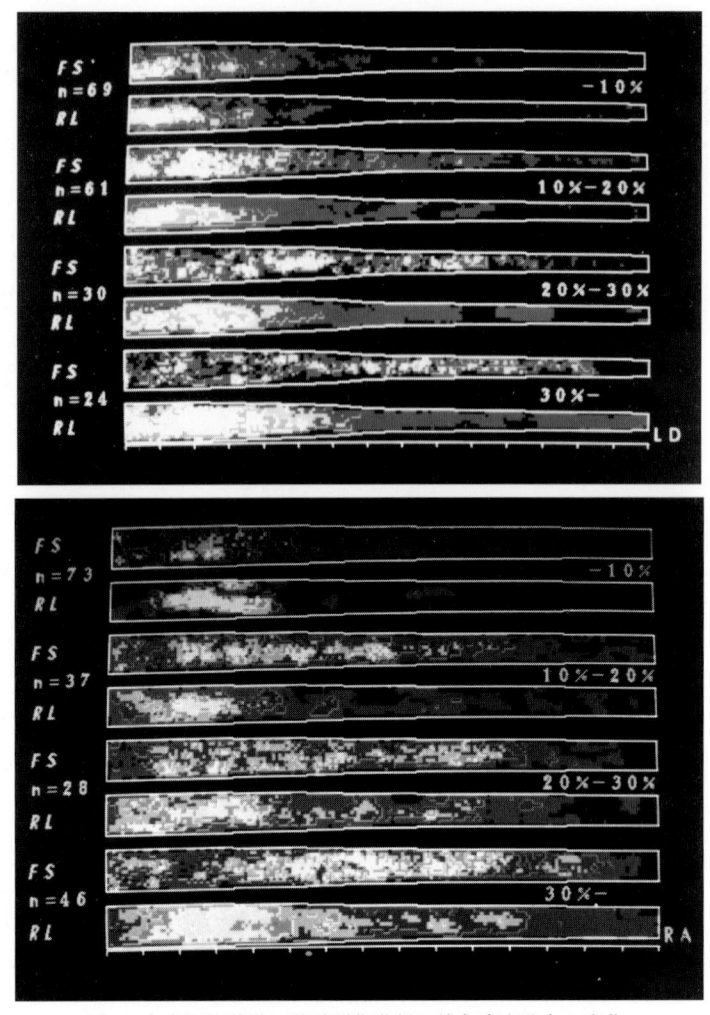

図2 左右冠状動脈の動脈硬化進行に伴う病変分布の変化
上は左冠状動脈前下行枝，下は右冠状動脈。
図左方が近位側。図中の%は，動脈硬化度を示す。

が，逆にRLの出現頻度は増加し，FSがRLにより置換されるようにみえる。また，RLの出現した隣接部位に新たにFSが出現し，この部位がさらにRLに置換されていく様子が窺える。さらに，大動脈についても同様に解析したところ，FSはすでに10歳代から，肋間動脈分岐部周囲や総腸骨動脈分岐直上などに出現し，加齢に伴い隣接部位に拡大し，20–30歳代にはRLがFSとほぼ同一部位に出現し始め，加齢に伴いRLの頻度が増加した[15]。これら解析結果は，FSがRLの母地病変であることを充分に示したものと思われる。

II. 動脈硬化症と危険因子

動脈硬化症の危険因子は，上述の如く，血圧，血清脂質，喫煙など多様であるが，ここでは血圧

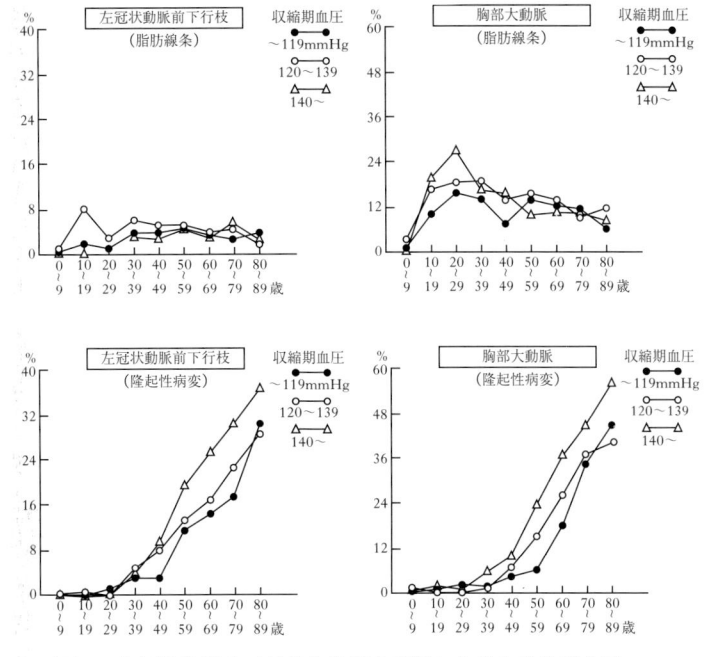

図3 左冠状動脈前下行枝と胸部大動脈における動脈硬化度と収縮期血圧の関係

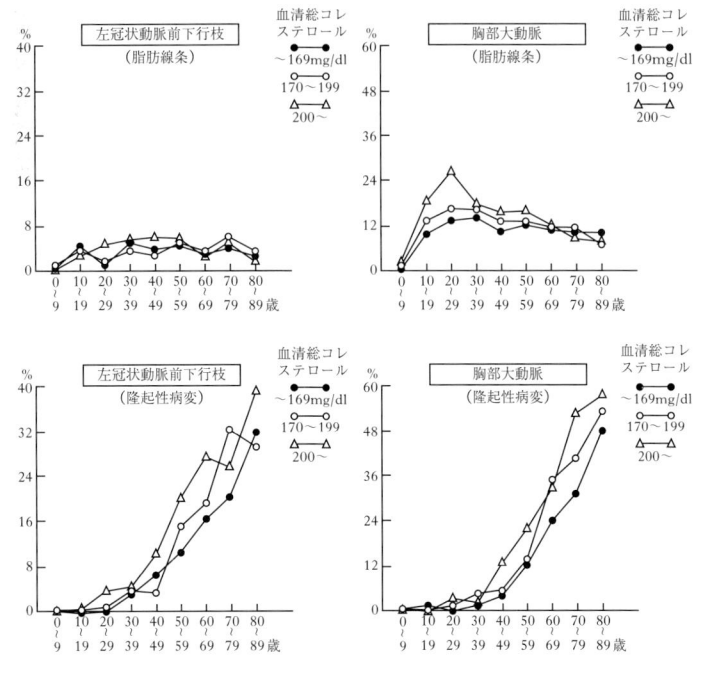

図4 左冠状動脈前下行枝と胸部大動脈における動脈硬化度と血清総コレステロール値の関係

および血清脂質を中心に述べる。図3は左冠状動脈前下行枝および胸部大動脈の動脈硬化度と収縮期血圧の関係を示したもので，動脈硬化度はFSとRLに分類した。両血管に共通して，FSもRLも，加齢により増加しているが，収縮期血圧の高い群では若年期においてFSの程度が高く，RLも早期より生じ，各年齢層で正の相関を認める。同様に，左冠状動脈前下行枝と胸部大動脈の動脈硬化度と血清脂質の関係を図4に示す。血清脂質値も，上記の収縮期血圧との相関と同様の相関を認めている。これらの結果は，危険因子が異なっても同一の危険因子が，若年者ではFS，全年齢層ではRLに対して相関関係が存在することを示している。また，収縮期血圧と血清脂質の二重の危険因子が負荷されると，動脈硬化度は相加的に高度となっていた。なお，喫煙との関連を検討したところ，大動脈において若年者でFSが高度である傾向が認められ，以後の年齢では，差が小さいもののRLが高い傾向にあった。しかし，冠状動脈ではFSおよびRLとの相関を認めなかった。

　一般に，動脈硬化症に起因する病変は中年期以降に顕性化するため，従来より動脈硬化症の病理疫学的研究は，ほとんどが中年過ぎの人が対象となっており，血圧や血清脂質といった危険因子とRLとの相関はよく知られていた。上記の結果は，RLと危険因子の相関が若年者においても観察され，しかもこれまで軽視されていたFSも若年者において危険因子と正の相関を有することが示された。さらに，米国のPathobiological Determinants of Atherosclerosis in Youth（PDAY）study[16]でも，若年者（15–34歳）における危険因子の負荷が報告されている。前項で述べた如く，FSがRLの先行病変とすると，危険因子は全年齢層においてFSからRLへの進展を促進していると考えられる。しかし，血圧・血清脂質などの各危険因子が，初期病変であるFSの発生あるいは進行性病変であるRLの進展に対し同様の影響力を及ぼしているか否かは，さらに病理組織学的検討が必要である。

III. 危険因子の組織学的修飾

　これまで高血圧と高コレステロール血症の2大危険因子が，組織学的にみた動脈硬化性病変の進

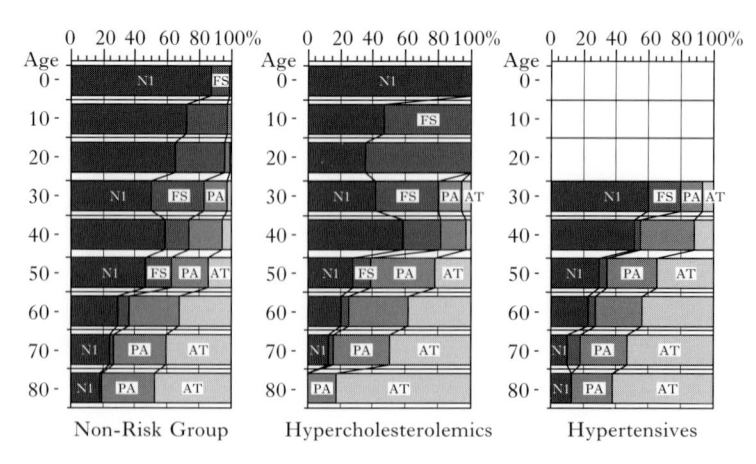

図5 内膜病変の発生頻度と危険因子
NI: 正常内膜，FS: 脂肪線条，PA: preatheroma，
AT: アテローマ

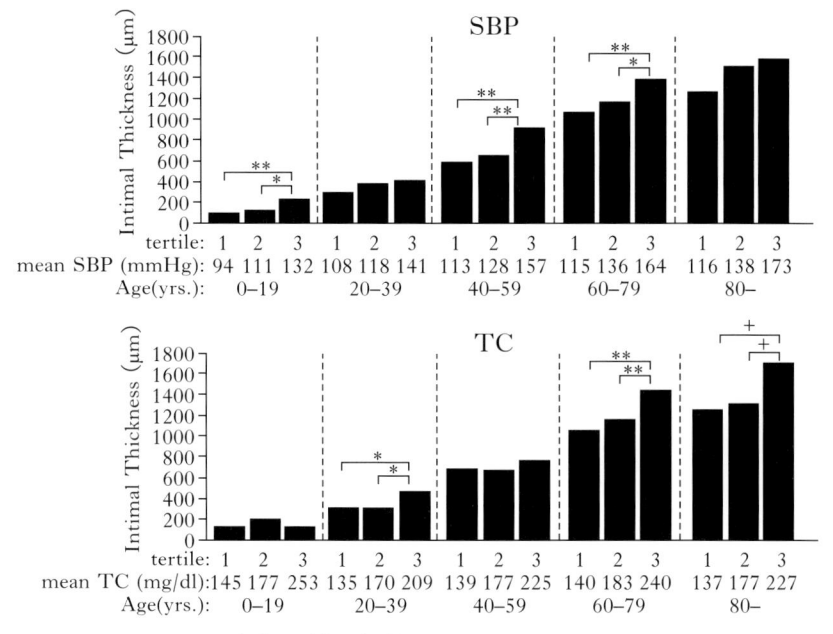

図6 内膜肥厚度と危険因子
SBP: 収縮期血圧, TC: 血清総コレステロール値
** p < 0.01, * p < 0.05, + p < 0.1

展様式に相違があるのかという問題は検討されていなかった。そこで，0-97歳の男性573例の剖検大動脈から，5定点の切り出しを行い，各標本について，American Heart Associationの診断基準[17, 18]による内膜病変の分類，内膜最肥厚部における内膜の厚さを評価し，その結果を，収縮期血圧140 mmHg，血清総コレステロール値200 mg/dlを境界に，ノンリスク群，高血圧群，高コレステロール群に分けて比較検討した[19]。

図5は，内膜病変の出現頻度による解析結果である。高血圧群では，40歳代ですでにpreatheromaが有意に増加しており，それ以降の年齢でもノンリスク群に比較して内膜病変は進行していた。また，FSの出現率は，10-20歳代において，高コレステロール群で有意に高率であった。さらに，高コレステロール群では，50歳代以降，preatheroma以上の進行性病変がノンリスク群に比べて多く出現していた。図6は，内膜肥厚度に及ぼす2大危険因子の影響を検討したものであるが，収縮期血圧と内膜肥厚度の関係は，全年齢層にわたり相関を認めた。しかし，コレステロール値との相関は，60歳以降の年齢層において明らかになっていた。

以上の結果から考察すると，血圧は，すべての年齢にわたり，どの内膜病変レベルでも内膜肥厚を促進するのに対し，コレステロール値は中年期以降，進行性病変の段階以降にその影響が明らかになると考えられた[19]。

IV. 内膜硬化性病変の進展と動脈壁内脂質沈着の関連

これまで述べた如く，血清脂質は動脈硬化症の進展に過大な影響を及ぼしているが，動脈硬化性

病変の進展に伴う脂質の動脈壁内動態の変貌については明らかにされていない。LDL 粒子や HDL 粒子の動脈壁内動態を，直接的に検索することは困難を要するため，それらの transfer proteins である apolipoproteins をマーカーとして，大動脈組織を検索した。まず，血清脂質値に無関係に，種々の内膜病変を有する大動脈組織を apolipoproteins の抗体で免疫染色した。LDL の担体である ApoB は，内膜肥厚を認めない大動脈壁には検出されず，内膜に線維細胞性肥厚や FS を有するものでは，内膜内に軽度の沈着をみ，内膜病変の進展とともに ApoB は内膜内に増加していた。一方，HDL の担体である ApoA-I は，内膜肥厚を示さない大動脈壁には検出されず，内膜病変の進展に従い，内膜および中膜の沈着が増加した[20]。そこで，血清脂質値と動脈壁内の apolipoproteins の沈着程度との相関性を検討したところ，LDL および HDL-コレステロール値のいずれも ApoB, ApoA-I および ApoE の動脈壁内沈着程度と相関しなかった。むしろ，内膜病変の程度とそれら apolipoproteins の動脈壁内分布程度が正の相関を示していた[21]。

上記の結果は，血清 LDL および HDL-コレステロール値の如何に拘わらず，内膜病変の進展に伴って，血清脂質の浸入も増加することを示している。すなわち，一旦，動脈内膜病変が形成されると，血清脂質値を低下させても動脈内膜への脂質浸入はなかなか減少せず，さらに病変が進展する可能性を示唆しており，動脈硬化症の制御は，内膜病変発生前のより早い時期からの発生予防が重要であると考えられた。

V. 血行力学と動脈硬化症

動脈硬化症の発生・進展には，上述の危険因子の負荷のみならず，解剖学的因子の影響が加わっており，いわゆる動脈硬化症の局在性についても充分に考慮しなくてはならない。大動脈においては，大動脈弓，肋間動脈分岐周囲，総腸骨動脈分岐周囲などで，早期から動脈硬化性病変が発生するが，これら "局在性" は，主に血流の低ずり応力化に起因すると考えられている。このような血管自体の分岐による血流変化のみならず，血管周囲の解剖学的環境によっても血流変化が生じ，動脈硬化症の発生に影響を与えることがある。

左冠状動脈前下行枝（LAD）は心外膜脂肪織中を走行する途中に，その一部が心筋組織に被覆されることがあり，これを心筋架橋 (myocardial bridge, MB) と呼ぶが（図7），日本人では約 45％ の LAD に MB が認められる[22]。MB 直下の LAD では，動脈硬化性病変の発生が高度に抑制されており[23]，動物実験でも，心筋被覆部の LAD 内膜は，高ずり応力の影響下にあるために内膜透過性が低下し，脂質を負荷しても硬化性病変の発生が抑制されている[24]。さらに，MB の位置が，近位側に近い場合には，MB 近位 LAD には，より高度の内膜肥厚が生じるという結果も得ている（図8）[22,25]。すなわち，LAD においては，動脈硬化症の一般的危険因子だけでなく，MB の有無が冠状動脈硬化症の自然史に多大な影響を及ぼし，心筋梗塞の発生にも反映していると考えられる。この MB 下の LAD の観察は，動脈内皮細胞に与える血行力学的因子の影響を知るうえで，好個のモデルになると思われる。

VI. 動脈壁自身の持つ防御因子

これまで主に危険因子と動脈硬化症の関連について述べてきたが，動脈硬化症に対する防御因子

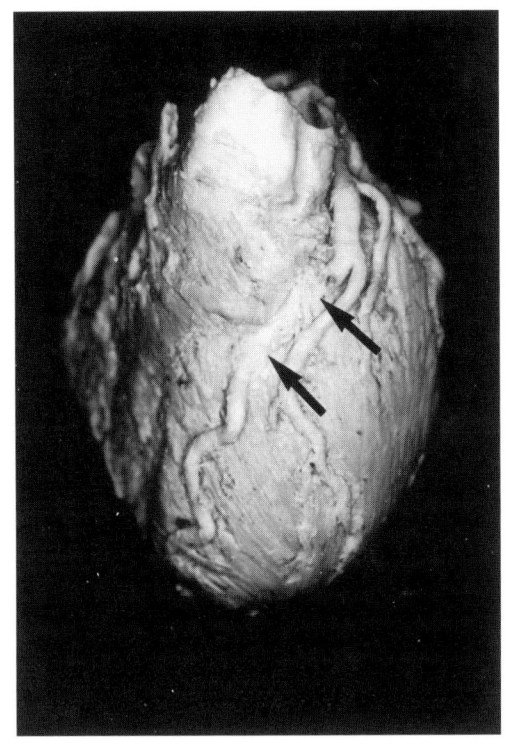

図7 剖検心に認められた myocardial bridge (矢印) 心外膜下脂肪組織を除去した状態。

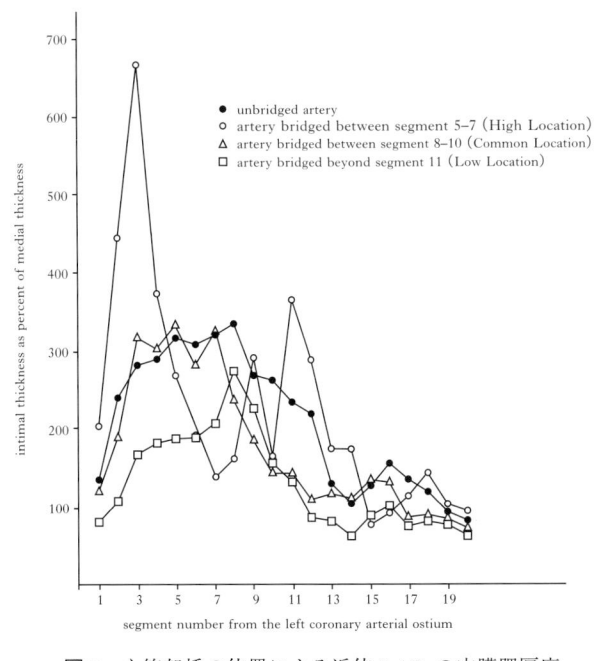

図8 心筋架橋の位置による近位 LAD の内膜肥厚度

についても触れておこう。一般に，HDLはコレステロール逆転送機能を有するため，抗動脈硬化因子とされているが[26]，高HDL血症は危険因子の一つにもなり得る[6]。動脈内膜では，単球由来のマクロファージがコレステロールを貪食し，さらに中膜から遊走してきた合成型平滑筋細胞もコレステロールを貪食し，余剰コレステロールの排除に寄与している。しかし，平滑筋細胞は細胞外マトリックスを産生し，内膜隆起性病変の形成にも寄与しており，むしろ硬化性病変形成の主役を担っているようにみえる[27]。一方，単球由来マクロファージは，動脈内膜内においてApoEやCETPを産生しており，直接的にコレステロールの運搬に加担している[28,29]。

このように動脈壁における脂質代謝は，全く受動的に機能していると考えられてきたが，最近，われわれの研究で，血管壁平滑筋細胞が直接的に脂質代謝に参与している事実が判明している。すなわち，動脈内膜および中膜の平滑筋細胞がapolipoprotein J（ApoJ）を産生し，内膜硬化性病変の進展に伴って，動脈壁内ApoJの分布も増加していた[20]。ApoJは，ApoA-IとともにHDL粒子を形成し，コレステロール逆転送に関与していると考えられており[30]，動脈壁構築細胞自身の脂質代謝への直接的関与が示唆された。また，同細胞はcholesteryl ester transfer protein（CETP）を産生している事実も証明されている（未発表）。

これらの既存の動脈平滑筋細胞の抗動脈硬化作用の研究は，将来，動脈硬化症に対する遺伝子治療の基礎となり得る課題であり，さらなる発展に期待される。

VII. まとめ

長寿達成には，動脈硬化症の克服が必要であるが，昨今の日本人の血清脂質の上昇やPDAY studyに代表される若年者の研究成果を考慮すると，中年期においては既に動脈硬化症がかなり進行していると考えられ，より早期から，すなわち若年期からの予防に重点を置かなくてはならないと思われる。そのためには動脈硬化症の危険因子を熟知する必要があり，さらには防御因子の研究も重要となってくる。

これまで病理統計学を中心として，動脈硬化症と危険因子との相関性について広く検討され，また動脈硬化性病変の発生機構についても分子病理学的に研究されてきているが，進行した硬化性病変に対する治療方法については極く限られた対処療法しかない。今後は，これまで蓄積された分子動脈硬化学の治療応用に期待がかかるものと思われる。

文 献

1) 石井壽晴: 病理と臨床, 7: 1392–1394, 1989.
2) Ishii T, et al.: J Am Geriatr Soc, 24: 108–115, 1978.
3) 石井壽晴，他: Gerontology, 2: 55–61, 1990.
4) Rhoads GG, et al.: Lab Invest, 38: 304–311, 1978.
5) Strong JP, et al.: Atherosclerosis, 23: 452–476, 1976.
6) Solberg LA, et al.: "Atherosclerosis IV", New York, Springer-Ve RL ag, pp. 98–102, 1980.
7) 石井壽晴，他: 日本臨床栄養学雑誌, 6: 125–135, 1986.
8) Strong JP. Clin Chem, 41: 134–138, 1995.
9) 田中平三，他: 最新医学, 42: 1482–1490, 1987.
10) 石井壽晴，他: 診断と治療, 74: 1575–1580, 1986.
11) Guzman MA, et al.: Lab Invest, 18: 479–497, 1968.
12) Ishii T, et al.: Mod Pathol, 1: 205–211, 1988.

13) Montenegro M, et al.: Lab Invest, 18: 586–593, 1968.
14) Grottum P, et al.: Acta Path Microbiol Sect A, 91: 65–70, 1981.
15) Ishii T, et al.: Mod Pathol, 3: 713–719, 1990.
16) McGill Jr. HC, et al.: Arterioscler Thromb Vasc Biol, 17: 95–106, 1997.
17) Stary HC, et al.: Arterioscler Thromb, 14: 840–856, 1994.
18) Stary HC, et al.: Circulation, 92: 1355–1374, 1995.
19) Homma S, et al.: Atherosclerosis, 125: 85–95, 1997.
20) Ishikawa Y, et al.: Arterioscler Thromb Vasc Biol, 18: 665–672, 1998.
21) 石川由起雄, 他: 日本病理学会雑誌, 87: 402, 1998.
22) Ishii T, et al.: J Pathol, 148: 279–291, 1986.
23) Ishii T, et al.: Mod Pathol, 4: 424–431, 1991.
24) Ishikawa Y, et al.: Virchow Arch, 430: 163–171, 1997.
25) Ishii T, et al.: J Pathol, 185: 4–9, 1998.
26) Tall AR. J Clin Invest, 86: 379–384, 1990.
27) 石川由起雄, 他: 動脈硬化, 26: 179–183, 1998.
28) Mahley RW.: Science, 240: 622–630, 1988.
29) Tall AR.: J Lipid Res, 34: 1255–1274, 1993.
30) Jenne DE, et al.: J Biol Chem, 266: 11030–11036, 1991.

沖縄を中心としたヒト腎組織加齢変化についての地理病理学的検討

佐藤秩子

[キーワード: 長寿, 栄養環境, 腎, 地理病理]

はじめに

　日本病理剖検輯報記載の主死因においても，臨床検査諸所見でも沖縄に少ない病変として循環器系疾患があげられている．また，海外に移住している沖縄県人が沖縄に在住している人々ほど長命ではなく，循環器系疾患，腎病変が長寿を阻んでいることもまた報告されている[1]．病理形態学的所見から腎臓における血管・尿細管の変化を地理病理学的に比較検討した．

I. 琉球大学剖検例腎内動脈硬化像

　1982年から1991年までの琉球大学病理剖検例腎組織の（伊藤悦男教授，岩政輝男教授，戸田隆義臨床検査医学講座助教授らのご好意による）腎内動脈硬化像を検討した．男性例を主として24–49歳12例，50–59歳13例，60–69歳8例，70–79歳12例，91歳2例で高齢群の女性剖検例数は僅かであった．これらと比較したのは，すでに報告した在日日本人男性例，在ハワイ日本人男性例，在米白人男性例である[2]．

　腎内動脈を切片内の直径により，中，小，細動脈に分け，動脈硬化については全く硬化の認められないもの（−），内腔の一部に肥厚をみとめるもの（+），殆ど全周に肥厚を認めるもの（++）...というように硬化度を設定して比較した．動脈硬化度，腎重量（左右の合計）を図に示した（図1, 2, 3, 4）．

　図1に示すように，逐齢的に腎重量はすべての検討群で減少するが，琉球大学例では比較的軽度で，在日日本人例にもっとも強い．しかし，80歳代が底で，90–100歳以上ではむしろ減少は70歳代程度である．

　琉球大学例の腎内動脈硬化度はすべてのサイズの動脈において軽度である（図2, 3, 4）．90–100歳以上の検討が可能であった在日日本人例ではすべてのサイズの血管において，これまで逐齢的に増加していた硬化度が超高齢者群ではむしろ軽度である．人種を同じくするが，栄養環境を異にする在日・在ハワイ日本人例の3者については，在米白人例の動脈硬化度が全般に軽度であり，在日日本人例と在ハワイ日本人例は，ほぼ同程度であるが，細動脈硬化度は，わずかに在ハワイ群に強いようであった．

　栄養環境に拘らず日本人例には動脈硬化度がやや高度な傾向がみられたが，琉球大学例の動脈硬化は問題なく低調であった．

II. 動脈硬化と栄養環境その他の諸因子

　沖縄県人の遺伝因子と在日・在ハワイ日本人のそれとの差については現在結論は出ていないが，在日・在ハワイ日本人例の2者間にも硬化度に差がある点から，これらの動脈硬化度の消長が必ずしも遺伝的環境のみによるものとは到底結論出来ない。
　90歳代以上の超高齢者の検討の可能であった在日日本人例では，腎内動脈硬化度はいずれの大きさの動脈においても軽度であった。このことは，腎内動脈硬化の高度な症例では80歳代までに死亡してしまい，動脈硬化の軽度であった例のみがその後生存し得て90, 100歳以上になり得たとの考えを裏付けるものである[3]。腎重量は腎内動脈硬化による糸球体・尿細管の消失による萎縮と本質的な老化像である実質細胞の減数とによって，減少すると考えられる。動脈硬化度の軽度な琉球大学例での逐齢的減少は軽度であり，逐齢的動脈硬化の比較的顕著であった在日日本人例でも，90歳，100歳以上の症例では，硬化像はむしろ軽度で腎重量の減少が80歳代に，より高値であるのは腎病変の軽度なものに長命が期待し得ることを物語っている。腎病変と栄養環境とのつよい関連性についてはブラジルに移民した沖縄県人の腎病変の報告[1]を始め，動脈硬化と栄養環境との関連については，多くの報告があるが，必ずしも直線的に結び付かない点もまた多い。さきにも触れたように，栄養環境と重篤な致死的な腎病変が問題にされているラットでは，高カロリー長期飼育で殆ど重症な腎症が発生して高齢に達することなく死亡し，制限給餌により，腎症は発生せず寿命短縮を防ぎ得るが[4]，ラットには動脈硬化という病変がみられないのである。動脈硬化以外の腎病変の検討も含めてこの問題については更なる検討が必要であろう。

III. 腎における細動脈・糸球体・尿細管の病変

　ラットの長期飼育時にみられる慢性腎症についてはすでに共同研究者らの詳細な報告があるが，飼料の蛋白質の質(動物性，植物性)・配合の割合の影響するところは少なく，摂取カロリーの過剰

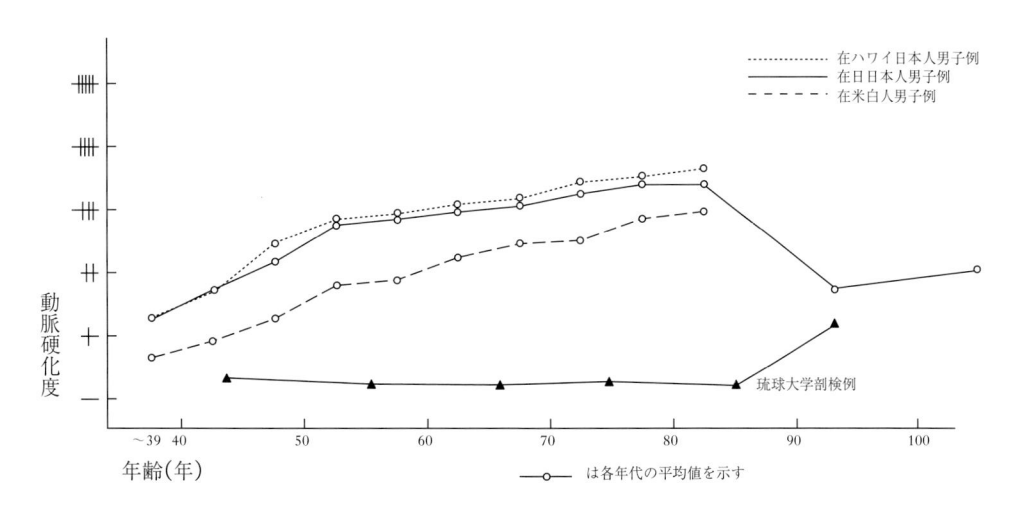

図1　腎内中動脈硬化度の逐齢的消長　男性例

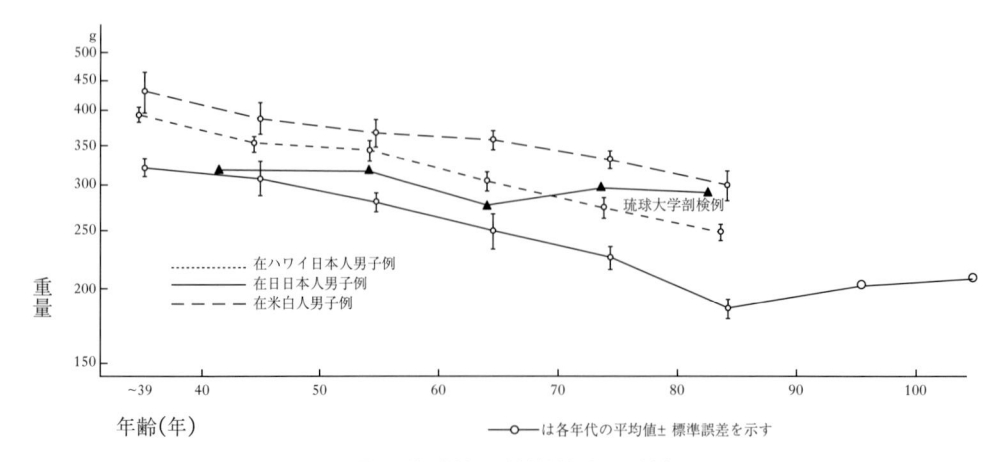

図2 腎重量の逐齢的消長　男性例

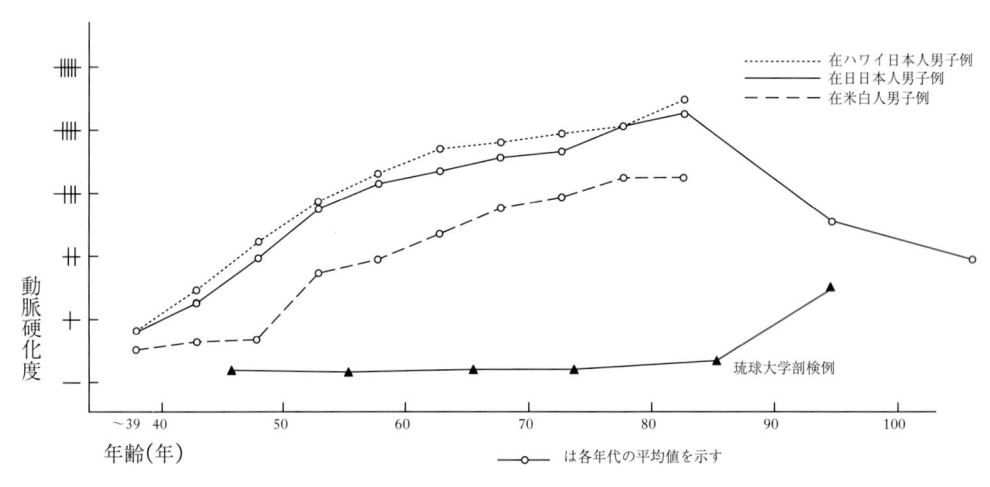

図3 腎内小動脈硬化度の逐齢的消長　男性例

と慢性腎症の発症に関連があり，カロリー制限ラットにおいて長期生存が可能であると現在考えられている。この腎症の形態像については，糸球体の変化が先であり，糸球体腎炎の一つとして考えるべきであるとするもの，尿細管の変化が先であるとするものがある。多くの場合致死的になった個体での病変をみることが多く，この点に関する結論的なものは現在なく，"慢性腎症"というやや曖昧な表現と，カロリーの過剰，肥満との関連，甲状腺機能との関連がいわれているのみである。私どもの検討では，糸球体の病変が先行するようであるが[5]，血管の変化とは全く無関係のようである。

　沖縄における一般的な所見として，心・血管系病変が軽度であることが挙げられ，動脈硬化の軽度な点と沖縄の栄養環境も旺んに問題にされている。しかし腎透析患者についてのデータでは，本土より沖縄における方が透析を受けるようになる患者の年齢がより若い，ともいわれ，腎病変について，腎動脈硬化とは別の問題についても考慮が必要となっている。

　各年齢層の琉球大学剖検例腎と在ハワイ日本人剖検例腎(いずれも男性例)のH-E切片を用い，腎

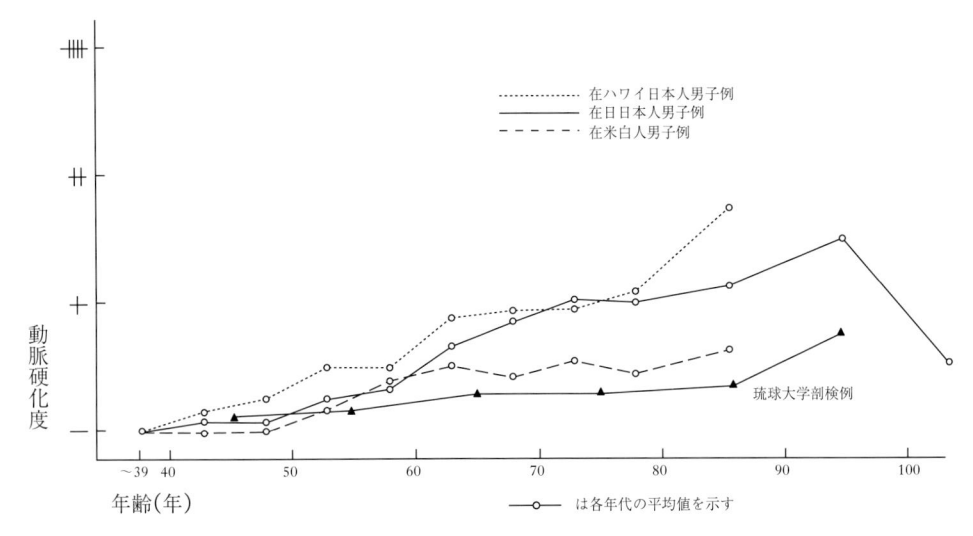

図4 腎内細動脈硬化度の逐齢的消長　男性例

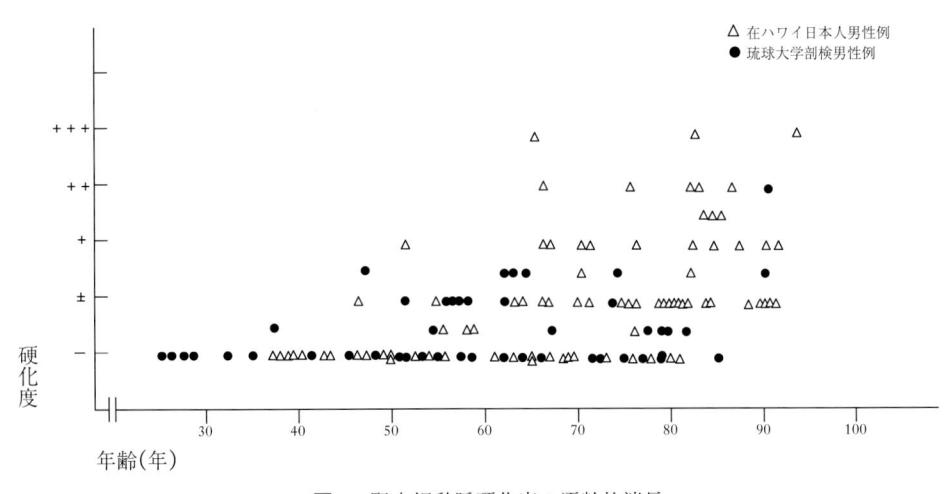

図5 腎内細動脈硬化度の逐齢的消長

内動脈の硬化度，糸球体・尿細管の変化について検討した(図1〜6)。

○動脈硬化度(図5)

比較的硬化度の軽度な細動脈について，各例ごとに●△でプロットした。両群ともに逐齢的に軽度ながら硬化度が進むが，琉球大学例では極めて軽度，ゆるやかで，わずかに80-90歳代で++例がみられるのみである。在ハワイ日本人例では，60歳代から硬化度の進んだ例が現れ始め80-90歳代では琉球大学例に比してやや強い例が増加してくる。いずれにしても琉球大学では80歳代でも大部分の例で硬化度±までである。

○糸球体(メサンギウム領域の拡大，肥厚，毛細血管壁の肥厚〜硝子化，ボウマン嚢の線維化〜硝子化など)・主部尿細管の病変(所見として刷子縁の明瞭さ，細胞質の膨化・変性の有無，異常沈

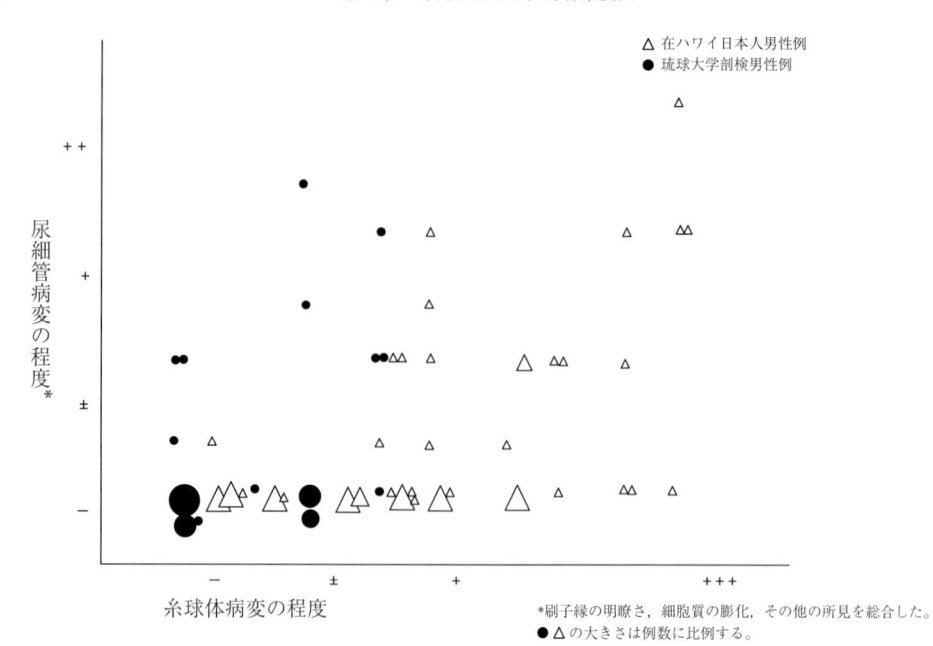

図6 腎内糸球体病変と尿細管病変との関連

着物の有無などを基準にした)
　病変の程度を −, ±, +, ++, +++ で表現し図6に表し比較検討した。
　尿細管病変の程度を縦軸に，糸球体病変の程度を横軸にとって，各例ごとにプロットした(図6)。図内のその位置にある例数の多寡に応じて●△のサイズを大きくして表現した。
　全体に糸球体病変に比して，尿細管病変の軽度なものが多い。(両者ともに − という症例が多い)在ハワイ例では糸球体病変と尿細管病変は関連して進捗しているようである。一方琉球大学例では，糸球体に±以上の病変のみられる例が殆どないにも拘らず，糸球体の変化と関係なく尿細管病変のみられる症例がかなりあることは注目すべきである。
　少なくとも在ハワイ例では(ここにもかなりの沖縄県人が含まれている)糸球体の病変が先行し(さらに細動脈硬化がこれに先行していると想定される)，次第に尿細管に及んで行くようである。琉球大学例では両者の病変は極めて軽度で動脈硬化は60歳以後わずかにみられるようになってくるが，これらの例でも尿細管には変化はみられない。しかし，細動脈硬化とは別に糸球体・尿細管に軽度ながら病変をみる症例があり，これは問題である。症例数が十分ではなく，病変も強くはないが，臨床的に透析患者がやや多いという点も考慮し，多くの面からデータを解析をすべきではないかと思われる。

IV. まとめ

　沖縄における各年代の病理剖検腎臓について，在日日本人例，在ハワイ日本人例，在米白人例と比較検討した。多くの沖縄県人も含まれている在ハワイ日本人も含めた日本人例，米白人例に比して，腎内動脈硬化度は著しく軽度で，従来から，沖縄には血管性病変が軽度であるということが裏

付けられ，遺伝的要因よりも環境要因の持つ意義がより重要であることが認められた．しかし血管の変化以外の病変が軽度ながら沖縄の腎臓には認められ，今後の分析検討の複雑困難さが予見された．

文　献

1) 森口幸雄: 海外の日本人百寿者，"日本の百寿者"―生命の医学的究極像を探る―（田内　久，佐藤秩子，渡辺　務編）中山書店，東京，pp. 277-282, 1997.
2) 佐々良次: 腎臓の老化過程についての地理病理学的研究（在ハワイ日本人の腎臓を中心にして）日老医会誌，13: 308-321, 1976.
3) 佐藤秩子: 病理剖検所見 3. 腎，1) に同じ，pp. 239-242.
4) 佐藤秩子，他: ラット組織細胞の加齢変化に対する栄養環境の影響（第2報）―特に腎の変化についての病理組織学的，生化学的検討，基礎老化研究 12: 173-174, 1988.
5) 佐藤秩子，伊藤美武，他: 長期飼育ラットにみられる慢性腎症の発症に及ぼす希釈ニコチンの長期投与の影響．愛知医科大学加齢医科学研究所紀要 3: 55-59, 1992.

沖縄住人の肺疾患の原因と土壌粒子吸引との関連について
―― 動物実験肺と剖検例の検索 ――

伊藤悦男, 森岡孝満, 嘉陽清美

[キーワード: 土壌粒子吸引, 肺疾患, 実験塵肺]

要　旨

　沖縄には従来から高齢者の閉塞性肺疾患や肺癌が多く, 特異な疾病構造をなしている。この原因として沖縄の特殊土壌と言われるジャーガル等の粉末の吸引が疑われた。この土壌は粘土質で主としてシルト岩粒子と粘土粒子からなっている。そこで, マウスを用いて土壌粒子を吸引させる実験塵肺症の作製を試み, 土壌粒子の肺内沈着, 肉芽様病巣形成, 肺胞障害形成の証明に成功した。
　次いで数例の沖縄住民の剖検例の肺を検索し, 吸引された土壌粉末の肺組織内沈着が証明された。そこで, さらに検索症例を100例に増やして検討してみた。その結果, 主病変や直接死因とは無関係に, シルト岩粒子の肺沈着が全検索例 (100%) に認められた。それとともに肺組織の破壊や構造改変が見られ, 瀰漫性肺胞障害 (91%), 線維化 (68%), 肺水腫 (63%) などが共通した土壌粒子による特異的所見として認められた。この事実から, 沖縄住民に多発する慢性肺疾患の基礎には, 土壌粒子の吸引による組織障害があるということが明らかとなった。

はじめに

　沖縄は長寿者が最も多い地域として知られており, 疾病構造にも特徴がある。その特徴の一つは, 長寿に関連する脳血管系の疾患が少ないことであり, これとは対照的に子宮癌, 肺癌が日本本土に比較して多いという事実である[1]。このうち子宮癌の発生率は, 本土復帰以後の10年から15年間でほぼ本土並みのレベルに減少した。これは生活環境の復帰後の整備により本土並みの環境になって行った経過と関連していると思われる。これらに対して肺癌は近年になっても減少する傾向を示さず, 40歳以上の年齢別肺癌死亡率を日本本土と比較すると, いずれも沖縄が高値を示し, 現在もなお増加し続けている[3]。
　沖縄県内には特に公害もなく, 一見良好な自然環境に恵まれているかに見えるにもかかわらず肺癌が多発している。この原因の究明は将来にわたっても住民の健康に係わる重要な命題であるといえよう。
　沖縄の高齢者の多くが悩まされている疾患として呼吸器系の障害が上げられる。その主なものは慢性気管支炎, 気管支拡張症, 肺気腫, 器質化肺炎, 肺線維症などの肺疾患であり, 肺癌の発生率が本土に比較して高いのは特徴的な現象だと言えよう。
　この呼吸器障害の原因は今まで不明とされており, 高温多湿の環境が感染症を多発する原因では

ないかとの推測がなされていた程度であった。しかし，我々はこの慢性呼吸器疾患の原因として沖縄の特殊土壌と呼ばれるジャーガル(沖縄方言: クチャ)，島尻マージ，国頭マージに多量含まれているシルト岩や粘土の微細粒子が長期にわたり吸引され，肺組織を直接破壊したり，沈着して線維化を惹起している可能性を疑った。それは，埃っぽい季節には呼吸に際して空気が重苦しく感じられることを経験しているからである[2]。

このことを証明する目的で，最初はマウスを用いた実験的な土壌塵埃の吸入実験を試みてみた。その結果，土壌粒子の肺内沈着，肉芽様病巣形成，肺胞障害がマウスの肺にでき，実験的塵肺症ができることを証明することができた。そこで次に，住民の剖検例の肺組織を数例検索し，どの症例にも肺組織にシルト岩粒子の沈着が多少の差はあるにせよ存在することが分かったので(表1)，さらに検索症例を100例に増やし，組織学的にシルト岩粒子の沈着状況と，これと関連があると思われる肺病変を特定する検索を始めた。そして，呼吸器病変と土壌粉末吸引との間に驚くほど緊密な関係を見ることができた。

I. 研究の材料および方式

1. 土壌の性状の検索

沖縄の特殊土壌と呼ばれるものの内，本島南部地区の大部分に分布する泥岩(ジャーガル)と呼ばれる灰白色の土壌を材料として検索することとした。検索材料は沖縄県中頭郡西原町地区の工事現場などで堀り起こされた土壌塊から採取した。

検索方法は土壌の肉眼観察と，破砕して粉末状とした後，蒸留水に懸濁させて粒子の沈殿分画法による分画の分離。それらの走査電顕観察，X線回析分析による組成の分析をおこなった。

2. 実験的塵肺症の作製

1) 動物

SLC(静岡)，から購入した4週齢のICR系マウスを7日間観察飼育した後，実験に供した。実験期間中は琉球大学医学部附属動物実験施設内で飼育した。

2) 土壌粉末

沖縄県中頭郡西原町地区で数ヵ所の土壌を採取した。これらの泥岩を破砕し，微細粉末になるまで乳鉢ですり潰して実験に供した。

実験装置およびプログラム: 透明なアクリル板で作った$60 \times 60 \times 60$ cmの密閉箱の底に土壌粉末を入れ，内部に設置した扇風機で空気を撹拌してエアロゾル(空気中に懸濁した状態)を発生させる装置を作成した(図1)。実験動物は，その装置の内部に設置された金網製の網篭に入れてエアロゾルに暴露させるようにした。

3) 暴露実験のプログラム

マウスを入れた篭を内部に装着後，扇風機を始動しエアロゾルを発生させた。扇風機はタイマーにより2分間隔で10秒間回転させた。暴露時間は1日3時間として実験期間中は毎日暴露した。吸入方法は動物の自然呼吸にまかせた。

この他，生理的食塩水に懸濁させた土壌液をマウスの気道内に注入して肺内に投与する実験も行った。この投与方法は確実に多量の土壌粉末を肺内に入れることを可能にした。

表1 沖縄の剖検例24例の肺所見

番号	年齢	性	臨床診断	シルト岩粒子沈着度	肺組織病変	肺内シルト岩重量 mg/肺 g	左肺 (g)	右肺 (g)	胸水 (ml) 左	胸水 (ml) 右	レスピレーター
95-06	66	M	細菌性肺炎	3	DAD・線維化・結核	38.6	1060	1060	+	+	10日
95-15	62	M	心筋梗塞	3	DAD・線維化	26.2	450	510	(−)	(−)	(−)
95-16	56	M	肺癌	3	癌転移・肺炎	91.1	560	1190	3000	20	16日
95-18	75	F	狭心症	3	DAD・肺炎	43.9	170	230	300	+	3日
95-19	73	M	膵臓癌	3	DAD・線維化	18.8	460	270	(−)	(−)	
95-23	76	F	肝癌	3	DAD	33.1	220	270	(−)	(−)	
95-25	42	M	肝癌	2	DAD	—	310	410	(−)	(−)	
95-32	73	M	肝癌	2	癌転移・肺炎	10.5	930	870	(−)	(−)	
95-44	38	F	ATL	1	DAD・カリニ肺炎	—	420	340	400	500	
95-45	74	M	心筋梗塞	3	DAD	25	530	720	(−)	(−)	(−)
95-47	88	M	肝癌	5	DAD・線維化・上皮化生肥大	25.4	210	240	500	700	(−)
95-48	60	M	大動脈瘤	2	DAD・間質性肺炎・上皮肥大	39.2	750	980	(−)	(−)	4ヵ月
95-49	39	F	肉腫	1	DAD・気管支拡張	24.1	290	540	(−)	(−)	(−)
95-51	77	M	肺癌	3.5	DAD・癌転移	77.9	660	450	300	(−)	1日
95-58	63	M	胆管癌	2	DAD・線維化	44.5	340	270	(−)	(−)	(−)
95-60	37	F	大腸癌	1	DAD・気管支拡張	17.3	410	400	700	200	(−)
95-61	68	F	敗血症	4	DAD・間質性肺炎・上皮肥大	19.4	370	780	700	100	3日
95-63	46	M	肺炎	3	DAD・間質性肺炎・上皮肥大	134.6	1200	1190	200	(−)	30日
96-07	84	M	胃癌	2	DAD・線維化	52.9	500	520	(−)	500	(−)
96-08	69	M	腎盂癌	3	DAD・間質性肺炎	34.1	300	360	1100	600	
96-10	55	M	口底癌	3	DAD・癌転移	87.8	380	410	1100	1200	
96-15	66	M	大動脈瘤	3	DAD・気管支肺炎	48.2	600	490	(−)	(−)	
96-16	67	M	脳梗塞	1	気管支拡張	27.9	400	540	(−)	(−)	
96-26	78	M	肺線維症	4	DAD・線維化	53	650	710	+	+	経過1日

4) 形態学的検索

吸入実験は最長8週間まで連続して行い,実験開始後7日ごとに一定数の動物を頸椎脱臼により屠殺,解剖し,肺変化を観察した.摘出した肺の片側は組織検索用にホルマリンで固定し,パラフィン包埋後薄切しHEおよびPAS染色を施した.また反対側の肺は電子顕微鏡用に1 mm³角に切り,4%グルタールアルデヒドで2時間固定,2%オスミウムで2時間4°Cで後固定した.カコジル酸緩衝液で洗浄後,エタノール脱水,プロピレン・オキサイドを経てSpurr resinに包埋した.超薄切片はポーターブラム・ウルトラミクロトームでダイヤモンド・ナイフを用いて作成し,染色は酢酸鉛,酢酸ウラニルの二重染色を施した.観察はJEOL 200EX-1型電子顕微鏡によった.シルト岩の粒子自体の観察には日立S-450およびトップコンDS-130型の走査電子顕微鏡を用いた.

3. 剖検例の検索

1) 検索症例

琉球大学医学部附属病院で1984年から1996年までに行われた剖検例671例の内からランダムに100例を選び,これらの肺における光学顕微鏡的所見,電子顕微鏡による土壌粒子の沈着像,およびこれと関連していると思われる病変を検索した.検索症例には通常の屋外での生活経験が殆どな

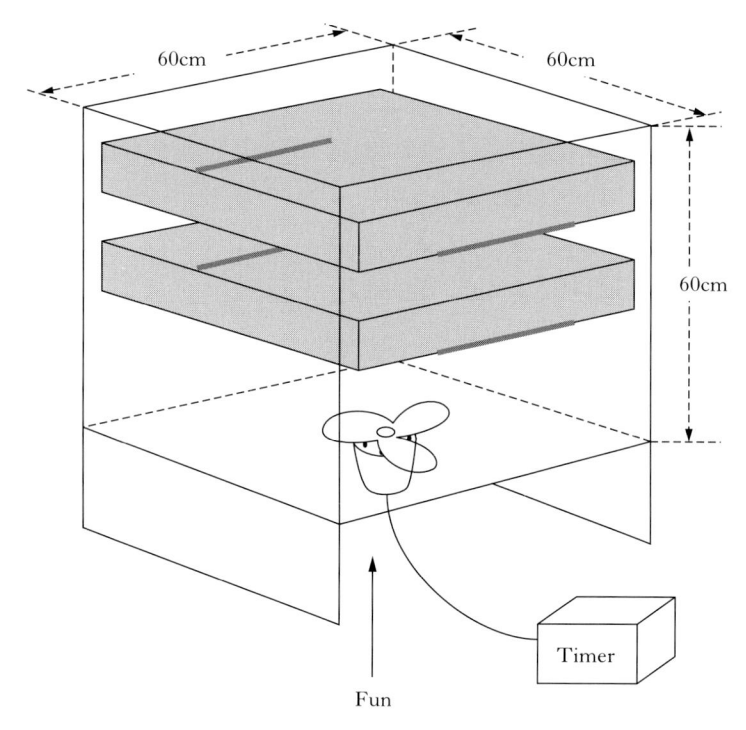

図1 土壌粉末暴露実験装置

いと思われた15歳以下の小児例は除外した。

2) 組織切片の観察

パラフィン包埋後，H.E.染色，PAS染色を施して光学顕微鏡，偏光顕微鏡などで観察した。

3) 走査電顕の観察

肺組織のパラフィン切片をカーボンステージに載せ，脱パラフィン後イオンコーティングしたものや，組織小片を凍結後，クリオトームで面出しをし乾燥させ，走査電顕で観察した。またX線回析分析で肺内に沈着した異物の分析も行いシルト岩粒子の結果と比較した。

II. 研究結果

1. 土壌の性状の検索結果

シルト岩は灰白色の硬くもろい岩で，顕著な吸湿性を有し，水に容易に溶けてペースト状や懸濁液状になる粘土質の土壌である。この土壌を蒸留水に懸濁させたものを，静置して沈殿物を採取する分離方法を4,5回繰り返し分画を作ると，粒の揃った土壌粒子が得られる。この粒子の大きさは$2\mu m$以下のごく細かい粘土粒子と数μmから数$10\mu m$のシルト岩粒子および少量の砂粒からなっている。最も細かい粒子を80個測定した大きさの平均では，長径$0.495\mu m$（SD $0.236\mu m$）そして短径$0.318\mu m$（SD $0.148\mu m$）であり，もっとも細かいものは$0.01\mu m$程度で，形態は雲母の結晶状，ガラスの破片のような不整形の結晶状であり，中には原始甲殻虫の殻などからなっている(図2)。

シルト岩の化学組成は，いずれも珪酸，酸化アルミニウムの化合物を多量に含んでいて，X腺回

析分析の結果，Si, Al, Mg, Fe, Ca が有意に高く検出され，分子式では SiO_2, Al_2O_3, MgO, Fe_2O_3, CaO などからなっている。

2. 動物による土壌粒子吸引実験

1) エアゾル吸引による肺の組織学的所見

実験開始1週間後に解剖されたマウスの肺組織には目立った変化はなく，肺胞もほぼ正常で，偏光による観察でも肺胞内に吸入されたシルト岩粒子はなかった。

実験開始2週間後では，1週間後に比較して肺胞の拡張傾向が見られた。偏光による検索で肺胞内にシルト岩粒子がごく少数認められたが，これに対する組織反応はなかった。

実験開始3週間後では，肺胞拡張の程度は2週間後とほぼ同程度であったが，肺胞壁の肥厚が目立ち，軽度の線維化を思わせる部分が見られた。偏光による検索では肺胞上皮に付着したシルト岩粒子が僅かに増加し，また粒子が食細胞内に取り込まれている像も一部に観察された。この外には肺胞内出血が目立つようになった。

実験開始4週間後では，肺胞内の出血が進行していることが確認された。また肺気腫が目立ち始めた。また，肺胞内や間質にエオジン好性の浸出液が見られ，肺浮腫の像を呈している。浸出液中にシルト岩粒子が少数観察された。

実験開始5週間後では肺気腫や肺出血の程度は4週経過後とほぼ同様だが，数ヵ所に肉芽腫様の病変が観察され，これらは類上皮細胞に似た腫大した細胞の集合からなっていた。これらの多くは肺胞間壁に一致して見られるものが多かった。また浸出液の貯溜が著明な肺胞もみられた。この肉芽腫様病変内および肺胞内浸出液の中に，偏光で重屈折を示す粒子が観察され，肺病変の発生がシルト岩粒子の沈着と一致していた。また肺胞壁の肥厚と線維芽細胞に類似した細胞の増殖も見られた。

実験開始6週間後では，肺うっ血が高度となり，肺胞内出血の数および程度の増強が目立ち，無気肺状の部分も増えていた。偏光による観察では全例の肺にシルト岩粒子の著明な沈着が見られ，食細胞の集合による結節状の病変が増加し肉芽腫の初期像を思わせた。また気管支周囲に小円形細胞浸潤を示すものもあった。

2) 気道内注入法による肺内投与実験

気道内に投与された土壌粒子の懸濁液は，深く肺組織内に入り，投与直後からの肺の反応を観察することができる。投与後10日目では細気管支周囲にマクロファージに捕捉された形で沈着しているのが認められた。投与後15日目では異物の沈着部位に関係なく肺胞出血，浮腫を示す部位が拡大していた。また，他の部分の肺気腫が拡がっていた。投与後30日目の肺では肺胞障害が進み，無気肺状の部分や反対に肺気腫の部分がそれぞれ拡がっていた。偏光顕微鏡で確認できる異物と周囲の肉芽にはあまり大きな変化は見られなかった。

3) 電子顕微鏡所見

電子顕微鏡では，肺胞壁の微絨毛を有する大型のII型肺胞細胞が腫大し，原形質内に貪食された多量の微細なシルト岩粒子が認められた。

3. 剖検例肺の病理学的検索

検索剖検例の年齢は16歳から84歳で，平均は61.5歳である。性別は男性66，女性34例であっ

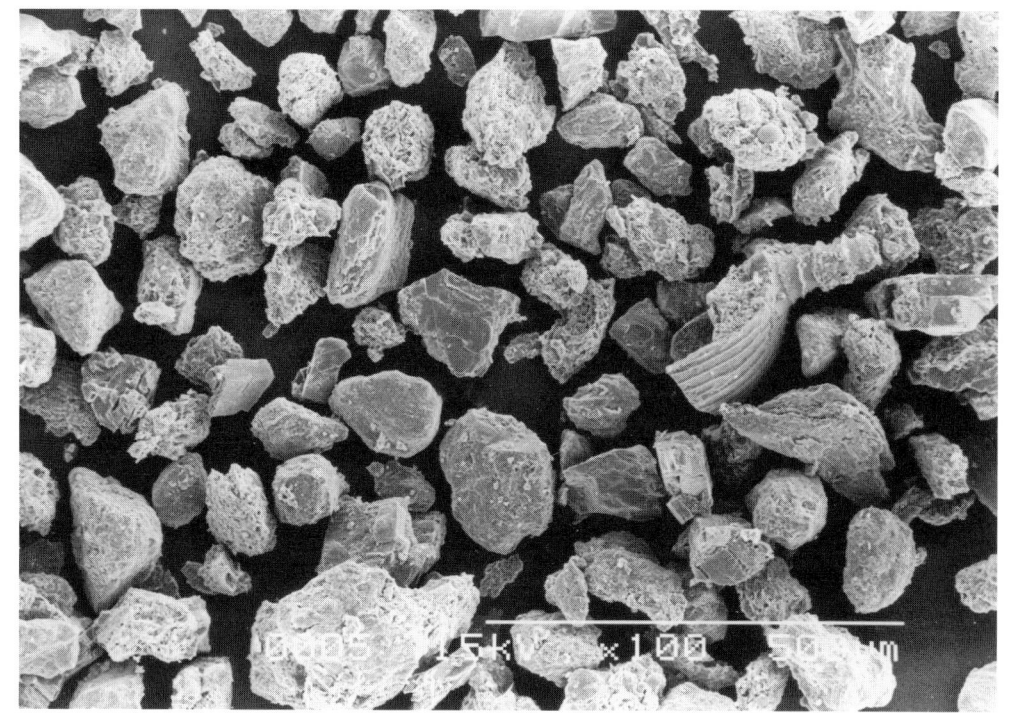

図2 土壌粒子の電子顕微鏡写真

た。主病診断は悪性腫瘍が74例，腫瘍以外の病気26例であった。悪性腫瘍の内で主なものは，食道癌14例，肺癌8例，肝臓癌8例，白血病8例などが主なものである。組織学的検索では，全症例にシルト岩粒子の沈着が認められた。沈着量は症例により異なるが，中等度以上の沈着を示すものは49%で約半数を占めた。また，共通していた組織反応は瀰漫性肺胞障害 Diffuse Alveolar Damage（DAD）で91%の症例に認められた。次いで目立つ所見は肺胞壁の線維化と肥厚で68%に認められた。この他で多く見られた病変は肺水腫63%，肺胞上皮の肺胞内脱落61%，気管支拡張が54%，硝子膜症を示すものが53%見られた。さらに無気肺50%，肺出血43%，肺気腫34%，気管支肺炎33%などがあった。やや特異な所見としては肺胞上皮の化生性増殖が33%見られたことであり，気管支癌と区別できないものも含まれていた（図3）。

　全体的には，肺の基本構造の破壊，間質の肥厚と線維化，組織の改築・変形が進行し，正常といえる肺組織がほとんど無く無惨な肺組織像を示すものが大部分であったのは意外なほどであった。偏光顕微鏡によるシルト岩粒子の検索では，沈着部位が炭粉の沈着部位と一致しており，主に胸膜下や気管支周囲結合織等の小葉間結合織に認められたが，この他不規則に肺胞壁にも沈着していた。またこれらは大型の貪食細胞内に炭粉とともに捕捉された像を示し，標本作成時にコンタミネーションとして入った異物との区別には困難を感じなかった。またこれらの沈着部位に不規則な結節状の高度な線維増生を示す部分が多く見られた。

4. 走査電顕所見

　肺のパラフィン切片の走査電顕での検索では，肺胞壁の肥厚・増生した線維組織間に沈着してい

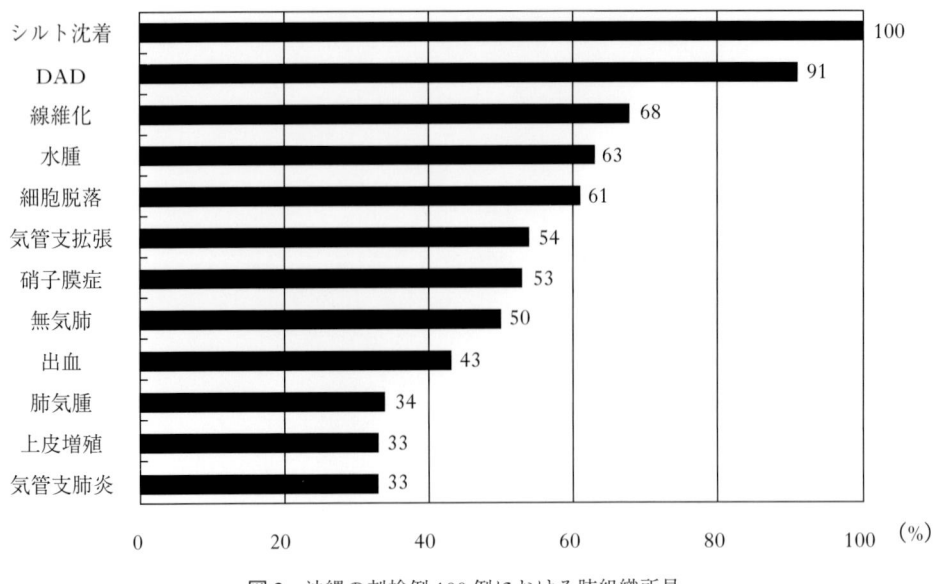

所見	%
シルト沈着	100
DAD	91
線維化	68
水腫	63
細胞脱落	61
気管支拡張	54
硝子膜症	53
無気肺	50
出血	43
肺気腫	34
上皮増殖	33
気管支肺炎	33

図3 沖縄の剖検例100例における肺組織所見

るシルト岩粒子が多量に見られた。シルト岩粒子の大きさにはかなり幅があり，ごく微細な0.02 μm程度のものから5-6 μmに達するものが混在して見られた。これらの部位では在来の組織構造は線維増生によって高度な改築を示していた。

この沈着物質のX線回折分析ではSi, Al, Fe, Mg Ti, Caなどの反応が高く，シルト岩原石と同じ反応を示していた。これらの結果は，土壌の粉末が吸引され，特にその中のシルト岩粒子が多量に肺組織内にまで侵入し，沈着していることを示していた。

III. 考 察

沖縄は四方を海で囲まれ，工業も公害もない自然環境に恵まれた景勝地である。しかし，臨床家の間では，意外にも呼吸器疾患の多いことが知られており，特に高齢者では慢性気管支炎や気管支拡張症，炎症反応を伴わない肺線維症などの閉塞性肺疾患が多い。しかし，この原因は不明で，この地域の特徴としての高温多湿，気道感染症の可能性の高さが原因として漠然と疑われていたに過ぎない。しかし，道路工事や建設業の作業員が長年仕事を続けると肺の病気になるとか，砂糖キビ農作業や畑作農業に従事する人に呼吸困難を訴える人が多いことなどが一部住民の間でも知られていたようである。沖縄は季節風が強く，その季節には土埃が増えて屋内にまで白い埃が入ってくる。特にこの季節には息苦しい感じがする経験から，我々はこの土埃が呼吸器の障害を起こしている可能性を疑った。しかし，今までこの土壌粉塵の吸引が呼吸器に有害だという情報は皆無であった。

沖縄の表層土壌はジャーガル，島尻マージ，国頭マージの3種類からなり，これらの成分の約90％近くをシルト岩と粘土が占め，他は砂や礫からなっていることが知られている[4,5]。特に本島南部に多いジャーガルはシルト岩約45％と粘土が約45％を含み，国頭マージも島尻マージも粘土とシルトを90％近く含んでいる[5]。ジャーガルは乾燥状態では岩状の硬さを示すが，水分を吸収しやすく，多量の水を加えると粘土状あるいはペースト状となる。土壌粒子の大きさは0.02 μmから数十

μm の性状の揃った不整形の粒子からなっている。シルト岩の化学組成は，雲母，スメクタイトそしてクロライトおよびカオリナイトとされ，いずれも珪酸アルミニウムの化合物を多量に含んでいる。シルト岩粒子の X 線回析分析の結果では SiO_2, Al_2O_3, MgO, Fe_2O_3, CaO などからなっており，剖検例の肺を強アルカリで融解し，濾過した後の残渣を X 線回析で検索した結果も，これと同じ組成であることが証明できた。このように，この土埃の成分がほぼ純粋な珪酸や酸化アルミからなる鉱物であるため，当初は珪肺症と同様な病変ができることを予想していたが，しかし，動物実験の結果や剖検例の組織所見には所謂珪肺症様の所見はなく，もっと瀰漫性の肺障害と関連しているようだった。即ち，肺の病変は出血浮腫等の急性の循環障害の方が主であり，沈着異物を中心とする異物肉芽腫がその病変の主体ではあった。その意味では，土壌粒子の組織内沈着量そのものは吸入された土壌粒子の総量のインデックスとしての意義を有し，その意味の方が大きいのではないかとさえ思われた。

剖検例の検索の結果，沖縄住人の肺が組織学的にシルト岩粒子の沈着を示し，肺組織の各種の病的所見をも同時に示していることから，土壌粒子と肺病変の間に明らかな関連があることは証明できた。しかし，慢性的な長期間の吸入により肺組織内にいわゆる PM10 程度のシルト岩粒子の沈着・固定化自体が重要なのではなく，更に微細な粘土粒子（PM 2.5）以下の粒子の作用が重要なのだと言えるのかもしれない。この微細粒子の量は，実際に沈着しているシルト岩粒子量の数百倍もの量が吸引された可能性を示しているからである。ただし，肺門リンパ節内に多量の土壌粒子が蓄積している所見から考察して，この大きさの粒子はリンパ管などを介して肺組織外へ排出されてしまうものと思われ，急激で多量の暴露を避ければ障害は軽減できるものと推測される。

走査電顕による観察では，これら 2 μm 以下の微細粒子の沈着が増生した線維内に同時に観察され，組織障害に関係していることが推測された。この大きさの微細粒子はマクロファージに貪食されて細胞を破壊しケミカルメディエーターなどの放出による線維増生刺激など，構造改築に関与している可能性が高いとされている。このことから考察すれば，高率に検出された瀰漫性肺胞障害（DAD）や線維化の発生機序に関与しているのは，やはり微細な粒子の方の可能性が高いと思われる。

これらの病的変化は肺の本来の呼吸機能を低下させるのみならず，肺水腫，肺出血などの局所循環障害の発生と密接に関連していると思われる。そして，肺組織に慢性的な抵抗減弱部位となる基礎病変を形成して，ウイルス性肺炎，気管支肺炎などの肺感染症の罹患率を高めていることが容易に考えられる。

また，線維化の進展した症例では，肺胞上皮の細気管支上皮様の化生や高度な増生所見が多数認められ，前癌状態と理解されるような症例も多数あった。この前癌病変も土壌粒子の吸引による組織変化と強い繋がりがあると思われた。

この土壌粉末の吸引が慢性呼吸器疾患の原因となるという情報は現在に至るまでなかった。それ故に，この危険性を全く考慮していなかった多くの住人が健康を害したことは否定できない。特に職業的に塵埃に暴露される農業，建設工事，道路工事，水道管埋設工事の従事者はもとより一般住人にとっても，再生能力のない肺組織の寿命を短くし，その人の寿命に関わる重大な問題であったのである。

実際の臨床の場で，炎症反応のない肺線維症患者が多く受診しており，その肺生検組織内にシルト岩粒子の沈着が確認される症例を我々は多数経験している。従来の職業性の激烈な塵肺症とは異

なるが，長年にわたって潜行性に起こる塵肺症といえよう。

IV. 結　論

我々は沖縄住民による土壌粉末の吸引が呼吸器障害を起こしている可能性を疑い，マウスによる実験塵肺症の作成に成功した。その後，沖縄住人の剖検例100例の肺を検索した結果，全例にシルト岩粒子の沈着を認めた。それとともにビマン性肺胞障害（DAD）が9割の症例に見られ，線維化も68％に認められた。これらから「土壌粒子肺症」とも言える病変が住民の肺に生じ，種々の慢性閉塞性肺疾患，ひいては肺がんの基礎病変を成していることを確認した。沖縄住人が，この土壌粒子の吸引が呼吸器に有害であることを知り，少しでも予防する努力をすれば更に健康で，寿命を延ばすことが期待できる。

文　献

1) 沖縄県環境保健部: 沖縄県における成人病死亡の疫学調査，平成7年3月，1995.
2) 環境庁大気保全局大気規制課: 一般環境，大気測定局測定結果報告，平成5年度，1994.
3) 沖縄県環境保健部: 沖縄県におけるがん死亡の疫学分布—主要死因の標準化死亡比と訂正死亡率（昭和48–59年）—，沖縄県，1986.
4) 翁長謙良，宜保清一: 日本の特殊土壌—沖縄の特殊土壌（マージ，ジャーガル），農業土木学雑誌 52 (6): 49–56, 1984.
5) 翁長謙良，吉永安俊，渡嘉敷義浩: 国頭マージ地帯の土壌浸食と防災，農業土木学会誌 62 (4): 307–314, 1994.

沖縄地方および東海地方の脳組織における advanced glycation end products およびその受容体 RAGE の発現と加齢との関連についての検討

道勇　学，若井正一，出井里佳，武田章敬，祖父江元，伊藤悦男，宮田敏男

[キーワード: Advanced glycation end products, AGE, RAGE，東海，沖縄，免疫組織化学]

要　旨

　advanced glycation end products（AGE）の一つである carboxymethyllysine（CML），および AGE の受容体である RAGE に対する抗体を独自に作製し，東海地方脳，アルツハイマー病（AD）脳，沖縄地方脳における CML, RAGE の局在を免疫組織化学的に検討した。加齢に伴って神経細胞内の CML, RAGE 沈着は増加していた。AD 脳においては，神経細胞内沈着に加え神経細胞外沈着が増加していた。脳の CML, RAGE に関して沖縄，東海両地域間に相違はなかった。

I. 研 究 目 的

　Advanced glycation end products（AGE）は，糖とタンパクとの非酵素的反応により Sciff 基を形成し，Amadori 産物を経て，長期間における縮合，脱水，断片化の末に形成される非可逆性物質であり，現在までに carboxymethyl-lysine（CML），pentosidine, pyrraline, crossline など多種の構造の存在が知られている。AGE は，monocyte から TNF, IL-1, IL-6 などのサイトカインの放出を促すこと，酸化的ストレスなど様々な環境要因によりその産生が増加することが知られている[1,2]。こうして，AGE は加齢，糖尿病，尿毒症，血管損傷透析に伴うアミロイドーシスなど様々な病的状態で組織に沈着すると考えられている[3,4]。中枢神経系における AGE は，老人斑との関連で注目を集めるようになった。すなわちアルツハイマー病（AD）剖検脳において老人斑が抗 AGE 抗体によって陽性に染色され[5]，さらに in vitro の研究で AGE が β 蛋白の凝集を促進し老人斑の形成に関与しているのではないかとの報告がなされた[6,7]。さらに，AGE のレセプターである RAGE が特異的に β 蛋白と結合することが近年明らかにされるに及び[8]，アルツハイマー病の神経細胞死における RAGE の関与が考えられてきている。

　一方，AD におけるもう一つの病理学的な hallmark である neurofibrillary tangle（NFT）と AGE との関連については，NFT の主要構成成分である tau 蛋白が NFT においては AGE 化されていると報告されている[9]。

　これらの一連の報告は AGE, RAGE が中枢神経の変性に大きく関与していることを示唆している。しかし，現在までのところヒト脳における加齢および病的状態における AGE, RAGE の役割を系統的に研究した報告は見られず，とくに神経細胞変性と AGE, RAGE との関連についての知

見は乏しいのが現状である。

　沖縄地方は全国的にみて長寿であることが知られている。長寿を来す要因は複雑で多様であると推定されるが，その一つとして in vivo における AGE, RAGE の生成と組織沈着の違いが関わっている可能性が考えられる。中枢神経系においてこの仮説が成り立ちうるか否かを検討する目的で，沖縄地方と東海地方との脳組織における，AGE, RAGE の加齢に伴う発現について，免疫組織化学的に比較検討した。

II. 研究方法

　臨床病理学的に脳に器質的疾患を有さない剖検脳 24 例（沖縄地方脳 11 例，東海地方脳 13 例）を用いた。剖検時平均年齢は，沖縄地方脳 50.9±19.2 歳（12 歳–78 歳），東海地方脳 60.7±25.2 歳（17 歳–82 歳）であった。剖検時年齢によって，若年群と老齢群とに 2 分した。また上記とは別に，東海地方で得られた 7 例の AD 剖検脳も用いた。

　以下の手順により polyclonal 抗 CML 抗体を作製した。まず AGE にて修飾した keyhole limpet hemocyanine（KLH）にて rabbit を免疫した。得られた血清から affinity gel protein A agarose を用いて IgG を精製した。次に immobilized AGE-modified BSA を用いて CNBr-activated Sepharose 4B column に吸着させることで更なる精製を行った。こうして得られた polyclonal 抗 AGE 抗体は，western blotting にて，Amadori-BSA, pentosidine-BSA ともに認識せず，CML-BSA のみ認識した。このことから我々が作製した抗体は主として CML に対する抗体であることが判明した。また市販の monoclonal 抗 CML 抗体も用いた。polyclonal 抗 RAGE 抗体の作成は，ヒト RAGE 蛋白のアミノ酸配列を基にペプチドを合成し，RAGE に対する polyclonal 抗体を作成し，rabbit を免疫した。得られた血清から IgG を精製した。こうして得られた抗体は，western blotting にて recombinant RAGE 蛋白を特異的に認識した。剖検脳はすべて 10% ホルマリンにて固定し，パラフィン包埋し，3 mm の厚さにて薄切した。切片は 0.3% H2O2 にて 30 min インキュベートし，human serum にてブロックした後，上記の抗体を一次抗体として室温にて 1 hr インキュベートした。その後 ABC 法（ABC staining kit, Vectastain, Burlingham, USA）により免疫組織化学的に染色し，DAB にて発色した。光顕下にて海馬 CA4 領域を観察し，単位面積当たりの，染色陽性神経細胞と neuropil の染色陽性物質とをカウントした。

III. 研究結果

1. 東海地方剖検脳

　神経細胞質内に CML, RAGE の沈着を認めた。この細胞質内沈着を示す神経細胞の比率は，若年群と比較して老齢群において有意に高かった。老齢群と AD 群との比較では，有意な差を認めなかった。細胞質内沈着に加えて，細胞質外にも CML, RAGE の沈着を認めた。この細胞質外沈着物質は，若年群と比べて老齢群において有意に多かった。更に，老齢群に比べて AD 群において有意に多かった。

2. 沖縄地方剖検脳

東海地方剖検脳と同様の結果であった。すなわち，CML, RAGE の細胞質内沈着を示す神経細胞の比率は，若年群と比較して老齢群において有意に高かった。また，CML, RAGE の細胞質外

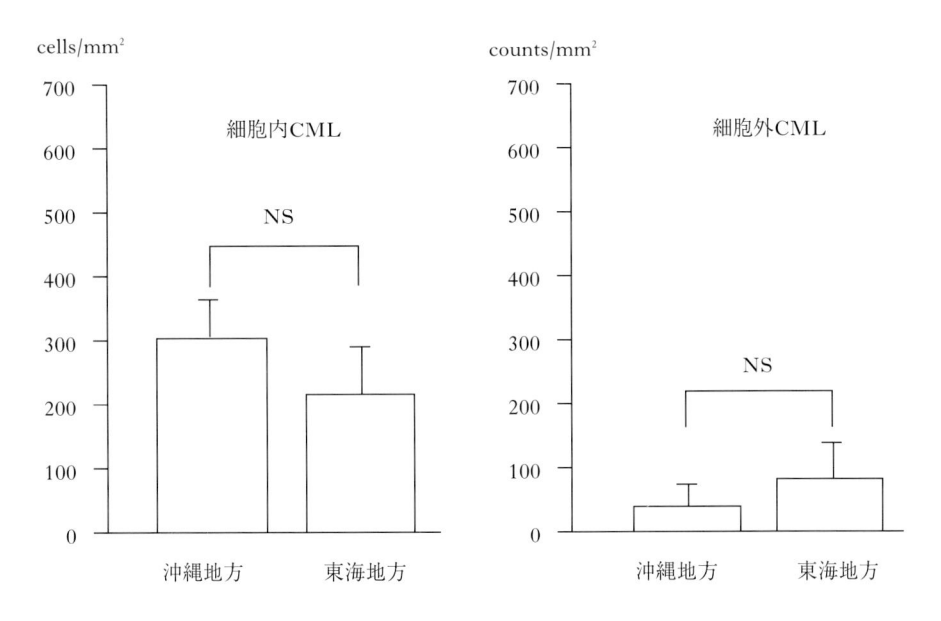

図1 CML の沈着に関する沖縄，東海両地方の比較

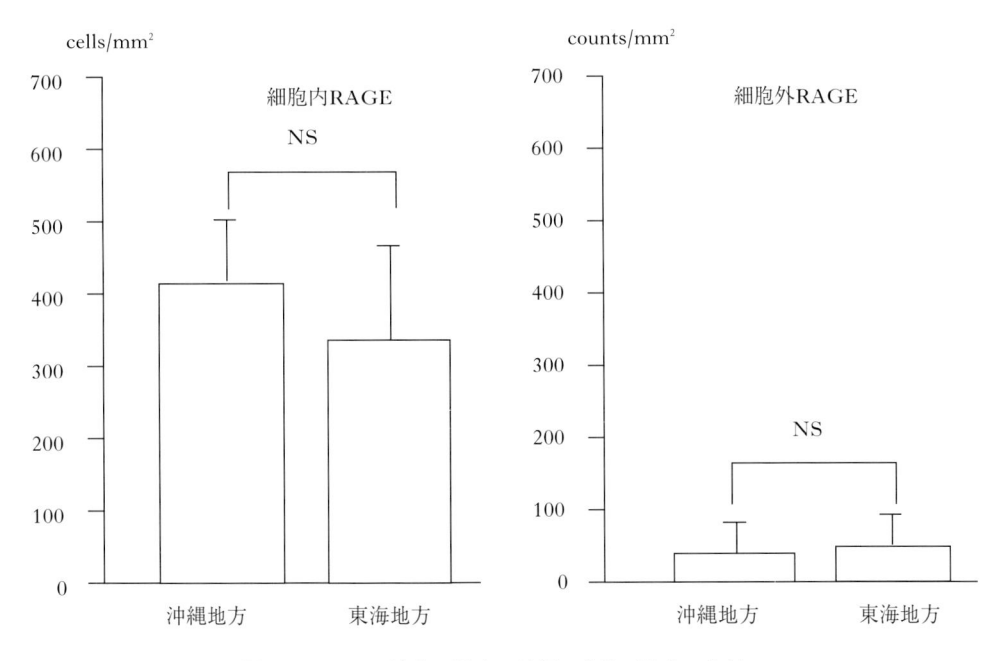

図2 RAGE の沈着に関する沖縄，東海両地方の比較

沈着物質は，若年群と比べて老齢群において有意に多かった。

3. 両地方剖検脳の比較

CML, RAGE の沈着について，両地方間に有意な差を認めなかった(図1, 2)。

IV. 考 察

2種類のタイプの CML, RAGE 沈着が免疫組織化学的に確認された[10,11]。一つは神経細胞質内の沈着であり，もう一つは神経細胞外の沈着である。前者の沈着は老化に伴って増加していた。この結果は，CML, RAGE の生成および沈着が脳の加齢と密接に関連していることを示している。

一方，CML, RAGE の神経細胞外沈着は AD において特徴的に増加していた。この事実は，AD は単なる正常加齢の延長ではなくて，明らかな病的過程を伴っていることを示唆している。AGE の蓄積は加齢とともに酸化的ストレスを始めとする様々な環境因子により影響を受けることが知られている。従って脳の AGE, RAGE を検討することは加齢に影響を与えるこれらの要因の指標になると考えられる。

沖縄が長寿県であることはよく知られているが，本研究において，沖縄，東海両地域間に，老化に伴う CML, RAGE の沈着に大きな相違を見なかった。今後さらに検討を要するが，沖縄の長寿の要因は脳の CML の沈着の相違に帰すことができないと考えられる。しかし，AGE には多種の存在があり，各々によって in vivo での発現に相違があることが知られている。従って，pentosidine, pyrraline など他の AGE においては，CML と異なり，東海地方脳と沖縄地方脳との間に相違がある可能性は否定できない。今後は CML 以外の AGE についても同様な検討を要すると考えられる。

V. 結 論

加齢に伴って脳組織の CML, RAGE 沈着は促進される。脳の CML, RAGE に関して沖縄，東海両地域間に相違はない。

文 献

1) Iida Y et. al. b2-microglobulin modified with advanced glycation end products induces interleukin-6 from human macrophages: role in the pathogenesis of hemodialysis-associated amyloidosis. Biochem Biophys Res Comm 201: 1235–1241, 1994.
2) T, et. al. Identification of pentosidine as a native structure for advanced glycati Miyata T et. al. Monocyte/macrophage response to b2-microglobulin modified with the advanced glycation end products. Kidney Int 49: 538–550, 1996.
3) Miyata T et. al. b2-microglobulin modified with advanced glycation end products is a major component of hemodialysis-associated amyloidosis. J Clin Invest 92: 1243–1252, 1993.
4) Miyata on end products in b2-microglobulin-containing amyloid fibrils in patients with dialysis related amyloidosis. Proc Natl Acad Sci USA 93: 2353–2358, 1996.
5) Smith MA et. al. Advanced Maillard reaction end products are associated with Alzheimer disease pathology. Proc Natl Acad Sci USA 91: 5710–5714, 1994.
6) Vitek MP et. al. Advanced glycation end products contribute to amyloidosis in Alzheimer disease. Proc

Natl Acad Sci USA 91: 4766–4770, 1994.
7) Ledesma MD et. al. b-protein from Alzheimer's disease patient is glycated at its tubulin-binding domain. J Neurochem 65: 1658–1664, 1995.
8) Yan SD et. al. RAGE and amyloid-b peptide neurotoxicity in Alzheimer's disease. Nature 382: 685–691, 1996.
9) Yan SD et. al. Glycated tau protein in Alzheimer's disease: a mechanism for induction of oxidant stress. Proc Natl Acad Sci USA 91: 7787–7791, 1994.
10) Takeda A et. al. Immunohistochemical study of advanced glycation end products in aging and Alzheimer's disease brain. Neurosci Lett 221: 17–20, 1996.
11) Horie K et. al. Immunohistochemical localization of advanced glycation end products, pentosidine, and carboxymethyllysine in lipofuscin pigments of Alzheimer's disease and aged neurons. Biochem Biophys Res Comm 236: 327–332, 1997.

沖縄における長寿背景要因に関する研究
―― 特に循環器系機能と血液生化学的危険因子の面からの検討 ――

渡辺　務，脇田康志，米本貴行，垣花将史，柳生聖子

[キーワード：百寿者，沖縄県，愛知県，心電図，ホルター心電図，不整脈，DHEA，過酸化脂質，ホモシステイン，血清脂質]

はじめに

　人の寿命の延長は好ましい現象ではあるが，単なる長命では意味がなく，天寿を迎えるまで健やかな長寿を全うしてこそ意義が大きい。今や，世界に類を見ない速さで高齢社会を迎えたわが国においては，健やかな長寿を達成するための要因の解明が急務となっている。
　我々は，日本の中で際立った長寿県である沖縄の長寿者と本土の長寿者の実態を比較解析することにより，長寿の要因の一端を探りうるのではないかと考えて，循環器系機能を評価するための心電図と，老化や動脈硬化と関係が深いと考えられている血液生化学的諸因子について，愛知県長寿者と沖縄県長寿者を比較検討したのでその結果について述べる。

I. 対象ならびに方法

1. 愛知県における研究

　愛知県の高齢者を，100歳以上(百寿群)と100歳未満(高齢対照群)の2群に分け，標準12誘導心電図ならびに24時間ホルター心電図を記録し，また採血，血清分離後，$-80°C$ に冷凍保存した血清について後記する項目を SRL に依頼して測定した。
　対象とした百寿者は，平成4年度と5年度の資料に基づいて行った愛知県に在住する在宅百寿者195名に対するアンケート調査で同意が得られた44名(男性8名，女性36名)平均年齢101±1歳(100–106歳)であり，家庭訪問の際に標準12誘導心電図を記録し，その中の32名(男性8名，女性24名)平均年齢101±2歳(100–105歳)についてはホルター心電図も記録した。また，40名(男性6名，女性34名)平均年齢102±1歳(100–106歳)について血液生化学検査を施行した。
　対照群とした高齢者は，愛知県長久手町の住民健診において同意が得られた100歳未満の，循環器疾患の既往や現病歴のない健常高齢者89名(男性29名，女性60名)平均年齢76±5歳(67–94歳)であり，同様に標準12誘導心電図を記録，採血，血液生化学検査を施行し，その中の23名(男性6名，女性17名)平均年齢74±7歳(67–94歳)についてはホルター心電図も記録した。
　血液生化学の測定項目と測定方法は次の通りである。デヒドロエピアンドロステロンサルフェート (DHEAS)：RIA 固相法，過酸化脂質 (LPO)：TBA 法(八木法)，ホモシステイン (HCY)：HPLC 法，総コレステロール (TC)：酵素法，中性脂肪 (TG)：GPO-DAOS 法，HDL コレステロール

(HDLC): デキストラン硫酸, タングステン酸 Na, Mg 沈澱法, リポ蛋白 a (Lp (a)): ラテックス凝集比濁法。

2. 沖縄県における調査

琉球大学医学部附属病院地域医療部の医療チームが行っている沖縄県在住の百寿者の居住地訪問による医学的, 社会学的研究において逐次報告されてきた成績[1-5]を用いた。

II. 研究結果

1. 心電図

1) 標準 12 誘導心電図所見

① 計測値

愛知県長寿者についてみると, 心拍数は百寿群 76.8±12.7 bpm, 高齢対照群 74.9±5.9 bpm で百寿群が有意に多く, PQ 時間は百寿群 174.0±28.6 msec, 高齢対照群 157.9±23.4 msec と百寿群で有意に延長, また QTc 時間は百寿群 439.4±33.2 msec, 高齢対照群 416.5±31.4 msec と, やはり百寿群で有意に延長していたが, それぞれの平均値はいずれも正常範囲内であった。また左室肥大の指標となる $Sv_1 + Rv_5 \text{ or } v_6$ は両群間に有意差を認めなかった。

心拍数について沖縄県百寿者で触診によって測られたデータ[1]をみると, 男性 47 名の平均値 74.6/分, 女性 239 名の平均値 76.5/分, 総計 286 名の平均値 76.2/分で, 愛知県百寿者の 76.8 bpm と近似していた。

② 不整脈・伝導障害

不整脈・伝導障害の出現頻度は表 1 に示すごとくであり, 上室性期外収縮は沖縄県百寿者 32.5%, 愛知県百寿者 32% と, 両県の百寿者ではほぼ同じ出現頻度を示した。愛知県の高齢対照群では 4% に認められたのみであり, 百寿群で有意に多く認められた。心室性期外収縮は沖縄県百寿者で 16.2%

表 1 不整脈・伝導障害の出現頻度

	沖縄県百寿者	愛知県百寿者	愛知県対照高齢者
洞性徐脈	—	0 (0%)	5 (6%)
上室性期外収縮	76 (32.5%)	14 (32%)***	4 (4%)
心房頻拍	6 (2.6%)	0 (0%)	0 (0%)
心室性期外収縮	38 (16.2%)	3 (7%)	3 (3%)
心室頻拍	2 (0.9%)	0 (0%)	0 (0%)
心房粗細動	12 (5.1%)	1 (2.3%)	1 (1%)
完全右脚ブロック	41 (17.5%)	9 (20%)*	5 (6%)
完全左脚ブロック	10 (4.3%)	0 (0%)	0 (0%)
第一度房室ブロック	—	7 (16%)***	1 (1%)
第二度房室ブロック	—	4 (9%)***	0 (0%)
高度房室ブロック	9 (3.9%)	0 (0%)	0 (0%)

(含ペースメーカー 3 例)

すべて n.s.   *$p<0.05$ ***$p<0.001$

表2 心電図波形異常の出現頻度

	沖縄県百寿者	愛知県百寿者
陳旧性梗塞所見	51(19.7%)	6(14%)
左室肥大	13(5.6%)***	14(32%)
低電位	57(24.4%)	—
ST-T 変化	84(5.9%)	16(36%)
QT 延長	—	3(7%)
異常左軸偏位	—	3(7%)

*** $p < 0.001$
註 「百歳の科学」[10]　左室肥大 50/118 (42.4%)
　　　　　　　　　　　右室肥大 17/118 (14.4%)

と愛知県百寿者 7% に比しやや多くみられたが有意差はなく，愛知県の高齢対照群は 3% で愛知県百寿者と有意差はなかった．心房頻拍と心室頻拍が沖縄県百寿者にそれぞれ 6 名 (2.6%)，2 名 (0.9%) みられたが，愛知県の百寿者，高齢対照群には 1 名も認められなかった．心房粗細動は沖縄県百寿者で 12 名 (5.1%) みられたが，愛知県の百寿者と高齢対照群では各 1 名認められたのみであった．

第 1 度および第 2 度房室ブロックは愛知県百寿者でそれぞれ 16%，9% 認められ，高齢対照群の 1%，0% に比し有意に多かったが，沖縄県百寿者では高度房室ブロックがペースメーカー植込み 3 名を含め 9 名 (3.9%) みられた．また完全右脚ブロックは沖縄県百寿者で 17.5%，愛知県百寿者で 20% とほぼ同じ頻度で認められ，高齢対照群の 6% に比し百寿群で有意に多かった．完全左脚ブロックは沖縄県百寿者で 4.3% 認められ，愛知県では百寿者，高齢対照群とも 1 名もなかったが，統計的に有意差はなかった．

③ 心電図波形異常

心電図波形異常の出現頻度は表 2 に示すごとくであり，陳旧性心筋梗塞所見は沖縄県百寿者では 19.7%，愛知県百寿者では 14% と，沖縄県百寿者で多くみられたが，統計的に有意差はなかった．左室肥大は沖縄県百寿者では 5.6%，愛知県百寿者では 32% と，沖縄県百寿者では有意に少なかったが，これは，後述するごとく，左室肥大の判定方法の差に基づくものであった．ST-T 変化は沖縄県百寿者で 35.9%，愛知県百寿者で 36% と，ほとんど同じ頻度であった．

低電位差が沖縄県百寿者で 24.4% と約 1/4 に認められたが，愛知県百寿者の判読項目に入っておらず，また QT 延長と異常左軸偏位が愛知県百寿者で各 7% に認められたが，沖縄県百寿者の判読項目になく，比較ができなかった．

2）愛知県長寿者のホルター心電図所見

平均心拍数，最長 RR 時間，最大心拍数，最小心拍数はいずれも百寿群と高齢対照群との間に有意差はなかった．上室性期外収縮の 24 時間の出現総数は百寿者に多い傾向にあり，1 日に 1000 発以上の多発例は高齢対照群で 23 名中，3 名 (13%) 認められたのに対して，百寿群では 32 名中，6 名 (19%) であった．一方，心室性期外収縮は高齢対照者に多い傾向にあり，1 日に 1000 発以上の多発例は高齢対照群では 23 名中，4 名 (17%) あったのに対して，百寿群では 32 名中，1 名 (3%) のみであった．

2. 血液生化学検査
1) DHEAS, DHEA

DHEAS, DHEAは副腎皮質から分泌される副腎アンドロゲンであり，コルチゾールと同様に副腎機能のよい指標になるが，また加齢とともに直線的な漸減を示し，老化の生化学的指標にもなると考えられている。

DHEAはDHEASの0.1～1%ときわめて微量であり，かつ両者は正相関することが知られており，またDHEASは血中半減期が長いため著明な日内変動は認められず，比較的安定した値を示すので本研究ではDHEASを用いた。

結果は表3のごとくで，男性では百寿群1060±938 ng/ml，対照群1100±398 ng/ml，女性では百寿群473±315 ng/ml，対照群589±334 ng/mlで，男女とも百寿群が低かったが，百寿者でのばらつきが大きいため有意ではなかった。しかし男女合わせた全体でみると百寿群は有意な低値を示した。

性差をみると，百寿群，対照群とも女性は男性の約半分であり，両群合わせた全体では，男性1093±510 ng/ml，女性547±330 ng/mlと女性が有意に低値を示した（P＜0.001）。

沖縄県の成績[2]ではDHEAで測定されているので愛知県の成績と直接比較することはできないが，男女とも百寿群は在宅70歳老人(対照群)に比し有意に低かった。しかし性差は明らかではなかった。

表3 DHEAS ( ) 例数

		百寿群	対照群	
		DHEAS (ng/ml)		
愛知	男	1060.0±938.2(6)	1100.1±398.4(29)	NS
	女	473.3±314.6(34)	588.8±334.2(60)	NS
	全体	561.2±491.5(40)	755.4±428.3(89)	*
		DHEA (ng/ml)		
沖縄	男	0.76±0.34(15)	2.59±0.93(29)	*
	女	0.62±0.26(19)	3.03±1.33(25)	*

NS: not significant, * p < 0.05

表4 過酸化脂質 (nmol/ml) ( ) 例数

		百寿群	対照群	
愛知	男	6.55±2.29(6)	6.59±1.87(29)	NS
	女	7.49±2.25(33)	6.29±1.50(60)	**
	全体	7.34±2.25(39)	6.39±1.63(89)	*
沖縄	男	1.49±0.51(30)	3.15±0.70(11)	***
	女	1.72±1.28(109)	3.56±0.81(18)	***
	全体	1.67±1.16(139)	3.40±0.79(29)	***

NS: not significant, * p < 0.05, ** p < 0.01, *** p < 0.001

2) 過酸化脂質（LPO）

LPO は粥状動脈硬化の進展に重要な役割を演じており，動脈硬化の促進因子と考えられている。

我々の成績は表4のごとく，男性は百寿群 6.55±2.29 nmol/ml，対照群 6.59±1.87 nmol/ml と有意差はなかったが，女性では百寿群 7.49±2.25 nmol/ml，対照群 6.29±1.50 nmol/ml とむしろ百寿群の方が有意に高値を示した。

沖縄県の成績[3]では，男性が百寿群 1.49±0.51 nmol/ml，70歳代老人が 3.15±0.70 nmol/ml，女性がそれぞれ 1.72±1.28 nmol/ml，3.56±0.81 nmol/ml と，いずれも百寿群の方が有意に低く，男女合わせた全体でも愛知県とは逆に百寿群の方が有意に低値を示した。

3) ホモシステイン（HCY）

最近，HCY と動脈硬化の密接な関係を示す証拠がいくつか報告され，HCY はコレステロールと同様に重要な独立した心臓血管病の危険因子と見なされるようになった。

表5にみられるごとく，我々の成績は，男性では百寿群 13.12±3.32 nmol/ml，対照群 14.41±5.77 nmol/ml と有意差は認められなかったが，女性では百寿群 15.22±5.13 nmol/ml，対照群 10.74±3.64 nmol/ml とむしろ百寿群が有意に高く，男女合わせた全体でも百寿群の方が有意に高かった。

沖縄県の成績[4]も愛知県と同様に，男性では両群間に有意差はなかったが，女性および男女合わせた全体では百寿群の方が居宅70歳老人群に比し有意に高かった。

表5 ホモシステイン（nmol/ml）　　　　　　　　　　（ ）例数

		百寿群	対照群	
愛知	男	13.12±3.32(6)	14.41±5.77(29)	NS
	女	15.22±5.13(32)	10.74±3.64(60)	***
	全体	14.89±4.92(38)	11.94±4.74(89)	**
沖縄	男	15.8 ±4.7(15)	14.2 ±2.3(20)	NS
	女	16.0 ±5.6(55)	12.5 ±4.6(17)	*
	全体	15.9 ±5.4(70)	13.4 ±3.6(37)	**

NS: not significant,　*p < 0.05,　**p < 0.01,　***p < 0.001

表6 血清脂質　　　　　　　　　　　　　　　　　　（ ）例数

	百寿群	対照群	
TC (mg/dl)			
愛知	177.69±35.16(32)	204.69±35.53(89)	***
沖縄	166.2 ±33.3 (40)	207.6 ±36.0 (92)	***
TG (mg/dl)			
愛知	95.75±53.80(32)	140.08±74.74(89)	***
沖縄	108.3 ±46.8 (40)	129.1 ±73.7 (92)	NS
HDLC (mg/dl)			
愛知	46.47±13.75(32)	55.22±14.22(89)	**
沖縄	49.8 ±10.6 (40)	52.1 ±11.2 (92)	NS
Lp (a) (mg/dl)			
愛知	16.22±14.83(32)	16.20±14.85(89)	NS

NS: not significant,　**p < 0.01,　***p < 0.001

表7 年齢との相関係数

		全体	男性	女性
DHEA-S	(ng/ml)	−0.17 N.S.	−0.01 N.S.	−0.17 N.S.
過酸化脂質	(nmol/ml)	0.20 *	−0.03 N.S.	0.27 **
ホモシステイン	(nmol/ml)	0.34 ***	−0.01 N.S.	0.50 ***

NS: not significant, *$p < 0.05$, **$p < 0.01$, ***$p < 0.001$

表8 生存例と死亡例の比較

		生存群	死亡群	
男		6	0	
女		12	22	
全体		18	22	
DHEAS	(ng/ml)	693.6 ± 691.0	452.9 ± 186.4	NS
過酸化脂質	(nmol/ml)	7.24 ± 2.36	7.42 ± 2.21	NS
ホモシステイン	(nmol/ml)	13.23 ± 5.35	16.23 ± 4.20	NS

NS: not significant

4) 血清脂質

高脂血症が動脈硬化の有力な危険因子であることは周知の事実である。我々の成績では血清脂質のいずれの項目においても男女間に有意差は認められなかったので，男女合わせた全体で百寿群と対照群を比較したが，結果は表6に示す通りで，百寿群は TC 177.7 ± 35.2 mg/dl, TG 95.8 ± 53.8 mg/dl, HDLC 46.5 ± 13.8 mg/dl と，対照群のそれぞれ 204.7 ± 35.5 mg/dl, 140.1 ± 74.7 mg/dl, 55.2 ± 14.2 mg/dl に比し，いずれも有意に低値を示した。

沖縄県の成績[5]でも，TC, TG, HDLC のいずれも百寿群は健常高齢対照群（70歳以上90歳未満）に比し低値を示した。有意差は TC に認められたのみであったが，女性においては TG も百寿群 109.6 ± 48.8 mg/dl，対照群 141.5 ± 85.4 mg/dl と百寿群が有意に低かった。また HDLC も別の報告[3]においては男性で百寿群（11例）43 ± 4 mg/dl, 70歳老人群（13例）61 ± 3 mg/dl，女性で百寿群（28例）49 ± 2 mg/dl，対照群（31例）63 ± 1 mg/dl と男女とも有意に低値であった。

Lp (a) は愛知県の成績で百寿群 16.2 ± 14.8 mg/dl，対照群 16.2 ± 14.9 mg/dl と有意差は認められなかった。

5) DHEAS，過酸化脂質（LPO），ホモシステイン（HCY）の年齢との相関

DHEAS, LPO, HCY について加齢変化の有無をみるために年齢との相関を調べた。各項目と年齢との相関係数は表7のごとくで，DHEAS では有意の相関はみられなかったが，LPO と HCY は女性と男女合わせた全体で有意の正相関が認められた。

6) 生存例と死亡例の比較

追跡調査により平成8年12月31日現在での生存，死亡を確認し，生存群と死亡群に分けて各項目につき比較した。結果は表8に示すごとくで，生存群18名，死亡群22名と死亡例がやや多く，生存群では DHEAS が高値で，LPO, HCY が低値であったが，いずれも有意ではなかった。

III. 考　察

1. 心電図所見について

1）心拍数

　愛知県の結果では，標準12誘導心電図における心拍数は百寿者の方が高齢者よりも有意に多かったが，ホルター心電図では平均心拍数，最大心拍数，最小心拍数とも両群間に有意差はなかった。高齢者は洞結節の交感神経に対する感受性の低下や洞結節の変性のために徐脈傾向にあるとされるが，百寿者は対照高齢者と差がないか，むしろ多かった。慣れない心電図検査に対する不安や緊張が関与したとも考えられるが，沖縄県百寿者の触診によって測られた心拍数も平均76.2/分と，愛知県百寿者の心拍数平均76.8/分とほぼ同じであったことから，百寿者のこの結果は実態を示しているものと考えられ，加齢により洞結節の機能低下や変性を生じて心拍数が減少していくような高齢者は100歳まで生きられないことを示唆する。愛知県の対照高齢者では洞性徐脈が5名（6%）認められたのに対して百寿者では1名も認められなかったこともこの示唆を支持する。

2）伝導障害

　愛知県の結果では，房室ブロック，右脚ブロック，QT時間延長など伝導障害の出現頻度が高いことが，百寿者心電図の特徴の一つであった。房室伝導障害は健常高齢者では比較的稀であり，80歳以上を対象としたKantelipら[6]の研究では房室伝導障害は50名中1名のみであった。しかしながら愛知県の百寿者では第1度房室ブロック16%，第2度房室ブロック9%と，合わせて25%に房室ブロックが認められ，対照高齢者に比して有意に多く，房室伝導障害は加齢とともに進行し増加するものと考えられた。愛知県百寿者では高度房室ブロックやペースメーカー植込み例は認められなかったが，沖縄県百寿者ではペースメーカー植込み3例を含めてMobitzII型以上の高度房室ブロックが9名（3.9%）認められた。このことはペースメーカー治療が進歩した現在では伝導障害は百寿の制限因子にはならないことを示す。

3）不整脈

　上室性期外収縮が加齢とともに増加することはよく知られており[6,7,8]，沖縄県百寿者と愛知県百寿者ではほぼ3人に1人に上室性期外収縮が認められ，対照高齢者に比し有意に多かった。やはり加齢とともに増加するといわれる心房細動[9,10]は，沖縄県百寿者では12名（5.1%）に認められたが，愛知県では百寿者，対照高齢者に各1名認められたのみであった。Gajewski & Singer[11]の研究によれば，一般に良性といわれる孤在性心房細動でさえそれのない例に比べて約8倍の死亡率を示すことが報告されており，心房細動は100歳に到達するための制限因子になっているものと思われる。沖縄県百寿者で心房細動が5.1%に認められたのは，沖縄県では心房細動の致命的な危険性，おそらく血栓の危険性を予防する環境条件，おそらく食餌，栄養条件が具わっているためではなかろうかと思われる。

　心室性期外収縮も加齢により増加するといわれているが，心室性不整脈は加齢に関連した器質的心疾患に起因する場合が多く，その器質的心疾患が長寿の制限因子となる可能性が高い。愛知県では心室性期外収縮の出現頻度が百寿者および対照高齢者で各3名，7%および3%と低く，1日に1000発以上の心室性期外収縮を示す症例が百寿者では1名のみであったが，これは百寿者が器質的心疾患を有することが少ないことを反映するのかも知れない。沖縄県百寿者では心室性期外収縮

の出現頻度は 16.2% と愛知県百寿者に比し多い傾向にあったが，これも沖縄では器質的心疾患が何らかの環境条件によって致命的に至らずに経過しているためではなかろうかと思われる。

4) 陳旧性心筋梗塞と左室肥大

陳旧性心筋梗塞所見が沖縄県百寿者では約 20%，愛知県百寿者でも 14% に認められたことはやや意外な結果であった。この梗塞所見は必ずしも冠動脈の閉塞に基づくものではなく，心筋の老化，変性によるものかも知れないし，また通常の心筋梗塞であっても致命的でない程度のものならばその後の長寿の制限因子にはならないのかも知れない。

左室肥大は沖縄県百寿者では 5.6%，愛知県百寿者では 32% と，沖縄県百寿者では有意に少なかった。しかし，沖縄県百寿者の左室肥大判定は，老人で痩せて皮下脂肪も筋肉も薄くなったために生ずる見かけ上の心電図左室肥大を除くために，心エコー図所見を加味して判定されたもの[12]であり，以前に報告された心電図のみからの判定[13]では 118 名中 50 名 (42.4%) と，愛知県百寿者と有意差はなかった。愛知県百寿者でも心エコー図所見を加味すれば実際の左室肥大は 4% 程度になると思われる。

ST-T 変化は両県とも 36% に認められたが，これも心筋虚血に基づくものではなく，ほとんどが非特異的な ST-T 変化であると思われる。

2. 血液生化学的危険因子について

1) DHEA・DHEAS

DHEA・DHEAS はそれぞれ 90%，99% が副腎由来であり，残りは性腺由来とされるが，その血中濃度は興味深いライフパターンを示す。すなわち，胎児期に非常に高い血清レベルを示す DHEA・DHEAS は生後数日の間にほとんど 0 に低下するが，6〜8 歳の間に副腎機能が亢進し始め，思春期に向けて急激に上昇し，20 歳頃にピークに達する。以後は毎年 2% ずつ直線的に減少し，40 歳で半減，80 歳までに 25 歳時の 15%，90 歳までに 5% になり，死亡直前にはほとんど 0 になる[14]という。

男女ともこの変動パターンは同じであるが，女性は男性より低値であり，性差を示す[15]。また，とくに 85 歳以上の高齢者を対象にした研究[16]では，男性は加齢とともに漸減したが，女性では年齢との相関は認められなかった。以上のような変動パターンから DHEA・DHEAS は老化の生化学的指標になると考えられている。

我々の成績では DHEAS は百寿群の方が男女合わせた全体でみると高齢対照より有意に低かった。沖縄県の DHEA についての成績でも百寿者の方が男女とも有意に低かった。百寿者では老化度を示すとされる DHEA・DHEAS が維持されているのではないかと期待されたが，やはり加齢変化の延長線上にあるものと考えられた。

2) 過酸化脂質（LPO）

LPO は動脈硬化の促進因子となることが知られているが，生体は十分な抗酸化機構をもっているので，容易に相当量の LPO が生じたり蓄積したりすることはないといわれる。

沖縄県の成績では百寿者は対照高齢者に比して有意に低く，このことが百寿者の健康長寿の一因をなしていると推測しているが，我々の成績では百寿者の方が有意に高かった。我々の測定値は沖縄県の測定値に比して異常に高く，長期冷凍保存の影響を否定し得ないが，食習慣の違いによる沖縄県と愛知県の差であるのかも知れない。

3) ホモシステイン（HCY）

HCYは冠，末梢，脳動脈の動脈硬化性疾患の危険因子となりうることが明らかになってきている[17]。百寿者はこのような動脈硬化性疾患を避けて生き延びてきたと考えられるので，HCYは低いと予想されたが，案に相違して，我々の成績でも沖縄県の成績でも百寿者の方が対照高齢者よりも有意に高値を示した。

HCYは男性が女性に比して高く[18]，男女とも加齢とともに増加する[19]が，男性では中年期から，女性では老年期から上昇するといわれる。我々の成績でもHCYは年齢と有意の正相関を示した。したがってHCYに関しては百寿者は加齢変化の延長線上にあるものと思われる。

4) 血清脂質

血清脂質も動脈硬化の重要な危険因子であるので，百寿者の血清脂質の検討もきわめて重要である。我々の成績では百寿者は対照高齢者に比してTC, TG, HDLCのいずれも有意に低値を示した。沖縄県の成績でも百寿者の方がいずれも低かったので，TC, TGが低いことは長寿の重要な要因の一つであると思われる。低いことが危険因子であるとされるHDLCも百寿者は対照高齢者よりも有意に低値であった。一見矛盾した結果のように思われるが，TCの値と併せ考えるとLDLCも低値であり，むしろLDLCの低いことの方が主役で，HDLCが高いことは長寿の要因ではないことを示唆する。

5) 追跡調査

百寿者について追跡調査により生存群と死亡群に分けて調べた結果では，DHEAS, LPO, HCYのいずれも両群間に有意差はなかったので，長寿の要因としての関与はあまりないと考えられる。しかしながら，DHEASが1000 ng/ml以上の高値を示す4例は生存しており，これらの人たちは一般老人からの百寿者とは質的に異なるエリート百寿者ではなかろうか。更なる追跡結果が注目される。

IV. まとめ

長寿の背景要因を解明するために，心電図記録と血液生化学的危険因子測定を行い，愛知県百寿者と沖縄県百寿者を比較検討した。

心電図所見は両県の間で大差なく，百寿者では上室性期外収縮，房室・心室内伝導障害が多く，多発性心室性期外収縮および心房細動が少ないことが特徴と考えられたが，沖縄では心室性期外収縮，心房細動が多い傾向にあり，沖縄の何らかの環境要因が長寿の制限因子と考えられるこれらの不整脈に対して防禦的に作用している可能性がある。

血液生化学的危険因子に関しては，過酸化脂質が愛知県で高く沖縄県で低かったが，食習慣の差によるものと考えた。その他は両県で大差なく，DHEASは低く，ホモシステインは高く，長寿要因としての関与は否定的であった。血清脂質はいずれも低値であり，長寿要因の一つと考えられた。

文 献

1) 鈴木 信: 日本の百寿者，中山書店，東京，pp. 72–75, 1997.
2) 鈴木 信: 日本の百寿者，中山書店，東京，pp. 202–208, 1997.
3) 鈴木 信，詹吟菁: 日本の百寿者，中山書店，東京，pp. 110–119, 1997.
4) 鈴木 信，Bradley Willcox, 瑞慶覧涼子: 沖縄県百寿者の血漿総ホモシステイン値と種目別ADLとの相関に関する研究，長寿科学総合研究平成9年度研究報告，Vol. 5: 269–273, 1998.

5) 秋坂真史, 安次富郁哉, 他: 超高齢者の動脈硬化に関する医生物学的研究—百寿者における大動脈脈波速度と動脈硬化指数—, 日老医誌, 30: 467-473, 1993.
6) J. P. Kantelip, E. Sage, & P. D. Marullaz: Findings on ambulatory electrocardiographic monitoring in subjects older than 80 years, Am J Cardiol, 57: 398-401, 1986.
7) T. A. Manolio, C. D. Furberg, et al: Cardiac arrhythmias on 24h ambulatory electrocardiography in older women and men: The Cardiovascular Health study, JACC, 23: 916-925, 1994.
8) 北野幸英: 健常成人の年齢と 24 時間心電図による心拍数および期外収縮の出現頻度に関する研究, 心電図, 11: 174-182, 1991.
9) F. N. Brand, R. D. Abbott, et al: Characteristics and prognosis of lone atrial fibrillation, JAMA, 254: 3449-3453, 1985.
10) W. B. Kannel, R. D. Abbott, et al: Epidemiologic features of chronic atrial fibrillation. The Framingham Study, N Engl J Med, 306: 1018-1022, 1982.
11) J. Gajewski, & R. B. Singer: Mortality in insured population with atrial fibrillation, JAMA, 245: 1540-1544, 1981.
12) 鈴木 信: 平成 9 年度厚生省長寿科学総合研究, 沖縄における長寿背景要因に関する研究, 班会議質疑応答, 1997.
13) 鈴木 信: 百歳の科学, 新潮社, 東京, pp. 147-148, 1985.
14) W. Regelson & C. Colman: The Superhormone promise, Simon & Schuster, New York, 39-101, 1996.
15) 岡部泰二郎, 名和田新: デヒドロエピアンドロステロン (DHEA), デヒドロエピアンドロステロンサルフェート (DHEA -S), 日本臨床, 53: 460-463, 1995 (増刊号中巻).
16) E. G. Birkenhager-Gillesse, J. Derksen, & A. M. Lagaar: Dehydroepiandrosterone sulphate (DHEAS) in the oldest old, aged 85 and over, Ann NY Acad Sci, 719: 543-552, 1994.
17) G. N. Welch & J. Loscalzo: Homocysteine and atherothrombosis, N Engl J Med, 338: 15: 1042-1050, 1998.
18) A. Araki & Y. Sako: Determination of free and total homocysteine in human plasma by high-performance liquid chromatography. J Chromatogr, 422: 43-52, 1987.
19) 佐古伊康, 荒木 厚, 他: 老年者の食事療法, 日老医誌, 25: 231-237, 1988.

沖縄における長寿背景要因に関する研究
――特に長寿者の疾病構造とライフスタイル――

稲福徹也, 安次富郁哉, 鈴木 信

[キーワード: 沖縄超高齢者, ライフスタイル, 血漿遊離アミノ酸, 長寿達成要因]

はじめに

沖縄は世界一長寿地域と言われているが, 長寿達成の要因には公衆衛生, 栄養, 社会・経済, 文化, 遺伝, 医学などさまざまな因子が関与している[1,2]。その中で我々は特に栄養面, 社会的側面, 医学的側面に焦点をあてて検討した。

I. 百寿者の血漿総遊離アミノ酸に関する研究
――ハイドロキシプロリン・プロリン・シスチン・3メチルヒスチジンについて――

栄養環境がヒトの寿命に及ぼす影響を調べる目的で, 蛋白系の栄養指標として血漿アミノ酸分画を調査した (表1)。沖縄在住の健康な百寿者の血漿総遊離アミノ酸は男性41.4, 女性37.4 mg/lで, 男女とも70歳老人と有意差はなかった。必須アミノ酸は百寿者男性9.9, 女性9.1 mg/lで, 70歳男性10.9, 女性9.6 mg/lに比して, やや低下傾向であった。非必須アミノ酸は百寿者男性31.5, 女性28.3 mg/lで, 70歳男性28.7, 女性26.8 mg/lに比して, むしろ上昇傾向にあったがいずれも有意差はなかった。しかしE/N比でみると, 百寿者男性0.31, 女性0.32で, 70歳男性0.38, 女性0.36に有意差をもって低下がみられた。その中で, 側鎖アミノ酸は百寿者で男性3.8, 女性3.1 mg/lで70歳老人男性4.6, 女性3.8 mg/lに比して低下していた。必須アミノ酸の低下傾向と非必須アミノ酸の上昇傾向があって, E/N比の有意な上昇となった。必須アミノ酸のうち, 側鎖アミノ酸が低下し

表1 アミノ酸プロフィールに関する老化の影響　　　　　　　　　　　　　　平均値±標準偏差

	男 性		女 性	
	百寿者	70歳老人	百寿者	70歳老人
例数	9	20	23	20
総アミノ酸 (mg/L)	41.4±3.1	39.6±0.9	37.4±2.3	36.4±1.8
非必須アミノ酸 (mg/L)	31.5±1.5	28.7±0.9	28.3±0.7	26.8±0.9
必須アミノ酸 (mg/L)	9.9±0.5*	10.9±0.4	9.1±0.7	9.6±0.7
E/N 比	0.31±0.33†	0.38±0.02	0.32±0.02†	0.36±0.01
側鎖アミノ酸 (mg/L)	3.8±0.9	4.6±0.3	3.1±0.6	3.8±0.4

t-検定による同性内の有意差を示す。(*: $p<0.1$, †: $p<0.05$)
E/N 比 = 必須アミノ酸/非必須アミノ酸比

表2 百寿者群と70歳老人群における個別アミノ酸値

		男　性		女　性	
		百寿者	70歳老人	百寿者	70歳老人
例数		9	20	23	20
必須アミノ酸	Val	215.6±12.7	246.8±11.6	184.6±13.2	216.3±10.4
(nmol/ml)	Lle	64.1±7.4	71.9±3.0	44.2±3.4‡	68.0±3.7
	Leu	105.2±9.5‡	145.7±6.0	81.7±6.9	96.2±3.6
	Lys	223.3±14.7	228.4±9.4	229.4±18.6	191.8±6.3
	Met	23.9±1.4	24.8±2.2	20.77±2.2	20.5±0.7
	Phe	59.7±4.7	70.8±6.5	55.81±4.1	59.0±3.9
	Thr	136.0±11.5	142.7±8.6	113.8±10.1	110.2±5.6
	Trp	117.5±11.9	108.3±16.2	135.1±13	152.1±15.4
	His	44.2±2.8	50.18±3.9	43.3±2.7	46.5±2.2
非必須アミノ酸	Asp	1.85±0.3	2.04±0.5	1.37±0.1	1.45±0.1
(nmol/ml)	Arg	59.5±6.1	72.4±4.1	52.4±5.2	43.1±2.2
	Asn	101.4±6.3	94.9±3.4	110.7±7.6†	92.0±4.7
	Cys	22.6±1.9†	16.3±0.6	23.3±1.2	23.9±1.2
	Glu	24.5±2.9‡	44.7±2.0	30.3±2.2	33.6±2.2
	Gly	257.5±23.7	279.3±15.6	257.5±15.3	271.6±19.7
	Orn	81.3±4.9	94.4±8.1	94.41±9.7	75.5±4.9
	Ser	109.7±8.4†	132.3±5.1	113.8±7.7	120.2±6.9
	Tyr	57.8±5.6‡	74.1±3.0	57.63±5.3	57.3±3.5
	Pro	596.6±59.7‡	439.5±27.7	631.0±43.1†	435.1±31.2
	Ala	626.2±32.8†	442.6±29.1	528.7±37.1	522.0±28.2
	Gln	1207.9±78.3	117.5±23.5	935.3±62.8	1003.0±30.1

t-検定による同性内の有意差を示す。（†: $p < 0.05$, ‡: $p < 0.01$）

ていたが，GOTやGPTなどの肝機能が正常値であり顕性肝疾患はないので，肝臓の代謝力の低下の兆しが主体と考えられる[3]。

　個々のアミノ酸は，表2に示すとおり高低まちまちであったが，これらは低栄養を反映しているものもあるし，蛋白合成の低下によるもの，蛋白分解によるものもあろう。いずれにせよ，蛋白の出納バランスに由来するものと考えられる。百寿者の特徴的所見として，3メチルヒスチジン，プロリン，シスチンの上昇が挙げられる。

　血漿3メチルヒスチジンは（表3），百寿者男性7.14，女性6.36 nmol/mlで，70歳老人男性4.58，女性4.22 nmol/mlに比して有意に高値であった。3メチルヒスチジンは末梢筋よりの蛋白分解を反映していると言われているが，腎排泄が90%にもなり再利用が無いアミノ酸である。これはクレアチニンの上昇も同時にみられるので，腎機能低下による可能性が高い[4]。

　プロリンは表2に示すように百寿者で男性596.6 nmol/ml，女性631.0で，70歳老人男性439.5, 女性435.1に比して有意に高かった。ハイドロキシプロリンはプロリンから生じる生成物であるが，百寿者でハイドロキシプロリンを測定した結果（表4），総ハイドロキシプロリンは百寿者男性67.3，女性72.1 nmol/mlに対し，70歳老人男性61.0，女性58.9 nmol/mlで，遊離ハイドロキシプロリンはそれぞれ百寿者男性21.9，女性22.3 nmol/mlに対し，70歳老人男性15.0，女性13.5 nmol/mlで，

表3 百寿者群と70歳老人群における血漿3メチルヒスチジンの比較

(nmol/ml)

	百寿者	70歳老人
男性	7.14±0.99† (20)	4.58±0.46 (33)
女性	6.36±0.61† (51)	4.22±0.5 (51)

t-検定: †: p < 0.05
( ) 内は症例数

表4 百寿者群と70歳老人群における血漿ハイドロキシプロリンの比較　　平均値±標準偏差

	男　性		女　性	
	百寿者	70歳老人	百寿者	70歳老人
例数	15	39	51	61
総ハイドロキシプロリン	67.3±13.7†	61.0±10.9	72.1±17.5†	58.9±10.4
遊離ハイドロキシプロリン	21.9±10.4†	15.0±6.5	22.3±13.3†	13.5±8.4

t-検定による同性内の有意差を示す。(†: p < 0.05)　　(nmol/ml)

いずれも70歳老人より有意に高かった。スタイナー[5]の教科書に記載されているように，プロリン，グライシン，ハイドロキシプロリンは膠原繊維，間質組織の一部を構成しているコラーゲンのラジアルの重要構成要素であり，骨，脳，肝臓をはじめ心血管系に大量に含まれている。プロリンはハイドロキシプロリンの前駆体であり，特に骨粗鬆症や骨折の際に血中に大量に析出されるし，また炎症や創傷治癒にも重要な役割を持つといわれているので[6,7]，今後十分に注目したい。

シスチンは表2に示すように百寿者で平均値が男性22.6 nmol/mlで，70歳老人男性16.3に比して高値であった。女性では百寿者23.3 nmol/ml，70歳老人23.9で同じレベルであったが，同時に行った我々の20歳代の男性10人，女性17人の調査による男性17.0，女性16.0 nmol/mlに比して明らかに高値であった。シスチンはシスタチオニン合成酵素の作用によって含硫アミノ酸であるメチオニンやホモシスチンからタウリンを経由して処理される。ホモシスチンは近年冠血管疾患に対しプラスに作用する因子と考えられ[8]，コレステロールとともに栄養面より循環器疾患の重要な危険因子の一つと考えているので，今後の追跡調査が待たれるところである。

以上まとめると，これらの諸因子の総合が生命維持に適した内部環境を維持するのに好都合と推察できる。この傾向は，1976年からの著者らの百寿者調査でも一貫して認められていて，それらが崩れてくると死が訪れるように思える。したがって，蛋白摂取によってもたらされる特有なアミノ酸プールが健康百寿の特徴的所見と考えられる。

II. 沖縄県超高齢者の生活と意識に関する研究

高齢化社会を迎え，単に長生きするだけでなく健康で生きがいのある生活が望まれる。本研究では，85歳以上高齢者の医療や福祉の実態を調べるとともに，在宅高齢者の生活自立度を身体機能，

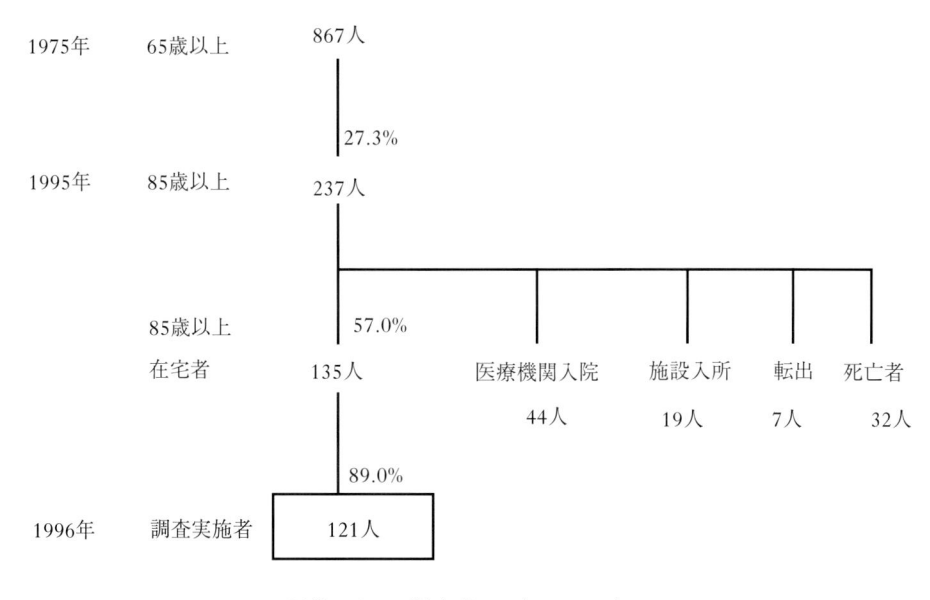

```
1975年    65歳以上    867人
                      │
                      │ 27.3%
                      │
1995年    85歳以上    237人
                      │
          85歳以上    │ 57.0%           医療機関入院   施設入所   転出    死亡者
          在宅者      135人              44人         19人       7人     32人
                      │
                      │ 89.0%
                      │
1996年    調査実施者  │121人│
```

男性33人　平均年齢90.2歳(85–102歳)
女性88人　平均年齢90.2歳(85–101歳)

図1　85歳以上の在宅高齢者の調査対象者

知的機能の両面から捉え，ライフスタイルや意識との関連を検討した。調査対象者は(図1)，沖縄本島 T 村 (人口約 1 万人) に 1975 年から 95 年の 20 年間継続して居住した 85 歳以上の 237 人のうち在宅の 135 人 (57.0%) で，調査実施可能であった 121 人 (89.0%) に対して戸別に訪問面接調査を行った。T 村は，以前に報告した市町村別 disability free rate が 20.1 であり[9]，沖縄県の中でも比較的活動性平均余命が高い地域である。

1. 身体活動能力と知的能力

日常生活動作 (ADL) を井上の指標[10] (表5) を用いて評価した。結果は表6に示すように総得点 (満点 55) は平均で男性 49.6, 女性 45.9 と概ね良好で，男性は女性に比較して高得点を示した。身体活動能力(満点 35)は男性 31.6, 女性 29.5, 感覚機能(満点 10)は男性 8.5, 女性 7.9 と両者ともに男性がやや高いものの有意差はみられなかった。認識能力(満点 10)は男性 9.5, 女性 8.6 で男性が有意に高かった。個々の項目では食事，入浴，着脱衣，視力，意思表示，会話の理解において男性が女性より高得点であった。

厚生省による「障害老人の日常生活自立度判定基準」[11] (表7) に基づいて生活自立度を判定した。結果は図2のように生活自立者「ランク J」は男性 84.8%, 女性 76.1% を占め，「ランク A」は男性 15.2%, 女性 12.5%,「ランク B, C」は女性のみで男性の寝たきりが皆無であった。以上，85歳以上在宅高齢者の身体活動能力は概ね良好ですべての面で男性が女性より高成績であった。

改訂長谷川式簡易知能評価スケール (HDS-R) を用いて 21 点以上を「非痴呆」，20 点以下を「痴呆」と判定した[12]。HDS-R の平均得点は全体で 18.7, 男性 19.7, 女性は 18.3 で，男性が女性に比して有意に高得点であった。HDS-R は痴呆のスクリーニングテストとして広く国内で使用されて

表 5　ADL 指標

食事		1. 全介助	2. 一部介助	3. 辛うじて自分で食べる	4. 自分で食べるが遅い	5. 自分で普通に食べる
排泄	大便	1. 失禁(おむつ使用)	2. 一部介助(夜間おむつ使用)	3. 辛うじて自分でする(便器使用)	4. 便所へ行くが時にもらす	5. 自分で普通にする
	小便	1. 同上	2. 同上	3. 同上	4. 同上	5. 同上
起立		1. 不能	2. かなりの介助でつかまり立ち	3. 辛うじて可能	4. できるが遅い	5. 自分で普通に立つ
行動範囲		1. 寝床の上に限られる	2. 居室内に限られる	3. 自宅の敷地内に限られる	4. 隣近所への散歩程度	5. 全く普通に行動する
入浴		1. 不能(清拭)	2. 全介助	3. 辛うじて入浴可能	4. できるが遅い	5. 全く普通に入浴可能
脱着衣		1. 不能	2. かなりの介助を要す	3. 辛うじて可能	4. できるが遅い	5. 全く普通に可能
聴力		1. 全く不能	2. 耳元で大きな声を出せば聞こえる	3. 耳元で話せば聞こえる	4. 耳元でなくても大声で話せば聞こえる	5. 正常
視力		1. 全く不能	2. 辛うじて顔の輪郭がわかる	3. 大きい活字がやっと見える	4. 大体見えるが不完全	5. 正常
意志の表示		1. 全く不能	2. 基本的な要求のみ可能	3. 辛うじてできる程度	4. だいたいできるが不完全	5. 正常
会話の理解		1. 全く不能	2. 希に理解する	3. 辛うじて理解	4. だいたいできるが不完全	5. 正常

いるが，この成績のみで痴呆の診断はできないのは周知のことである．しかし HDS-R 20 以下を痴呆[12]とすると，生活自立者「ランク J」の 31.5% が「痴呆」と判定される．さらに ADL 指標と HDS-R の得点の関係は (図 3)，相関係数 r = 0.625 で有意な正の相関があるが，一方で HDS-R 得点が 10 以下であっても ADL 得点が 40 以上の日常生活能力は高いグループがあり，この中に 102 歳の男性 (HDS-R 6, ADL 41) も含まれていた．超高齢者では日常生活に支障のない軽度の知的能力低下を示す者が比較的多く含まれていると言える．

2.　年齢階級別の身体活動能力と知的能力 (表 8)

年齢階級別に ADL 指標を検討すると，男性では感覚機能において 95 歳以上群は 85–89 歳に比して得点が低く，感覚機能のみが加齢に伴って低下した．85 歳以上の男性においては身体活動能力や認識能力は加齢によってもあまり衰えない可能性が示された．女性では身体活動能力，感覚機能において 95 歳以上群と 90–94 歳群は，85–89 歳に比して得点が低く，認識能力において 90–94 歳群は 85–89 歳に比して低かった．女性ではすべての能力が加齢とともに低下した．生活自立度(寝たきり度)の状況をみると，寝たきり「ランク B, C」に該当するものは，男性は皆無で，女性は 85–89 歳で 3 人 (6.8%)，90–94 歳で 7 人 (21.9%) と年齢とともに数，割合とも増加しているが，95 歳以上の 12 人中「寝たきり」は皆無であった．これは「寝たきり」になった者は 95 歳を超えて生き続けるのは困難であることを示しているのかも知れないし，その他の社会的要因があるのかは不明である．HDS-R 得点を比較すると，男性では各年齢層グループ間で有意差はみられなかった．女性で

表6　85歳以上の在宅高齢者の日常生活動作能力

ADL指標	例数	男性 88	女性 88
身体活動能力	食事	4.8 ± 0.5	4.4 ± 1.0‡
	大便	4.7 ± 0.7	4.5 ± 1.0
	小便	4.6 ± 1.1	4.4 ± 1.3
	起立	4.5 ± 0.8	4.3 ± 1.3
	行動範囲	4.3 ± 1.0	4.2 ± 1.1
	入浴	4.4 ± 1.1	3.8 ± 1.2‡
	着脱衣	4.5 ± 1.0	4.0 ± 1.3†
	合計	31.6	29.5
感覚器機能	聴力	3.9 ± 1.1	4.1 ± 1.3
	視力	4.5 ± 0.8	3.8 ± 1.2‡
	合計	8.4	7.9
認識能力	意志表示	4.7 ± 0.5	4.1 ± 1.0‡
	会話の理解	4.8 ± 0.4	4.4 ± 1.1†
	合計	9.5	8.5
総得点		49.6 ± 6.8	45.9 ± 10.4‡

男女間の有意差を示す。(†: $p < 0.05$, ‡: $p < 0.01$)

は85–89歳と90–94歳および95歳以上群の間で有意差がみられ，加齢とともに平均得点が低下した。

3. ライフスタイルと高齢者の意識

ライフスタイルと意識に関する調査は自計方式(留め置き調査)で，58項目からなる「高齢者の生活と意識」に関するアンケートを用いて調査した。生活に対する満足度は(表9)，現在の生活に大変満足している者が3割で，やや満足していると回答した者の6割を含めると，約9割が現在の生活に満足できると回答した。家庭内での役割と地域との関わりについて，75%の高齢者が家庭内での役割を持ち，80%の高齢者が地域との関わりを持っていた。家庭内での役割がある者と地域との関わりがある者の間には有意な関連がみられた。

家庭内での役割を持つ者と持たない者に分けてADL得点の平均点を比較すると(表10)，それぞれ49.8と42.3で役割を持つ者が有意に高得点であった。同様にHDS-Rの平均点はそれぞれ19.5と12.4で役割を持つ者が有意に高得点であった。これらは家庭内での役割があることがADLスコアの高得点維持に関与しているのか，逆にADLスコアが保たれている結果家庭内での役割があるのか本研究からは明言できないが，家庭内の役割や地域との関わりは，超高齢者の生活の身体的機能や知的機能と密接に関係していると言える。超高齢者の家庭内での役割分担は，自立性を高める上で有用と考えられ，自主的に地域との関係を保ちつつ外部からの刺激を受けることは，身体的・精神的機能の自立性を高める要因の一つであると考えられる。

以上まとめると，85歳以上の在宅高齢者は，身体機能・知的機能とも自立している者が8割以上で，身体活動能力・知的能力とも男性が女性に比べて成績が良く，女性ではすべての能力が加齢と

表7 障害老人の日常生活自立度(寝たきり度)判定基準

(検査日: 平成　　年　　月　　日)　　　　　　　　　　　(検査者:　　　　　　　)

氏名:	生年月日:	年	月	日	年齢:	歳
性別: 男 / 女	教育年数(年数で記入):			年	検査場所:	
DIAG:	(備考)					

生活自立	ランクJ	何らかの障害等を有するが，日常生活はほぼ自立しており独力で外出する。 1 交通機関等を利用して外出する 2 隣近所へなら外出する
準寝たきり	ランクA	屋内での生活は概ね自立しているが，介助なしには外出しない。 1 介助により外出し，日中はほとんどベッドから離れて生活する 2 外出の頻度が少なく，日中も寝たり起きたりの生活をしている
寝たきり	ランクB	屋内での生活は何らかの介助を要し，日中もベッド上での生活が主体であるが座位を保つ。 1 車椅子に移乗し，食事，排泄はベッドから離れて行う 2 介助により車椅子に移乗する
	ランクC	一日中ベッド上で過ごし，排泄，食事，着替において介助を要する。 1 自力で寝返りをうつ 2 自力では寝返りもうたない

期間	ランク A, B, C に該当するものについては，いつからその状態に至ったか 　　　年　　　　月頃より(継続時間　　　　年　　　　か月間)

*判定にあたっては補装具や自助具等の器具を使用した状態であっても差し支えない。

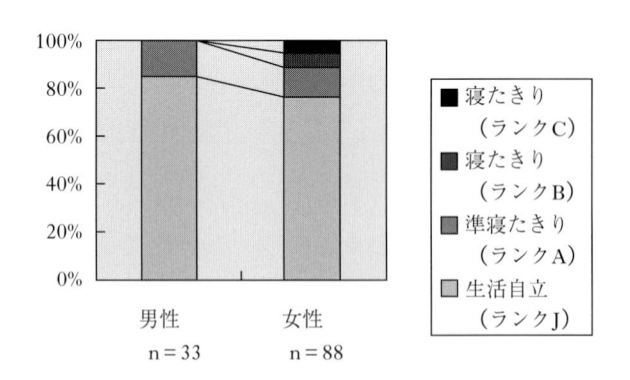

図2　85歳以上在宅高齢者の生活自立度

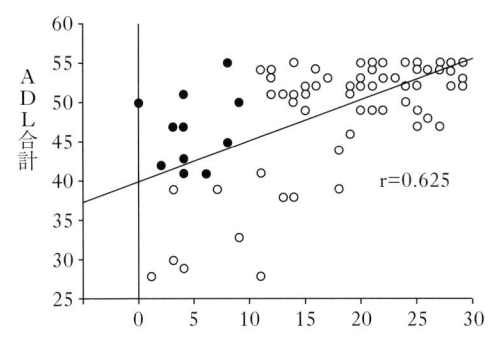

図3 日常生活動作能力と知的能力の関連

(横軸: 改訂長谷川式簡易知能評価スケール合計, 縦軸: ADL合計, r=0.625)

表8 85歳以上在宅高齢者の年齢階級別 ADL 指標，寝たきり度と HDS-R 得点

	男性 n = 33			女性 n = 88		
	85–89歳	90–94歳	95歳以上	85–89歳	90–94歳	95歳以上
例数	21	7	5	44	32	12
ADL 指標						
身体活動能力（35）	32.7	30.0	29.4	32.0	26.4	26.9
感覚機能（10）	8.8	8.4	7.2	8.5	7.6	6.8
認識能力（10）	9.5	9.8	9.0	9.3	8.3	8.6
総得点（55）	51.0	48.2	45.6	49.8	42.3	42.3
寝たきり度「ランク B, C」の割合(%)	0%	0%	0%	6.8%	21.9%	0%
HDS-R 得点（30）	19.2	22.3	17.7	21.6	14.8	13.8

⌐──┐: 各年齢層間の有意差 (p < 0.05) を示す。

表9 85歳以上在宅高齢者の生活満足度

	男性	女性	合計
大変満足	10(45.5)	20(28.2)	30(32.3)
やや満足	12(54.5)	42(59.2)	54(58.1)
やや不満	0	8(11.3)	8(8.6)
不満	0	1(1.4)	1(1.1)
合計	22(100.0)	71(100.0)	93(100.0)

例数 (%)

ともに低下しているのに対し，男性では感覚機能のみが加齢とともに低下した。これらは高齢者のライフスタイルや意識と密接に関連してあり，家庭内で役割を持つことや地域との関わりを保つことは，身体的・精神的に自立した生活を送るための一つの大事な要因と考えられた。

III. 沖縄一離島における長寿関連要因に関する研究
―― 85 歳達成に関する医学的縦断研究 ――

長寿達成の要因については，さまざまな側面から検討されており多因子の関与が考えられる[1,2]。医学面では多くの疫学研究により，ある特定の疾患死亡に関係する危険因子が明らかにされているが，長寿達成の要因に関する医学的研究は少ない[13]。本研究では，世界一長寿地域と言われる沖縄において 85 歳達成の医学的要因を明らかにすることを目的とした。

沖縄一離島の K 島（人口約 1 万人）において 1983・84 年の住民検診受診者の内，14 年後の 97 年に 85 歳以上に達しうる者（83 年受診者の 71-84 歳と 84 年受診者の 72-84 歳）を選定し 97 年時点の予後調査を行った。初回時に悪性腫瘍，心疾患，脳卒中の既往歴を有する者を除外，97 年までの転出者を除外した。対象者の開始時平均年齢は 76.1 歳で，当時の日本人の 76 歳の平均余命[14]は男性 8.22，女性 10.09 年であるから，男性 84.2 歳（76.0＋8.2），女性 86.3 歳（76.2＋10.1）以上生存すれば長命と考えることができる。そこで「85 歳達成群」を死亡時年齢が 85 歳以上の者または 97 年時点の生存者（85 歳以上に達している）とした。

内訳は（表 11），男性 138 人，女性 147 人，全体で 285 人で，85 歳達成率は男性 72.5%，女性 78.9% で 7 割以上が 85 歳に達した。年齢層別では初回年齢が高くなるにつれて 85 歳達成率も高くなったが，男性では 75-79 歳の 85 歳達成率は 65.5% と低かった。

初診時の受診者背景は（表 12），Body mass index，血清脂質（総コレステロール，HDL-コレステロール，LDL-コレステロール，中性脂肪）は女性で有意に高値，赤血球数，ヘモグロビンは男性で有意に高値であった。心電図異常は男性に高頻度で，飲酒・喫煙習慣，「職業あり」，家族歴に「疾

表 10 85 歳以上在宅高齢者の家庭での役割と ADL, HDS-R との関係

	家庭での「役割あり」	家庭での「役割なし」
ADL 得点（満点 55）	49.8±7.3†	42.3±8.9
HDS-R 得点（満点 30）	19.4±7.2†	12.4±8.5

†: $p < 0.05$

表 11 85 歳達成率 n = 285　　　　　　　　　　単位（%）

	例数	男性	女性	全体
		138	147	285
70-74 歳	117	73.2	72.1	72.6
75-79 歳	103	65.5	81.2	72.8
80-84 歳	65	85.2	86.8	86.2
全体	285	72.5	78.9	75.8

表12 初診時の受診者背景 n = 285

	男性 n = 138		女性 n = 147		p 値
	例数	平均値または頻度	例数	平均値または頻度	
年齢, yo	138	76.0 ± 3.7	147	76.2 ± 3.9	n.s.
Body mass index, kg/m^2	138	21.5 ± 2.8	142	23.8 ± 3.5	< 0.0001
収縮期血圧, mmHg	138	138.1 ± 18.7	145	142.0 ± 19.8	< 0.1
拡張期血圧, mmHg	138	79.7 ± 9.8	144	80.5 ± 10.2	n.s.
高血圧 (%) ¶	138	56.5	147	59.9	n.s.
総コレステロール, mg/dl	135	185.2 ± 32.7	144	220.3 ± 41.3	< 0.0001
HDL-コレステロール, mg/dl	106	54.2 ± 14.4	108	49.8 ± 12.2	< 0.05
LDL-コレステロール, mg/dl	121	136.5 ± 33.8	129	180.4 ± 57.5	< 0.0001
中性脂肪, mg/dl	106	97.3 ± 56.8	108	153.7 ± 103.5	< 0.0001
赤血球数, ×10000/μ	135	440.0 ± 45.9	143	428.2 ± 35.6	< 0.05
ヘモグロビン, g/dl	135	13.8 ± 1.4	145	12.9 ± 1.1	< 0.0001
心電図異常あり (%)	116	37.9	124	21.0	< 0.005
徐脈 (60 未満/min) あり (%)	133	10.5	139	6.5	n.s.
飲酒量, エタノール ml/W†	134	166 ± 282	138	4.1 ± 39.0	< 0.0001
飲酒習慣 (%)†	134	53.0	139	2.2	< 0.0001
喫煙量, 本/日†	134	6.3 ± 7.9	141	1.0 ± 3.4	< 0.0001
喫煙習慣 (%)†	134	47.8	141	10.6	< 0.0001
職業あり (%)†	134	66.4	136	44.1	< 0.0005
塩分の嗜好あり (%)†	135	17.8	140	18.6	n.s.
糖分の嗜好あり (%)†	135	64.4	140	57.1	n.s.
「食欲不振」の自覚 (%)†	107	8.4	103	10.7	n.s.
「やせ」の自覚 (%)†	107	14.0	104	20.2	n.s.
家族歴に疾病あり (%)‡	136	28.7	144	16.7	< 0.05
家族歴に動脈硬化性疾患あり (%)‡	136	22.1	144	13.9	< 0.1
家族歴に老衰による死亡あり (%)‡	136	50.0	144	43.8	n.s.

¶: 高血圧は検診時の収縮期血圧 140 mmHg 以上または拡張期血圧 90 mmHg 以上, または問診上で高血圧の指摘(治療中も含む)のある者とした.
†: 初診時点の問診上の所見(職業歴は主婦も含む)
‡:「家族歴に疾病あり」は悪性腫瘍, 心疾患, 脳卒中, 高血圧, 糖尿病の家族歴を有するもの
「動脈硬化性疾患あり」は心疾患, 脳卒中, 高血圧, 糖尿病の家族歴を有するもの
「老衰による死亡あり」は老衰で死亡した者の家族歴を有するもの

病あり」は男性に高頻度であった. 以上多くの項目で男女差がみられた.

　初診時の各項目について男女別に「85 歳達成群」と「84 歳以下死亡群」を比較した (表13). 脳血管疾患や虚血性心疾患など動脈硬化性疾患に関与する Body mass index, 収縮期および拡張期血圧, 血清脂質, 心電図所見などの項目は男女とも両群間で差がなく, 85 歳達成を予測する因子ではなかった. 飲酒習慣や喫煙習慣は男女とも両群間で有意差はなかったものの, 女性では「85 歳達成群」の方が喫煙習慣と飲酒習慣の頻度がやや多かった. 対象は, 悪性腫瘍, 脳卒中, 心疾患の既往を有する者は除外されており, また初診時年齢 (71–84 歳) に至るまで疾病に罹患せず淘汰されてきた健康な集団と考えられる. また一般に住民検診受診者は健康問題について関心が高く, 高血圧, 糖尿病, 高コレステロール血症などを有しながらも, 検診後にきちんと自己管理している可能性も

表13 初診時の各因子と85歳達成の関連 n=285

	男性 n=138			女性 n=147		
	85歳達成群	84歳以下死亡群		85歳達成群	84歳以下死亡群	
	n=100	n=38	p値	n=116	n=37	p値
年齢, yo	76.2	75.6	n.s.	76.5	75.1	<0.1¶
Body mass index, kg/m²	21.4	21.8	n.s.	23.6	24.5	n.s.
収縮期血圧, mmHg	139.1	135.5	n.s.	142.0	142.1	n.s.
拡張期血圧, mmHg	79.9	79.2	n.s.	80.4	80.9	n.s.
高血圧 (%)	58.0	52.6	n.s.	58.6	64.5	n.s.
総コレステロール, mg/dl	186.5	181.9	n.s.	219.7	222.8	n.s.
HDL-コレステロール, mg/dl	54.2	54.3	n.s.	49.6	50.3	n.s.
LDL-コレステロール, mg/dl	138.7	130.9	n.s.	181.4	176.3	n.s.
中性脂肪, mg/dl	95.1	102.5	n.s.	160.0	131.5	n.s.
赤血球数, ×10000/μ	438.6	443.6	n.s.	427.5	430.9	n.s.
ヘモグロビン, g/dl	13.7	14.0	n.s.	12.9	12.9	n.s.
心電図異常あり (%)	36.4	42.9	n.s.	22.5	13.6	n.s.
徐脈 (60未満/min) あり (%)	9.3	13.9	n.s.	7.2	3.6	n.s.
飲酒量, エタノール ml/W	162.4	175.5	n.s.	5.2	0.0	n.s.
飲酒習慣 (%)	54.5	48.6	n.s.	2.8	0.0	n.s.
喫煙量, 本/日	6.7	5.4	n.s.	1.3	0.2	n.s.
喫煙習慣 (%)	47.5	48.6	n.s.	12.7	3.2	n.s.
職業あり (%)	68.7	60.0	n.s.	46.7	35.5	n.s.
塩分の嗜好あり (%)	15.0	25.7	n.s.	15.6	29.0	<0.1¶
糖分の嗜好あり (%)	65.0	62.9	n.s.	58.7	51.6	n.s.
「食欲不振」の自覚 (%)	6.3	14.3	n.s.	7.7	20.0	<0.1¶
「やせ」の自覚 (%)	15.2	10.7	n.s.	19.0	24.0	n.s.
家族歴に疾病あり (%)	27.0	33.3	n.s.	16.8	16.1	n.s.
家族歴に動脈硬化性疾患あり (%)	21.0	25.0	n.s.	14.2	12.9	n.s.
家族歴に老衰による死亡あり (%)	53.0	41.7	n.s.	42.5	48.4	n.s.

¶: p<0.1

考えられる。このような集団では検診時所見の異常値はその後の寿命にはそれほど大きな影響を及ぼさない可能性があると考える。死因順位を検討すると (表14), 死亡時年齢84歳以下では悪性新生物, 心疾患, 脳血管疾患, 肺炎の順で全体と変わらないが, 85歳以上では脳血管疾患, 心疾患, 悪性新生物, 肺炎の順で1位と3位が逆転している。日本人の死因順位[15]は, 70-74歳は悪性新生物, 心疾患, 脳血管疾患の順で, 75-84歳は悪性新生物, 脳血管疾患, 心疾患の順で, 85-89歳は脳血管疾患, 心疾患, 悪性新生物の順であり, 沖縄K島の死因構造が日本全体と特に異なるものではない。長寿要因を検討した米国のFramingham study[13]では, 50歳の健康な男女を25年間追跡調査し75歳達成の因子を検討した結果, 男女で1日喫煙量(少ない), 収縮期血圧(低い), 肺活量(多い), 男性で心拍数(低い), 女性で親が75歳以上生存などが75歳達成の要因であった。欧米では死因順位の1位は冠動脈疾患であり動脈硬化性疾患の危険因子が長寿を妨げる要因として強いようであるが, 沖縄を含めたわが国では欧米と死因構造が異なることもあり, 本研究の結果のように長寿

表14 死亡時年齢別の死因順位 n = 137　　　　　　　　　単位（%）

	死亡時年齢 84歳以下	死亡時年齢 85歳以上	全体
例数	68	69	137
悪性新生物（%）	38.2	20.3	29.2
心疾患（%）	22.1	21.7	21.9
脳血管疾患（%）	14.7	26.1	20.4
肺炎（%）	8.8	10.1	9.5
その他（%）	16.2	21.7	20.0

表15　85歳達成に関与する因子 n = 210

因子	調整後オッズ比	95%信頼区間	P値
塩分の嗜好	3.18	1.42–7.08	< 0.005
「食欲なし」の自覚	2.82	1.04–7.52	< 0.05

ロジスティック回帰モデル（年齢，性を調整）

要因も異なっていると考えられる。

「塩分の嗜好あり」と「食欲不振」の自覚は，女性では85歳達成群に比べ84歳以下死亡群の方が高頻度の傾向にあり，それぞれ29.0%，20.0%であった。これらの個々の検討で差の傾向がみられた2項目について，年齢と性を調整したロジスティック回帰分析を行った（表15）。85歳達成に関与する要因は，塩分の嗜好ある人に対してなし（普通または嫌い）でオッズ比3.18，食欲不振のある人に対してその自覚なしでオッズ比2.82であった。塩分の嗜好は高血圧や胃がんに関連すると考えられるのでこの点を検討すると，塩分の嗜好と悪性新生物による死亡の間には，「塩分の嗜好あり」の者は悪性新生物による死亡の割合が高い傾向（p < 0.1）にあったが，特に胃がんが多いことはなかった（データ未提示）。また塩分の嗜好と高血圧の間には関連はなかった（データ未提示）。塩分の嗜好は若年時からの生活習慣に密接に関係していると考えられ，他の交絡因子の存在も否定できないが，塩分を控えることによって寿命が延長するかどうかは今後の検討を待たねばならない。沖縄の長寿要因の1つに塩分摂取量が日本本土と比較して少ないことがあげられているが，今回の結果はこれを支持するものである。

食欲不振に関しては，死亡時年齢84歳以下の中で「食欲不振あり」と答えた者の内訳を検討すると，全9人のうち3人は検診後2年以内に死亡しており死因は自殺，肝硬変，呼吸不全であった。すなわち検診の時点で食欲不振の人は何らかの内科的あるいは精神的問題を抱えている人が含まれている可能性がある。その他の6人は検診後6～9年の間に死亡しており死因は脳血管疾患，心疾患，悪性新生物，老衰であった。

以上まとめると，日本の長寿地域である沖縄において，長寿達成の医学的要因について検討したところ，「塩分の嗜好なし」と「食欲不振の自覚なし」が85歳達成に関与していた。肥満度，血圧，総コレステロール値，ヘモグロビン値，喫煙，飲酒などはいずれも明らかな因子ではなかった。今後沖縄の長寿背景要因を明らかにするためには，さらに他の地域の同様な対象について沖縄との比較が必要であろう。

文 献

1) 沖縄長寿の背景，長寿のあしあと　沖縄県長寿の検証記録，沖縄県環境保健部予防課，若夏社，那覇，pp. 291–564, 1996.
2) MG. Marmot, GD. Smith: Why are the Japanese living longer?, BMJ, 299: 1547–1551, 1989.
3) YC. Chan, M. Suzuki, et al: Dietary anthropometric, hematological and biochemical assessments of the nutritional status of centenarians and elderly people in Okinawa, Japan: J Am Coll Nutr, 16: 229–235, 1997.
4) VR. Young, and HN. Munro: N-methylhistidine and muscle protein turnover: an overview. Fed. Proc., 37: 2291–2300, 1978.
5) RF. Steiner: Specialized Tissues, Life Chemistry, an introduction to biochemistry, Van Nostrand Reinhold (London), pp. 335–350, 1968.
6) 茂手木皓喜，狩野元成，他: ハイドロキシプロリンに関する研究，第2報—血清遊離ハイドロキシプロリンの臨床的意義—，機器，試薬，14 (1): 7–12, 1991.
7) Y. Uji, A. Karmen, et al: Measurement of Free and Total Hydroxyproline by Automated Flow Injects of Serum of Urine Samples From Maintenance Hemodialysis Patients With Renal Osteodystrophy, Journal of Clinical Laboratory Analysis, 8: 267–272, 1994.
8) K. Berg, MR. Malinow, et al: Population variation and genetics of plasma homocyst(e)ine level. Clin Genet 41: 315–321, 1992.
9) 鈴木　信: 沖縄高齢者の地域別 disability free rate に関する縦断的研究　長寿科学総合研究平成7年度研究報告 vol. 6 長寿科学総合研究費中央事務局，東京: 49–56, 1996.
10) 鴨谷亮一，他: 長寿者の総合的研究報告書，財団法人老人福祉開発センター編，東京: 69–84, 1976.
11) 厚生大臣官房老人保健福祉部長通知，1991.
12) 加藤伸司，長谷川和夫，他: 改訂長谷川式簡易知能評価スケール (HDS-R) の作成　老年精神医学雑誌 2: 1339–1347, 1991.
13) RJ. Goldberg, M. Larson, et al: Factors associated with survival to 75 years of age in middl e-aged man and women, Arch Intern Med, 156: 505–509, 1996.
14) 第16回生命表　厚生省大臣官房統計情報部編: 200–203.
15) 国民衛生の動向・厚生の指標　臨時増刊・第44巻第9号: 426–427, 1997.

長寿関連要因の疫学的分析

―― 愛知県と沖縄県の比較 ――

伊藤 隆, 岡本和士, 柳生聖子

[キーワード: 長寿要因, コホート]

愛知県M町における高齢者の死亡割合を高める要因として喫煙が, 同じく沖縄県久米島仲里村, 具志川村において喫煙および飲酒が関与していることが明らかになった.

I. 研究目的

わが国は世界一の長寿国であるが, 中でも沖縄県が注目される. わが国における百寿者数は, ここ30数年間で50倍以上に増加し, 平成9年には8,491人となった. しかし, 地域別にみると, 格差が顕著である. 平成8年の都道府県別の百寿者数は, 人口10万対(平成7年国勢調査人口[1])の百寿者率は, 全国平均で5.93であるが, 地域的にみると沖縄県が22.27で1位, 2位の高知県19.14を大きくリードしている[2]. 岡本らの地理分布についての報告[3]と一致し東北方面で低率で, 西南方面で高率であった. また, 沖縄県では後期高齢者の占める割合が特に高い[4]. 長寿の自然および社会環境, 生活様式や食習慣などの日常生活の変化について研究することは, 長寿, 老化抑制に関連する要因を解明する上で重要な課題である[5]. 今回, 沖縄県の長寿背景要因を明らかにするため, 愛知県(百寿者率で3.80)との比較を行った.

II. 対象および方法

愛知県における調査は, 愛知県M町において昭和54・55年に実施した高齢者健康実態調査[6]に参加した高齢者のうち, 平成5年1月1日現在追跡可能であった493人を対象にして, 平成5年より9年までの死亡小票より死亡原因, 死亡日時, 死亡状況等の調査を行い, 長寿関連要因の検討を行った. 調査した長寿関連要因は身長, 体重, BMI, 血圧, 総コレステロール等の14の身体計測値および「治療中の病気の有無」「喫煙・飲酒習慣」「ADL」など17の種々の関連要因である. 沖縄県における調査は, 稲福らが, 昭和58・59年に沖縄一離島(久米島仲里村, 具志川村)で実施した住民検診を受診した65歳以上の住民653人の平成9年までの約14年間の死亡者についての調査結果と比較した.

III. 研究結果

愛知県M町における平成5年～平成9年の生死の追跡結果は表1のとおりである. 生存者は328

表1 平成5年～平成9年の追跡結果　　（平成9年12月31日現在）

	男性	女性	計
生存	104（64.6%）	224（67.5%）	328（66.5%）
死亡	57（35.4）	108（32.5）	165（33.5）
計	161（100.0）	332（100.0）	493（100.0）

表2 性・追跡開始時年齢別死亡状況

（平成5年1月1日～平成9年12月31日）

年齢群	男性	女性
65～69歳	28/99（28.3%）	44/183（24.0%）
70～74歳	12/36（33.3）	38/98（38.8）
75～79歳	14/22（63.6）	22/43（51.2）
80歳～	3/4（75.0）	4/8（50.0）
計	57/161（34.8）	108/332（32.5）

死亡者数/観察者数（死亡者%）

表3 死亡原因　　（平成5年～平成9年）

悪性新生物	38（23.0%）
胃がん	9（23.7）
肺がん	9（23.7）
大腸がん	4（10.5）
乳がん	1（2.6）
その他のがん	15（39.5）
心疾患	43（26.1）
心筋梗塞	9（20.9）
心不全を含む	
その他の心疾患	34（79.1）
脳血管疾患	17（10.3）
脳出血	3（17.6）
脳梗塞	9（52.9）
その他の脳血管疾患	5（29.4）
老衰	17（10.3）
その他の疾患	45（27.3）
外因死	5（3.0）
計	165

人（66.5%）であった。男の生存者は104人（64.6%），女の生存者は224人（67.5%）であった。性・追跡開始時年齢別死亡状況を表2に示す。男女とも例数の少ない80歳以上の住民を除き，追跡開始年齢が高くなるにつれて死亡者の割合が高くなった。表3は観察期間中に死亡した165人の死亡原因を示す。悪性新生物が38人（23.0%），心疾患が43人（26.1%），脳血管疾患17人（10.3%），老衰17人

表4 各測定値の死亡状況別平均値

	生存群 (n=328)	死亡群 (n=165)	
身長	147.5±8.9	148.5±9.2	N.S.
体重	47.8±8.2	46.2±7.4	*
BMI	22.2±4.5	21.1±3.7	**
収縮期血圧	140.6±26.5	140.8±29.0	N.S.
拡張期血圧	75.6±14.6	74.7±17.4	N.S.
ヘマトクリット	41.7±3.9	41.5±4.1	N.S.
総蛋白	7.3±0.4	7.3±0.5	N.S.
クレアチニン	1.14±0.16	1.13±0.15	N.S.
総コレステロール	213.2±41.7	203.3±36.6	*
中性脂肪	161.3±95.7	143.7±72.8	*
GOT	26.6±35.9	25.2±11.5	N.S.
GPT	13.2±8.1	11.7±8.5	N.S.
γ-GTP	11.0±9.1	13.1±15.7	N.S.
血糖値	89.4±14.7	88.1±9.7	N.S.

N.S.: not significant, $*p<0.05$, $**p<0.01$

表5 各要因の死亡状況別頻度

	生存群 (n=328)	死亡群 (n=165)	
治療中の病気あり	151 (46.0%)	60 (36.4%)	N.S.
健康状態良好	141 (43.0)	68 (41.2)	N.S.
喫煙習慣あり	66 (20.1)	56 (33.9)	***
毎日の飲酒習慣あり	63 (19.2)	35 (21.2)	N.S.
眼鏡使用あり	265 (80.8)	131 (79.4)	N.S.
補聴器終日使用あり	16 (4.9)	8 (4.8)	N.S.
入れ歯あり	158 (48.3)	89 (53.9)	N.S.
運動習慣(週1回以上)あり	102 (31.1)	40 (27.4)	N.S.
ADL良好	292 (89.0)	140 (84.8)	N.S.
手指が使いにくい	9 (2.7)	5 (3.0)	N.S.
歩きにくい	103 (31.4)	53 (32.1)	N.S.
ひまな時間が多い	212 (64.6)	106 (67.1)	N.S.
友だちが少ない	86 (26.2)	44 (27.5)	N.S.
はずかしがりや	148 (45.1)	92 (55.8)	*
周りの人の役にたっている	224 (69.3)	113 (68.5)	N.S.
毎日が楽しい	213 (64.9)	96 (58.2)	N.S.
体の調子は良い	75 (22.9)	34 (20.6)	N.S.

N.S.: not significant, $*p<0.05$, $***p<0.001$

(10.3%), その他の疾患45人 (27.3%) 外因死5人 (3.0%) であった. 悪性新生物38人中, 胃がん9人 (23.7%), 肺がん9人 (23.7%), 大腸がん4人 (10.5%), 乳がん1人 (2.6%), その他の部位のがん15人 (39.5%) であった. 心疾患による死亡者43人のうち, 心筋梗塞9人 (20.9%), 心不全を含むその他の心疾患34人 (79.1%) であった. 脳血管疾患による死亡者17人のうち, 脳出血3人 (17.6%),

表6 単変量による長寿関連要因
— Cox's Proportional Hazard Model —

項目	Hazard 比	95% C.I.	
治療中の病気あり	0.77	(0.55–1.07)	N.S.
健康状態良好	0.72	(0.42–1.12)	N.S.
ADL 自立しては不可	1.79	(1.00–3.19)	*
歩きにくい	1.01	(0.72–1.40)	N.S.
喫煙習慣あり	1.92	(1.25–2.95)	*
飲酒習慣あり	1.13	(0.74–1.72)	N.S.
運動習慣あり	0.77	(0.54–1.12)	N.S.

N.S.: not significant, * $p < 0.05$

脳梗塞9人(52.9%)，その他の脳血管疾患5人(29.4%)であった。各測定値の死亡状況別平均値を表4に示す。生存群と死亡群の間で有意差のあった項目は，体重(生存群 47.8±8.2 kg，死亡群 46.2±7.4 kg, $p<0.05$)，BMI(生存群 22.2±4.5，死亡群 21.1±3.7, $p<0.01$)，総コレステロール(生存群 213.2±41.7 mg/dl，死亡群 203.3±36.3 mg/dl, $p<0.05$)，中性脂肪(生存群 161.3±95.7 mg/dl，死亡群 143.7±72.8 mg/dl, $p<0.05$)であった。身長，収縮期血圧，拡張期血圧，ヘマトクリット，総蛋白，クレアチニン，GOT，GPT，g-GTP，血糖値には差がなかった。各要因と死亡状況を比較したものが表5である。「はずかしがりや」が生存群で148人(45.1%)，死亡群で92人(55.8%)で，死亡群に高かった($p<0.05$)。「喫煙習慣あり」が生存群で66人(20.1%)，死亡群で56人(33.9%)であった。死亡群に高かった($p<0.001$)。その他の項目には有意差はなかった。一方，単変量による長寿関連要因をみたものが表6である。「ADL 自立しては不可」と「喫煙習慣あり」が死亡群で有意に高かった($p<0.05$)。その他の項目には差はなかった。

IV. 考 察

愛知県において得られた知見は，各測定値と死亡状況別平均値で，体重，BMI，総コレステロール，中性脂肪で，生存群と死亡群で有意差がみられたが，その解釈には，さらに慎重な検討を要すると思われる。各要因の死亡状況別頻度では，喫煙のあるものに有意に死亡者が多かった($p<0.001$)。このことは，喫煙の死亡の危険因子として重要であることを示唆する所見である。「はずかしがりや」の死亡者割合が高かったが($p<0.05$)，結論を得るためにはさらに慎重な多角的な検討が必要である。単変量による長寿関連要因では，「ADL 自立しては不可」と「喫煙習慣あり」で有意に死亡者が多かった($p<0.05$)。一方，沖縄県における分析結果では，中性脂肪，喫煙習慣($p<0.05$)，および飲酒習慣($p<0.01$)で死亡者の増加が見られた(表7)[7]。愛知県においては，死亡の有意な増加に結び付くものとして，喫煙が指摘されたが，平成5年から平成9年にかけての死亡総数が165人と少ないため，喫煙と死亡の原因別の関連は明らかにはならなかった。しかし，総死亡数の増加に及ぼす喫煙の影響が示唆された。以上，愛知県および沖縄県のそれぞれにおいて，生存曲線に影響を与える要因が示されたが，それらの両県の間での異同に関する厳密な比較検討は行えなかった。今後，遺伝的素因等を含め，両県の平均寿命の差そのものに寄与する要因を明らかにし得るようなよくコントロールされた縦断的比較研究が必要と思われた。

表7 各因子の生存曲線に及ぼす影響（n = 582） ——沖縄県——

	Exp（係数）		（95%信頼区間）		
Body Mass index		0.989		(0.923–1.053)	0.6668
収取期血圧		0.996		(0.987–1.005)	0.4203
Hb		1.060		(0.916–1.227)	0.4345
総コレステロール		1.002		(0.997–1.007)	0.4698
中性脂肪		0.998		(0.995–1.000)	0.0496*
GPT		1.014		(0.997–1.061)	0.1579
尿蛋白陽性		1.631		(0.827–3.216)	0.6594
喫煙習慣					0.0401*
（1日20本以上）	喫煙　（なしに対して）	1.232	(0.737–2.060)		0.4260
	前喫煙（なしに対して）	1.947	(1.137–3.334)		0.0152*
飲酒習慣					0.0041*
（週3日以上1合以上）	飲酒　（なしに対して）	2.602	(1.472–4.598)		0.0010*
	前飲酒（なしに対して）	1.009	(0.360–2.825)		0.9863

Cox' Proportional Hazard Model（年齢と性を調整）　*$p < 0.05$をもって有意差ありとした。

V. 結　論

　愛知県M町において，昭和54・55年に実施した高齢者健康実態調査に参加した高齢者のうち，平成5年1月1日現在追跡可能であった493人を対象にして，平成5年より平成9年までの死亡小票より，死亡原因，死亡日時，死亡状況等の調査を行い，長寿関連要因の検討を行った。平成5年から平成9年までの死亡数は165人であった。調査した要因のうち，明らかに総死亡数の増加に寄与すると考えた要因は喫煙であった。このほか，体重，BMI，総コレステロール，中性脂肪，「はずかしがりや」「ADL（自立しては不可）」が今後の検討課題として示唆された。沖縄県久米島仲里村，具志川村における調査の結果では，喫煙と飲酒が死亡増加に寄与することが示唆された。愛知県M町の調査結果では，飲酒と死亡との関連は認められなかった。今後，両県における平均寿命の差を明らかにするためには，同一の条件設定を行った集団で遺伝的な要因も含め大規模なコホート集団を設定し，長期にわたり追跡することが必要と考えられた。

文　献

1) 総務庁統計局: 平成7年国勢調査，抽出速報集計結果，1996.
2) 柳生聖子，田内　久: 地理疫学の概要，日本の百寿者—生命の医学的究極像を探る—，pp. 14–19, 中山書店，1997.
3) 岡本和士，佐々木隆一郎: 百寿要因の地理疫学的検討，日本老医会誌，32: 485, 1995
4) 鈴木　信: 特集　百歳老人，長寿村の経験，老年精神医学雑誌，7: 159, 1996.
5) 柳生聖子，伊藤　隆: 縦断的観察　百寿者の追跡，日本の百寿者—生命の医学的究極像を探る—，pp. 284–293, 中山書店，1997.
6) 岡本和士: 高齢者の活動能力の評価方法の作成とその応用に関する研究，愛知医大誌，15: 801–815, 1987.
7) 稲福徹也，安次富郁哉，鈴木　信: 厚生省長寿科学総合研究事業，沖縄における長寿背景要因に関する研究，沖縄県一離島における長寿背景要因に関する縦断的研究，那覇市，1998.

制限給餌ラットにおける主要な疾病の
発現様相と寿命への影響

伊藤美武

[キーワード：食餌制限，下垂体腺腫，慢性腎症，心筋症，骨格筋変性症，寿命]

はじめに

　厚生省国民栄養調査による全国12ブロック別にみた百寿者率と総摂取エネルギーとの相関から，摂取エネルギーの少ないことがヒトの長寿に関連すると疫学的に示されており[1]，また日本で最も百寿者率の高い沖縄[2]やブラジルに移住した沖縄県人の研究調査[3]から寿命への食習慣の関与が指摘されている。

　一方，老化過程あるいは寿命に影響を及ぼすことが知られている実験的操作法は数多く，生理，薬理，生化学，内分泌，栄養，遺伝学的手法など多方面にわたっている[4]。なかでも栄養に関する研究は群を抜いて多く，食餌制限による操作法が老化の機序を解明する上に有効な実験的手段として多用されている。現在のところ食餌制限による寿命延長の機序は大別して ① 加齢にともなって発生する疾病の寿命への影響，② 加齢にともなって変動する生理，生化学的指標を抽出して解明する2つの視点から研究されてきている。

　本稿では沖縄におけるヒトの長寿要因解析に資するため，寿命延長効果が明らかとなっている食餌制限ラットを用い，特に主要な4つの疾病[5]の発現様相に焦点を合わせて，栄養環境の寿命への影響を実験的に検討した。

I. 研究方法

　ドンリュウ系・雄ラット145匹を用い，3週齢より実験期間を通してSPF環境下で個別に飼育した。実験群は自由摂取群（AL群）と制限群（DR群）の2群とし，AL群はDR群より1週間前に実験を開始した。先行して開始したAL群の1週間ごとの摂餌量から1日平均摂取量を計算し，その60%量を同週齢のDR群ラットの給餌量とした。給餌飼料は蛋白源として植物性蛋白のみを含有し，DR群では制限に応じてビタミン，ミネラル含有量を増量したオリエンタル酵母工業社製の特注飼料（表1）を毎日午前10時に計量，給餌した。

　検索対象は定期屠殺（6, 12, 24, 29, 33ヵ月齢）及び実験経過中に死亡または切迫屠殺したラットとし，下垂体腺腫，慢性腎症，心筋症，骨格筋変性症（咬筋，前脛骨筋）について肉眼的，組織学的病変の発現様相を検索した。また各種血液・生化学的検査は屠殺時に，生理学的検査は適宜実施した。

表1 飼料の組成

	自由摂取群	制限群
水分　　　　　（%）	7.7	7.7
粗蛋白　　　　（%）	17.4	17.3
粗脂肪　　　　（%）	5.9	5.7
粗灰分　　　　（%）	7.4	10.5
粗線維　　　　（%）	3.8	3.8
可溶性無窒素物（%）	57.8	55.0
カロリー　（Kcal/100 g）	354.0	341.0
ビタミン A（IU/100 g）	3400.0	5300.0
E（IU/100 g）	24.0	37.0
B_1（mg/100 g）	5.9	9.3
B_2（mg/100 g）	4.2	7.0
B_6（mg/100 g）	1.8	2.3
カルシウム　（g/100 g）	1.2	2.0
リン　　　　（g/100 g）	0.7	1.2
マグネシウム（g/100 g）	0.3	0.4
ナトリウム　（g/100 g）	0.2	0.4
カリウム　　（g/100 g）	0.7	1.2
鉄　　　　　（mg/100 g）	31.0	41.0
亜鉛　　　　（mg/100 g）	6.0	8.0

II. 研究結果

1) 体躯

体重は AL 群では 4 ヵ月齢頃まで急増し，その後は緩やかな増加となり，20 ヵ月齢より減少に転じた（図1）。DR 群では 7 ヵ月齢頃まで緩やかに増加し，その後プラトーとなり，22 ヵ月齢より減少に転じた。DR 群の体重は概ね AL 群の 40% 減であり，エネルギー摂取量（AL 群では可消化カロリーとして 80 Kcal，DR 群では 45 Kcal）の差と良く対応していた。身長（頭尾長）は両群とも 3 ヵ月齢まで急増し，7 ヵ月齢以後はプラトーとなった。2 群間の差はいずれの時期も約 10% であり，体重にみられた差より少なかった。

肥満度 $[(体重)^2/(身長)^3]^{1/2}$ の値は体重と同様の推移を示し，DR 群の指数も概ね AL 群の 40% 減であった。DR 群の体脂肪量（腎および精巣周囲脂肪織）は定期屠殺したいずれの時期においても AL 群より有意に減少しており，体脂肪率（体脂肪量/体重×100）は AD 群で 6% 余り，DR 群で 1-3% で推移した。

2) 血清中の脂質，糖

検査した 5 項目の脂質の値はいずれも加齢とともに増加した（表2）。2 群間の比較では DR 群の方が AL 群より低い値を示し，とくに中性脂肪では有意な減少が認められた。空腹時血糖値は両群とも 12 ヵ月齢にピークとなり，その後加齢とともに減少した（図2）。2 群間の比較では 12 ヵ月齢まで DR 群の方が低い値を示したが，12 ヵ月以後の AL 群の急な減少によって 29 ヵ月齢には逆に DR 群の方が高い値となった。

3) 下垂体腺腫

実験中途に死亡または切迫屠殺したラットの逐齢的観察から肉眼的に下垂体腫瘍を認めた最初の

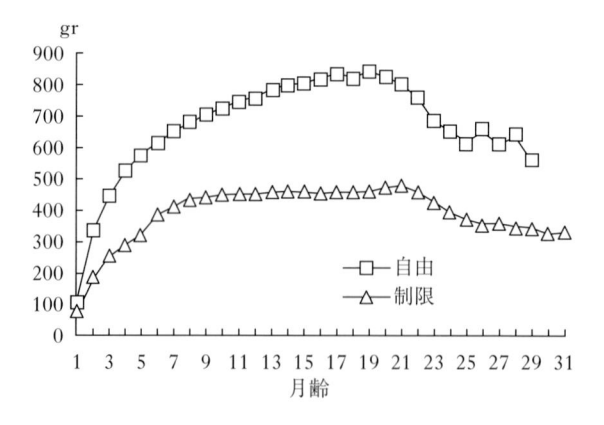

図1 体重

表2 血清中脂質

	月齢	6	12	24	29	33
自由	総脂質（mg/dl）	275.2 ± 24.1	450.6 ± 106.6	527.0 ± 167.6	506.0 ± 90.3	
	中性脂肪（mg/dl）	26.8 ± 8.2	56.2 ± 10.9	89.2 ± 43.8	88.0 ± 20.0	
	総コレステロール（mg/dl）	94.6 ± 9.7	201.0 ± 63.6	205.6 ± 77.1	184.0 ± 40.7	
	リン脂質（mg/dl）	136.6 ± 15.7	254.8 ± 70.3	265.2 ± 84.5	281.3 ± 49.7	
	遊離脂肪酸（mEq/l）	0.616 ± 0.050	0.486 ± 0.083	0.834 ± 0.096	0.643 ± 0.285	
制限	総脂質（mg/dl）	302.2 ± 41.2	369.3 ± 177.2	370.5 ± 60.9	405.3 ± 62.9	477.4 ± 94.2
	中性脂肪（mg/dl）		20.5 ± 6.5**	21.0 ± 6.3*	27.3 ± 6.7**	46.0 ± 19.3
	総コレステロール（mg/dl）		127.3 ± 34.8	144.5 ± 24.7*	153.0 ± 29.5	183.8 ± 40.2
	リン脂質（mg/dl）	155.4 ± 25.9	178.8 ± 40.8	207.3 ± 34.5	217.7 ± 31.1	267.2 ± 52.8
	遊離脂肪酸（mEq/l）	0.514 ± 0.061*	0.450 ± 0.100	0.620 ± 0.03**	0.570 ± 0.150	0.600 ± 0.100

*p < 0.05, **p < 0.01

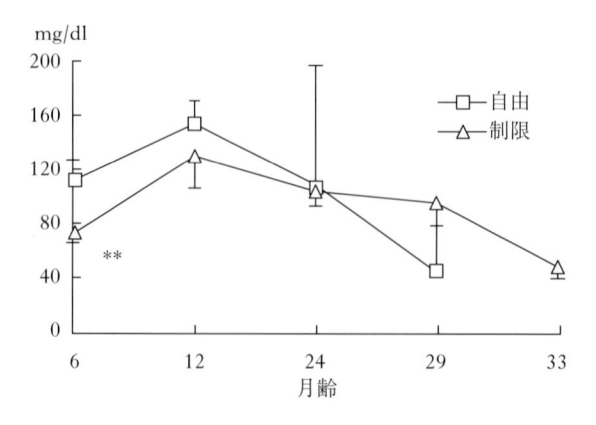

図2 空腹時血糖値

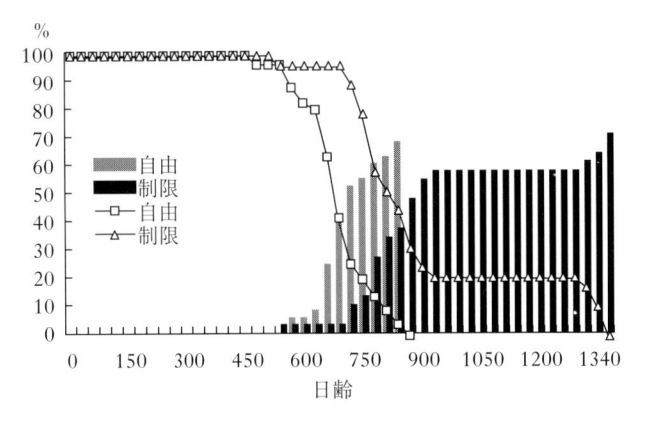

図3 生存率と累積下垂体腫瘍発生率

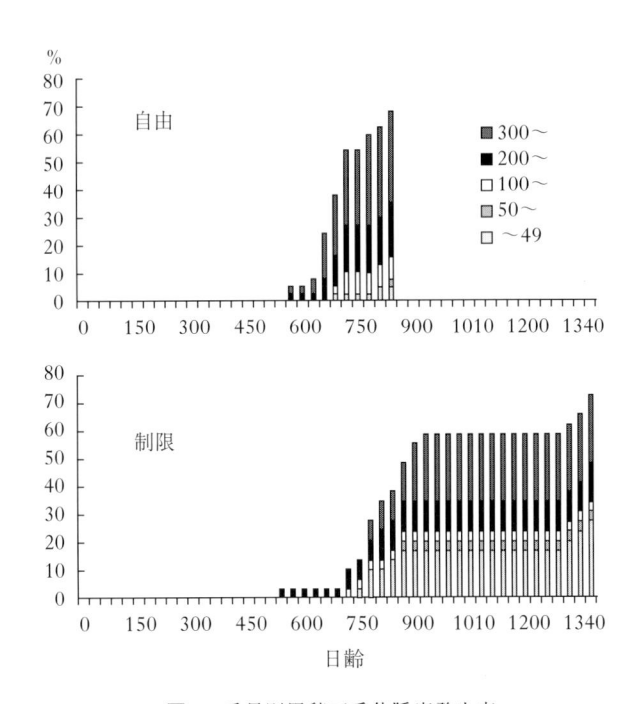

図4 重量別累積下垂体腫瘍発生率

例は AL 群では552日，DR 群では530日で両群に年齢差をみなかった(図3)。その後の加齢にともなう症例の増加率は AL 群に比して DR 群に低く相のズレを認めたが，最終の累積腫瘍発生率は AL 群では69.4%，DR 群では72.4%でありほぼ同率であった。この腫瘍の発生の増加と生存率の減少の推移は良く一致していた。また，累積腫瘍発生率を下垂体腫瘍の重量別に区分すると AL 群では早期に死亡した症例において既に大きな腫瘍を形成している例が多く，一方 DR 群では50 mg 以下の小さな腫瘍の占める割合が高く，その後の頻度も増加していた(図4)。

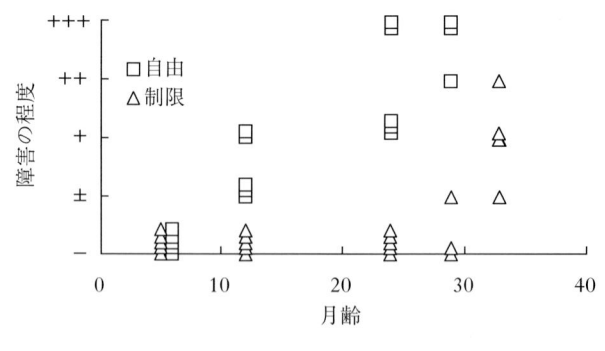

図5 慢性腎症

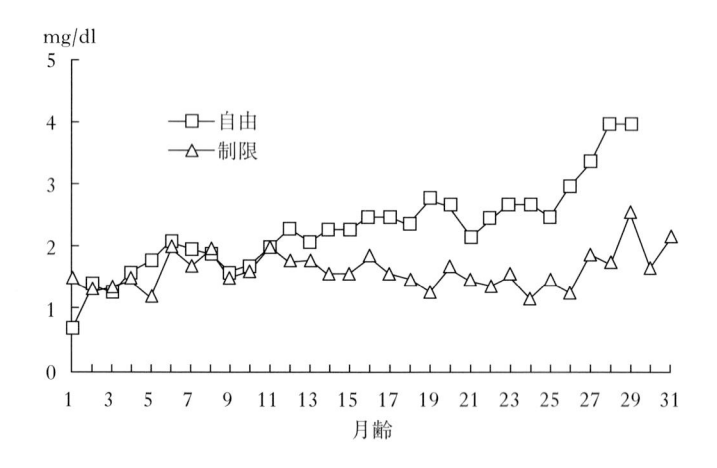

図6 尿蛋白

4) 慢性腎症

定期的に屠殺したラットについて検索した。病理組織学的には種々の程度の糸球体硬化，尿細管の萎縮，拡張，著しい硝子円柱を主体とする病変であり，PAS染色標本から6ヵ月齢のAL群には糸球体毛細管基底膜の肥厚，メサンギウム細胞の増生または腫大，尿細管基底膜の肥厚，ボウマン嚢上皮の腫大，癒着が早くに観察された。病変の観察されたネフロンの数によって分類された[6,7]慢性腎症の障害の程度はAL群では加齢とともに増強したが，DR群では29ヵ月齢の高齢となっても病変は殆ど観察されなかった(図5)。慢性腎症は通常肉眼的に腫大するが，腎重量にはAL群で若干増加する傾向が見られたものの有意な変化はなく，また腎重量と慢性腎症の障害の程度の間にも有意な相関はみられなかった。

新鮮尿の各種尿検査(尿蛋白，pH，ウロビリノーゲン，潜血，ケトン体，ブドウ糖，比重)の成績のうち，尿蛋白は11ヵ月齢より2 mg/dlを境にして両群の差が拡大していった(図6)。この推移は腎組織障害の進行の経過と一致しているかのようであった。生化学的腎機能検査では血清中BUN値は6ヵ月齢より加齢とともに増大し，DR群はAL群より有意に低下していた。クレアチニンなどその他の検査項目では加齢または栄養条件による腎機能への影響を正確に反映していなかった(表3)。定期的に屠殺したラットの血清中過酸化脂質値は両群とも6ヵ月齢が最大で12ヵ月齢以後

表3 腎機能検査

群	検査項目/月齢	6	12	24	29	33
自由	総蛋白 (mg/dl)	6.14±0.13	6.54±0.27	6.44±0.48	7.50±0.79	
	BUN (mg/dl)	15.2±1.8	16.6±1.5	20.2±2.8	22.0±13.9	
	尿酸 (mg/dl)	2.26±0.70	2.40±1.24	2.78±1.16	3.07±1.08	
	クレアチニン (mg/dl)	0.68±0.08	0.50±0.00	0.52±0.04	0.67±0.12	
	Na (mEq/l)	146.2±1.3	144.0±2.0	150.0±1.0	145.3±2.3	
	K (mEq/l)	4.84±0.69	5.86±2.10	5.46±0.70	6.67±1.23	
	Cl (mEq/l)	103.0±1.0	104.0±1.0	109.4±2.9	102.7±1.53	
制限	総蛋白 (mg/dl)	5.78±0.34	5.80±0.40*	5.90±0.40	6.50±0.40	6.10±0.50
	BUN (mg/dl)	11.8±0.8**	13.0±1.8*	12.3±2.6**	14.0±1.0	17.4±6.8
	尿酸 (mg/dl)	2.30±0.40	2.18±0.48	1.95±0.50	2.97±1.46	2.30±1.00
	クレアチニン (mg/dl)	0.70±0.10	0.53±0.05	0.30±0.08**	0.43±0.15	0.50±0.10
	Na (mEq/l)		145.5±1.0	148.5±1.0	147.3±1.5	149.8±1.3
	K (mEq/l)		4.65±0.61	4.73±0.56	6.03±1.75	5.70±1.20
	Cl (mEq/l)		105.8±0.5	106.5±1.7	107.0±2.6	106.4±4.6

* $p < 0.05$; ** $p < 0.01$

表4 腎組織内過酸化物

月齢	自由摂取群	制限群
6	1.424±0.338	0.981±0.073*
12	1.077±0.283	0.772±0.119
24	1.146±0.281	0.986±0.200
29	0.967±0.219	0.878±0.079
33		0.782±0.110

* $p < 0.05$　　　(nM MDA/mg protein)

はほぼ同じ値を示し，DR群の方がAL群より有意に低値であった。また腎組織中ではAL群の6ヵ月齢に有意に高い値を認めたが，12ヵ月齢以後は両群に差が認められなかった（表4）。

5） 心筋症

心筋症には心筋変性，線維化，細胞浸潤が観察され，その障害の程度によって分類した[6,8]。早期の病巣は微細で，浮腫，単球またはリンパ球の浸潤を主体とし，多くは左室乳頭筋の内膜下に観察され，病巣が拡大するとともに膠原線維の増生が著しくなった。病変は様々な部位に現れたが，大きな病変は主として左室内膜下，乳頭筋，及び右心外膜下に観察された。定期的に屠殺されたラットに観察された心筋症の障害の程度は加齢とともに増強し，慢性腎症とは異なりAL群とDR群との間に程度の差はみられなかった（図7）。心重量には有意な加齢変化が認められず，重量と障害の程度との相関もみられなかった。組織切片から計測した心室の面積はAL群では加齢にともなって減少する傾向がみられたのに対して，DR群では右室，左室ともに加齢にともなう増大がみられた（表5）。

心機能を評価するためにラットの尾動脈にカフを装着して非観血的に心拍数と血圧を計測したところ，心拍数はDR群で著明に減数していた（表6）。平均，最高，最低血圧には加齢変化も両群間

図7 心筋症

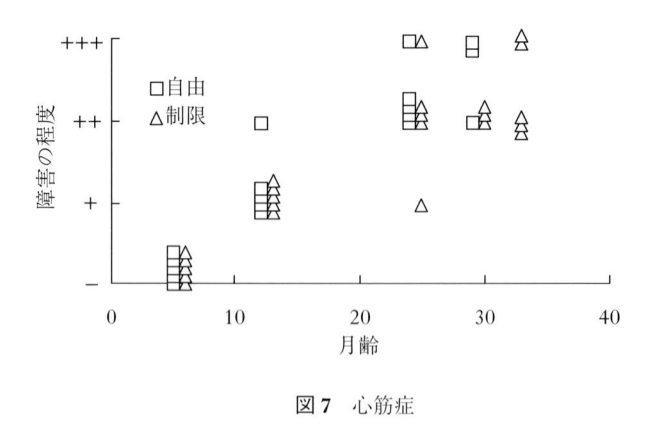

表5 心室壁の面積（mm²）

群/月齢		12	24	29	33
左室	自由	72.2±7.8	82.3±9.2	71.6±2.1	
	制限	58.3±4.3**	54.1±2.3**	62.0±4.2*	67.5±5.2
右室	自由	14.6±1.3	14.1±1.9	12.4±4.8	
	制限	9.4±1.5**	9.9±1.7**	8.7±1.2	11.1±2.9

* $p < 0.05$;　** $p < 0.01$

表6 心拍数と血圧

群	年齢（月）	心拍数（回/分）	平均血圧（mmHg）	最高血圧（mmHg）	最低血圧（mmHg）	脈圧（mmHg）
自由	3	435.3±41.3	123.5±8.8	138.6±9.7	116.0±9.3	22.6±6.9
	6	425.2±33.5	121.8±9.7	142.5±12.9	111.6±9.7	30.9±10.4
	12	416.2±39.4	118.3±10.1	138.7±11.2	108.2±10.3	30.5±7.0
	18	412.8±30.5	113.8±13.1	133.3±15.5	104.1±12.5	29.2±7.3
	24	408.1±17.4	110.7±12.3	129.6±13.3	101.3±12.1	28.3±6.2
	29	393.7±21.2	114.5±8.7	139.4±9.7	102.1±9.5	37.3±8.7
制限	3	394.7±28.9**	122.8±6.0	144.6±7.5	112.1±6.6	32.5±7.4**
	6	402.1±36.8	117.5±7.7	138.5±10.2	107.2±7.6	31.3±8.1
	12	390.6±36.1*	116.6±11.0	141.6±13.6	104.1±12.0	37.5±12.6*
	18	398.9±41.5	115.4±8.5	141.7±10.9	102.4±8.5	39.3±8.4**
	24	372.6±29.6**	114.3±11.4	139.1±13.0	102.0±11.1	37.1±7.0**
	29	414.0±17.4	122.9±21.8	146.8±24.2	111.2±21.1	35.7±8.1

* $p < 0.05$;　** $p < 0.01$

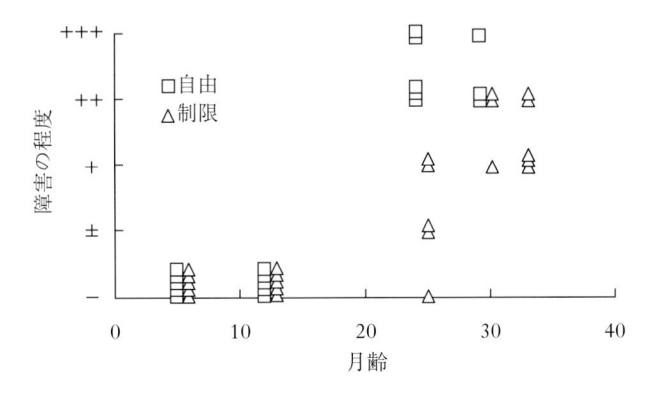

図8　骨格筋変性症(前脛骨筋)

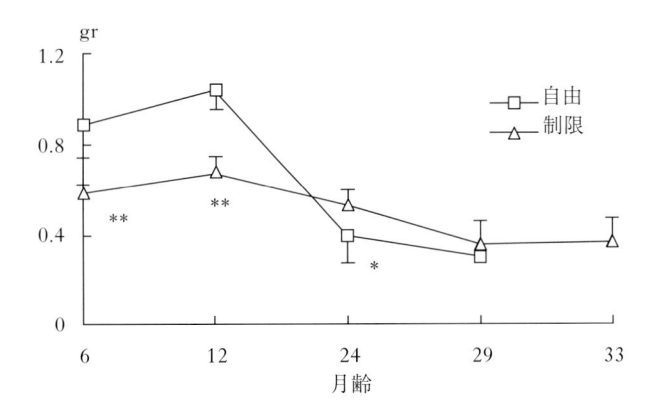

図9　前脛骨筋重量

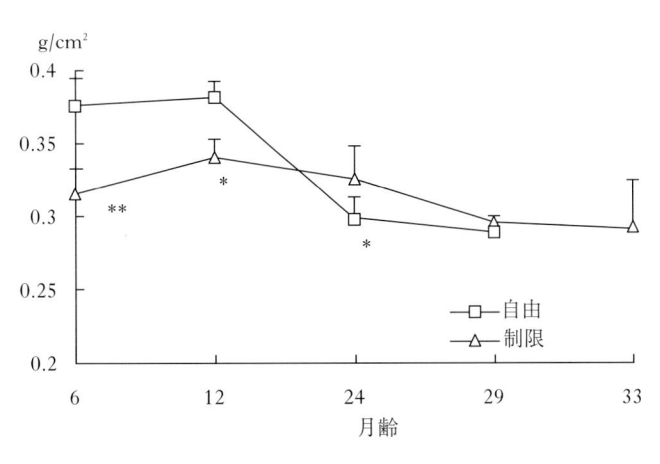

図10　脛骨骨密度(上関節部)

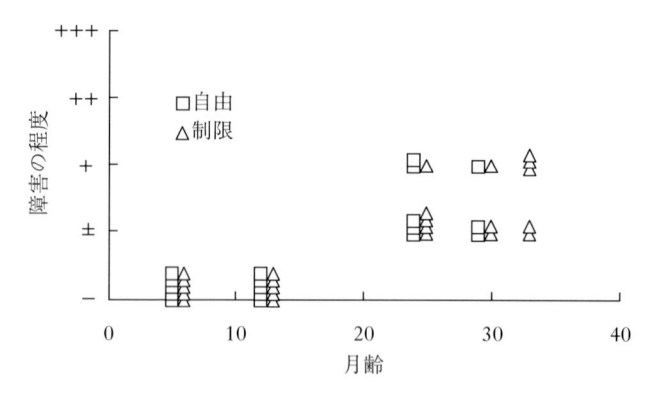

図11　骨格筋変性症(咬筋)

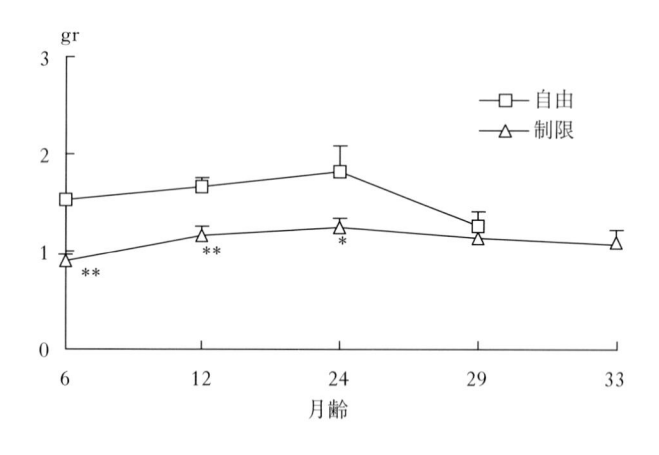

図12　咬筋重量

の差も認められなかったが，脈圧(最高血圧と最低血圧の差)はDR群の方が有意に増加していた。

6) 骨格筋変性症

骨格筋変性症には筋の変性，萎縮，壊死，脂肪浸潤，細胞浸潤などが観察され，その障害の程度によって分類した[9]。前脛骨筋に観察された筋変性の程度は両群とも加齢とともに増強したが，DR群の方がその程度は軽かった(図8)。前脛骨筋の重量はDR群の6，12ヵ月齢で有意に軽く，24ヵ月齢では逆転してDR群の方が有意に重くなった(図9)。血清中CPK値はこの時期(24ヵ月齢)に急激な上昇を認めた。前脛骨筋の付属する脛骨(全体)の骨密度はDR群の方が低く，ピークとなる時期はDR群では24ヵ月齢とALの12ヵ月齢より遅れていた。骨密度の測定部位を脛骨上関節部，骨体部，下関節部の3個所に分けて計測すると関節部，特に上関節部では24ヵ月齢以後はDR群の方が逆転して高くなり，ピークとなる時期もこの部位だけは12ヵ月齢であった(図10)。

同じく骨格筋である咬筋に観察された障害の程度は軽度で，前脛骨筋と異なり両群間にその程度の差は見られなかった(図11)。筋重量はAL群の方が24ヵ月齢まで有意に重く，その後の減少も緩やかで，DR群においても33ヵ月齢の高齢に至るまで重量は良く保持されていた(図12)。咬筋の付属する下顎骨(全体)の骨密度は筋重量の推移と同様で，両群とも高齢になっても減少すること

なく維持されており,測定部位を下顎頭部,下顎枝部,歯牙・骨体部の3個所に分けて骨密度を計測しても,脛骨のような部位による差をみなかった。

III. 考 察

ヒトにおける寿命あるいは疾病の発生様相への食事制限の効果は未だ推測の域を出ていないが,Walford の興味ある研究が報告されている[10]。実験は人工の閉鎖生態系(空気,水,有機物の出入りを外界から遮断した 3.15 エーカーの広大な建物)に男女各4人を居住させ,果物,穀類を中心にした1日平均 1780 Kcal の低エネルギー,低脂肪食の影響を6ヵ月間にわたって観察されたもので,体重の減少(男;16.3%,女;11.5%),血圧の低下(男女とも 109/74 から 89/58 mmHg),コレステロールの減少(36%),HDL の減少(62 から 38 mg/dl),中性脂肪の減少(男;139 から 96,女;78 から 114 mg/dl),空腹時血糖値(92 から 74 mg/dl)などの成績が得られている。ヒトの寿命からすれば非常に短期間の食事制限であり,動物実験で行われている 40% という厳しい制限条件によるものではないが,我々の実験成績(図1,2,表2)にも通ずるものであった。このようにヒトと動物の制限実験の成績に共通点のみられたことはヒトにおいても多種の動物で報告されている食事制限の利的効果が及ぶことを示唆するものと考える。さらには沖縄ではエネルギー摂取量が全国平均より大人で 17% と最も低かった時代(日本の食生活が著しく西洋化された 1950–75 年)にも脳血管障害,腫瘍,心臓疾患による死亡が 31–41% 低く,百寿者率の高かった[11]ことは食事制限(エネルギー制限)の利的効果であったと解釈できないであろうか。

この食餌制限の利的効果の機序を明らかにするために加齢とともに発生率の高くなる4つの疾病[5]を選び,寿命に及ぼす影響を検討した。これら疾病の病理発生の違いがヒトと動物では少なくないが,食餌制限の作用点を明らかにするには有用であると考える。まず,下垂体腫瘍はラットに高頻度に発生する腫瘍であり[5,12],本実験においても約 70% と高率であった。図3,4 の結果から,下垂体腫瘍の症例の増加率は DR 群の方が低く2群間には相のズレがみられたこと,さらに AL 群では早期死亡例にすでに大きな腫瘍の形成が観察されたが DR 群では 50 mg 以下の小さな腫瘍の症例も多くその後も小さな腫瘍の占める割合が増加していたことから,食餌制限の腫瘍に対する効果は発育と進行の抑制であると考えられた。下垂体腫瘍の発生率の抑制および発生時期の遅延も認めたとする報告[13]もあるが,これらの点について我々は確認できなかった。下垂体腫瘍の発生の増加と生存率の減少推移がよく一致していたことから,ドンリュウ系ラットにおいて食餌制限は腫瘍の発育と進行を抑制することによって寿命を延長させていると推測された。

一方,食餌制限による腫瘍の発生,進行,発生率の抑制効果は発生母組織によって多少異なるが,下垂体腺腫の他に白血病,副腎の褐色細胞腫,膵島腫,精巣の間質細胞腫などについても報告[13,14]されており,その効果は腫瘍全般にわたると推定される。抑制効果は栄養素(蛋白,脂肪,ミネラル)の制限[15]や食餌制限の開始時期,期間[16]ではなく,摂取エネルギー量に因るとされているが,多くの腫瘍に対する効果を統一的に説明する機序は不明である。アポトーシス,フリーラジカル[4,17]などの仮説が提出されているが,今後の研究の進展に期待が持たれるところである。

慢性腎症は加齢とともに慢性に進行し,老齢ラットの主要死因の1つとなっている腎疾患であるが,一連の腎病変はその病因・病態の進行過程が充分に解明されておらず,慢性に進行し腎を広汎に侵すという概念から慢性腎症と呼ばれている[5,9,12,18]。今回用いた判定法は腎全体の障害の程度の

分類に重きをおいた方法[6]であり，微細な初期病変を正確に反映しない欠点があることから，6ヵ月齢では別に糸球体病変についても詳細に観察した。結果から明らかなように食餌制限によって慢性腎症の発生と進行は抑制され（図4），この効果は下垂体腫瘍と同様にラットの寿命を延長させることに寄与していると考えられた。慢性腎症の発生と進行は摂取エネルギーと蛋白量の制限，蛋白質の違い（大豆蛋白がカゼイン，ラクトアルブミンに比べて最もよい）によって抑制され，制限の開始時期（6週または6ヵ月齢）には影響されないと報告されている[8,19]が，慢性腎症の病因，病態との関わりは明らかでない。

慢性腎症は尿蛋白量の測定によって障害の進行が類推できるかのようであったが（図5），6ヵ月齢から観察される初期病変を反映しなかった。しかし，尿蛋白の中でもミクロアルブミンは腎障害を高感度に早期から検出できる指標であるという報告[20]もあり，臨床的価値がないとは言えない。BUNの変動は腎機能の低下を早期（6ヵ月齢）から示す，より良いパラメーターである（表2）と考えられた。組織障害度と腎機能検査値の対比から，BUN，クレアチニンは慢性腎症の終末期だけに上昇する[8]，BUN，クレアチニンは腎機能を反映しないが，総蛋白とアルブミンの減少，$α_1$グロブリンとコレステロールの上昇が障害度と相関する[18]，クレアチニンは加齢変化，栄養摂取条件のいずれの指標ともならない[20]など，意見の一致はみられていない。慢性腎症はラットの致死的疾患であることに間違いはないが，特異な症状を現すこともなく，病変の進行にともなう腎機能の低下を臨床検査から把握することも難しいのが現状である。

慢性腎症の病理発生に関する知識は乏しいため，食餌制限による抑制の機序を明らかにすることは困難であると言わざるをえない。1つの試みとして，様々な疾患，老化，発がんの原因と目されている[21]酸化ストレスに注目して血清中の過酸化脂質を測定した結果，食餌制限によって個体の受ける酸化ストレスは軽微であることが示唆された。腎組織中の成績からAL群の6ヵ月齢に有意な高値が観察され，この時期に酸化ストレスを強く受けた可能性を認めた（表3）。AL群では酸化ストレスを早期に強く受け，他方DR群では食餌制限によって過酸化脂質の生成が軽微なため病変の形成あるいは進行が抑制されたものと理解することもできる結果であったが，食餌制限による抑制効果を明らかにするには今後の検討課題が少なからず残されていることは言うに及ばない。

心筋症も加齢とともに発生率の高くなる疾病である[5,9,18]。図6の結果のように，障害の程度はAL群，DR群とも加齢とともに増強したが，慢性腎症とは異なって両群間に差はみられず食餌制限による疾病の発生，進行を抑制する効果がみられなかった。Shimokawaらも自然死したラットの検索から食餌制限および蛋白の種類（カゼイン，ラクトアルブミン，大豆蛋白）による障害度への影響は認められなかったと報告[19]している。他方，心筋症はエネルギー，蛋白制限によってその発生は抑制されるが，制限給餌開始時期（6週または6ヵ月齢）や飼育環境（無菌または通常の飼育）には影響されないという報告[8,22]もあり，見解の一致はみられていない。しかし，臓器または疾病の種類によって食餌制限の抑制効果が及ばない例外があるとするならば，作用点を考える上に重要な知見であり，直接作用よりむしろ2次作用である可能性が示されていると推測される。

心重量の加齢変化および重量と心筋症の障害の程度との相関はみられなかったが，心室の面積の計測結果にはDR群の重量変化からは明らかとならなかった心肥大の傾向が認められ（表4），心機能の低下を予測させた。ラットの血圧はエネルギー制限，蛋白摂取量（23または12％），年齢要因によって変動せず，心拍数はエネルギー制限によって減少するという報告[23,24]に反して，血圧は加齢とともに上昇するがエネルギー制限による影響は受けないという報告[25]もあるが，我々の心機能の

評価(表5)からは肥大傾向を認めたDR群では脈圧の増大(血液駆出量の増加)によってAL群と同様に血液循環量は一定に保持されており,心臓の機械的ポンプ作用の病的な機能低下はないものと考えた。このことは心筋症の病変の程度が強度と判定されたラットにおいてさえ,心因性うっ血やカルジオグラフの異常所見はみられないという報告[22]からも,心臓においては心筋症の発生と進行にもかかわらず心機能への影響が無いかもしくは非常に軽微であると考えられる。加齢とともに発生率の高くなる疾患であっても,心筋症は必ずしもラットの寿命を直接的に短縮する要因とはならないことが推定された。

骨格筋変性症の発生率は前の3疾患に比べ高いものではないが,加齢とともに障害の程度の増強することが知られている[5,9,12]。前脛骨筋では障害の程度がDR群で抑制されており(図7),腰筋でのエネルギー,蛋白制限によって障害は抑制されるが制限の開始時期,期間には影響を受けないという報告[8]と一致していた。しかし,同じ骨格筋である咬筋に観察された障害の程度は軽度で,また前脛骨筋と異なり両群間にその程度の差がみられず(図10),食餌制限による抑制効果の発現は筋肉の解剖学的部位によって異なることが明らかとなった。前脛骨筋重量は腓腹筋[26]と同様加齢にともなう減少が食餌制限によって遅延したが(図8),咬筋には2群間の差が認められず(図11),筋変性(萎縮)の程度が重量に反映するものと推定された。しかし,同じ指肢に付属する筋肉(ヒラメ筋,長指伸筋,足底筋,腓腹筋)であっても加齢にともなう重量の減少率は部位によって18–38%と異なり,筋収縮力の低下の程度(34–62%)もさまざまであること[27],またヒラメ筋,肩甲舌骨筋の収縮能は年齢,栄養条件の影響を受けないとも報告[28]されている。同一の器官であっても食餌制限の抑制効果が異なることは問題を複雑化しているが,今後は筋の部位別比較検討が重要な課題と考えられる。またラットは狭いケージで運動が制限された環境で生涯飼育されることから後肢の付属筋には廃用性萎縮がみられるのに対して,咬筋は食物摂取のため終生運動し続ける筋肉であることから,病変の発生と進展の解析には運動という生理的条件も考慮されねばならず,残された検討課題は少なくないと考える。

骨密度は脛骨,下顎骨ともDR群の方が低かったが,脛骨では力学的負荷の大きい部位と考えられる関節部にAL群との逆転がみられ,付属する筋肉の障害の程度,即ち筋力の低下が骨密度に影響を及ぼすことが窺われた。また加齢にともなう大腿骨骨密度の減少が抑制されるのは,慢性腎症発生による上皮小体ホルモン分泌亢進を食餌制限が抑制することに因る[29]とされている。このことは食餌制限の効果を検討する際には臓器・器官相互の関連を無視することなく,系統的な理解が肝要であることを示す意味深長な結果と考える。

IV. まとめ

依然として食餌制限による疾病の発生様相と寿命への影響は明らかではないが,以上の結果から次のような点が指摘できると考える。① 食餌制限によって加齢にともなう疾病の発生が抑制または遅延する。② 下垂体腫瘍と慢性腎症の発生抑制または遅延はラットの寿命延長の要因の1つである。③ 抑制効果は疾病または臓器の種類によって異なる。④ 心臓には他の臓器と異なり疾病の発生にともなう生理学的機能低下がみられない。

文　献

1) 柳生聖子，田内　久：地理疫学の概要，田内　久，佐藤秩子，渡辺　務編：日本の百寿者，中山書店，東京，pp. 13-19, 1997.
2) Mimura, G., Murakami, M., Gushiken, M.: Nutritional factors for longevity in Okinawa — Present and future. Nutr. Health 8: 159-163, 1992.
3) 森口幸雄：海外の日本人百寿者，田内　久，佐藤秩子，渡辺　務編：日本の百寿者，中山書店，東京，pp. 277-282, 1997.
4) Yu, B. P.: How diet influences the aging process of the rat. Proc. Soc. Exp. Biol. Med. 205: 97-105, 1994.
5) Simms, H. S.: Longevity studies in rats. I. Relation between life span and age of onset of specific lesions. Cotchin, E., Roe, F. J. C. Eds, Pathology of laboratory rats and mice. Black Scientific Publications, Oxford, pp. 733-747, 1967.
6) 河合清之：ラット長期飼育ワーキンググループ報告，実験動物 29: 181-231, 1980.
7) Tucker, S. M., Mason, R. L., Beauchene, R. E.: Influence of diet and feed restriction on kidney function of aging male rats. J. Gerontol. 31: 264-270, 1976.
8) Maeda, H., Gleiser, C. A., Masoro, E. J., et al.: Nutritional influences on aging of Fischer 344 rats: II. Pathology. J. Gerontol. 40: 671-688, 1985.
9) Berg B.N: Longevity studies in rsta: II Pathology of ageing rats. Cotchin, E., Roe, F. J. C. Eds, Pathology of laboratory rats and mice. Black Scientific Publications, Oxford, pp. 749-786, 1967.
10) Walford, R. L., Harris, S. B., Gunion, M. W.: The calorically restricted low-fat nutrient-dense diet in Biosphere 2 significantly lowers blood glucose, total leukocyte count, cholesterol, and blood pressure in humans. Proc. Natl. Acad. Sci. 89: 11533-11537, 1992.
11) Kagawa, Y.: Impact of westernization on the nutrition of Japanese: Changes in physique, cancer, longevity and centenarians, Prev. Med. 7: 205-217, 1978.
12) Maekawa, A., Onodera, H., Tanigawa, H., et al.: Spontaneous neoplastic and non-neoplastic lesions in aging Donryu rats, Jpn. J. Cancer Res. (Gann) 77: 882-890, 1986.
13) Higami, Y., Yu, B. P., Shimokawa, I., et al.: Anti-tumor action of dietary restriction is lesion-dependent in male Fischer 344 rats. J. Gerontol. 50A: B72-B77, 1995.
14) Shimokawa, I., Yu, B. P., Higami, Y., et al.: Dietary restriction retards onset but not progression of leukemia in male F344 rats. J. Gerontol. 48: B68-B73, 1993.
15) Simokawa I., Yu, B. P., Masoro, E. J.: Influence of diet on fatal neoplastic disease in male Fischer 344 rats. J. Gerontol. 46: B228-B232, 1991.
16) Higami Y., Yu, B. P., Shimokawa, I., et al: Duration of dietary restriction: An important determinant for the incidence and age of onset of leukemia in male F344 rats. J. Gerontol. 49: B239-B244, 1991.
17) Warner, H. R., Fernandes, G., Wang, E.: A unifying hypothesis to explain the retardation of aging and tumorigenesis by caloric restriction. J. Gerontol. 50A: B107-B109, 1995.
18) Coleman, GL., Barthold, S. W., Osbaldiston, G. W., et al.: Pathological changes during aging in barrier-reared Fischer 344 male rats. J. Gerontol. 32: 258-278, 1977.
19) Shimokawa I., Higami, Y., Hubbard, G. B., et al.: Diet and the suitability of the male Fischer 344 rat as a model for aging research. J. Gerontol.48: B27-B32, 1993.
20) Van Liew, J. B., Davis, F. B., Davis, P. J., et al.: Calorie restriction decreases microalbuminuria associated with aging in barrier-raised Fischer 344 rats. Am. J. Physiol. 263: F554-F561, 1992.
21) Weindruch, R., Sohal, R.: Caloric intake and aging, New Eng. J. Med. 337: 986-994, 1997.
22) Cornwell III, G. G., Thomas, B. P., Snyder, D. L.: Myocardial fibrosis in aging germ-free and conventional Lobund-Wistar rats: The protective effect of diet restriction. J. Gerontol. 46: B167-B170, 1991.
23) Herlity, J. T., Stacy, C., Bertrand, H. A.: Long-term calorie restriction enhances baroreflex responsiveness in Fischer 344 rats. Am. J.Physiol. 263: H1021-H1025, 1992.
24) Sonaka I., Futami, Y., Kobayashi, T., et al.: Effects of dietary protein restriction on nitrogen balance and cardiovascular functions in aged rats. J. Gerontol. 48: B145-B150, 1993.

25) Yu, B. P., Masoro, J. M., McMahan, C. A.: Nutritional influences on aging of Fischer 344 rats: I. Physical, metabolic, and longevity characteristics. J. Gerontol. 40: 657–670, 1985.
26) Yu, B. P., Masoro, J. M., Murata, I., et al.: Life span study of SPF Fischer 344 male rats fed ad libitum or restricted diet: Longevity, growth, lean body mass and disease. J. Gerontol. 37: 130–141, 1982.
27) Brown, M., Hasser, E. M.: Complexity of age-related change in skeletal muscle. J. Gerontol. 51A: B117–B123, 1996.
28) McCarter R., McGee, J.: Influence of nutrition and aging on the composition and function of rat skeletal muscle. J. Gerontol. 42: 432–441, 1987.
29) Kalu, D. N., Hardin, R. R., Cockerham, R., et al: Lifelong food restriction prevents senile osteopenia and hyperparathyroidism in F344 rats. Mech. Ageing Dev. 26: 103–112, 1984.

第 5 章　沖縄県の疾病とその特徴

沖縄県の疾病とその特徴

岩政輝男，津波古京子，金城貴夫，宮城　淳

[キーワード: HPV, EBV, HSV, HHV8, 肺癌, 口腔癌, カポジー肉腫, 遺伝性骨軟骨腫, 壊死性脊髄症]

はじめに

　沖縄県の疾病像をみると最も特徴的なことは感染症と遺伝性疾患の頻度が高いということである。以下それらの内のいくつかについて1980年の琉球大学医学部の新設以来今日までの変遷を追って述べる。

　種々の感染症等の多発にもかかわらず長寿者の数が多いことも事実であり，琉球大学医学部創設時の解剖例で80歳代の人達の大動脈を検討すると粥状硬化が軽く，石灰沈着も少なかった。現在では，50～60歳代の人達の解剖例でも大動脈の粥状硬化は著しく強くなってきている。

　琉球大学教育学部の多数の研究者による昭和50年度文部省科学研究費補助金研究報告書[1]をみると，沖縄全県下において65歳以上の住民は朝，昼，夕食ともほぼ「煮いも」だけを幼時より食べてきたことなどが詳細に報告されている。現在沖縄の長寿食としてマスコミ等により喧伝されている豚肉や動物性脂肪類の多い食事は王族や裕福な人々の行事(正月等)の食事であったことがわかる。一般庶民は極めて質素な食事を摂り，粥状硬化の発症という点からみるとリスクの低い生活をしていたことがうかがえる。

　他方，昭和37年，産婦人科医である長田紀秀氏は「沖縄の長寿者」[2]を発刊し，助産婦達と一緒に検討してみると，出生届けがなされている数は実際の出生数の約半数以下であることを明らかにしている。沖縄では生まれた児が育つかどうかを2～3年間みた後，死亡しなかったものだけを届け出るということが行われていた。そこには公的な統計に現れていない著しく高い乳幼児死亡があったことがうかがえる。同様のことは小児科医の宮城英雄氏も1998年4月3日の琉球新報夕刊に記している。以上のことから考えられることは，著しく多数の出生があり，そのなかから感染症や重篤な遺伝性疾患等で死亡しなかった者が，質素な食事をとることにより粥状硬化の進行が遅く，亜熱帯気候などの環境も作用し，長寿者となったといったことが理解される。

　沖縄県の腫瘍については，20数年前，沖縄県内の医師達からしばしば「沖縄で多い癌は扁平上皮癌である」と聞いた。すなわち口腔等の頭頸部扁平上皮癌，食道や肺の扁平上皮癌，子宮頸癌等である。これらはいずれもヒトパピローマウイルス(HPV)の感染が重要な因子として考えられているものである。さらに著者らは沖縄県では古典的カポジー肉腫がみられることやEBウイルスの感染が口腔等の扁平上皮癌で頻度が高いこと等を明らかにしてきた[3,4,5]。

　感染症にも種々のものが多発しているが遺伝性の疾患も多種類のものが認められる。次にいくつかの疾病について検討を行ったことを述べる。

I. ウイルス感染との関連が考えられている腫瘍

1. Human papillomavirus（HPV）や Epstein–Barr virus（EBV）と腫瘍

　子宮頸部，頭頸部，食道，肺等の扁平上皮癌は沖縄において，いずれも本土の1.5～2.5倍の頻度であった。これらのなかで肺扁平上皮癌と頭頸部癌のうち口腔扁平上皮癌について述べる。口腔扁平上皮癌は HPV 以外に EBV の感染も高頻度であるのでそれに関しても言及する。なお EBV は口腔扁平上皮癌には高頻度に検出されるが，沖縄ではバーキット型の悪性リンパ腫は極めて少ない。

　A．肺扁平上皮癌

　1）組織型の推移

　本土では肺癌による死亡が1993年にはじめて胃癌によるそれを上回った。しかし，沖縄県では肺癌による死亡は1975年より悪性腫瘍による死因の第1位を占めている。1986年から1998年までの沖縄県内で手術により摘出された肺癌症例の数と組織型の推移を表1に示した。琉球大学医学部が創設された1980年から1985年までは沖縄県の手術症例の約70%弱は本土の検査業者や本土の大学の病理学教室等に送られていて我々の教室で検討したものは少ない。1986年以後は手術例の約70%強を検討することができた。表1で示したように，本土や欧米諸国のような総数の増加はわず

表1　沖縄県の肺癌手術例組織型の変遷　　　　　　　　　　　　　　　　　　　　　　　（1986-1998）

組織型	1986年	1993年	1994年	1995年	1996年	1997年	1998年
扁平上皮癌	25	43	25	34	38	22	21
腺癌	21	39	25	42	34	34	65
腺扁平上皮癌	8	5	9	13	8	9	5
大細胞癌	4	3	0	0	1	0	0
小細胞癌	4	3	0	2	2	2	2
その他	6	1	2	2	1	5	1
計	68	94	61	93	84	72	95

表2　沖縄県の肺扁平上皮癌における分化度の変化　　（1986-1998）

年	分化度			計
	高分化	中分化	低分化	
1986	15	10	0	25
1993	28	13	2	43
1994	15	10	0	25
1995	8	19	7	34
1996	8	21	9	38
1997	4	13	5	22
1998	5	12	4	21

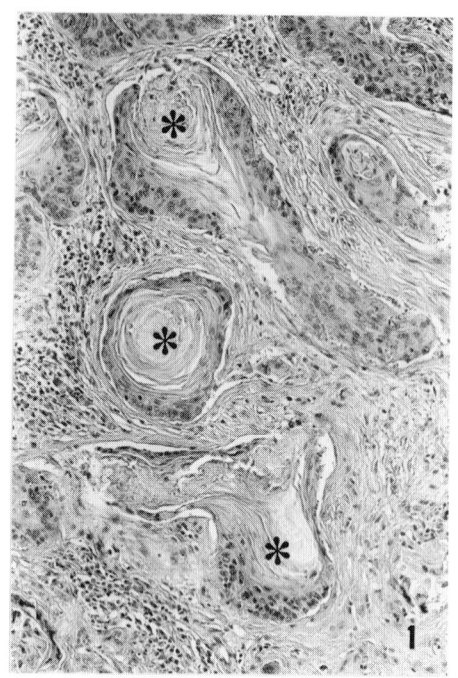

図1 肺高分化扁平上皮癌。63歳 男性
右上葉，HPV 16 が検出される。
角化が強く，癌真珠が多数みられる (*)。H&E 染色

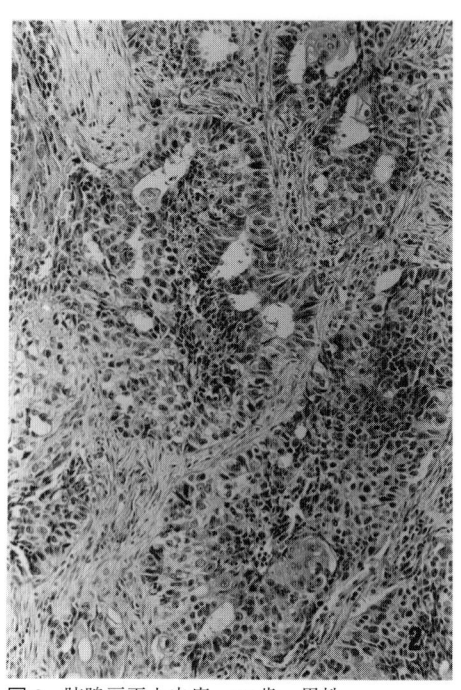

図2 肺腺扁平上皮癌。67歳 男性
右上葉，HPV 16 が検出される。
腺構造と扁平上皮化生がみられ，腺癌と扁平上皮癌の移行部。腺癌細胞は胞体が広くなっている。この症例の腺癌部は高分化乳頭型腺癌で，扁平上皮癌部は中分化扁平上皮癌であった。

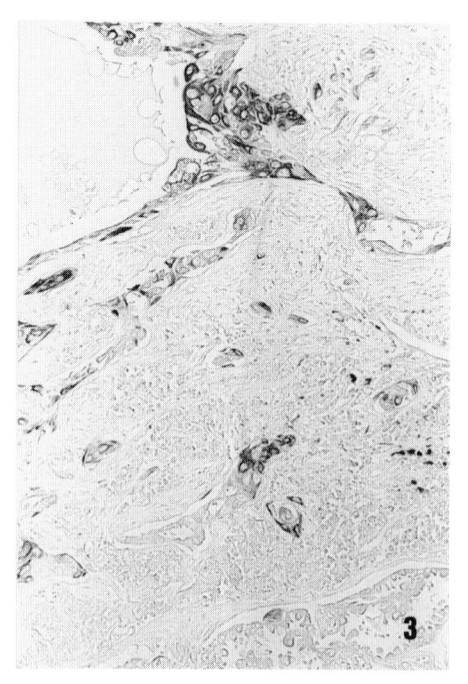

図3 肺腺扁平上皮癌。図2と同じ症例
胞体が広くなった腺癌細胞にはインボルクリンが発現している。

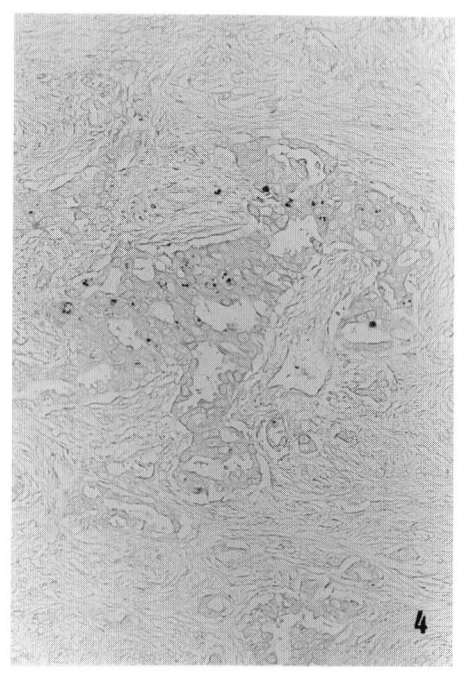

図4 肺腺扁平上皮癌。図2と同じ症例
胞体が広くなった腺癌細胞には in situ hybridization 法で HPV が証明される。

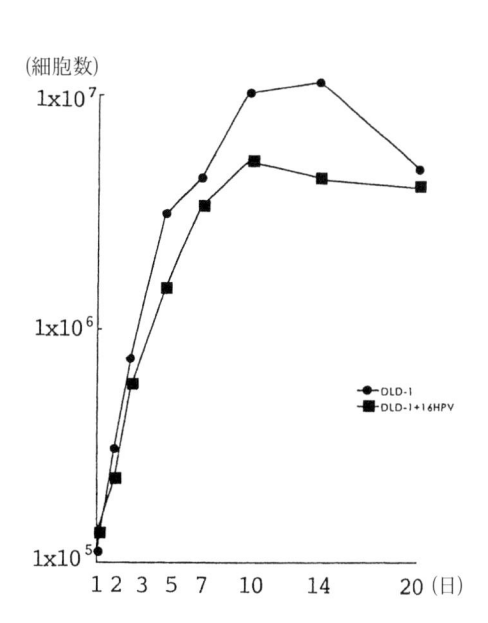

図5 細胞増殖曲線。DLD-1
培養腺癌細胞（DLD-1）（大腸腺癌）にHPV 16をトランスフェクトすると増殖曲線が低くなる。

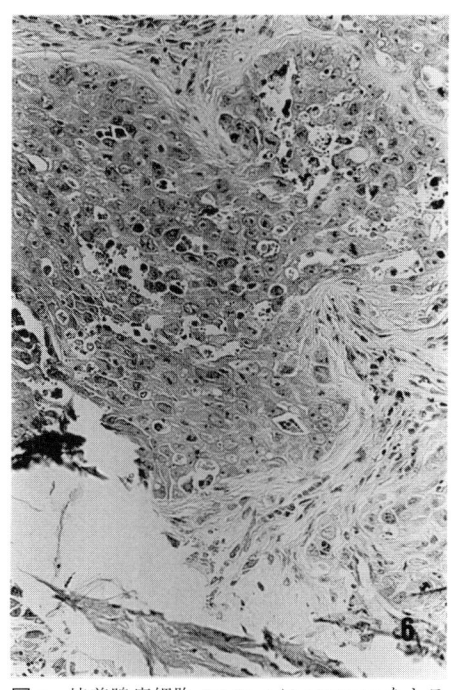

図6 培養腺癌細胞DLD-1にHPV 16をトランスフェクトし，SCIDマウスに移植した。
腺腔形成はみられず扁平上皮化生が誘導され，細胞間橋も認める。
H&E染色

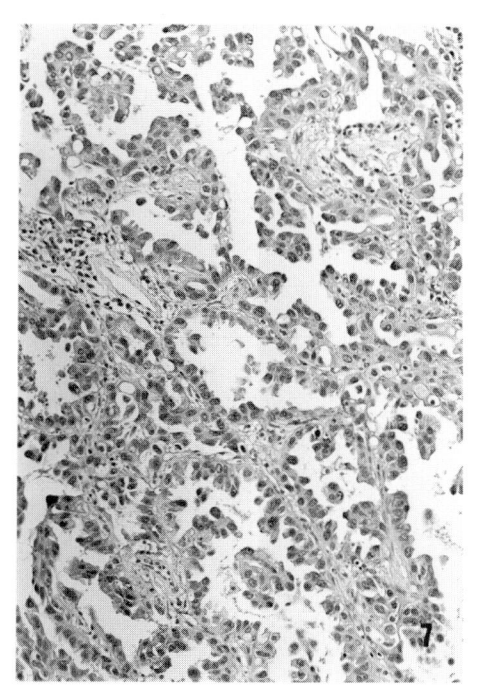

図7 高分化腺癌。
胞体が広くなった腺癌細胞。
胞体は好酸性に染まり広くなっている。

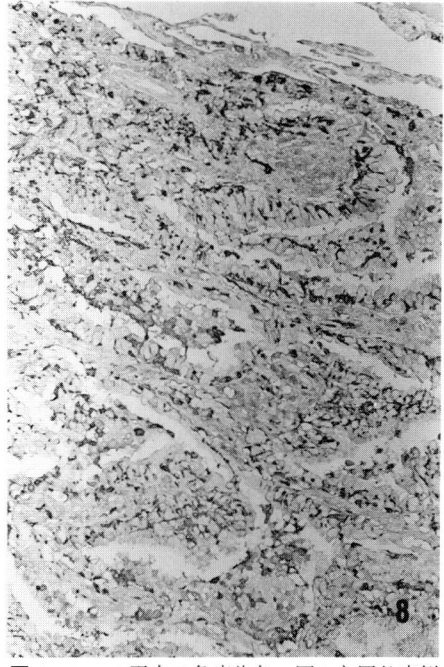

図8 S-100蛋白の免疫染色。図7と同じ症例
Langerhans細胞が抗S-100蛋白抗体で陽性に染まり，著しく多数浸潤している。

かである．しかし，扁平上皮癌が1995年に至りはじめて腺癌より少なくなり，1998年では腺癌の総数が多くなってきて，明らかに扁平上皮癌より腺癌が多く，本土や欧米諸国と同じ傾向を示し始めた．さらに興味あることは，表2に示すように1994年までは高分化型の肺扁平上皮癌が著しく多くみられたが，1995年にいたり高分化型は減少しはじめ，本土や欧米諸国と同じく，中ないし低分化型が1995年には多くなっている．この間，症例の年齢分布には有意な変化はなく，平均値は61-69歳である．さらに，大多数は高度喫煙者で男性である．各年度における症例のp53遺伝子の変化を検討したいが症例が多く，そのすべてについて塩基配列を検討していない．しかし，免疫組織化学的にp53蛋白の発現をみたところ，各年代ともoverexpressionがみられる症例数は41〜52%の範囲で大きな変動は認めなかった．p53蛋白のoverexpressionはp53遺伝子の変異がある症例にみられ，変異の有無にほぼ対応していると考えられている．

2） HPVの検出

先に報告したようにHPV16と18のE7領域のprimersやprobesは教室で作製したもの[6]，HPV 6, 11, 16, 18のE6領域のそれはMcNicolら[7]のものを使用しPCR法で検出を行った．さらにin situ hybridization法も用いた．一部のものについてはPCR産物の塩基配列も日立SQ5500型シークエンサーを用い検討した．PCR法の検出感度はZur Hausen教授より入手したHPV 6, 11, 16, 18がプラスミドpMLとpBR322に組み込まれたものの希釈列により検討した．HPV 16と18 E7は55と77コピー，HPV 6, 11, 16, 18 E6はそれぞれ85, 740, 55, 7700コピーまでであり感度にかなり差がみられるが，E6またはE7のどちらかないし両方が検出された症例をHPV陽性例とした．

1993年の43症例や34症例にHPVが検出され，同じ1993年の新潟県の症例30例では9例しか検出されず，沖縄の症例にはHPVの感染が著しく多いことが明らかである．さらに沖縄の症例では1つのタイプだけでなく2ないし3つのタイプのHPVが感染している例が多く，新潟の症例ではそのようなことは認められない点も大いに違っている．

表2のように沖縄の症例には著しく高分化なもの（図1）が多く，新潟では高分化なものは30例中3例だけであり，高分化型の症例とHPVの感染は有意な相関を示している．しかし，沖縄の症例からのHPVの検出率は1994年より減少しはじめ1998年では本土と同様になり，高分化型症例が少なくなっただけでなく扁平上皮癌の総数も著しく減少した．

B． 腺扁平上皮癌

腺癌成分と扁平上皮癌成分がともに中分化ないし高分化であることとするFitzgibbons[8]の基準と，さらに両成分の少ない方でも癌全体の20%以上を占めているという日本肺癌分類を適用した．表1に示したように沖縄県では腺扁平上皮癌が他府県より多くみられる．腺癌と扁平上皮癌の移行部には，図2のように腺癌部の細胞は胞体が大きくなり高分子ケラチンの発現やインボルクリンの発現（図3）がみられ，扁平上皮癌へ化生する像を認める．HPVはin situ hybridization法で検討すると胞体が広くなった腺癌細胞（図4）や扁平上皮癌へ化生した部分の癌細胞に検出される．沖縄にみられる腺扁平上皮癌の多くは，腺癌へHPVが感染してできたものと考えることができる[9]．

C． HPVによる扁平上皮化生

HPVのE6やE7領域は発癌過程に関与することが知られているが，この領域を発現ベクターに組み込み，p53遺伝子に異常が見られる扁平上皮細胞にトランスフェクトするとアポトーシスが抑制されることが最近報告されている．しかし，HPVの全ゲノムをp53遺伝子に変異がない腺癌培

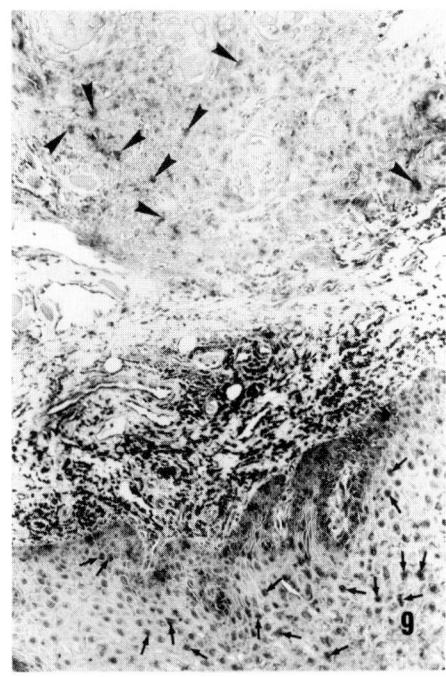

図9 口腔扁平上皮癌
EBV, BamHIW 領域の in situ PCR。癌細胞の少数(矢頭)と dysplastic な扁平上皮の多数(矢印)および多数の浸潤リンパ球の核に EBV が証明される。

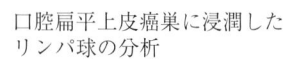

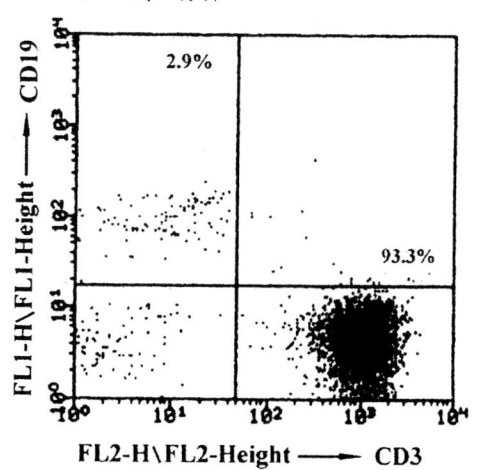

図10 フローサイトメーターで浸潤リンパ球を分析した。CD3+ の T 細胞が著しく多いことがわかる。

図11 CD3+T 細胞を分離しEBER1 の in situ hybridization を行うとこれらの細胞はいずれも EBV 感染が証明された。

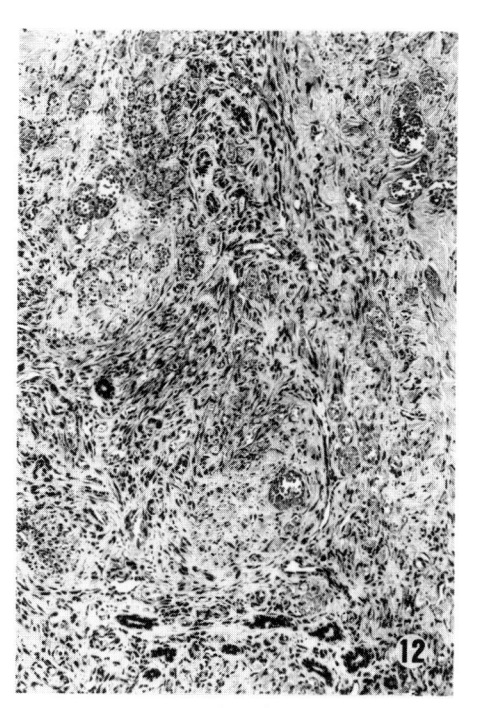

図12 カポジー肉腫(皮膚)
典型的な組織像がみられる。H&E 染色

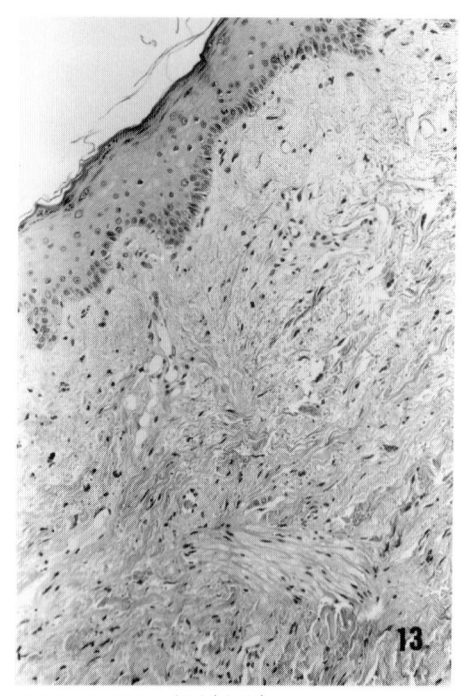

図13 カポジー肉腫（皮膚）
消退した部位を生検すると病変は認めなくなっている。

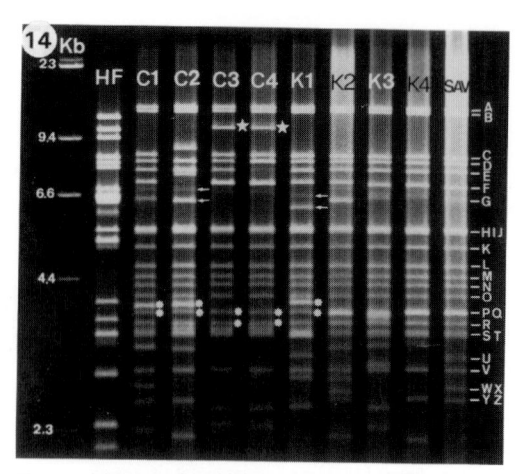

図14 沖縄およびタイ国チェンマイで分離したHSV2株の制限酵素消化パターン。
BamHIで消化した。HFはHSV 1の標準株。SAVはHSV 2の標準株。C1–C4はチェンマイで分離した株。K1–K4は沖縄で分離した株。
同様のパターンの株は認めない。

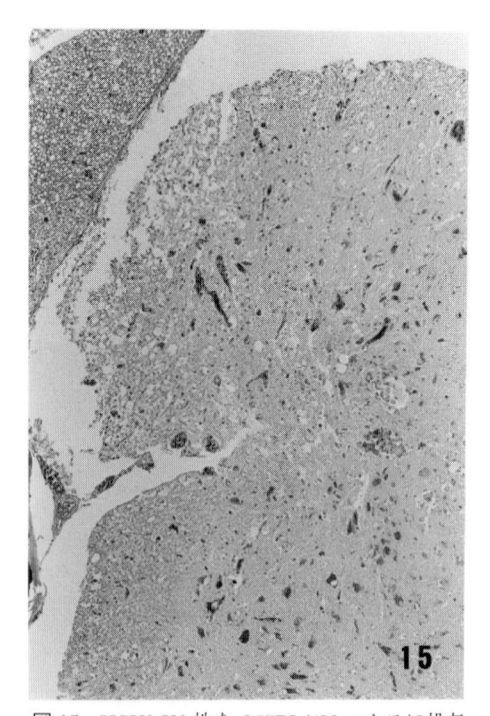

図15 HSV2 K2株をC57BL/6Nマウスに投与（2.5×10^5 P.F.U.）。
脊髄壊死がみられるが，リンパ球浸潤は認めない。

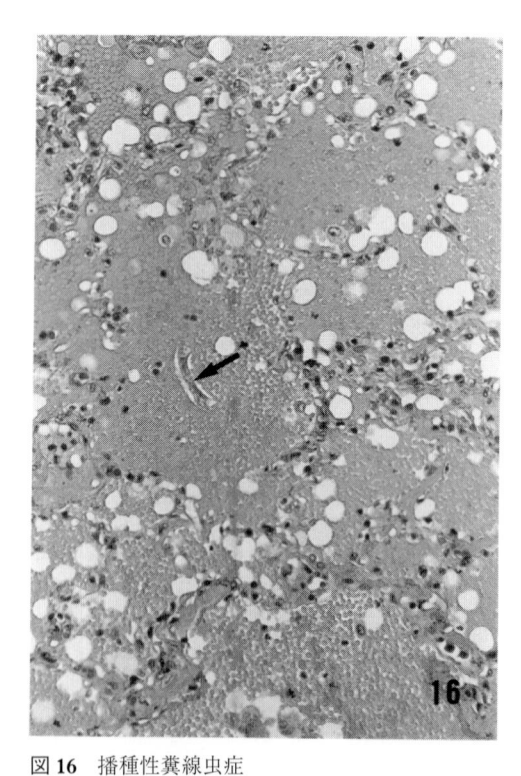

図16 播種性糞線虫症
40歳代の主婦。複視を訴え眼科でステロイドを投与。急激に両肺に大出血を起こし死亡した。矢印は糞線虫。
糞線虫の播種による両肺の大出血以外には特に重篤な疾患は認めなかった。
症例は軽度肥満気味の生来健康な女性であった。

養細胞にトランスフェクトすると，図5のように増殖が遅くなる．さらに図6のように扁平上皮化生が誘導され，インボルクリンや高分子ケラチン（MollのNo.1）などの分子の発現がみられるようになる．HPVゲノムのどの部分が扁平上皮化生を誘導するかはまだ決定していないが，HPVが扁平上皮化生やケラチンの産生を促すことは充分に考えられ，HPVの感染で起こる皮膚の尋常性疣贅では著しく角質の増殖がみられることはよく知られている．

D. HPVとLangerhans細胞

HPVの感染が証明される肺扁平上皮癌や腺扁平上皮癌では著しく多数のLangerhans細胞が病巣部に浸潤している．扁平上皮癌や腺扁平上皮癌ではHPVはintegrated formやepisomal formであるが，稀に腺癌のなかにepisomal formの感染がやや多くみられる．そのような腺癌では癌細胞

表3-1 沖縄県口腔扁平上皮癌の分化度とHPV, EBVの検出頻度

症例 No.	年齢 性別	部位	ステージ分類 癌の分化度	HPV PCR	HPV NISH	EBV PCR	in situ PCR a	in situ PCR b
1	75M	舌	III, 高分化	—	−	+	−	+
2	55M	舌	I, 高分化	6, 18	+	+	−	+
3	39M	舌	I, 高分化	—	−	+	−	+
4	46M	舌	III, 高分化	—	−	+	−	+
5	70M	口峡咽頭	IV, 高分化	16, 18	+	+	−	+
6	67M	口峡咽頭	IV, 高分化	16	+	+	+	+
7	42M	口峡咽頭	IV, 高分化	6, 16	+	−	−	−
8	77M	口峡咽頭	III, 高分化	6, 16	+	+	+	+
9	76M	上顎粘膜	III, 高分化	—	−	+	−	+
10	94F	舌	I, 高分化	—	−	+	−	+
11	65M	舌	IV, 高分化	6, 16	+	−	−	−
12	42M	上顎粘膜	III, 高分化	16	+	+	−	+
13	68M	口底	III, 高分化	16	+	+	−	+
14	55M	口底	IV, 高分化	6, 18	+	+	−	+
15	71M	舌	IV, 高分化	11, 16	+	+	−	+
16	77F	舌	II, 高分化	—	−	+	−	+
17	70M	舌	II, 高分化	16	+	−	−	−
18	64M	口底	II, 高分化	16, 18	+	+	−	+
19	85M	口底	I, 高分化	16, 18	+	+	−	+
20	49M	頬粘膜	II, 高分化	18	+	+	−	+
21	66F	頬粘膜	III, 高分化	6, 18	+	−	−	−
22	87M	口底	I, 高分化	6, 18	+	+	+	+
23	61F	歯肉部	I, 高分化	6, 16, 18	+	+	−	+
24	58M	上顎粘膜	II, 高分化	6, 16, 18	+	−	−	−
25	65F	歯肉部	III, 高分化	16, 18	+	+	−	+
26	67F	歯肉部	III, 高分化	16, 18	+	+	−	+
27	75F	頬粘膜	I, 高分化	16	+	+	−	+
28	77M	口唇	I, 高分化	16	+	+	−	+
29	55M	舌	IV, 高分化	16	+	+	−	+
30	83F	舌	II, 高分化	18	+	+	−	+

が広い大きな胞体を有し（図7），integrated form の HPV の感染が多くみられる扁平上皮癌や腺扁平上皮癌の場合よりもさらに多数の Langerhans 細胞の浸潤が認められる（図8）。Langerhans 細胞は抗原提示細胞として働くことが知られていて HPV の感染に対し浸潤したものと考えられ，特に episomal form の HPV に対して多数浸潤している。かつて Langerhans 細胞の浸潤の程度と予後との関係が報告されている。しかし，それらの報告は抗原が何であるのかを明らかにしていない。予後は抗原の種類の同定がなされないと議論できないと考えられる。HPV の感染の場合は，分化度が高い扁平上皮癌が多く予後は少し良く，乳頭型腺癌や細気管支肺胞上皮癌等でも HPV の感染がみられるものは予後が良い傾向がある。

E. 口腔扁平上皮癌と HPV および EBV

沖縄県では口腔扁平上皮癌による死亡率は他府県より1.5〜2.0倍高いことが知られている。現在

表 3-2 沖縄県口腔扁平上皮癌の分化度と HPV, EBV の検出頻度（表 3-1 のつづき）

症例 No.	年齢 性別	部位	ステージ分類 癌の分化度	HPV		EBV		
				PCR	NISH	PCR	in situ PCR a	b
31	80F	舌	IV, 高分化	18	+	−	−	−
32	79F	口峡咽頭	II, 高分化	16, 18	+	+	−	+
33	60M	口底	II, 高分化	18	+	+	−	+
34	72F	上顎粘膜	II, 高分化	16, 18	+	+	−	+
35	36M	口唇	I, 高分化	16, 18	+	+	−	+
36	72M	舌	II, 中分化	16	+	+	+	+
37	57M	喉頭	III, 中分化	6, 16	+	+	−	+
38	78M	喉頭	IV, 中分化	6, 16	+	−	−	−
39	36M	口峡咽頭	I, 中分化	11	+	+	−	+
40	67M	口峡咽頭	III, 中分化	—	−	+	−	+
41	68M	口峡咽頭	I, 中分化	—	−	+	+	+
42	63M	上顎粘膜	IV, 中分化	6	+	−	−	−
43	76F	上顎粘膜	III, 中分化	6, 16	+	+	−	+
44	67M	口峡咽頭	IV, 中分化	6	+	−	−	−
45	78M	口峡咽頭	I, 中分化	—	−	+	−	+
46	52F	口峡咽頭	IV, 中分化	16	+	+	+	+
47	78M	舌	IV, 中分化	—	−	−	−	−
48	65M	舌	IV, 中分化	6, 16	+	−	−	−
49	52M	口底	II, 中分化	6, 18	+	+	+	+
50	65M	口底	II, 中分化	18	+	+	+	+
51	58M	口底	IV, 中分化	16, 18	+	+	−	+
52	74M	口底	III, 中分化	16, 18	+	+	−	+
53	82F	頬粘膜	0, 中分化	6, 16, 18	+	−	+	+
54	80F	歯肉部	III, 中分化	18	+	+	−	+
55	75M	口峡咽頭	II, 中分化	—	−	−	−	−
56	80M	上顎粘膜	III, 低分化	16, 18	+	+	+	+
57	57M	頬粘膜	II, 低分化	—	−	−	−	+
58	71M	歯肉部	IV, 低分化	16	+	+	−	+
59	46M	口唇	I, 低分化	18	+	+	−	+
60	58M	舌	II, 低分化	—	−	+	−	+

はしだいに他府県の平均値に近くなってきている。しかし，1993〜1996年の間の60例について同期間における札幌の42例と比較してみると，癌組織の分化度，HPVやEBVの検出率に大きな差がみられる。

1) 組織型

表3のように沖縄では58.3%（35例）が強い角化を伴った高分化型の扁平上皮癌で，札幌では42.8%（18例）が高分化である。症例の年齢平均値（SD）は沖縄が66.1（13.2）歳，札幌が60.4（10.8）歳で大きな差は認めない。癌のstage分類は沖縄がstage 1が21.7%，札幌が7.1%で沖縄の方がstage 1が多い。

2) HPVとEBVの検出

HPVはPCR法では沖縄の症例の78%に，札幌の症例の26.2%に検出され，in situ hybridizationでも同様である。他方，EBVは沖縄の76.6%，札幌の38.1%の症例からPCR法で検出されるが，PCR法で用いたBamHIW領域をin situ PCR法で組織切片について検討してみると，症例によっては癌細胞にはEBVが検出されず大量に浸潤しているリンパ球だけから検出される例がみられる。EBER1のin situ hybridizationでも同様である。癌細胞にも浸潤リンパ球にも扁平上皮のdysplasticな部分にも認められるものもある（図9）。なお，EBVにはA型とB型があり，本土ではA型の感染が大多数で，B型は極めて稀である。しかし，沖縄では約20〜30%の症例はB型

表 3–3　札幌口腔扁平上皮癌の分化度と HPV, EBV の検出頻度

症例 No.	年齢 性別	部位	ステージ分類 癌の分化度	HPV		EBV		
				PCR	NISH	PCR	in situ PCR a	b
1	47M	舌	I, 高分化	—	−	+	−	+
2	50M	舌	III, 高分化	—	−	−	−	−
3	82M	歯肉部	IV, 高分化	—	−	+	−	+
4	66M	舌	II, 高分化	—	−	−	−	−
5	75M	舌	IV, 高分化	18	+	+	−	+
6	53M	口底	IV, 高分化	—	−	−	−	−
7	74M	舌	IV, 高分化	16	+	−	−	−
8	69M	歯肉部	IV, 高分化	16	ND	ND	ND	ND
9	77F	舌	IV, 高分化	6, 16, 18	ND	−	ND	ND
10	53M	口底	II, 高分化	—	ND	−	ND	ND
11	53F	舌	I, 高分化	18	+	+	−	+
12	63M	口底	II, 高分化	—	ND	−	ND	ND
13	67M	舌	II, 高分化	—	ND	−	ND	ND
14	63F	上顎粘膜	III, 高分化	—	ND	ND	ND	ND
15	65M	舌	II, 高分化	—	ND	+	ND	ND
16	68M	歯肉部	IV, 高分化	—	ND	−	ND	ND
17	55F	舌	II, 高分化	—	ND	−	ND	ND
18	59F	頬粘膜	IV, 高分化	—	ND	+	ND	ND
19	59M	舌	IV, 中分化	—	−	+	−	+
20	52M	舌	IV, 中分化	18	+	−	−	−
21	58M	口峡咽頭	III, 中分化	—	−	−	−	−

の感染である．さらに，沖縄の A 型は EBNA2 領域の 2 ヵ所に塩基置換，1920 番の T が C に，1994 番の G が T に変化したものと，さらに 2001 番の C が A に変化し 3 ヵ所に塩基置換がみられるもののどちらかである．1994 番の変化はアミノ酸の変化（Arg → Met）を伴っている．このアミノ酸の変化は，EBNA2 蛋白が宿主の情報伝達系で作用する RBP-J に結合する領域より少し上流の変化で，その意義については検討中である．

3) 浸潤リンパ球の分析

浸潤リンパ球は組織切片を用いた免疫組織化学的検討と flow cytometry を用いた検討を行った．浸潤細胞は沖縄も札幌もともに T 細胞が 90% 以上で，大多数であった．B 細胞はごく少数であった．図 10 に示すように病巣部から分離したリンパ球中の CD19+ の B 細胞はごく少数であった．B 細胞は EBV のレセプターである CD21 分子を有しているが，分離した T 細胞も EBV が in situ PCR 法で証明され（図 11），CD21 分子以外のレセプターを持っていると考えられる．Langerhans 細胞は沖縄の症例では，多数浸潤が認められ，札幌の症例でも HPV の感染があるものに多い傾向があった．

2. Human herpesvirus 8（HHV8）（Kaposi sarcoma-associated herpesvirus: KSHV）とカポジー肉腫

沖縄県は他府県では極めて稀な古典型カポジー肉腫（図 12）の発症がみられ，特に中高齢者にみ

表 3-4　札幌口腔扁平上皮癌の分化度と HPV, EBV の検出頻度（表 3-3 のつづき）

症例 No.	年齢 性別	部位	ステージ分類 癌の分化度	HPV		EBV		
				PCR	NISH	PCR	in situ PCR a	b
22	63M	上顎粘膜	III, 中分化	ND	ND	+	ND	ND
23	55M	上顎粘膜	III, 中分化	—	ND	−	ND	ND
24	63M	歯肉部	III, 中分化	—	ND	ND	ND	ND
25	55F	歯肉部	IV, 中分化	16	+	+	−	+
26	54M	口峡咽頭	IV, 中分化	16	ND	ND	ND	ND
27	54M	舌	II, 中分化	—	ND	−	ND	ND
28	53M	歯肉部	IV, 中分化	—	ND	−	ND	ND
29	56M	舌	II, 中分化	—	ND	+	ND	ND
30	69M	口峡咽頭	IV, 中分化	—	ND	ND	ND	ND
31	59F	舌	0, 中分化	18	ND	−	ND	ND
32	40F	舌	III, 低分化	—	ND	+	ND	ND
33	61M	舌	I, 低分化	—	−	+	+	+
34	78F	舌	III, 低分化	—	ND	−	ND	ND
35	64M	口底	III, 低分化	—	ND	−	ND	ND
36	79M	口峡咽頭	IV, 低分化	—	ND	+	ND	ND
37	28F	舌	III, 低分化	18	ND	−	ND	ND
38	45M	上顎粘膜	IV, 低分化	—	−	+	−	+
39	53M	舌	II, 低分化	—	−	−	−	−
40	63M	口底	II, 低分化	18	ND	−	ND	ND
41	68F	頬粘膜	III, 低分化	—	ND	+	ND	ND
42	68M	口峡咽頭	II, 低分化	—	ND	+	ND	ND

られる[3,10,11]。AIDS や白血病やリンパ腫，さらに臓器移植などによる免疫機能低下が考えられるものでは，原疾患の末期に認めることが多く，患者の死亡のためカポジー肉腫の経過を長期間観察できない。しかし，古典型の観察では，次のことが明らかである。① 多発するが転移ではない。② 発生部位は，古典型では皮膚に多く，AIDS やリンパ腫等を併発するものは皮膚の他に多くの臓器にも認められる。③ 病変は血管内皮細胞の増殖よりなり，リンパ管内皮細胞の増殖ではない[3]。④ 典型的なカポジー肉腫の像を呈すに至らない小血管の拡張や増生像が種々の臓器に多発している。⑤ 病変は自然消退し (図13) 色素沈着を残す。消退部の組織にはメラニン色素の増加ではなくヘモジデリンの沈着がある。

Chang ら[12] の報告以来 HHV8 の感染がカポジー肉腫にみられることが知られ，沖縄の症例にも

表4 HHV8 のタイプと塩基配列の違い

	塩基の位置	A 型	B 型	C 型	沖縄の HHV8
ORF26	981	T			
	1032		A		
	1086			T	T
	1132		B		
	1139	A			C
ORF75	159	A			
	237			A	
	417		T		
	462	A			
	528			T	
	563	A			
	618	T			
UPS75	633		A		
	636			C	
	867	A			
	977			A	
	988			T	
	995			G	
	1000	C			
	1016			A	
	1028			G	
	1034			G	
	1035			C	
	1084			A	
	1085	G			
	1274			T	
	1276			C	
	1354	T			
	1357			A	

全例認められる。しかし，HHV8 はカポジー肉腫以外にも小血管の増殖よりなる病変である granuloma pyogenicum でも認められる。沖縄の HHV8 は Chang らの発表した塩基配列と比べ 3 ヵ所に変異がみられ，アメリカ型ではなくアフリカ型に近いものである（表4）。Zong ら[13] は HHV8 を A, B および C 型に分け，アメリカの AIDS 患者にみられるカポジー肉腫と地中海沿岸の古典型のそれは HHV8 A 型の感染がみられ，アフリカのカポジー肉腫は B か C 型の感染が多いことを報告している。沖縄のカポジー肉腫は ORF26 の 1086 は T で，1139 は A が C に変化していてアフリカの型に近いことがわかった。カポジー肉腫の組織発生はリンパ管内皮細胞説が有力であったが，我々は組織培養等を用い血管内皮細胞由来であることを発表した[3]。現在血管内皮細胞由来であることが認められている。

かつて沖縄では入浴の習慣がなかったことが知られている。最近は各家庭でシャワーを使用しているが，戦後ごく最近までは，週に一度風呂屋に行っていた程度である。「ヘーガサー」と呼ばれる皮膚疾患が多かったと言われている。「ヘーガサー」は最近極めて稀になったことから，種々の感染性の疾患が含まれていたと考えることができる。

II. その他のウイルス感染症

1. Herpes simplex virus（HSV）

沖縄県では男女とも 40 歳までに血清の抗 HSV 抗体保有率はほぼ 100％ となる。本土では 50 歳代とされている。さらに HSV 2 型（HSV 2）の感染率を妊婦で比較すると沖縄では 15％，岩手県では 1.5％ であり[14]，沖縄では HSV 2 の感染率も著しく高いことが報告されている。

HSV 2 の感染者が多いことを反映し HSV 2 による脊髄炎がみられる。今日まで，「悪性腫瘍による原因不明の脊髄壊死症」とされていた症例に一致する例を剖検し，それらが HSV 2 の感染によるものであることを発表した[15]。さらに糖尿病に合併した脊髄壊死症もみられた[16]。これらの HSV 2 による脊髄の病変が原因不明の脊髄壊死症とされてきた理由は，病変部にリンパ球等の浸潤が極端に少ないことによると考えられる。

A) HSV 2 の分離と制限酵素消化法による DNA パターンの分析

主に鼠径部や臀部の皮疹から HSV 2 を分離し plaque purification を行った後，BamHI, KpnI, EcoRI, Bgl II の 4 種類の制限酵素消化法による DNA パターンからは，沖縄だけに特有な株は見出せなかった。そこで，歴史的に沖縄と交流があると言われているタイ国の HSV 2 を分離し比較した。タイ国チェンマイ大学で同様の皮疹から材料を採取し分離し，40 株の HSV 2 株を得ることができた。4 種類の制限酵素による消化分析を行ってみたが，沖縄とタイ国とだけに共通した株は見出せなかった（図14）[17]。

B) 分離 HSV2 株の毒性

沖縄で分離した株とタイ国チェンマイで分離した株を，それぞれ BALB/cN と C57BL/6N マウスの腹腔内に投与した。BALB/cN は単純ヘルペスウイルスに高感受性であることが知られ，C57BL/6N は低感受性であることが知られている。その結果，タイ国株は一般に強い毒性を有し，対照とした標準株の savage 株より強いものが大多数であった。しかし，沖縄の株は強いものから中程度のもの，さらに毒性が弱く著しく大量のウイルス（2.5×10^6 P.F.U.）を投与しても高感受性である BALB/cN マウスが一匹も死亡しないものまでが見られた[18]。

C) HSV 脊髄炎の動物モデル

HSV に高感受性である BALB/cN マウスの場合は脊髄炎の発生と死亡が同時に起こり，脊髄炎が観察できない。しかし，低感受性の C57BL/6N マウスに強毒性株を投与すると脊髄炎が死亡前の半日～1日間認められる[19]。動物の症状はヒトと同様で，後肢の麻痺と膀胱直腸障害が認められる。病理学的に腰仙椎レベルの脊髄に広範で不規則な壊死を認める（図15）。ヒトの場合と同様にリンパ球浸潤は見られない。免疫反応が起こる前にウイルスの増殖により壊死（cytopathic effect）が起こったか，ウイルスの ICP47 などの宿主の免疫系からのエスケープ機構によるものかは明らかでないが，病理組織学的所見もヒトの症例と同様である。他方，HSV 1型（HSV 1）による脊髄炎は今日まで発表されている症例は少ない。そこで，HSV 1 による脊髄炎の発症を，標準株として有名な McIntyre 株や F 株，さらに RK 株と沖縄で分離した RI 株などを用いて検討した。HSV 1 では HSV 2 と違い脊髄炎の動物モデルは作製が困難で，高感受性の BALB/cN マウスに強毒株（McIntyre 株等）を投与したときに認められ C57BL/6N マウスでは高濃度の強毒株の投与で軽い病変がみられる。しかし，脊髄炎の症状が出現した後 3～6 時間以内に動物は死亡してしまう。さらに病理組織学的に壊死の見られる脊髄間に壊死が見られないレベルが，飛び石状に見られるといった特徴がある。

D) 単純ヘルペスウイルスによる脳炎

原因不明のウイルス性を疑う脳炎があるといわれていた。その大半は HSV によるものであることが明らかとなった。脊髄液よりのウイルス分離には成功していないが PCR 法により HSV を検出することができる。しかし他の感染症もある可能性がありさらに症例を見つけ検討する必要がある。

2. その他の感染症

成人型 T 細胞白血病の原因ウイルスとされている HTLV-1 は沖縄県では高い頻度で検出され，県内の地域によっては住民の 50% におよぶ高い感染率を示す所もあることが知られている。九州各県よりは明らかに高い感染率を有している。

糞線虫の感染は鹿児島県の南端に位置する奄美諸島を除くと沖縄だけに見られる。沖縄県では 40 歳以上の人に多いが，住民の 10% が保虫者と考えられている。感染者は小腸における持続感染型のものが大部分で，軽い消化器症状を示すだけである。しかし，時に全身播種を引き起こし死亡する例がある。播種性の糞線虫症は我々は 2 つの型に分けている[21]。1 つは何らかの基礎疾患がある例で徐々に起こってくる型のものである。小腸内の細菌類を付着した虫体が血管内に侵入することによる敗血症を伴っている。他の 1 つの型は最近見られるもので，ステロイド剤の投与により小腸内に寄生していた虫体がフィラリア型に変態し，急激に全身播種を起こす。両肺の広範で強い出血により短時間（1日以内）に死亡する劇症型である（図16）。

その他，ハンセン氏病は新患の発生が最近まで毎年 10 名内外であった。結核症はまだ頻度がやや高い。亜熱帯の沖縄には極めて少ないとされていた関節ロイマやザルコイドもけっして少なくはないこと等が明らかとなった。

環境の整備，衛生状態の急激な改良により感染症は著しく少なくなってきている。さらに衛生意識の向上が望まれる。

III. 遺伝性疾患

　プライバシーの問題等もあり，多くのものを解析できたわけではない。我々の教室で手がけたものとしては2例のCockayne症候群とCohen症候群，Pompe病，Hurler病各1例である。Pompe病の欠損酵素である酸性α-グルコシダーゼ，Hurler病の欠損酵素のα-L-イズロニダーゼを動物より精製し生化学的な検討を行ってきた[22,23]。代謝異常症以外に遺伝性の腫瘍もみられる。遺伝性多発性外骨腫症の大きな一家系を現在検討している。

1. 遺伝性多発性外骨腫症

　我々が検討中の家系では，8番染色体長腕（8q21）に存在する外骨腫遺伝子EXT1に異常がみられる。正常ではこの遺伝子の2165と2166番の塩基はCとCであるが，一方のCが欠失していることが明らかとなった（図17）。この家系では低身長（男女とも身長はすべて160 cm以下），直径10 cm以上にもなる大きな外骨腫が多発している（図18）。精神遅延はみられないが，人がよい印象を受けるなどの特徴がある。病理組織学的には典型的な外骨腫で，肉腫の発生は現在まで1例も認めていない。

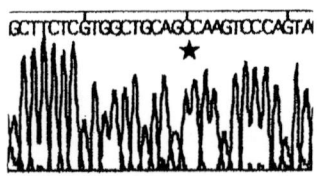

図17　遺伝性多発性外骨腫症におけるEXT1遺伝子の変化
a. 正常対照EXT1遺伝子
b. 患者EXT1遺伝子　塩基が1つ欠損している（★）

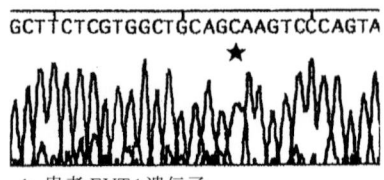

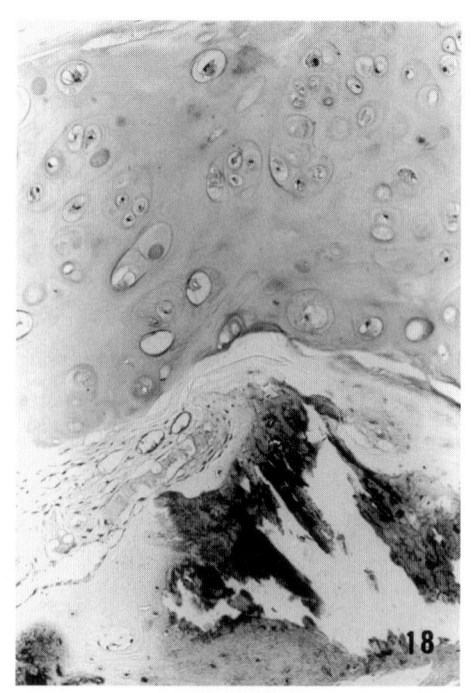

図18　遺伝性多発性外骨腫症
典型的な外骨腫がみられる。H&E染色

2. その他

A. 弾力線維腫は世界中で，沖縄とフィンランドにみられる。40歳代女性の肩甲部に発生することが多く，真の腫瘍か増殖症か決定されていない。フィンランドのJarviが世界で最初に報告したものである。フィンランド人は東洋系であることが知られている。そこで，フィンランドと沖縄で比較研究することを考え，現在進行中である。各症例とも染色体の転座がみられるのでさらに症例を集め検討する必要がある。

B. 腱鞘巨細胞腫

沖縄県で多く認められ，染色体の転座も認められるが責任遺伝子は同定されていない。かつては婚姻が狭い集落内で主に行われていたことから多種多様な遺伝性疾患が認められる。

IV. おわりに

環境の整備等により感染症は著しく少なくなってきている。かつてマラリアやデング熱，フィラリア症などが多数みられた記録がある。しかし，それらは現在はみられない。最近沖縄で増加したものとしてヘリコバクターピロリー[24]などがある。さらに外国からの移入感染症が少しずつみられるようになってきた。広東住血線虫症[25]などはその1つである。

医療レベルの向上は感染症の減少と乳幼児死亡率を著しく低下させるのに役立っている。その結果，先天性異常等による乳幼児死亡も少なくなり，少し年長の遺伝性疾患患者が多くなる傾向にある。狭かった婚姻圏の拡大は遺伝性疾患の発症に今後どのように影響を与えるか検討が必要である。他方，動物性蛋白や脂肪の摂取量が著しく増大し，強い石灰沈着を伴う粥状硬化などの動脈硬化症が多くなっている。剖検例で検討する限りでは琉球大学医学部発足時と比べ疾病像に大きな変化がみられる。粥状硬化の程度は本土と同様になってきて50歳代でも強い病変がみられる。

文 献

1) 外間ゆき，新垣博子，尚 弘子，宮城節子，金城優美子，桂 正子，東盛キヨ子：沖縄における食品使用上の特殊性に関する研究，昭和50年度文部省科学研究費補助金研究報告書，1-96, 1976.
2) 長田紀秀：沖縄の長寿者，中央公論事業出版，東京，1962.
3) Kamada Y, Iwamasa T, Miyazato M, Sunagawa K, Kunishima N.: Kaposi's sarcoma in Okinawa. Cancer 70: 961-968, 1992.
4) 鎌田義彦，宮里 稔，岩政輝男：カポジ肉腫，岩政，町並編：沖縄の疾病像を探る—新しい病理学の試み—，九州大学出版会，福岡，pp. 141-159, 1998.
5) 津波古京子，砂川 元，岩政輝男：沖縄県の頭頸部扁平上皮癌とその特徴，沖縄の疾病像を探る—新しい病理学の試み—，九州大学出版会，福岡，pp. 103-115, 1998.
6) Hirayasu T, Iwamasa T, Kamada T, Koyanagi Y, Usuda H, Genka K.: Human papillomavirus DNA in squamous cell carcinoma of the lung. J Clin Pathol. 49: 810-817, 1996.
7) McNicol P, Paraskevas M, Guijon F.: Variability of polymerase chain reaction-based detection of human papillomavirus DNA is associated with the composition of vaginal microbial flora. J Med Virol 43: 194-200, 1994.
8) Fitzgibbons PL, Kern WH.: Adenosquamous carcinoma of the lung. A clinical and pathologic study of seven cases. Hum Pathol 16: 463-466, 1985.
9) Tsuhako K, Nakazato I, Hirayasu T, Sunakawa H, Iwamasa T.: Human papillomavirus DNA in adenosquamous carcinoma of the lung. J Clin Pathol. 51: 741-749, 1998.
10) Iwamasa T, Chinen K, Hirayasu T, Nakazato I, Tsuhako K, Kamada Y, Miyamoto K.: Epidemic and

non-epidemic Kaposi's sarcoma: Diagnosis, staging and treatment. Critical Reviews in Oncology/Hematology 24: 153–163, 1996.

11) Hisaoka M, Hashimoto H, Iwamasa T.: Diagnostic implication of Kaposi's sarcoma-associated herpesvirus with special reference to the distinction between spindle cell hemangioendothelioma and Kaposi's sarcoma. Arch Pathol Lab Med. 122: 72–76, 1998.

12) Chang Y, Cesarman E, Pessin MS, Lee F, Culpepper J, Knowles DM, Moore PS.: Identification of herpesvirus-like DNA sequence in AIDS-associated Kaposi's sarcoma. Science 266: 1865–1869, 1994.

13) Zong JC, Metroka C, Reitz MS, Nicholas J, Hayward GS. Strain variability among a large cohort of United States AIDS patients may have been infected by a common isolate. J Virol. 71: 2505–2511, 1997.

14) 多田愛子，平山宗宏，橋本和予: 単純ヘルペス（HSCV）のマイクロ中和抗体測定法とその病変への応用，臨床とウイルス，9: 70–74, 1981.

15) Iwamasa T, Utsumi Y, Sakuda H, Yoshitake H, Kakazu T, Kubota R, Nakagawa M.: Two cases of necrotizing myelopathy associated with malignancy caused by herpes simplex virus type 2. Acta Neuropathol. 78: 252–257, 1989.

16) Iwamasa T, Yoshitake H, Sakuda H, Kamada Y, Miyazato M, Utsumi Y, Nakamura A.: Acute ascending myelitis in Okinawa caused by herpes simple virus type 2. Virchows Arch A. 418: 71–75, 1991.

17) Sirirungsi W, Sunagawa K, Iwamasa T.: Restriction endonuclease cleavage analysis of herpes simplex virus type 2 from Chiang Mai, Thailand and Okinawa, Japan. Trop Med Parasitol. 46: 1–5, 1995.

18) Sunagawa K, Sirirungsi W, Nakazato I, Hirayasu T, Iwamasa T.: Pathological study and comparison of the virulence of herpes simplex virus type 2 from Okinawa, Japan and Chiang Mai, Thailand. Int J Exp Pathol 76: 255–262, 1995.

19) Kinjo T, Tsuhako K, Sirirungsi W, Sunagawa K, Nakazato I, Iwamasa T.: Experimental myelitis caused by herpes simplex virus type 2 in C57BL/6N and BALB/cN mice. Int J Exp Pathol 78: 401–409, 1997.

20) Koyanagi Y, Itoyama Y, Nakamura N, Takamatsu K, Kira J, Iwamasa T, Goto I, Yamamoto N.: In vivo infection of human T-cell leukemia virus type 1 in non-T cells. Virol. 196: 25–333, 1993.

21) Kinjo T, Tsuhako K, Nakazato I, Ito E, Sato Y, Koyanagi Y, Iwamasa T.: Extensive intra-alveolar hemorrhage caused by disseminated strongyloidiasis. Int J Parasitol. 28: 323–330, 1998.

22) Ohshita T, Sakuda H, Nakasone S, Iwamasa T.: Pig liver α-L-iduronidase: Purification, characterization and subcellular localization. Eur J Biochem. 179: 201–207, 1989.

23) Nakasone S, Ohshita T, Iwamasa T. Heterogeneity of pig lysosomal acid α-glucosidase: Affinity to Sephacryl S-200 gel and tissue distribution. Biochem J. 279: 719–726, 1991.

24) 東　健，慶田喜秀，郡　大裕: Helicobacter pylori 感染における沖縄の特徴，岩政，町並編: 沖縄の疾病像を探る—新しい病理学の試み—，九州大学出版会，福岡，pp. 219–232, 1998.

25) 佐藤良也: 好酸球性脳髄膜炎—広東住血線虫症，岩政，町並編: 沖縄の疾病像を探る—新しい病理学の試み—，九州大学出版会，福岡，pp. 203–218, 1998.

<small>ちょうじゅ　よういん</small>
長寿の要因
―― 沖縄社会のライフスタイルと疾病 ――

2000 年 3 月 31 日　初版発行

編　者　　柊　山　幸志郎
発行者　　海老井　英　次
発行所　　(財) 九州大学出版会
　　　　　〒812-0053　福岡市東区箱崎 7-1-146
　　　　　電話　092-641-0515（直　通）
　　　　　九州大学構内電話　8641
　　　　　振替　01710-6-3677
　　　　　印刷・製本／研究社印刷株式会社

©2000 Printed in Japan.　　　　　ISBN 4-87378-632-0

沖縄の歴史と医療史
琉球大学医学部附属地域医療研究センター 編
B5判 218頁 4,500円

沖縄の医学，医療が辿ってきた歴史について，沖縄の歴史背景との関連で紹介する。最初に沖縄の医療史年表を本土および諸外国の関連記事と対比させて示す。次いで沖縄の歴史とこれを背景とした医療の歴史的概観を紹介し，さらに個々の疾病対策の歴史についてまとめている。

沖縄の疾病とその特性
琉球大学医学部附属地域医療研究センター 編
B5判 244頁 5,000円

本書は，わが国で唯一の亜熱帯地域に位置する沖縄において培われてきた地域医療・保健技術に関する研究論集であり，本土のみならず，隣接する東南アジア地域が抱える疾病，医療の問題にも応用可能なものと考えられる。

沖縄の疾病像を探る
——新しい病理学の試み——
岩政輝男・町並陸生 編
B5判 288頁 7,500円

本書は，沖縄の多種多様な疾病を検討し，地域の特性を病理学の面より明らかにする試みであり，その成果は同じような熱帯や亜熱帯気候を有するアジア諸国に応用されうるし，さらに本土等の疾病を見直すことができる。

日本における 糞線虫と糞線虫症
城間祥行・佐藤良也 編
A5判 210頁 4,400円

本書は，わが国で唯一残された寄生虫病と言われる糞線虫症について，この寄生虫の分類，形態，生活史，およびその臨床，重症化と病理，診断，治療，感染防御免疫，疫学などの全般にわたり最近の研究成果をもとに詳述したものである。

沖縄の人と心
沖縄心理学会 編
B5判 300頁 5,000円

沖縄人のパーソナリティ構造や意識行動は，歴史的・文化的に幼児期から民族的な特殊性が形成され，しかも，それは意識の内なる行動として表現される。本書は，沖縄心理学会創設20周年記念として，また沖縄祖国復帰20周年を記念して刊行され，沖縄研究の総合的な，しかも特色ある基礎的な研究課題を提起している。

（表示価格は本体価格）

九州大学出版会